Prof. Hademar Bankhofer

Das große Buch
der gesunden Ernährung

ISBN 978-3-7088-0354-8

Copyright:	© Kneipp-Verlag GmbH und Co KG, 2008
	Lobkowitzplatz 1, A-1010 Wien
	www.kneippverlag.com
Autor:	Prof. Hademar Bankhofer
Lektorat:	Dr. Michaela Knirsch-Wagner
Grafik:	Mag. Christine Dobretsberger, Linea^{art}, Wien
Coverfoto:	Kneipp-Verlag
Fotos:	Lizzy Bankhofer, Kneipp-Verlag
Druck:	Theiss GmbH
	A-9431 St. Stefan
	Printed in Austria

1. Auflage, April 2008

Prof. Hademar Bankhofer

Das große Buch
der gesunden Ernährung

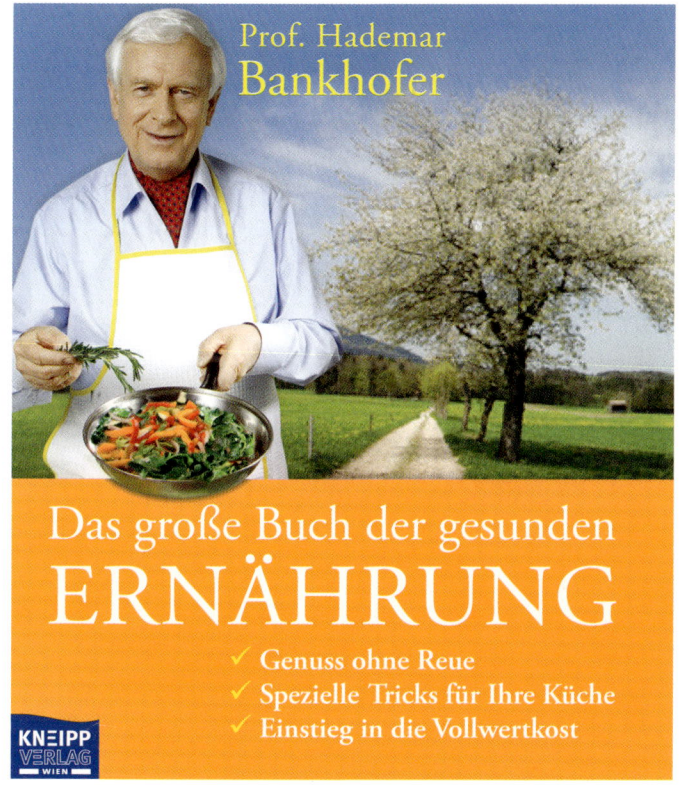

Inhalt

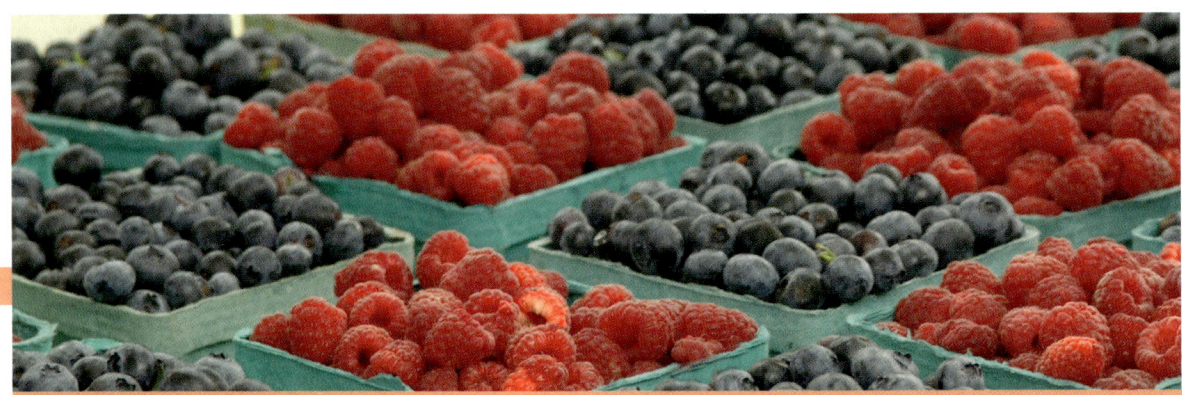

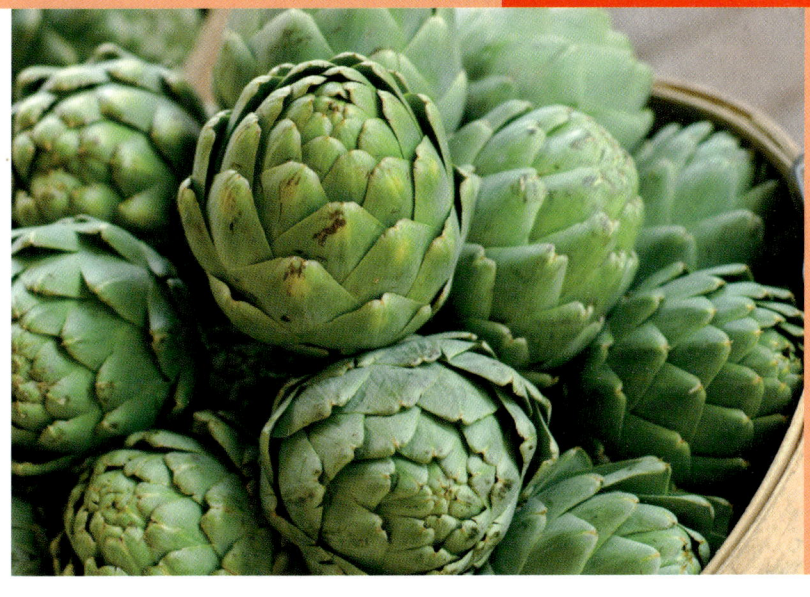

58   Gesundheit aus Gemüse

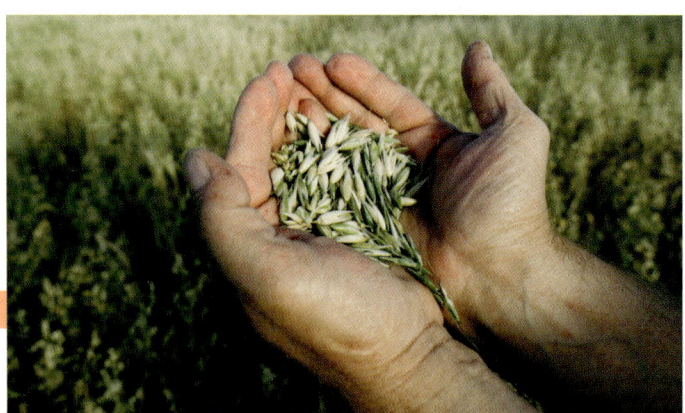

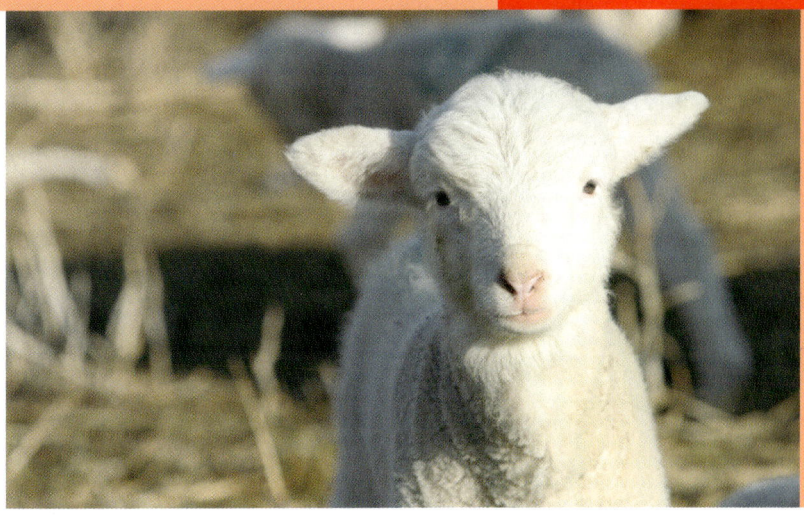

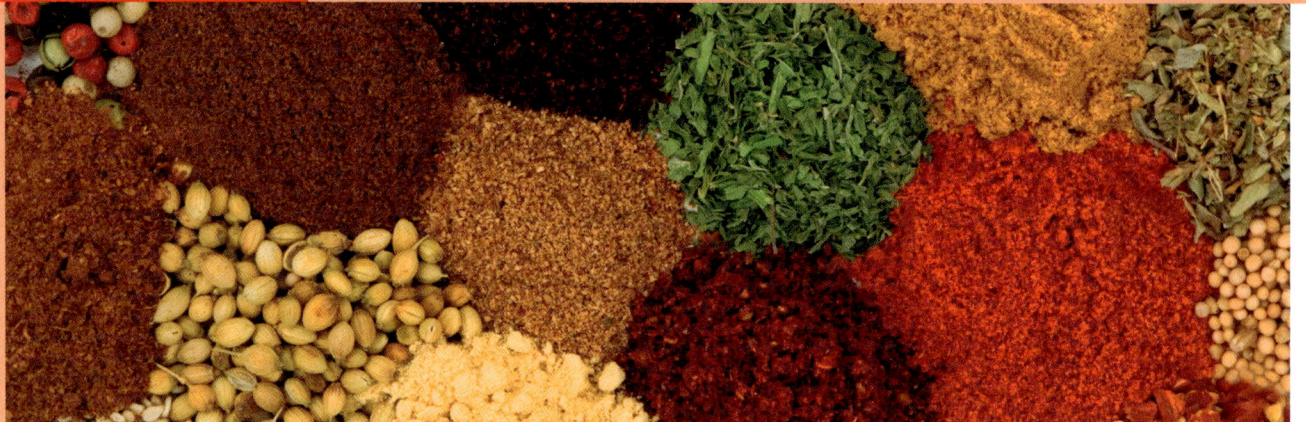

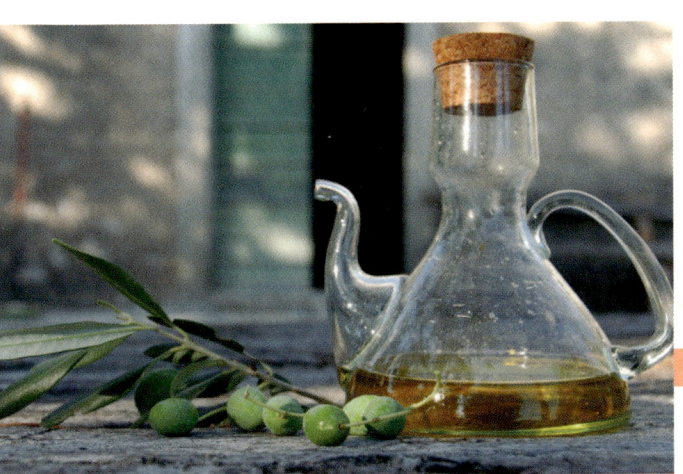

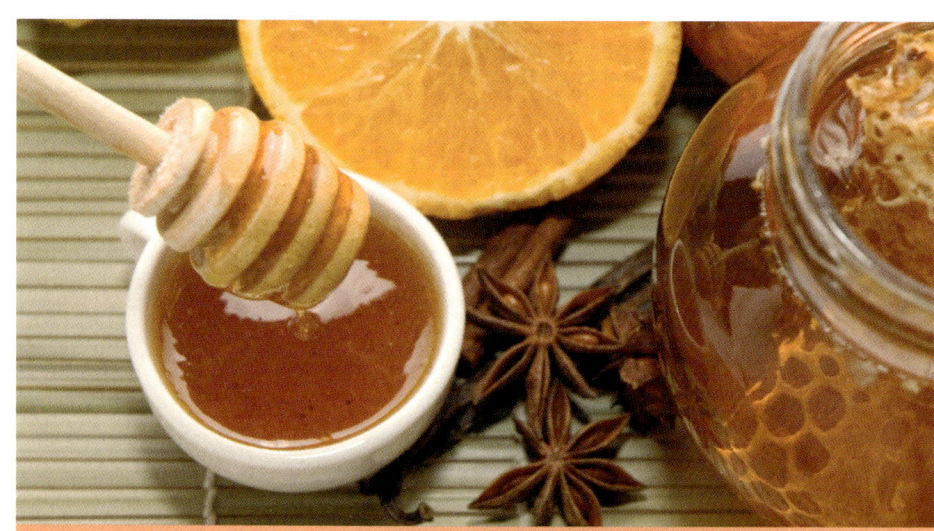

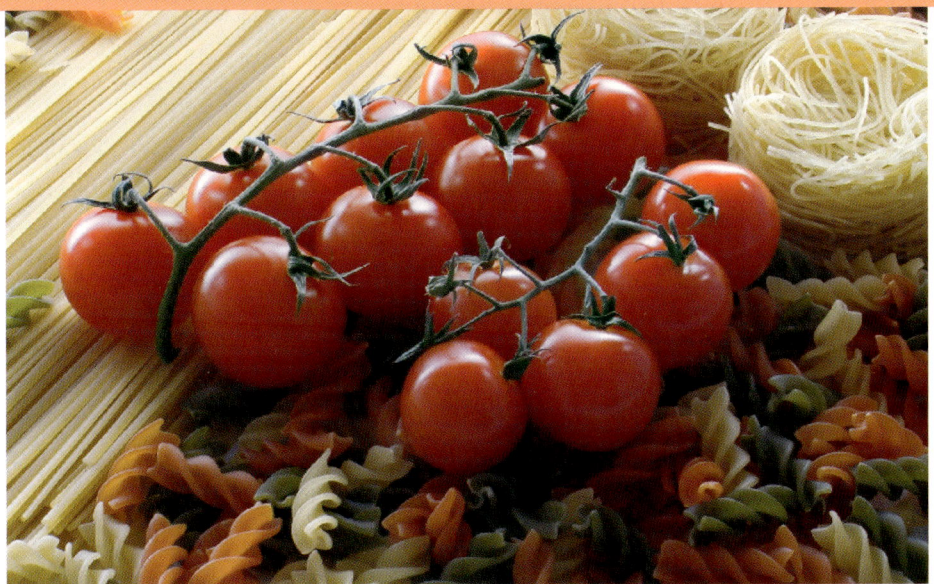

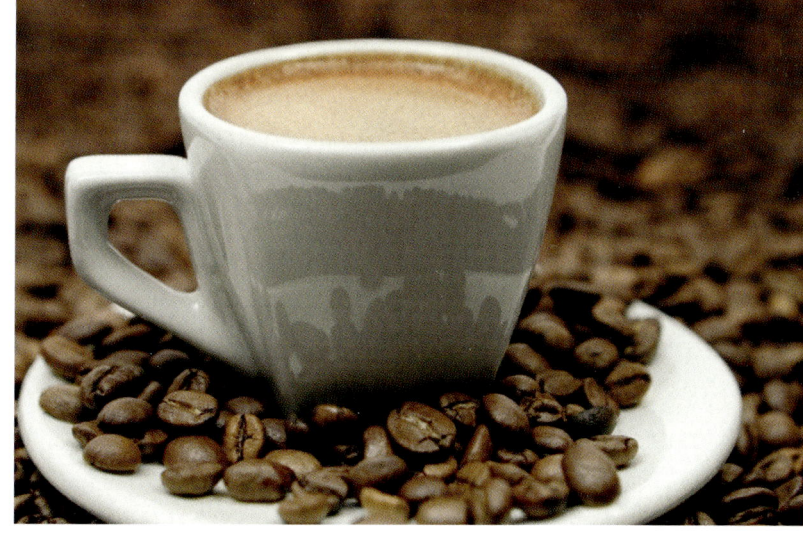

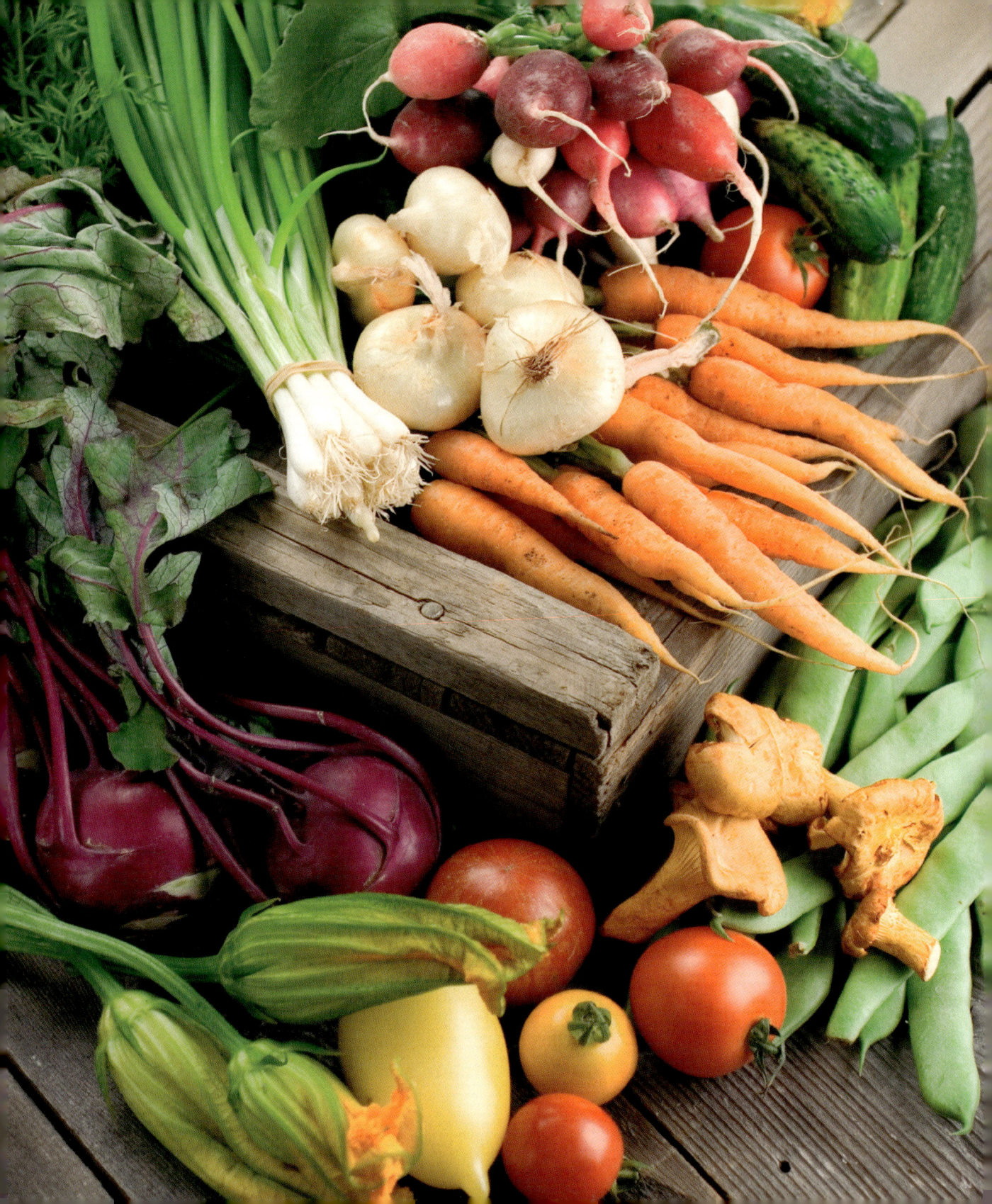

Gesund leben und genießen: Beides ist wichtig!

Vorwort

Geht es Ihnen auch so? Auf der einen Seite wollen wir – was unser tägliches Essen betrifft – möglichst lange gesund bleiben und sind auch bereit, Einiges dafür zu tun. Auf der anderen Seite sitzt da in uns die Sehnsucht nach dem Genießen der Mahlzeiten. Und es hat sich in den Köpfen vieler Menschen festgesetzt: Beide ist nicht miteinander vereinbar. Doch das stimmt absolut nicht. Wir können uns durchaus gesund ernähren und gleichzeitig genießen. Vergessen Sie den schwachsinnigen Satz: „Alles was gesund ist, schmeckt nicht gut!" Man kann auch mit hochwertigen, gesundheitsfördernden Naturprodukten köstliche Speisen zubereiten. Denn es ist sogar sehr wichtig, dass uns im Rahmen der gesunden Ernährung die Sinnlichkeit, der Genuss des Essens erhalten bleibt.

Wie aber sieht die Realität aus, wenn es um die gesunde Ernährung geht? Da sind viele von uns total verunsichert. Man liest jeden Tag irgendetwas anderes Neues in den Zeitungen. Im Fernsehen und Radio hören und sehen wir die widersprüchlichsten Dinge. Der Weg zur gesunden Ernährung ist ein Dschungel-Pfad, auf dem man sich nur schwer zu Recht findet.

Genau das war der Grund, warum ich dieses Buch für Sie geschrieben habe. Ich wollte einmal sammeln, sichten, werten und all das an Sie weitergeben, was sich in den letzten Jahren bewährt hat. Es soll ein aktuelles Buch der gesunden Ernährung sein, auf den letzten Stand der Wissenschaft gebracht. Dieses Buch soll Ihnen aber auch die Angst nehmen, in eine gesunde Ernährung einzusteigen. Es ist so einfach. Und die Erfolgserlebnisse sind so groß.

Gesunde Ernährung ist im Grunde genommen einfach zu definieren: eine optimale Versorgung mit lebenswichtigen Nährstoffen in einem ausgewogenen Verhältnis mit dem generellen Gebot für die Nahrungsaufnahme: nicht zu viel, nicht zu üppig, nicht zu fett, nicht zu süß, eine regelmäßige Flüssigkeitszufuhr und – wenn es darum geht, abzunehmen – regelmäßige, konsequente, aber moderate Bewegung.

Was im Einzelnen ist bei der Aufnahme von Nahrung so wichtig?

Der Mensch braucht Vitamine, Mineralstoffe, Spurenelemente, Enzyme, Aminosäuren und Bioaktiv-Stoffe sowie Ballaststoffe. Sie alle sind wichtig, damit alle Stoffwechselvorgänge optimal und störungsfrei funktionieren.

Wir brauchen daher täglich hochwertige Nahrung: reifes, frisches und vitalstoffreiches Obst und Gemüse, Vollkornprodukte, eine hochwertige pflanzliche und tierische Eiweißzufuhr, gesunde Fette mit ungesättigten Fettsäuren in Maßen. Eine ballaststoffreiche Ernährung ist wichtig für eine gesunde Verdauung, aber auch zur Regulierung von gesunden Cholesterinwerten.

Und damit wertvolle Vitalstoffe an die einzelnen Zellen herangetragen und Stoffwechsel-Müll abtransportiert werden kann, brauchen wir viel Wasser, damit das Blut flott und flüssig durch die Gefäße fließt und die Vitalstoffe anliefert.

Einseitige Ernährung ist in jede Richtung problematisch: immer nur Rohkost bringt genauso Nachteile für die Gesundheit wie ständiges Fastfood. Dabei ist auch wichtig, dass hochwertige Naturprodukte optimal zubereitet werden. So ist zum Beispiel die gesündeste Art, Gemüse zuzubereiten, das Dampfgaren, weil keine Vitalstoffe im Kochwasser verloren gehen.

Was die Kohlenhydrate betrifft, muss man sich einfach merken: Wir brauchen langsame, langkettige Kohlenhydrate, die langsam in den Organismus aufgenommen werden und die die Bauchspeicheldrüse nicht in Stress versetzen. Das sind Obst und Gemüse sowie die Vollkornprodukte.

Wer sich vorbildlich nach diesen Grundsätzen ernährt, wird in vielen Fällen automatisch schlank werden und schlank bleiben.

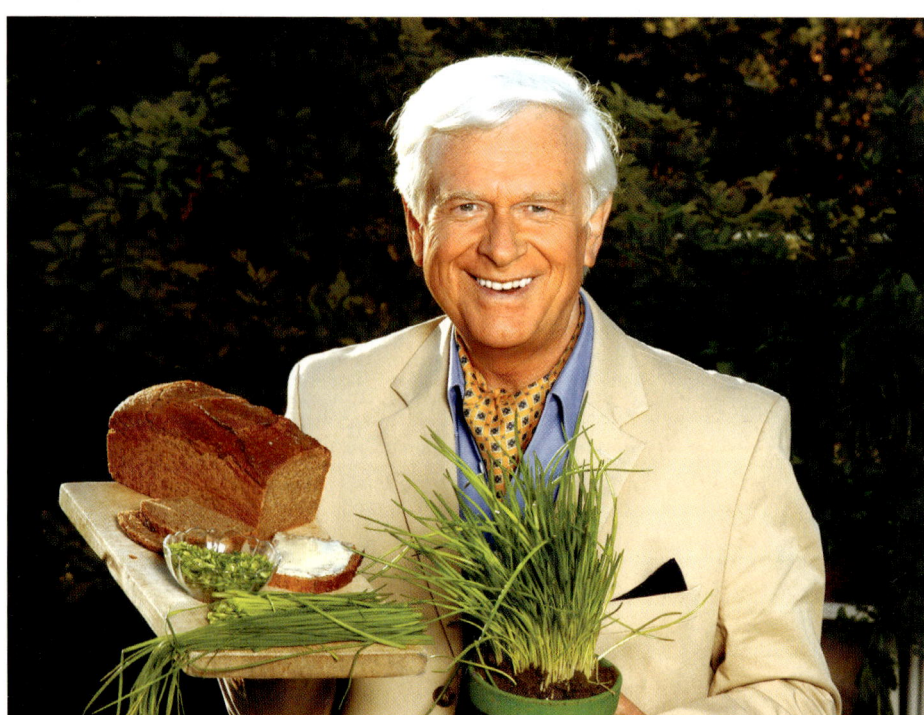

Wer es aber bisher mit der gesunden Ernährung nicht so genau genommen hat, muss einige wesentliche Dinge beachten:

- Versorgen Sie den Körper in reduziertem Maße mit Nahrung, aber dafür mit spitzenmäßig qualitativ hochwertiger Nahrung.

- Die Basis der neuen Ernährung, bei der man dann immer bleiben sollte, lautet: mehr Gemüse und Obst, mehr Fisch als Fleisch.

- Bescheidener Umgang mit den Kohlenhydraten, vor allem mit Weißmehlprodukten.

- Wenig Fett, sehr wenig Zucker.

- Zu jeder Stunde ein Glas Wasser. Das hat keine Kalorien, füllte den Magen und bremst den Heißhunger.

- Diäten meiden. Der Körper geht dabei auf Sparflamme und holt aus dem Wenigen, das er zugeführt bekommt, vieles heraus. Man nimmt am Ende der Diät rasch zu. Der Jo-Jo-Effekt ist da.

- Ohne Bewegung läuft auch in der gesunden Ernährung gar nichts. Man kann nur gesund leben, wenn die Muskelmasse erhalten bleibt und die Fettmasse abnimmt, wenn im Idealfall die Fettmasse durch Muskelmasse ersetzt werden kann. Man muss dafür keine große Leistung erbringen. Es genügt, tagsüber mehr zu Fuß zu gehen, nicht jeden Schritt mit dem Auto zu fahren. Eine originelle Hilfe kann da der Schrittzähler sein, den man in der Apotheke bekommen kann. Ein ideales Ziel wäre: 10.000 Schritte am Tag.

Und bitte vergessen Sie nicht im Rahmen einer ausgewogenen, gesunden Ernährung: Ebenso wichtig sind gute Laune, positives Denken, reichliche Kommunikation mit anderen Menschen, gemütliches Beisammensein.

Jede Mahlzeit sollte im Grunde genommen ein kleines Fest mit wertvoller Nahrung sein.

Dann wird gesunde Ernährung Spaß machen, wird Sie vor einer Reihe von Krankheiten bewahren, wird unter Umständen vielleicht sogar Ihr Leben verlängern, aber ganz bestimmt die Lebensqualität entscheidend verbessern.

In diesem Sinn alles Gute für Ihren Weg zur gesunden Ernährung

herzlichst Ihr

Hademar Bankhofer

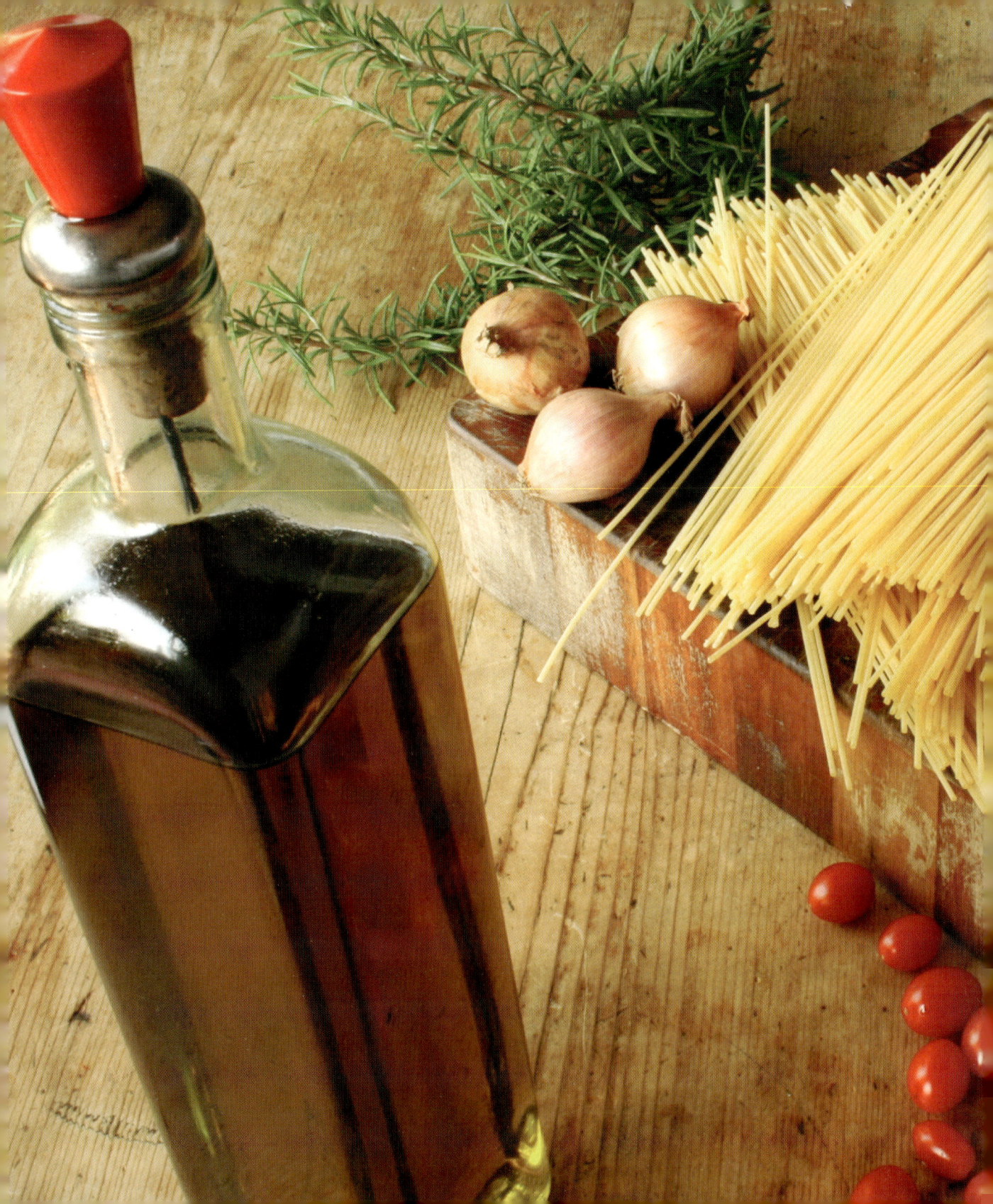

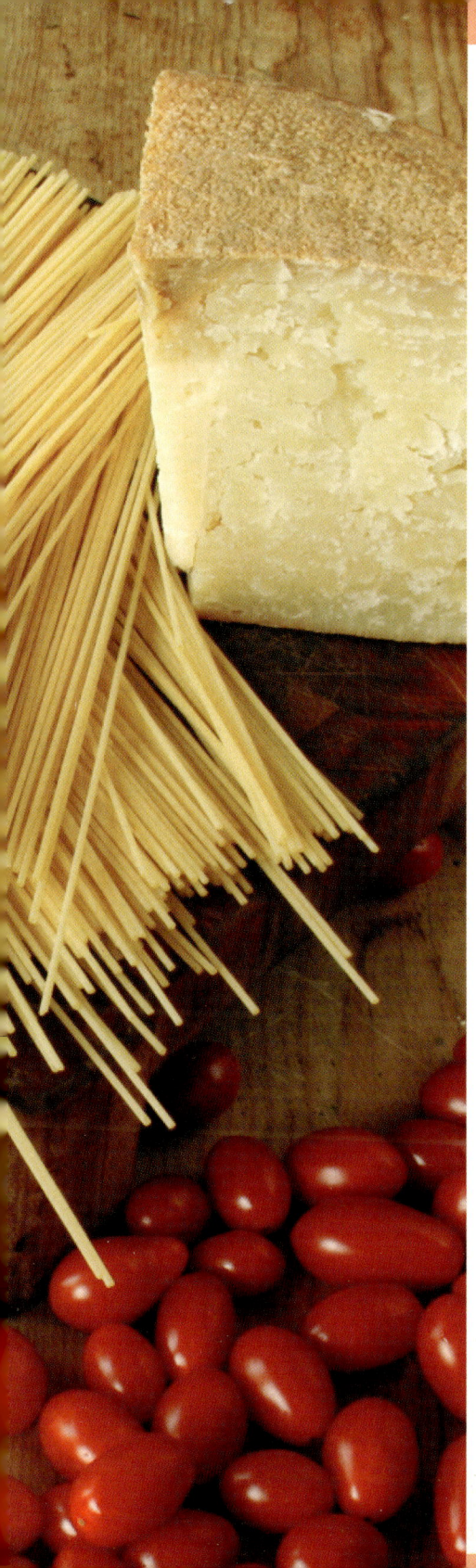

Zu viel, zu fett, zu salzig, zu süß – was ist gesunde Ernährung?

Das Essen, gemeinsam mit unserer Familie, unseren Freunden, unseren Arbeitskollegen, in der Schule, ist auf der einen Seite fast für jeden von uns ein besonderer Zeitpunkt im Tagesablauf, ein Zeitpunkt des netten gesellschaftlichen Zusammenkommens, des Kommunizierens und des Genießens. Auf der anderen Seite ist es aber die vorrangige Aufgabe unserer täglichen Nahrungsaufnahme, unseren Körper mit wertvollen Substanzen aus der Natur zu versorgen – den sogenannten Vitalstoffen –, damit er lange gesund und leistungsfähig bleibt und auch Viren und Bakterien sowie eventuelle Krankheiten abwehren kann.

EINLEITUNG

Auf unserem täglichen Speiseplan sollte also mehr stehen, als nur unseren Magen wahllos – und schnell – zu füllen. Wir sollten die grundlegenden Voraussetzungen der gesunden Ernährung kennen!

Bevor ich Ihnen in den weiteren Kapiteln dieses Buches zahlreiche Tipps und Rezepte vorstelle, wie Sie sich mit gesunder Ernährung aus Obst, Gemüse, Getreide und Brot, Fleisch und Fisch, Kräutern und Gewürzen und vielem mehr fit und vital, schlank und jung halten können, möchte ich Ihnen zu Beginn des Buches die „Grundregeln der gesunden Ernährung" nahebringen.

Das Motto lautet:
Von 1 bis 10 – gesunde Ernährung, so sollte es geh`n!

1) Ein leuchtendes Beispiel an gesunder Ernährung: Essen Sie jeden Tag zwei Hand voll Obst und Gemüse

Genießen Sie Obst und Gemüse am besten roh oder bereiten Sie das Gemüse schonend zu!

Ob Erdbeeren, Himbeeren, Johannisbeeren im Sommer, Äpfel und Birnen im Winter, Bananen, die es das ganze Jahr über gibt – oder herrliches Gemüse, wie Gurken, Paradeiser, Spargel im Frühling, Auberginen, Avocados: Obst und Gemüse sollten keinen Tag auf Ihrem Speiseplan fehlen!

Die Auswahl an Obst und Gemüse ist außerordentlich groß und steht uns – unabhängig von der Saison –, das ganze Jahr über zur Verfügung: Entweder aus dem Glashaus, aus dem Ausland oder der Tiefkühltruhe.

Genießen Sie das Gemüse und Obst am besten roh. Falls dies bei Gemüse nicht möglich ist, dann sollten Sie dieses möglichst schonend zubereiten, damit die wertvollen Vitamine, Mineralstoffe, Spurenelemente und Enzyme erhalten bleiben. Sie sollten so oft wie möglich Rohkost genießen, entweder als Salat zur Hauptmahlzeit oder als Rohkostplatte mit Vollkornbrot beispielsweise als leichtes Gericht am Abend. Und als

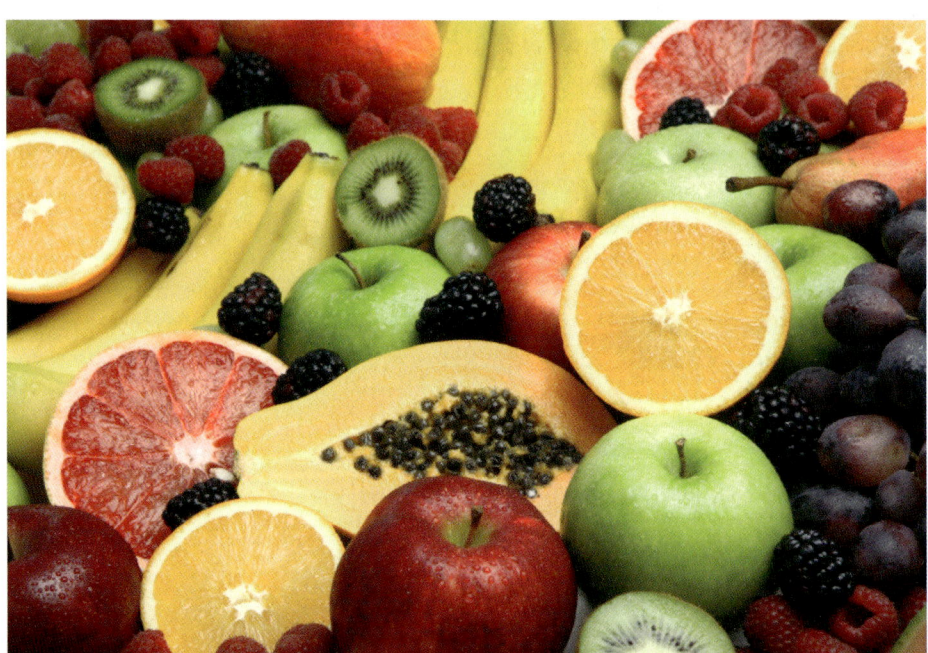

Dessert statt Schokolade-Mousse oder einer Kalorienbombe wie Sachertorte am besten einen frischen Obstsalat genießen.

So sparen Sie zusätzlich auch Kalorien.

Darüber hinaus liefern Obst und Gemüse aber auch dem Verdauungstrakt wichtige Ballaststoffe, die den Darm aktivieren und zu hohe Cholesterinwerte senken können.

2) Roh, frisch und schonend zubereiten – So bleiben alle Vitalstoffe erhalten

Alle Naturprodukte, die wir genießen, sollten so natürlich wie möglich bleiben, das heißt, man sollte sie so frisch wie möglich essen, am besten roh, oder aber schonend zubereiten. Meist werden Obst und Gemüse nach dem Kauf zu lange oder schlecht gelagert. Naturprodukte werden zu lange gekocht oder mehrmals wieder aufgewärmt oder es wird beim Kochen zu viel Wasser verwendet, wodurch wertvolle Inhaltsstoffe verloren gehen.

Hier ein paar Tipps, wie Sie die wichtigen Vitamine am besten erhalten:

- Wenn Sie Obst oder Gemüse waschen, so lassen Sie dieses nicht zu lange im Wasser liegen, da hier-

durch Eiweißstoffe, die Vitamine B1 und C, der Mineralstoff Calcium und das Spurenelement Eisen verloren gehen.

- Dünsten Sie Obst und Gemüse so kurz wie möglich und verwenden Sie wenig Wasser oder wenig bis gar kein Fett.

- Sie sollten Obst und Gemüse vor dem Zubereiten nicht an einem warmen oder sonnigen Platz aufbewahren, da schnell alle wertvollen Stoffe darin verloren gehen. Dasselbe passiert auch, wenn Obst und Gemüse in kleine Stücke geschnitten werden.

- Grundsätzlich muss man dazu wissen, dass Vitamin C in Obst und Gemüse beim Erhitzen ganz schnell zugrunde geht – mit Ausnahme von Kartoffeln und Kohlgerichten.

- Ein besonderer Vitamin-Trick ist die Mischung von rohem und gedünstetem Gemüse: Sie können beispielsweise, wenn Sie rote Rüben (rote Bete) servieren, über das gedünstete Gericht noch einen Esslöffel geraffelte, rote Rüben darüber verteilen!

- „Das Tüpfelchen auf dem I": Streuen Sie über alle Ihre fertigen Gerichte, Suppen, Salate, Soßen, noch einige Esslöffel frische Kräuter, wie Petersilie, Kresse, Schnittlauch – der Phantasie sind hierbei keine Grenzen gesetzt!

Ihrer Phantasie sind keine Grenzen gesetzt: Verwenden Sie häufig frische Kräuter statt zu viel Salz!

3) Fettarm ist gesünder!

Zwar braucht unser Organismus Fett für seinen Fettstoffwechsel, für die Energie, den Aufbau der Körperzellen, für die Anlieferung von Fettsäuren und für die Aufschließung und Verarbeitung der fettlöslichen Vitamine A, D, E und K, deshalb ist es nicht sinnvoll, fettlos zu essen. ABER: Sie sollten darauf achten, so fettarm wie möglich zu essen, da zahlreiche Krankheiten durch zuviel Fett und in weiterer Folge Übergewicht entstehen.

Hier die Hitliste der Nahrungsmittel, die besonders fettarm sind und oft im Speisenplan vorkommen sollten:

* Brot
* Getreide
* Haferflocken
* Beinschinken ohne Fettrand
* Putenschnitzel
* Hühnerbrust
* Topfen (Quark)
* fettarme Milch
* gedämpfter Meeresfisch
* Kartoffeln
* Gemüse roh oder gedünstet
* Obst

Und beachten Sie bitte, dass die versteckten Fette in Wurst, Fleisch, Käse, Eiern, Milch, Nüssen und Süßwaren und Schokolade am gefährlichsten sind.

Butter und Margarine nur sehr sparsam auf das Brot streichen – der Eigengeschmack des Brotes ist allein oft schon köstlich!

Diese fettreichen Lebensmittel sollten Sie deshalb nur mit Vorsicht genießen: Schokolade, Bonbons, Erdnüsse, Kuchen, Croissants, Weißgebäck, Speck, Bratwurst, Fleisch, Schlagobers (Schlagsahne), paniertes Fleisch, marinierter Hering, geräucherte Makrele, Bratkartoffeln, Pommes Frittes, Kartoffelchips.

So machen Sie es richtig mit dem Fett:

◆ Prüfen Sie vor dem Einkauf Ihrer Lebensmittel den Fettgehalt, der heute fast überall angegeben wird. Außer bei der Wurst – diese bitte immer sparsam einkaufen!

◆ Fette wie Butter oder Margarine nur sehr sparsam auf das Brot streichen. Oft ist der Eigengeschmack des Brotes allein schon köstlich!

◆ Verwenden Sie für Ihre Salate hauptsächlich Olivenöl, Maiskeimöl, Sonnenblumenöl, Distelöl, Weizenkeimöl oder Sesamöl, die alle einen hohen Anteil an ungesättigten Fettsäuren haben.

◆ Sparen Sie beim Zubereiten der Speisen so oft wie möglich an Fett und verwenden Sie hauptsächlich zum Braten speziell beschichtete Pfannen. Dünsten oder dämpfen Sie das Gemüse hauptsächlich ohne Fett. Paniertes oder Frittiertes so wenig wie möglich verzehren!

4) Genießen Sie tierisches Eiweiß nur in Maßen – Fleisch als Beilage!

Die meisten von uns essen gern Fleisch. An und für sich ist Fleisch ja ein wertvolles Lebensmittel, das uns neben dem Eiweiß reichlich Vitamin B1, Zink und Eisen zuführt.

Das tierische Eiweiß ist auch insbesondere sehr wertvoll, da es dem Körpereiweiß des Menschen sehr ähnlich ist und uns die lebensnotwendigen Bausteine im richtigen Verhältnis – mit 23 Aminosäuren liefert.

Aber mit dem tierischen Eiweiß nehmen wir leider auch Fett, Cholesterin und Purine sowie Salz zu uns. Wir sollten daher darauf achten, dass wir Eiweiß auch aus Fisch und Kartoffeln, Hülsenfrüchten und Getreide aufnehmen.

Sehr selten sollten Sie Innereien genießen, da diese durch die Zunahme der Umweltschadstoffe stark belastet sind und die Purine, die reichlich in ihnen enthalten sind, den Harnsäurespiegel in die Höhe treiben. Wenn diese nicht abgebaut werden, kann es in weiterer Folge zu Gicht und Nierensteinbildung kommen.

Außerdem sollte man auch gepökelte (geselchte) Fleischwaren und Würste nur selten genießen, da diese viel zu viel Salz enthalten und dieses den Blutdruck in die Höhe treibt.

So machen Sie es richtig mit dem Fleisch:

Essen Sie höchstens zwei bis drei Mal Fleisch pro Woche als Hauptmahlzeit und es sollte auch hier nicht das größte Stück sein, sondern Fleisch sollte bei einer Mahlzeit in Kombination mit Salaten, Rohkost oder Gemüse – die Beilage sein.

Eine Portion Fleisch sollte höchstens 150 Gramm wiegen und Wurst höchstens 50 Gramm haben. So kann die Harnsäure im Fleisch bestens vom Körper verarbeitet und abgebaut werden.

Sie sollten mehr auf Fisch setzen. Verzehren Sie unbedingt 2 Mal in der Woche 150 bis 200 Gramm Meeresfisch, der uns hochwertiges Eiweiß und sehr viel vom Spurenelement Jod liefert.

Dieses braucht unser Körper für den Aufbau des Schilddrüsenhormons. Jodmangel führt zu Schilddrüsenbeschwerden und vielen anderen Krankheiten.

Essen Sie höchstens zwei bis drei Mal Fleisch – und dies als Beilage zu Salaten, Rohkost oder Gemüse!

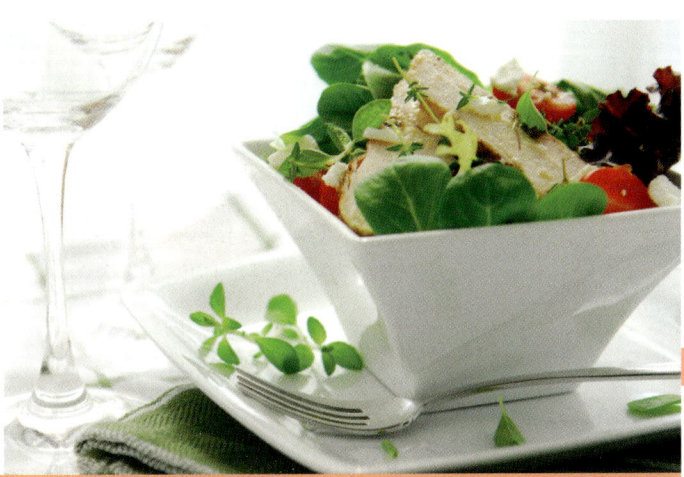

Hier noch einige Tipps, wie Sie wichtiges Eiweiß ohne Fleisch in der richtigen Kombination zu sich nehmen können:

- Essen Sie Kartoffeln mit Rührei (Eierspeise),

- Laibchen (Frikadellen, Buletten) aus Vollkorngetreide,

- Bohneneintopf mit Brot oder

- Joghurt als Dessert.

Vollkornprodukte füllen den Magen besser und machen uns länger satt!

5) Gesundheit aus dem „vollen Korn" genießen!

Wie steigt man am besten in die gesunde Ernährung ein? Ganz einfach: Indem man öfter Vollkornprodukte in den Ernährungsplan einbaut: Vom Vollkornbrot über Naturreis, Getreidegerichte bis zu Haferflocken und Müsli. Vollkornprodukte liefern wertvolle Ballaststoffe, die die Verdauung ankurbeln, Vitamine, Mineralstoffe und Spurenelemente sowie hochwertiges Eiweiß, Stärke und Fett.

Wenn Sie bisher viel Weißmehl oder Süßes genossen haben, sollten Sie nicht von einem Tag auf den anderen auf Vollkornprodukte umsteigen. Gehen Sie es langsam mit der Umstellung an.

Dazu folgende Tipps:

- Starten Sie mit einem Müsli frisch in den Tag!

- Genießen Sie jeden Tag Vollkornbrot oder andere Vollkornprodukte, zum Beispiel Vollkornnudeln oder Naturreis.

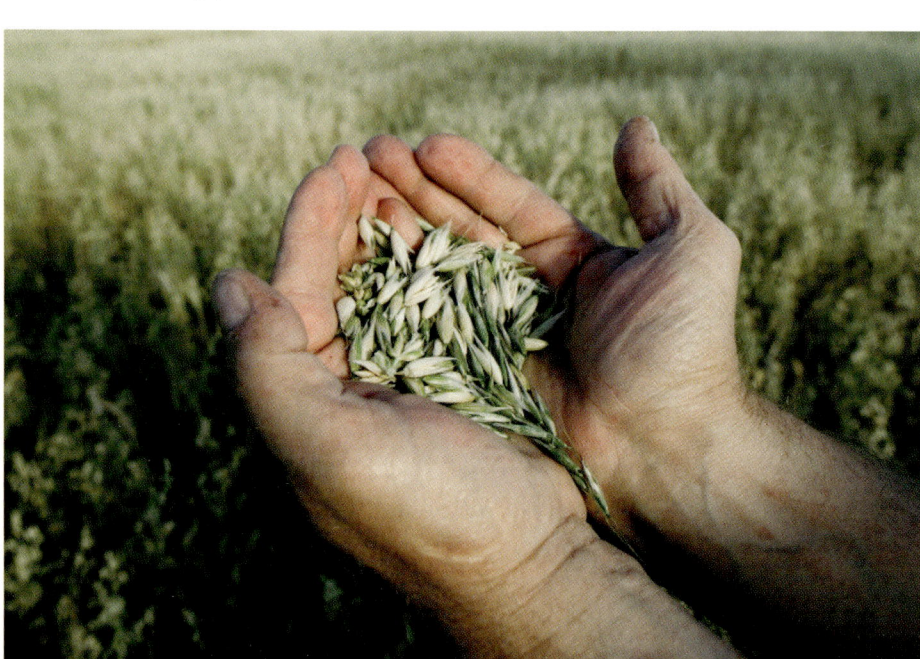

◆ Wenn Sie Lust auf Süßes haben, backen Sie Ihre Mehlspeisen nun mit Vollkornmehl.

◆ Achtung: Wenn Sie Vollkornprodukte genießen, ist es besonders wichtig, viel dazu zu trinken, da sonst die Gefahr einer Verstopfung droht.

Die Ernährungsumstellung auf Vollkornprodukte zwingt zu intensivem Kauen. Aber diese Nahrungsmittel füllen den Magen besser und machen uns länger satt. Zudem halten sie den Darm in Schwung und senken einen zu hohen oder erhöhten Cholesterinspiegel.

6) Süßes ist erlaubt – aber nur in sparsamen „Dosen"!

Natürlich geht es jedem von uns so, dass wir Süßem oft nicht widerstehen können: Den köstlichen Pralinen, die uns Onkel Paul mitgebracht hat, der herrlichen selbstgebackenen Geburtstagstorte, dazu genießen wir oft Bonbons, Desserts, wenn wir Essen gehen, wie ein kalorienreiches Mousse au chocolat und dazu geben manche noch viel Zucker in den Kaffee oder Tee. Doch leider: All zu viel ist ungesund und Zucker und Süßigkeiten in großen Mengen führen zu Karies und Übergewicht.

Hier einige Ratschläge, wie Sie auch mit weniger Süßen dem Leben seine süßen Seiten abgewinnen können:

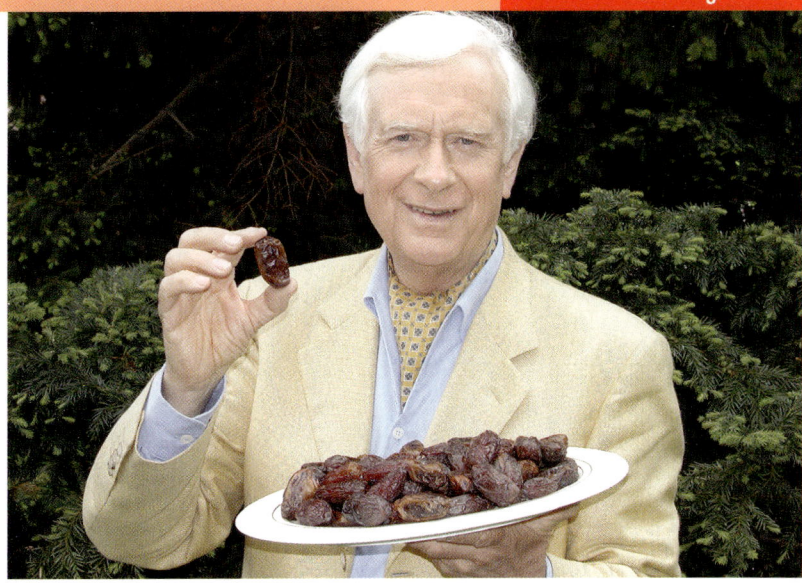

• Süße Leckereien dürfen nie Naturprodukte mit reichlichen Vitaminen, Mineralstoffen oder Spurenelementen ersetzen. Sie sollten wissen, dass zu viel Zucker den Blutzuckerspiegel aus dem Gleichgewicht bringt. Je mehr Zucker aufgenommen wird, umso mehr steigt die Blutzuckerkurve an. Um die hohen Mengen an Zucker anzutransportieren, produziert die Bauchspeicheldrüse mehr Insulin. Der Blutzuckerspiegel fällt rapide ab. Diese Schwankungen führen zu Müdigkeit, belasten den Kreislauf und lösen bald wieder Hunger aus…

• Zucker ist reich an Energie, aber arm an Vitalstoffen. Essen Sie hingegen ein Stück Obst, nehmen Sie viele Vitamine, Mineralstoffe, Enzyme und Spurenelemente auf.

• Versuchen Sie, mit wenig Zucker auszukommen und auch selten Süßstoffe oder Zuckeraustauschstoffe zu konsumieren, zwar sind die Letzteren kalorienfrei, aber es ist in jedem Fall besser, wenn Sie zu einem natürlichen, weniger süßen Geschmacksempfinden zurückkehren.

- Wer selten Süßes isst, kann dieses ohne Reue genießen. Wer einmal besonders „sündigt", sollte dafür die Kalorien bei einer anderen Mahlzeit einsparen.

- Denken Sie daran, dass es auch eine andere Form der Süße für Desserts, wie beispielsweise Trockenfrüchte gibt.

- Löschen Sie Ihren Durst nicht mit zuckerreichen Modegetränken, sondern besser mit Wasser oder nur leicht gesüßten Kräuter- oder Früchtetees.

- Putzen Sie unbedingt nach dem Genuss von Süßem Ihre Zähne.

7) Das Salz des Lebens sind die Kräuter

Zwar brauchen wir täglich etwa 2 bis 5 Gramm Salz für unseren Wasserhaushalt, doch leider konsumieren die meisten von uns 15 bis 18 Gramm täglich. Dies kann den Wasserhaushalt zerstören – genauso wie unser natürliches Geschmacksempfinden – und es kann bei manchen Menschen zu Bluthochdruck führen.

So „würzen" Sie richtig:

- Kosten Sie die Speisen, bevor Sie zum Salzstreuer greifen und verwenden Sie jodiertes Salz, das dem Jodmangel vorbeugt.

- Zeigen Sie Phantasie: Verwenden Sie oft statt Salz frische Kräuter, die den Eigengeschmack verstärken und viele positive Wirkungen auf unsere Gesundheit haben (mehr davon erfahren Sie im Kapitel 5 – Gesundheit aus Kräutern und Gewürzen)

- Lassen Sie sich folgende salzarme Lebensmittel oft gut schmecken: Milch und Milchprodukte, frisches und tiefgekühltes Gemüse, Kartoffeln, Fleisch, Fisch und alle Arten von Küchenkräutern.

- Und hier bitte nur selten zugreifen, da es sich hier um besonders salzreiche Lebensmittel handelt: Wurst, Fertiggerichte, fast alle Käsesorten, insbesondere Edelpilzkäse, Gemüse aus der Dose, gesalzene und geräucherte Fischsorten, Ketchup, Suppenextrakt und Fertigsoßen.

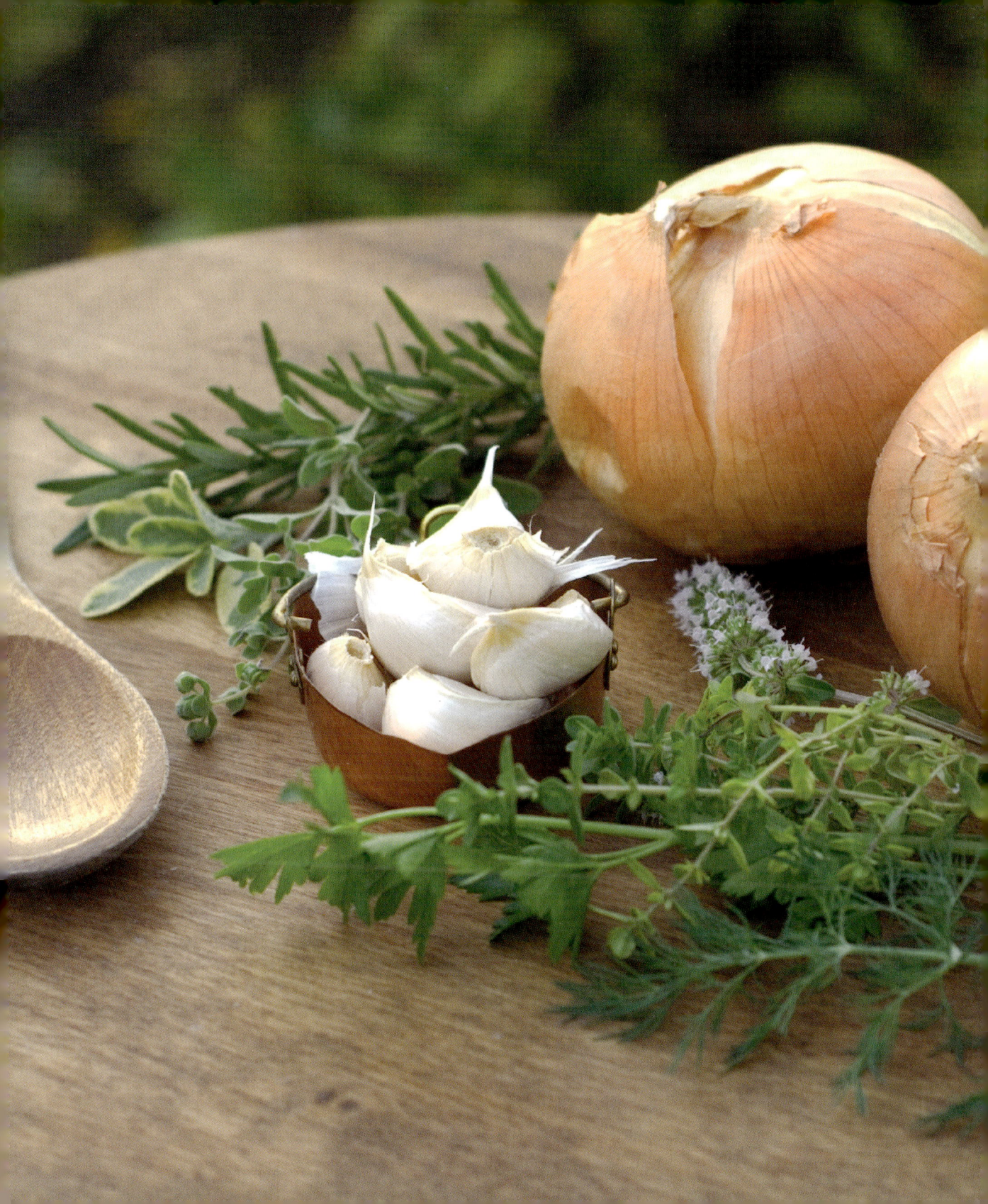

8) Klein, aber fein: 3 Mal + 2 am Tag darf es sein!

Man sollte die Essgewohnheiten dem Biorhythmus anpassen und so genannte „Durchhänger" oder Leistungstiefs vermeiden, indem man diese mit der Ernährung abmildert! Und dies kann man, indem man zu den gewohnten drei großen Hauptmahlzeiten, die vielen Menschen genügen, noch 2 kleine Zwischen-Mahlzeiten einnimmt.

Die Vorteile kann man oft am eigenen Körper spüren:
Man fühlt sich vitaler und leistungsfähiger, geht mit mehr Elan durch den Tag.

Wenn man sich für die Formel 3 + 2 entschieden hat, dann sollten die drei Hauptmahlzeiten am Morgen, zu Mittag und am Abend, kleiner und weniger üppig als bisher gestaltet werden.

Der gesunde Snack für „Zwischendurch": frisches Obst, rohes Gemüse, Hüttenkäse, Quark, Joghurt!

Am besten zu hochwertigem Leitungswasser, Mineralwasser sowie ungesüßten Kräutertees greifen!

Die beiden Zwischenmahlzeiten sollten jeweils am Vormittag und am Nachmittag eingenommen werden.

Aber Vorsicht: Wer nicht zunehmen will, der sollte bei dieser Zwischenmahlzeit frisches Obst, rohes Gemüse oder Hüttenkäse, Topfen (Quark) sowie Joghurt zu sich nehmen. Es wäre gut, bei den Zwischenmahlzeiten keine Kohlenhydrate aufzunehmen. Die Milchprodukte sind sehr wichtig, weil sie leicht verdauliches Eiweiß liefern, das uns gegen Stress stark macht.

9) „Umspülen" Sie Ihren Körper mit ausreichend Flüssigkeit

Für alle unsere Lebensvorgänge ist es unentbehrlich, dass wir täglich 1,5 bis 2 Liter Flüssigkeit aufnehmen. Diese benötigt unser Körper als Baustoff, zum Transportieren und Lösen von

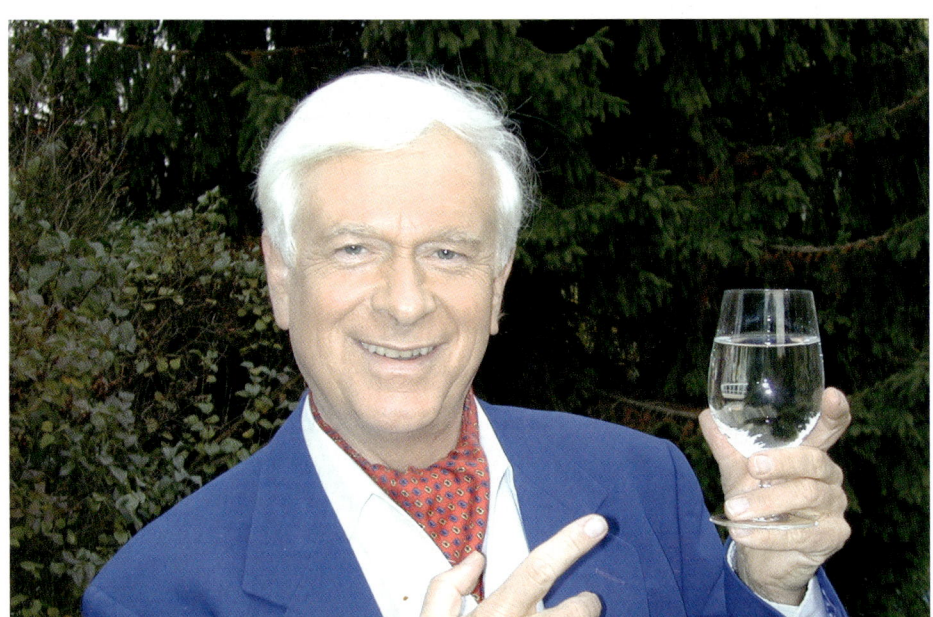

Nährstoffen sowie zum Temperaturausgleich. Denn der Körper gibt jeden Tag über den Harn, die Haut und die Atemluft 2,5 Liter Flüssigkeit ab, die wir wieder ersetzen müssen.

Am besten Sie trinken hochwertiges Leitungswasser, stilles Mineralwasser oder Mineralwasser sowie ungesüßte Kräutertees. Alle diese Getränke haben keine Kalorien.

Gezuckerte Getränke eignen sich nicht als Durstlöscher. Wenn Sie Lust auf Fruchtsäfte verspüren, verdünnen Sie diese bitte zur Hälfte mit Wasser!

Während Kinder und junge Menschen oft Durst verspüren und leicht ihre Flüssigkeitsdepots wieder auffüllen, fällt dies älteren Menschen schwer, weil das Durstgefühl mit den Jahren nachlässt.

Am besten macht man es so, dass man sich 2 bis 3 Flaschen Mineralwasser auf den Tisch stellt und sich sagt: „Bis zum Abend müssen diese leer sein!" So erfüllt man selbst sein „Plansoll" an Flüssigkeit!

10) Das ist Spitze – die Ernährungspyramide

Unsere tägliche Ernährung sollte ausgewogen, vielseitig und vollwertig sein, da unser Körper eine breite Palette an lebenswichtigen Substanzen benötigt: Eiweiß, Fett, Kohlehydrate, Vitamine, Mineralstoffe, Spurenelemente, Enzyme, Ballaststoffe und Wasser. Wenn Sie es richtig machen wollen, dann geben Sie Ihrem Körper von allem etwas, allerdings von allem nicht zu viel.

Der Fonds „Gesundes Österreich" hat dies in einer Ernährungspyramide übersichtlich dargestellt. Und da sehen Sie genau den Weg von der Basis zur Spitze der Pyramide:

- Die breite Basis der Pyramide bilden die gesunden Getränke, die für eine lebenswichtige Flüssigkeitszufuhr sorgen: Wasser, Obst- und Gemüsesäfte.

- In der nächsten Etage sind Obst und Gemüse angesiedelt, die wir so oft wie möglich in den Speiseplan einbauen sollten.

- Die nächste Etage ist den Kohlenhydraten gewidmet: dazu gehören Getreide, Getreideprodukte, Kartoffeln, Reis. Beim Getreide sollte es nach Möglichkeit Vollkorngetreide sein, beim Reis Naturreis. Damit tanken wir gute Kohlenhydrate, die langsam in den Stoffwechsel gelangen und die Bauchspeicheldrüse nicht in Stress versetzen.

- Auf der nächsten Etage finden wir die Eiweiß-Quellen. Da sind Milch und Milchprodukte angeordnet, aber auch Fisch und Fleisch. Damit sollten wir in der täglichen Ernährung schon ein wenig sparsamer umgehen. Außerdem gilt: Mehr

Fisch als Fleisch. Beim Fleisch ist fettarm erwünscht. Die Fische – vor allem die Meeresfische – können nicht fett genug sein. Sie liefern die Omega-3-Fettsäuren, die Herz und Kreislauf stärken und schützen, die aber auch unsere Gehirnarbeit fördern. In diese Etage gehören auch die Eier.

- In der nächsten Etage nach oben finden wir Fett und Öle, wobei immer kaltgepresste Pflanzenöle den Vorzug bekommen sollten. Tierische Fette sollte man sehr sparsam einsetzen oder gar meiden, weil sie die Cholesterinwerte in die Höhe jagen. Aber grundsätzlich sollten wir von allen Fetten nicht zuviel konsumieren, weil sie sehr viele Kalorien bringen.

- Ganz oben in der Pyramide sind jene Lebensmittel, die wir im Interesse der Gesundheit sehr selten einsetzen sollten: Zucker und alle Süßigkeiten.

Besonders junge Menschen, die oft Fastfood zu sich nehmen (über gesundes Essen für Kinder und junge Menschen lesen Sie in Kapitel 10) als auch Senioren, die sich oft sehr einseitig ernähren, sollten sich an diese Ernährungspyramide halten! Und natürlich alle, die tagtäglich Stressbelastungen haben.

Die Ernährungs-Pyramide zeigt, wie Essen zur Naturarznei werden kann.

Die Basis der Ernährungspyramide bilden gesunde Getränke, Obst, Gemüse und Vollkornprodukte! Aber auch Fleisch und Fisch gehören dazu.

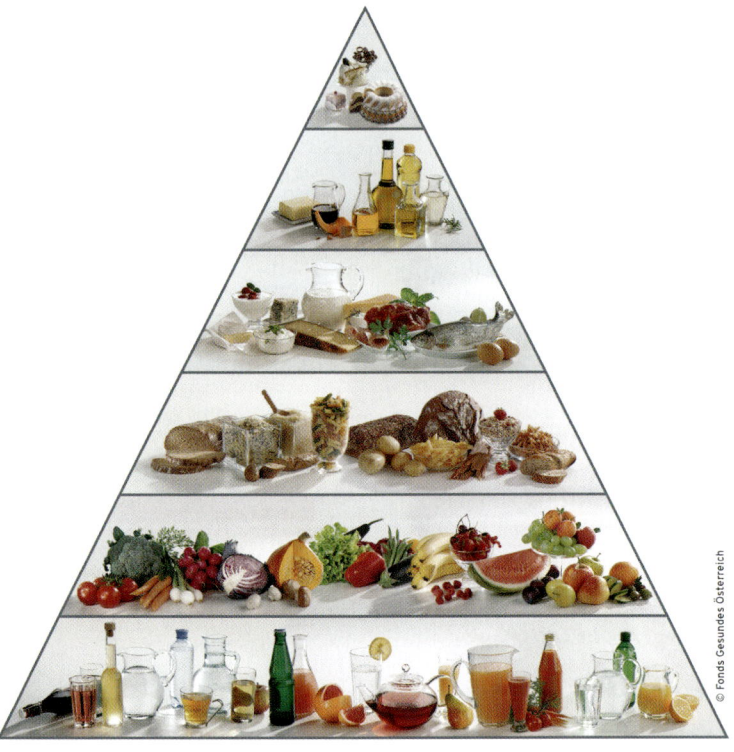

© Fonds Gesundes Österreich

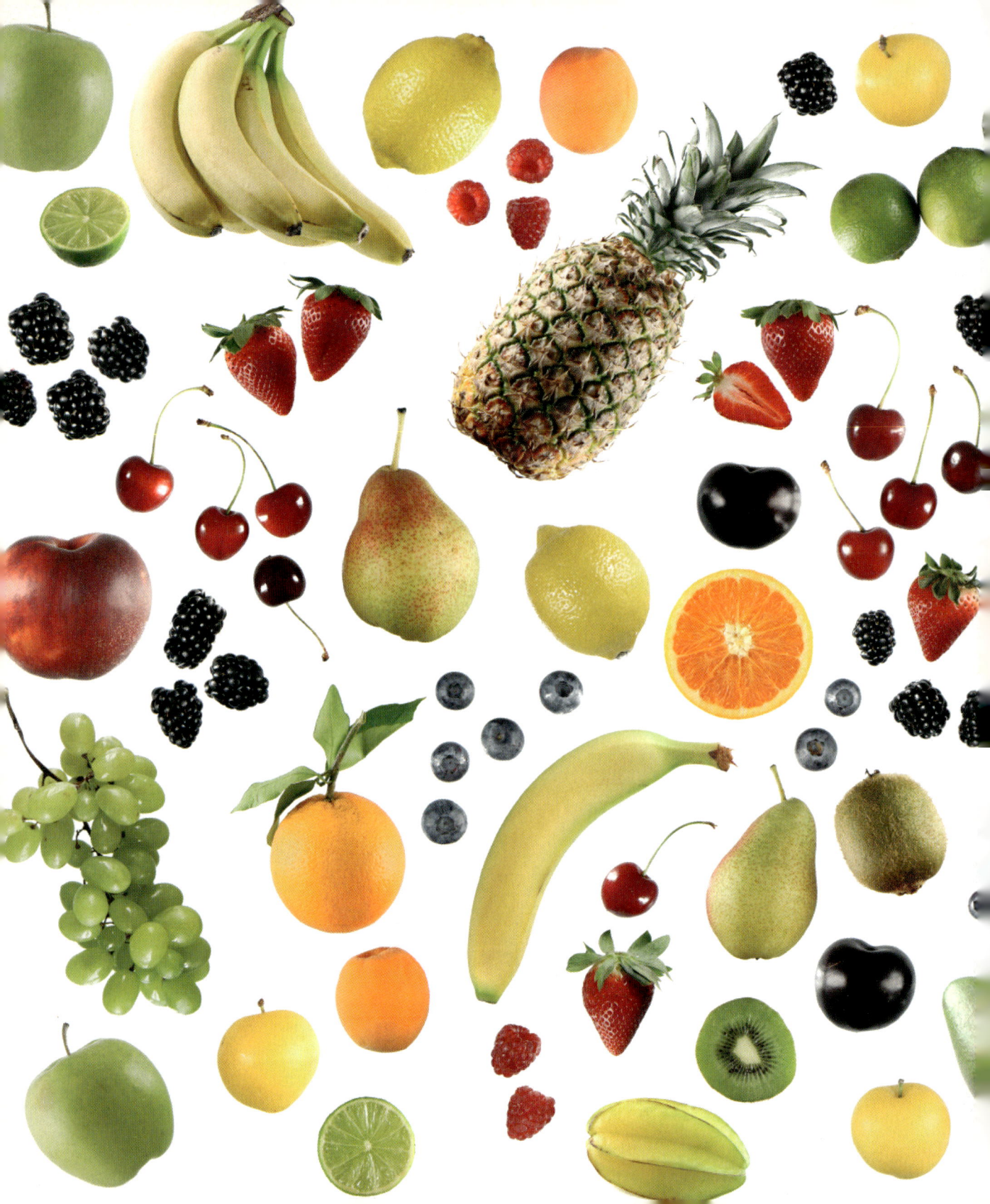

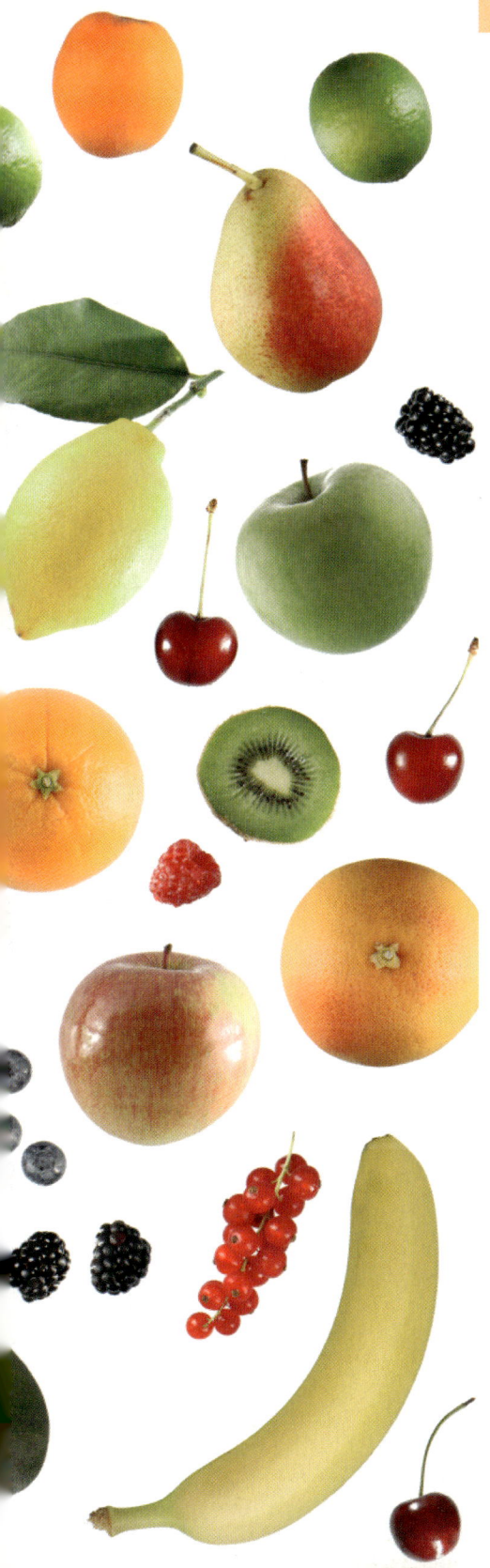

Was gibt es Schöneres als einen Obstkorb auf dem Tisch stehen zu haben mit leuchtendgelben vollreifen Bananen, knackig-frischen Äpfeln, wunderbaren Weintrauben, Ananas, Kiwis oder herrlich frischen leuchtend roten Kirschen und Erdbeeren, um nur einige Beispiele zu nennen. Obst ist nicht nur eine Augen- und Gaumenfreude, sondern auch ein wesentlicher Bestandteil einer gesunden Ernährung. Mit den köstlichen Früchten, die es das ganze Jahr über frisch zu kaufen gibt, nehmen wir große Mengen an Vitaminen, Mineralstoffen, Spurenelementen und Enzymen zu uns.

GESUNDHEIT AUS OBST

Wer kennt zum Beispiel nicht den Spruch: „One apple a day keeps the doctor away" (Wer einen Apfel pro Tag isst, braucht keinen Arzt). Obst sollte auf jeden Fall einen „Fixplatz" im täglichen Speiseplan haben. Durch die spezielle Zusammensetzung und das Verhältnis der einzelnen Substanzen zueinander, sind manche Früchte ganz besonders gesundheitsfördernd, sodass man sie auch als die „Arznei aus dem Obstkorb" bezeichnen kann. Im

Folgenden möchte ich Ihnen „Appetit" auf die köstlichen – und gesunden – Früchte machen, deren Wirkungen auch von der modernen Ernährungswissenschaft bestätigt wurden.

Rhabarber entgiftet den Darm und beruhigt die Nerven

Wenn der Frühling kommt, gibt es sie wieder: die schönen, langen und dicken Rhabarber-Stiele! Rhabarber hat viele Vorteile für unsere Gesundheit.

Rhabarber-Stiele enthalten die Vitamine B 3, B 5 und Folsäure. Magnesium, Mangan, Eisen und Phosphor. Besonders wichtig: Zitronensäure, Apfelsäure, Gerbstoffe, das darmfreundliche Pektin und sanft abführende Substanzen, sogenannte Anthrachinone.

Mit Rhabarber im Speiseplan kann man Verstopfung bekämpfen und den Darm entgiften. Daher sind sie ideal nach Fleischspeisen, weil Gärstoffe unterbunden werden. Mit Rhabarber kann man die Nerven stärken, schlechte Stimmung verbessern, die Haare kräftigen und vor dem vorzeitigen Grauwerden schützen. Rhabarber schenkt Vitalität, macht müde Menschen wieder munter.

Rhabarber birgt allerdings auch Gefahren: Er enthält reichlich Oxalsäure, fördert die Bildung von Calcium-Oxalat-Nierensteinen. Die Säure kann auch Rheuma- und Gichtschmerzen verstärken. Daher sollten Sie nur einmal in der Woche Rhabarber essen, diesen immer abschälen und niemals roh genießen. Sonst bekommt man zu viel Oxalsäure ab.

Es gibt allerdings Tricks, wie man die Oxalsäure vermindern kann: Nach dem Schälen die Rhabarber-Stiele klein schneiden, kurz in kochendes Wasser tauchen. Das Wasser weg gießen. Oder Sie kombinieren Rhabarber mit milchhaltigen Speisen: mit Pudding, Vanillesoße oder Milchreis.
Rhabarber kann man als Kompott genießen oder im gemischten Obstsalat. Ein feines Dessert: Milchreis mit Rhabarber-Marmelade (Konfitüre).

Beerig schön, beerig gesund, beerig gut: Erdbeeren senken das Krebs-Risiko

Bald sind sie wieder da: die duftenden, süßen, saftigen und knallroten Erdbeeren aus heimischem Anbau: reif gepflückt und ohne Pestizide, mit denen viele Früh-Erdbeeren aus fernen Ländern belastet sind. Jetzt können Sie ohne Bedenken und mit Genuss zugreifen. Erdbeeren schmecken nicht nur gut, sie sind auch eine interessante Naturarznei.

- Neueste Studien an der Ohio State Universität in den USA haben nachgewiesen: Die erst kürzlich in

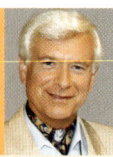

Rhabarber enthalten roh genossen sehr viel Oxalsäure, deshalb die Stiele nach dem Schälen kurz in kochendes Wasser tauchen oder die Früchte mit milchhaltigen Speisen wie Pudding oder Vanillesoße genießen!

den Erdbeeren entdeckten Bioaktiv-Stoffe Kämpferol und Ellagsäure wirken im Körper des Menschen als Anti-Krebs-Substanzen und können damit das Risiko für Krebs senken: vor allem im Darm und in den Atemwegen.

- Die Erdbeere hat mehr Vitamin C als die Zitrone oder die Orange. Sie schützt uns vor Sommererkältungen. Sie liefert reichlich Folsäure für Herz, Kreislauf und fürs Blut. Sie enthält Kalium gegen erhöhten Blutdruck.

- Die Erdbeere ist ein Anti-Schmerzmittel und wirkt vor allem gegen Kopfschmerzen und Migräne. Sie enthält eine natürliche Substanz mit dem Namen Methylsalizylsäure, die Ähnlichkeit mit den Wirkstoffen von Schmerzmitteln aus der Apotheke haben, die Acetyl-Salicylsäure enthalten. 10 bis 15 frische Erdbeeren können bei sensiblen Menschen Kopfschmerzen vertreiben.

- Mit ihren Gerbstoffen, Schleimstoffen und ätherischen Ölen ist die Erdbeere auch ein natürliches Antibiotikum gegen entzündliche Prozesse im Körper.

- Erdbeeren wirken harntreibend, können den Körper von Nierensand und Nierensteinen befreien.

- Genießen Sie Erdbeeren besonders zum Frühstück! Sie sind ein Muntermacher. Und sie liefern schnelle Energie, deshalb eignen sie sich auch ideal für Schulkinder.

- Erdbeeren liefern interessante Mengen vom Spurenelement Mangan. Damit stärken sie die Nerven, verbessern die Laune und vertreiben die Müdigkeit.

All diese Wirkungen haben diese Früchte nur, wenn sie frisch, saftig und süß sind. 5 Stunden nach der Ernte werden die wertvollen Inhaltstoffe bereits wieder abgebaut.

Es gibt Menschen, die nach dem Genuss von Erdbeeren Hautausschläge sowie Bläschen an den Lippen und im Mund bekommen. Hierbei handelt es sich um eine Unverträglichkeit der Gerbstoffe in den Erdbeeren.

Erdbeeren eignen sich ideal zum Schlankbleiben und Schlankwerden. 100 Gramm haben nur 37 Kilokalorien. Allerdings dürfen Sie die Erdbeeren nicht so essen, wie es die meisten Österreicher oder Deutschen tun: mit Pu-

Neueste Studien aus den USA zeigen, dass die in den Erdbeeren enthaltenen Bioaktivstoffe das Krebsrisiko – vor allem im Darm und in den Atemwegen – senken können!

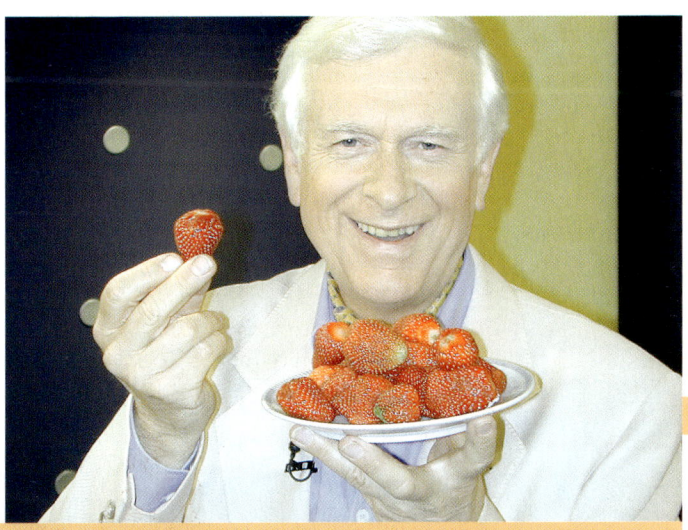

derzucker (Staubzucker) und geschlagener Schlagsahne (Schlagobers). Wenn Sie dieselbe Menge Früchte mit Magerjoghurt und ein paar Tropfen Honig genießen, sparen Sie mehr als die Hälfte der Kalorien ein.

 Hier zwei köstliche und leichte Rezepte mit leuchtendroten Erdbeeren:

Servieren Sie die geviertelten Früchte, übergossen mit einem Becher Vanille-Joghurt. Oder richten Sie Erdbeeren, in Scheiben geschnitten, rund um eine Kugel Vanille-Eis an.

Kirschen: Das pralle Rheuma-Mittel, das auf Bäumen wächst

Rot, prall und leuchtend sind die, die süßen und saftigen Kirschen, die im Mai, Juni und Juli überall angeboten werden. Die kugelrunden Kirschen schmecken nicht nur köstlich erfrischend, man kann sie auch als „Naturarznei vom Baum" bezeichnen. Sie enthalten reichlich Vitamin C für das Immunsystem, Folsäure für Herz und Kreislauf, Calcium für die Knochen und Eisen fürs Blut. Das Wertvollste aber sind die Pflanzenfarbstoffe der Kirschen, auch Anthocyanidine genannt.

Die Wirkung dieser Farbstoffe wurde im Jahr 1950 vom dem in Texas lebenden deutschen Arzt Dr. Ludwig Blau entdeckt. Er litt selbst unter Gicht, hat-

te starke Schmerzen und musste sogar zeitweise im Rollstuhl sitzen. Er beobachtete: Wenn er jeden Tag 2 Handvoll Kirschen gegessen hatte, wurden die Schmerzen deutlich gelindert. Daraufhin startete er eine Studie mit Gicht- und Rheuma-Patienten. Seither ist nachgewiesen: Kirschen senken den Harnsäurespiegel und bekämpfen Entzündungen. Die dunklen Kirschen wirken besser gegen Rheuma und Gicht, weil sie mehr Farbstoffe enthalten.

Diese Anthocyanidine haben aber auch eine kosmetische Wirkung. Sie stärken das Bindegewebe und bekämpfen jene schädlichen Enzyme, die unsere Haut welk, alt und faltig machen.

Mit ihren Schutzsäuren und dem Fruchtzucker regen die Kirschen die Arbeit des Magens, des Darms und auch der Bauchspeicheldrüse an und fördern somit die Verdauung. Dazu trägt auch der reiche Anteil an Ballaststoffen bei.

Kirschen entwässern und entlasten daher Herz und Kreislauf, sie aktivieren die Leber und die Nieren. Antibakterielle Substanzen in den Kirschen verhindern die Bildung von Zahnbelag, deshalb können Kirschen Karies und Zahnfleischprobleme vorbeugen.

Am besten, man genießt die Kirschen ganz frisch.

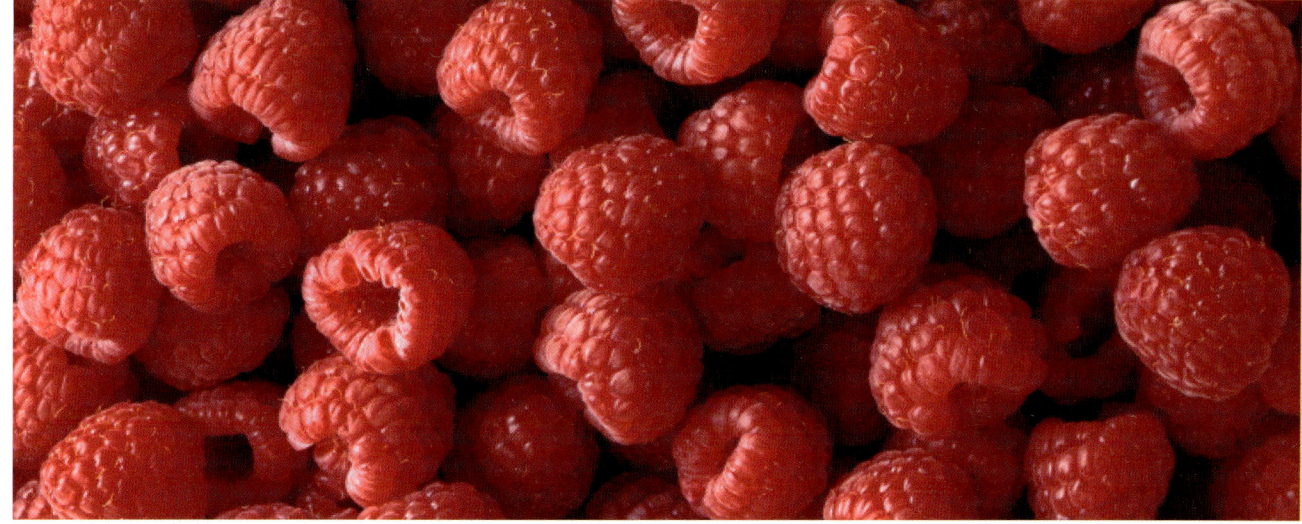

 Probieren Sie dieses einfache Rezept:

130 Gramm Kirschen entkernen und vom Stiel befreien, einen Becher Vanille-Joghurt darüber gießen und als Garnierung eine kleine Portion Kirschen-Marmelade (Konfitüre) darauf verteilen.

Himbeeren sind schön – und machen uns schön!

Wollen Sie Ihre Haut lange geschmeidig erhalten? Wollen Sie glänzendes, festes und volles Haar haben? Dann brauchen Sie im Organismus reichlich Biotin. Das ist unser Schönheits-Vitamin schlechthin, ein Vitamin aus dem B-Komplex. Wenn wir genügend Vorrat davon besitzen, sehen wir attraktiver und jünger aus.

Sie müssen aber nicht in die Apotheke gehen. Sie können sich viel einfacher und vor allem schmackhafter mit Biotin versorgen. Essen Sie Himbeeren: Denn diese sind die Spitzenlieferanten für unser Schönheits-Vitamin.

Wer krank war und Antibiotika nehmen musste, hat fast immer einen gravierenden Mangel an Biotin. Das schadet der Schönheit. Mit Himbeeren kann man das wieder ausgleichen.
Doch mit dem Essen der wunderbar duftenden Früchte kann man noch eine Menge für die Gesundheit tun:

- Reichlich Vitamin A in den Himbeeren stärkt die Sehkraft. Es baut das Sehpurpur Rhodopsin auf. Eine hohe Konzentration von Rutin festigt die Gefäße im Auge.

- Die beachtliche Menge an Vitamin C schützt vor Sommer-Erkältungen und verhindert in Zusammenarbeit mit dem Rutin Zahnfleisch- und Nasen-Bluten.

- Nieren und Blase werden gestärkt und aktiviert.

Die herrlichen Himbeeren enthalten Biotin, das Schönheits-Vitamin schlechthin: Wenn wir genügend Vorrat davon besitzen, sehen wir attraktiver und jünger aus!

- Himbeeren wirken entwässernd und darmreinigend.

Himbeersirup, mit Wasser aufgegossen, ist ein optimales, natürliches Elektrolyt-Getränk und zudem ein herrlicher Durstlöscher, der schnelle Energie liefert.

Und so schmecken Himbeeren besonders gut: *In eine Dessertschale 1 Kugel Vanille-Eis geben, 7 Esslöffel frische Himbeeren darüber streuen und mit ein wenig Sauerrahm garnieren.*

Marillen (Aprikosen): Die samtig-hellorange Frucht erfreut alle Generationen

Im Sommer können wir uns freuen: Endlich sind die heimischen Marillen (Aprikosen) da. Man kann sie als Viel-Generationen-Frucht bezeichnen, denn sie bringen für jedes Alter Vorteile:

- Mädchen und Jungen in der Pubertät sollten diese Früchte essen, da sie mit dem hohen Anteil an Kieselsäure und Karotenen die Bildung von lästigen Pickeln verhindern. Bereits vorhandene Pickel bekommt man schneller wieder los.

- Wer viel Stress hat, kann mit Aprikosen ruhiger werden und die Nerven stärken. Das macht der hohe Anteil an Niacin.

- Wer mit Übergewicht zu kämpfen hat,

Die Frucht für jedes Alter: Bei Jugendlichen verhindern Aprikosen mit ihrem hohen Anteil an Kieselsäure die Bildung von lästigen Pickeln, bei Senioren schützen sie das Herz und stoppen Müdigkeit und Konzentrationsschwäche

sollte zwischendurch immer Marillen (Aprikosen) essen. Mit einem hohen Gehalt an Pantothensäure werden Fettpölsterchen leichter abgebaut.

- Für Senioren ist es sinnvoll, die samtenen Früchte regelmäßig zu genießen. Die Harmonie aller Vitamine, Mineralstoffe, Spurenelemente und Enzyme in den Marillen schützt das Herz, stoppt den Alterungs-Prozess und hilft bei Müdigkeit und Konzentrationsschwäche. Zudem wirken Aprikosen gegen Trockenheit im Hals und Rachen.

- Gerade jetzt im Sommer leiden viele unter schweren, angeschwollenen Beinen. Aprikosen bringen eine Entlastung, weil sie hervorragend entwässern und keinerlei Nebenwirkungen haben.

Es ist natürlich nur sinnvoll, reife, saftige Aprikosen zu essen. Und dann am besten roh. Harte und unreife Früchte schmecken nicht gut und sind obendrein inhaltslos.

Und hier mein schnelles, köstliches Rezept, das ideal für heiße Sommertage ist: *3 bis 4 Aprikosen gut waschen, die Schale abziehen, die Früchte in ganz kleine Würfel schneiden und dann – gemeinsam mit 1 Teelöffel Honig – in einen Becher Bio-Joghurt einrühren. Mit ganz wenig geriebener Ingwer-Wurzel bestreuen.*

„Sauer" macht lustig, schön und schützt: die Johannisbeere

Im Sommer sind sie beliebte und erfrischende Früchte: Die Johannisbeeren (in Österreich auch Ribiseln genannt): Man kann damit viel für die Gesundheit tun.

- Sie sind reich an Vitamin C, das obendrein besonders rasch vom Körper aufgenommen wird. Daher kann man mit dem Genuss von Johannisbeeren Berufsstress bekämpfen und Sommer-Erkältungen vorbeugen. Unser Immunsystem liebt Johannisbeeren.

- Reichlich Vitamin A und Betacarotin in dem sauren Obst ist die zweite wichtige Immunsubstanz.

- Der rote Farbstoff der Beeren enthält viele Karotene und schützt den Organismus vor Umweltschadstoffen.

- Johannisbeeren liefern viel Niacin – Vitamin B 3 – und stärken damit die Nerven. Die beruhigende Wirkung wird von hohen Dosen am Mineralstoff Kalium unterstützt.

- Was wenige wissen und daher auch nicht nützen: Wer zur Zeit der Johannisbeeren-Ernte jeden Tag eine Handvoll der Früchte genießt, der fördert auch die Produktion von Hormonen, welche die Attraktivität von Haut und Haaren verbessern.

- Mit Johannisbeeren kann man der gefürchteten Cellulite an Schenkeln, Po und Armen vorbeugen, weil die Vitamine C und E in Teamarbeit das Bindegewebe straffen.

Das alles gilt für die roten Johannisbeeren. Es gibt aber auch schwarze. Sie schützen vor allem Magen und Darm:

- Neueste Forschungen in den USA haben ergeben: Ein Pflanzen-Aktivstoff mit Namen Quercetin in der schwarzen Johannisbeere senkt das Risiko für Dickdarm-Krebs. Das Quercetin bildet positive Darmbakterien, die die Krebserreger einfangen und inaktiv machen.

Ein Rezept gegen Heiserkeit und rauen Hals im Sommer: *Verdünnen Sie roten oder schwarzen Johannisbeersaft mit etwas warmem Wasser und gurgeln Sie damit gründlich. Die darin enthaltene Salicylsäure und Gerbsäure killen Bakterien und Viren im Rachen.*

Wer jeden Tag eine Handvoll Johannisbeeren (Ribiseln) isst, fördert damit die Produktion von Hormonen, die die Attraktivität von Haut und Haaren verbessern.

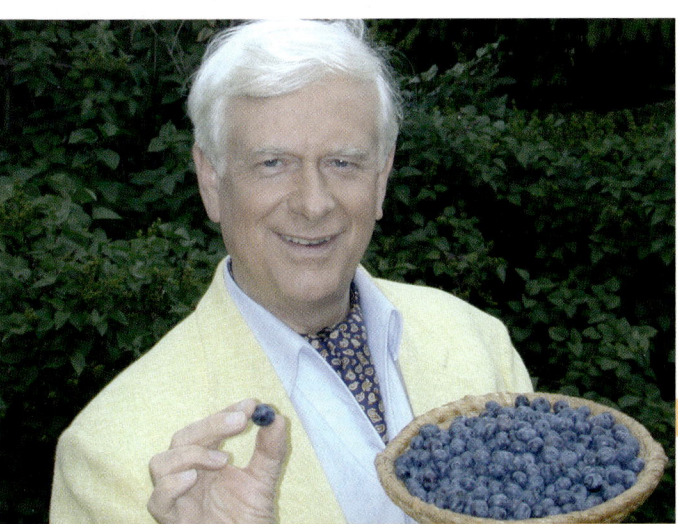

Die lilablauen Bärenkräfte der Heidelbeeren

Studien haben bewiesen, dass Heidelbeeren zu hohe Cholesterinwerte senken und eines Tages vielleicht cholesterinsenkende Medikamente ersetzen können!

Bald kommt wieder die Zeit der reifen, heimischen Heidelbeeren, von vielen Deutschen auch Blaubeeren genannt. Sie gehören zum wertvollsten Obst im Spätsommer und Herbst. Denn sie erfüllen viele verschiedene Aufgaben für unsere Gesundheit. Und das Wichtigste: Sie schmecken köstlich.

Nun aber hat man eine vollkommen neue Eigenschaft der Heidelbeeren entdeckt. Auf der Jahreskonferenz der US-Gesellschaft für Chemie in Philadelphia berichtete Dr. Agnes Rimando vom amerikanischen Landwirtschafts-Ministerium: Studien und Experimente haben bewiesen, dass die Heidelbeeren zu hohe Cholesterinwerte senken und damit vielleicht eines Tages cholesterinsenkende Medikamente ersetzen können. Und das ganz ohne Nebenwirkungen.

Die Wissenschaftler haben in den Heidelbeeren eine Substanz entdeckt, die dem Bioaktivstoff Resveratrol ähnlich ist, wie wir ihn aus den roten Trauben kennen. Diese Substanz aktiviert in der menschlichen Zelle ein Protein mit Namen PPAR-alpha-Rezeptor. Dieses Protein regelt die Blutfette und sorgt dafür, dass zu hohe Cholesterinwerte sinken. Genau da setzen auch die cholesterinsenkenden Medikamente ein.

Eine Studie hat bewiesen: Die Heidelbeer-Substanz wirkt in derselben Stärke wie der Pharma-Wirkstoff Ciprofibrat. Mit dem angenehmen Unterschied: Der Heidelbeer-Wirkstoff aktiviert ausschließlich den Rezeptor, während der chemische Wirkstoff auch andere Stoffwechselprozesse im Körper beeinflusst und daher unerwünschte Nebenwirkungen bringt. Diese neue Erkenntnis wertet die Heidelbeeren noch mehr auf. Was man bisher wusste, war schon beachtlich:

- Der blaue Farbstoff Anthocan in den reifen Beeren baut nach einem Darmkatarrh die Darmflora auf und stärkt die Schleimhäute des Verdauungstraktes. Besonders bewährt hat sich da in der Kinderheilkunde der Heidelbeer-Muttersaft ohne Zusatz von Wasser und Zucker aus dem Reformhaus.

- Eben dieser blaue Farbstoff in den Heidelbeeren stärkt aber auch die Augen und verbessert vor allem die Sehkraft im Dunkeln. Und er kann beim Diabetiker die gefürchtete Netzhautablösung bremsen oder gar verhindern.

Es ist ungeheuer, welche Kräfte in diesen kleinen Heidelbeeren stecken.

Ein schnelles, köstliches Rezept für ein Dessert:
Legen Sie in eine Dessertschale 1 Kugel Vanille-Eis. Darüber streuen Sie 5 Esslöffel gut gewaschene Heidelbeeren und gießen darüber noch 4 Esslöffel sauren Rahm.

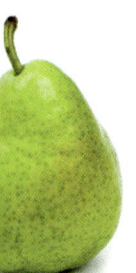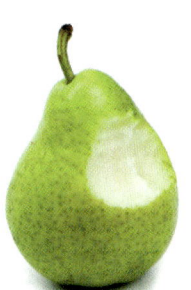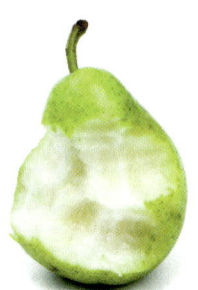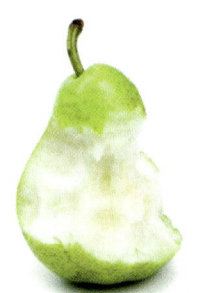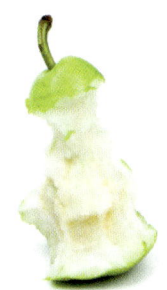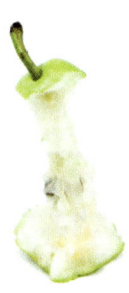

Birnen: Die Superkraft für unser Gehirn!

Wenn Sie jetzt an einem Obstladen oder einem Marktstand vorbeigehen und saftige, reife Birnen sehen, dann kaufen Sie diese! Sie können sich damit klug essen. Birnen sind reich an den Spurenelementen Phosphor, Kupfer und Kieselsäure: Dies sind lauter wertvolle Substanzen zum Aktivieren unserer Gehirnzellen. Anfang des 20. Jahrhunderts verordneten niedergelassene Ärzte in vielen Familien Großmüttern, die vergesslich waren, und Kindern, die sich in der Schule nicht konzentrieren konnten, eine Birnen-Kur. Sie mussten eine Woche lang jeden Tag 1 Kilo Birnen essen und dazu 5 Walnüsse knabbern. Die Nuss liefert zusätzlich die Substanz Cholin, die wir ebenfalls für unsere Merkfähigkeit brauchen. Doch Birnen können noch viel mehr: Sie enthalten großen Mengen an Folsäure. Diese schützt Herz und Kreislauf, fördert die Produktion von Glückshormonen. Birnen bringen daher gute Laune.

Da Birnen alle Vitamine der B-Gruppe enthalten, stärken sie auch unsere Nerven. Und durch den hohen Anteil an Mineralstoffen können sie erhöhte Blutdruckwerte senken. Bluthochdruck-Patienten bekommen oft von ihrem Arzt den Rat: Einmal die Woche einen Birnen-Tag durchzuführen: An diesem Tag isst man nur 1 1/2 bis 2 Kilo Birnen. Sonst nichts.

All diese positiven Eigenschaften für unsere Gesundheit darf man allerdings nur von vollreifen, saftigen Birnen erwarten, die nicht lang gelagert worden sind. Birnen mit braunen Flecken sind wertlos.

 Und hier ein gesundes, sehr schmackhaftes Birnen-Rezept für 2 Personen:
4 süße Birnen schälen, von Kernen und Gehäuse befreien, in kleine Würfel schneiden, in einer Schüssel mit 2 Esslöffel Zitronensaft und 2 Esslöffel Honig mischen. 1/2 Becher Sauerrahm oder Joghurt darüber gießen.

Wollen Sie sich klug essen? Mit Birnen kein Problem! Sie enthalten wertvolle Spurenelemente wie Phosphor, Kupfer und Kieselsäure, die unsere Gehirnzellen aktivieren

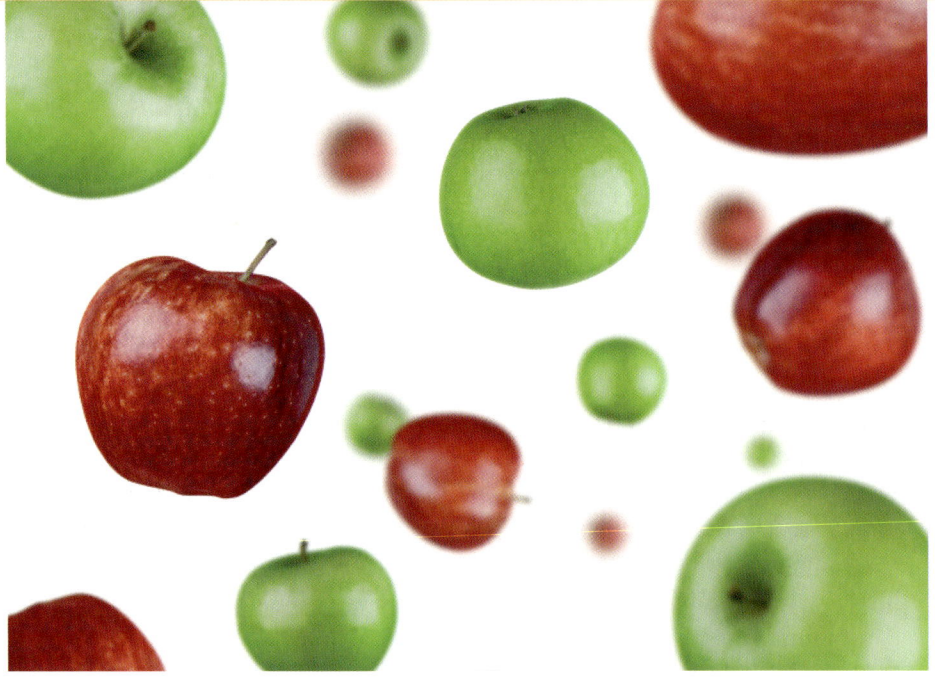

Kerngesund und kugelrund: Apfel hilft in vielen Fällen!

Wer unter Schlafproblemen leidet, sollte eine Stunde vor dem Zu-Bett-Gehen einen Apfel essen: Seine Wirkstoffe können für einen tiefen, gesunden Schlaf sorgen.

Das beliebteste Obst der Deutschen und Österreicher ist der Apfel. Am meisten gefragt: der gelbe süße Gold Delicious, gefolgt vom rotgrünen süßsäuerlichen Jonagold und vom roten säuerlichen Idared. Aber auch der feste süße Gala und der süßwürzige, knackige Breburn, beide mit roten Streifen, werden gern gekauft. Der süßsäuerliche, gelbrote oder grünrote Elstar findet immer mehr Freunde, während der weinrote, süßwürzige McIntosch nicht mehr so sehr wie früher gefragt ist.

Welchen Apfel Sie selbst auch bevorzugen, eines ist ganz sicher: Äpfel sind eine hervorragende Naturarznei gegen viele gesundheitliche Probleme:

- Der US-Arzt Prof. Dr. Ancel Keys aus Minneapolis hat in einer Studie nachgewiesen: Ein Apfel vor dem Zu-Bett-Gehen kann einen tiefen, festen Schlaf vermitteln. Die Wirkstoffe des Apfels sorgen für eine gleichmäßige Verteilung des Blutzuckers während der Nacht.

- Prof. Dr. Helmut Sinzinger von der Universität Wien hat herausgefunden: Der Apfelquellstoff Pektin und die im Apfel enthaltene Pottasche senken zu hohe Cholesterinwerte, beugen somit einer vorzeitigen Arteriosklerose vor und stärken das Herz.

- Äpfel wirken aber auch gegen Bluthochdruck. Sie schwemmen übermäßige Mengen an Kochsalz und Wasser aus dem Organismus. Dadurch entsteht die blutdrucksenkende Wirkung.

- Wenn man die ersten Anzeichen einer Migräne verspürt, kann man sehr oft mit des Genuss eines Apfels den Anfall verhindern.

- Der amerikanische Arzt Dr. Jeffrey S. Hyams empfiehlt einen Apfel vor dem Essen zur Förderung des Stuhlganges und zur Bekämpfung der sehr verbreiteten Verstopfung. Die Erklärung: Äpfel regulieren das Wachstum der gesunden Darmflora.

Das alles haben unsere Großeltern und Urgroßeltern noch nicht im Detail gewusst. Aber mit dem seinerzeit gängigen Spruch „Ein Apfel am Tag spart den Arzt!" haben sie den Nagel auf den Kopf getroffen.

Das wird ein gesunder Sommer: mit reifen Mangos

Der Sommer hat nicht nur angenehme Seiten. Er bringt auch viele Gefahren für unsere Gesundheit. Wir können uns aber vor vielen Problemen schützen. Mit einer köstlich schmeckenden, exotischen Frucht. Es ist die Mango. Sie hilft uns, dass wir gesund durch den Sommer kommen.

- Das weiche, süße Fruchtfleisch mit leuchtend gelber Farbe enthält große Mengen an Carotinoiden. Der Körper bildet daraus Vitamin A und schützt damit die Haut vor den schädigenden Strahlen der Sonne.

- Das Provitamin Betacarotin, das ebenfalls reichlich in den Mangos enthalten ist, macht es auch möglich, dass unsere Haut bei weniger Sonnenbestrahlung schneller und intensiver braun wird.

- Mangos liefern uns aber auch die Vitamine E und C. Und sie sind notwendig, dass unsere Haut natürliche Abwehrkräfte gegen intensive Sonnenbestrahlung, gegen bodennahes Ozon und gegen Smog-Belastung an heißen Tagen aufbaut.

- Doch die Mango hat nicht nur vorbeugende Wirkung. Wenn jemand zu wenig Sonnenschutz auf die Haut aufgetragen hat, zu lange in der Sonne war und gerötete, entzündete Haut aufweist, ist es sehr wirkungsvoll, Mangos zu essen. Mit ihrem Sonnenschutz-Vitamin Betacarotin beruhigen sie die Haut, lindern einen Sonnenbrand. Das Vitamin E sorgt dafür, dass die Haut nicht all zu sehr austrocknet. Und das Vitamin C strafft das Bindegewebe und speichert die nötigen Mengen an Flüssigkeit.

- Studien an der Universität Paris haben vor Jahren ergeben: Wer regelmäßig reife, saftige Mangos konsumiert, bekämpft erste, zarte Hautfältchen und verhindert das frühzeitige Altern und Schlaff werden der Haut.

Wussten Sie, dass die Mango eine hilfreiche Frucht bei Reisen in exotische Länder ist? Man kann sich mit ihr vor Reisedurchfall und anderen Magen- und Darmproblemen schützen.

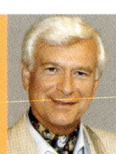
• Außerdem ist die Mango eine hilf-
reiche Frucht bei Reisen in exotische Länder. Wer reichlich Mangos
genießt, kann sich damit vor Reisedurchfall und anderen Magen- und
Darmproblemen schützen. Wichtig ist
allerdings, dass Sie im Urlaubsland
ganze Mangos mit intakter Schale
kaufen. Dann können keine Bakteri-
en ins Fruchtfleisch eindringen.

• Ein Tipp für junge Mütter: Wenn Ihr
Kleinkind den Karotten(Möhren)brei
absolut nicht mehr mag, dann servieren Sie püriertes Mango-Frucht-
fleisch. Mangos enthalten – wie Möhren – viel Vitamin A und Betacarotin.

**Mit diesem Rezept tankt
man morgens viel Energie:**
*200 bis 300 Gramm Mango-
Fruchtfleisch in kleinen Stücken
in einer Dessertschale mit 1 Becher Bio-Joghurt und 1 Esslöffel
Zitronensaft verrühren*

Bestens eingeführt:
„Vitamin-Immigranten" für
Gaumen und Gesundheit

Ist es Ihnen auch schon aufgefallen?
Wenn man einen Markt besucht oder
an den Obstregalen von Supermärkten vorbeigeht, entdeckt man neben
den bekannten und vertrauten Bananen, Grapefruits, Orangen, Kiwis auch
ganz neue, fremde Früchte aus exotischen Ländern. Es sind neue kulinarische Einwanderer.

Mein Tipp: Wir sollten uns mit ihnen
befassen, sollten sie einmal ausprobieren. Sie schmecken nämlich nicht nur
sehr gut, sondern bringen auch viele
Vorteile für unsere Gesundheit.

• Dazu zählen beispielsweise die Zimt-
äpfel, auch Cherimoyas genannt.
Sie gehören zur Familie der Anno-
nengewächse und gedeihen auf
dem kolumbianischen Flaschen-
baum. Sie stammen aus Südkolum-
bien, Ecuador und Bolivien. Schon
die Inkas haben Cherimoyas kul-
tiviert und gegessen. Das weiche,
elfenbeinfarbene Fruchtfleisch erinnert an Erdbeeren und Himbeeren
mit einem Hauch Zimt. Schale und
Samen sind nicht genießbar. Die
Frucht liefert reichlich Vitamin C, die
Vitamine B 1 und B 2 und Calcium.
Sie machen stark gegen Stress. Zimt-
äpfel isst man roh. Sie schmecken
köstlich zur Eiscreme oder im Obstsalat.

• Tamarillos – auch süße Tomaten genannt – zählen zu den Nachtschat-
ten-Gewächsen. Sie enthalten viel
Vitamin C gegen Sommererkältungen, Magnesium für Herz und Kreislauf, Eisen für Vitalität und Energie.
Man kann die eiförmigen Früchte
süß oder pikant zubereiten.

• Aus Südamerika kommt die Dra-
chenfrucht, auch Pitahaya genannt.
Sie ist ein Kakteen-Gewächs. Sie besteht zu 90 Prozent aus Wasser und
fördert die Verdauung. Die Frucht

liefert reichlich Calcium für Zähne und Knochen, schmeckt erfrischend und sehr aromatisch, ähnlich wie eine Kiwi. Man schneidet die Pitahaya der Länge nach durch und löffelt sie aus. Sie schmeckt herrlich zu Vanille-Eis.

- Die Jackfrucht zählt zu den größten Früchten der Welt. Sie kann bis zu 1 Meter lang, 50 Zentimeter dick und 25 Kilo schwer werden. Sie kommt aus den Regenwäldern Sumatras, wird in Thailand, Malaysia und Brasilien angebaut. Sie liefert viel Kalium und Calcium, wirkt entwässernd und leicht abführend. Die Schale riecht unangenehm. Daher wird die Jackfrucht auch „Stinkfrucht" genannt. Das Fruchtfleisch ist zart, süß, erinnert an Feigen, Honig und Maronen.

- Die Guave ist eine birnenförmige Frucht mit grüner Schale und rosa-farbenem Fruchtfleisch. Sie hat soviel Vitamin C, dass sie damit jeder Vitamin-Tablette aus der Apotheke Konkurrenz machen kann.

- Die Curuba ist eine Beerenfrucht, wird aber auch wegen ihrer Ähnlichkeit mit der Banane „kleine Banane" genannt. Sie enthält viel Vitamin A für die Atemwege und die Sehkraft und Vitamin C gegen Stress und Erkältungen. Die Curuba schmeckt etwas säuerlich. Sie kommt aus Kolumbien. Besonders gut eignet sie sich für Milch- und Joghurt-Mixgetränke.

- Die Litschi gehört zur Familie der Seifenbaumgewächse und wächst in Ostasien. Sie ist außen rosa, innen weiß. Sie schmeckt besonders gut als Kompott, hat für den Gaumen eine Ähnlichkeit mit einer Rosine.

Granatäpfel sind für die Gesundheit von Frauen und Männern gleichermaßen förderlich: Während sie bei Frauen die Wechseljahr-Beschwerden lindern helfen, können sie bei Männern das Risiko für Prostatakrebs senken.

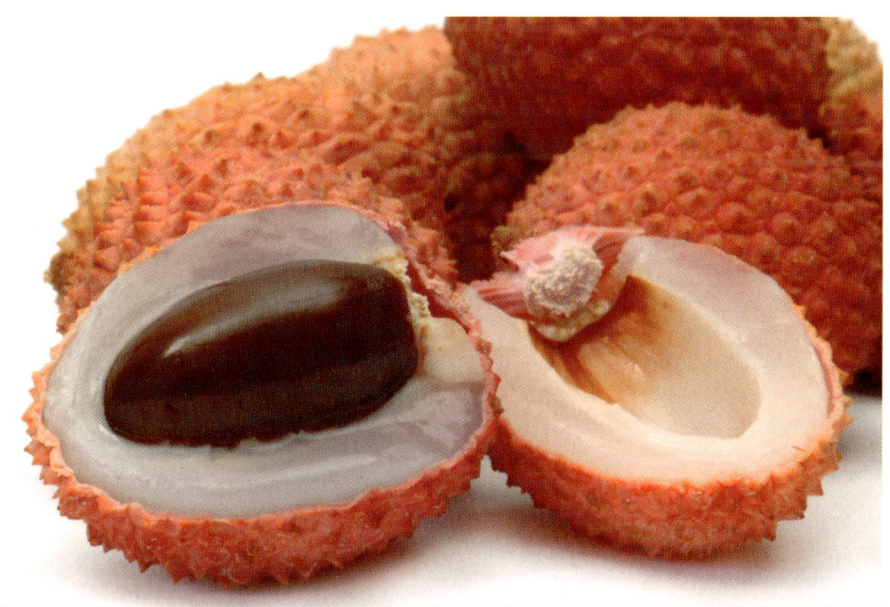

Für Frauen und Männer gleich „gut": Granatapfel

In vielen Supermärkten, in Obst- und Gemüseläden werden sie angeboten: Frische Granatäpfel mit ihrem süßsäuerlichen Geschmack. Die dunkelroten exotischen Früchte kommen aus den USA, aus Indien, dem Iran und aus Afrika. Sie wachsen auf Bäumen, die bis zu 8 Meter hoch werden. Die Granatäpfel haben eine lederartige, 5 Millimeter dicke Haut. Sie schützt die Frucht so gut, dass sie viele Wochen lang hält und dabei keine Wirkstoffe verliert. Im Inneren befinden sich in zahllosen Kammern viele rote Samenkörner mit einer saftigen, sehr gut schmeckenden Hülle. Sie sind das einzig genießbare der Frucht.

Der Granatapfel galt schon in der Antike als eine Naturarznei. Heute weiß man, welche Kraft in der Frucht steckt. Es sind neben Vitamin C, Vitamin B 5 und Kalium vor allem pflanzliche Hormone. Bisher dachte man, dass diese einzig und allein wertvoll für die Frau sind. Sehr oft empfehlen daher Gynäkologen ihren Patientinnen in den Wechseljahren mit nicht zu gravierenden Beschwerden, jeden Tag über einen längeren Zeitraum 2 bis 3 Granatäpfel zu essen. In vielen Fällen können so die Wechseljahr-Probleme mit natürlichen Kräften ohne Nebenwirkungen stark gemindert werden.

Auch jungen Frauen und Mädchen mit Hormonproblemen kann der Granatapfel helfen. Wer regelmäßig Granatäpfel isst, bekommt auch schöne Haut, feste Haare und Nägel. Seelische Verstimmungen können zusätzlich weggezaubert werden.

Nun aber hat eine amerikanische Studie nachgewiesen: Granatäpfel sind genau so wichtig für die Gesundheit des Mannes. Die Früchte können mit ihren pflanzlichen Hormonstoffen das Risiko für einen Prostatakrebs senken. Der Saft des Granatapfels hat einen positiven Einfluss auf den medizinischen PSA-Wert des Mannes. Dazu aber muss der Mann über viele Monate jeden Tag einen Viertelliter Granatapfel-Saft trinken.

In den USA konnte im Rahmen einer Studie bei Männern, die bereits mit Prostata-Krebs in Behandlung waren, der PSA-Wert gesenkt werden.

Das zeigt: Auch Männer sollten regelmäßig Granatäpfel genießen und nicht nur Frauen...

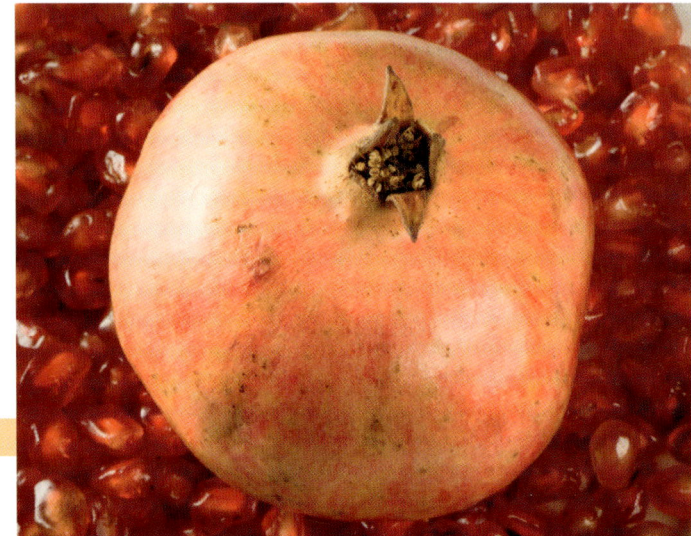

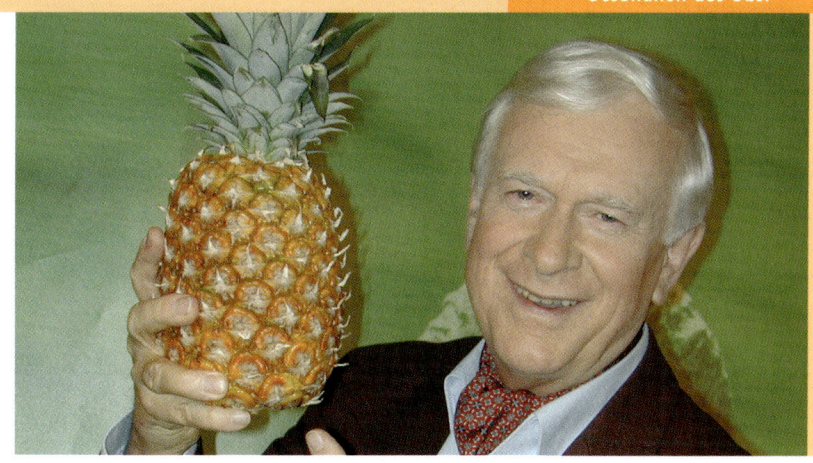

Zeigen Sie sich von Ihrer schlanksten Seite: Die Ananas, die Ananas, die kann ja wirklich was

Wer möchte den Sommer nicht schön schlank genießen? Da gibt es eine Frucht, die uns nicht nur beim Abnehmen hilft, sondern auch viele Vorteile für die Gesundheit bietet: die Ananas.

Sie enthält fast alle Vitamine, die in der Natur angeboten werden, weiters 16 Mineralstoffe und Spurenelemente. Was die Ananas nicht hat: Biotin, Vitamin B 12 und Vitamin E. Die fehlen dieser Frucht. Was aber die Ananas so besonders interessant macht, ist das Enzym Bromelain, das im Körper Fett verbrennen hilft und den Hunger bremst. Darum ist die Ananas eine sinnvolle Begleit-Frucht fürs Abnehmen.

Das Bromelain in der Ananas hilft auch Eiweiß besser zu verdauen. Daher sollte man nach einer schweren Fleischmahlzeit zum Dessert eine frische Ananas essen. Das Bromelain ist außerdem eine Arznei. Es kann die Durchblutung verbessern und die Blutgerinnung und Blutplättchen-Verklumpung verhindern.

Weitere gesundheitliche Effekte der Ananas: Sie senkt einen zu hohen Blutdruck, verhindert frühzeitige Arteriosklerose und kann sogar Ablagerungen in den Gefäßen – und zwar in den Innenwänden – wieder abbauen. Und sie wirkt entzündungshemmend.

Die Ananas wirkt krampflösend und entspannend auf Muskeln. Mädchen und Frauen sollten daher gegen ihre monatlichen Krämpfe eine halbe Ananas essen. Das Geheimnis: Das Bromelain in der Ananas blockiert die Wirkung der Prostaglandin-Gewebshormone vom Typ 2.

Die Ananas entwässert, baut im Körper Ödeme ab. Bei Wasser in den Beinen sollte man regelmäßig frische Ananas verzehren. Sie hilft auch gegen Darmstörungen und Durchfall.

All diese Wirkungen treffen nur auf die reife, süße, frische Ananas zu. Ananas aus der Dose haben diese gesundheitsfördernden Eigenschaften nicht. Man sollte die reife Ananas so rasch wie möglich genießen. Sie baut schnell ihre Wirkstoffe ab.

Die frische Ananas wird fingerdick in Scheiben geschnitten, dann erst werden die einzelnen Scheiben geschält. Man kann die Ananas mit einem Obstmesser oder mit einer Gabel essen. Das holzige Mittelstück im Inneren der Scheibe lässt man übrig.

Das Enzym Bromelain in der Ananas hilft dem Körper Fett zu verbrennen und den Hunger zu bremsen – die ideale Frucht, wenn Sie abnehmen wollen!

Man kann die Ananas auch der Länge nach in 4 Viertel teilen und das harte Innere herauslösen. Danach das Fruchtfleisch schälen und nach Belieben in kleine Stücke schneiden.

Patienten mit Magengeschwüren und Gastritis sollten auf alle Ananas-Früchte verzichten, auch auf die reifen. Auch bei Schwangerschaft ist die Ananas nicht ideal.

Die Pflaumen (Zwetschgen) sind in die amerikanische Liste jener Nahrungsmittel aufgenommen worden, die zur Senkung des Krebsrisikos regelmäßig gegessen werden sollen.

Machen Sie heute ganz einfach „blau": Gesundheit aus der Pflaume (Zwetschge)

Ende des Sommers werden überall im Land die heimischen Pflaumen (österreichisch: Zwetschgen) geerntet und im Obstladen und im Supermarkt angeboten: süß und saftig. Man kann sie mit gutem Recht als Naturarznei bezeichnen, weil sie viele gesundheitliche Vorteile bringen:

- Sie sind reich an den Vitaminen C, B 1 und B 2. Damit stärken sie die Nerven, machen stark gegen Stress und helfen beim ruhigen, konzentrierten Denken. Es ist daher sehr sinnvoll, den Kindern in die Schule Pflaumen mitzugeben.

- Pflaumen liefern viel Eisen in einer leicht aufnehmbaren Form. Damit aber versorgen sie uns auch mit Vitalität und Energie.

- Die Spurenelemente Zink und Kupfer beugen depressiven Stimmungen vor, verbessern die Laune und stärken gleichzeitig die Immunkraft.

- Wer sich mit Pflaumen vor der ersten Herbsterkältung schützen will, sollte 1 Woche täglich 200 Gramm Pflaumen genießen.

- Ein reiches Angebot an Betacarotin sorgt dafür, dass Pflaumen unsere Zellen vor den Angriffen von freien Radikalen schützen, zugleich aber die Sehkraft und die Atemwege stärken.

- Das Wichtigste aber sind die Pektine in den Pflaumen. Sie quellen im Magen und Darm auf, fördern die Verdauung und saugen Gifte auf, um sie rasch aus dem Organismus abzutransportieren. Dieser Mechanismus schützt auch vor Krebs. Aus diesem Grund sind die Pflaumen in die amerikanische Liste jener Nahrungsmittel aufgenommen worden, die zur Senkung des Krebsrisikos regelmäßig gegessen werden sollten.

Zwetschgen sind auch eine Abspeck-Pille. Sie binden Fett aus der übrigen eingenommenen Nahrung und führen es über den Darm ab, sodass es im Körper keinen Schaden anrichten kann.

Die meisten Pflaumen sind mit einer leichten, hellblauen bis weißlichen Schicht überzogen. Man sollte sie wegwaschen oder wegreiben. Es handelt sich zwar um eine völlig harmlose Beschichtung, aber Menschen mit einem sensiblen Verdauungstrakt bekommen davon oft Blähungen.

 Hier noch ein schnelles, köstliches Rezept für unerwartete Gäste:
Die Pflaumen gut waschen, halbieren, entkernen. Auf jede Pflaumenhälfte einen Klacks Quark (Topfen) mit Honig verrührt geben.

Jung und fit – Pfirsich ist ein „Sommerhit"

Greifen Sie zu, wenn im Sommer die saftigen, voll reifen Pfirsiche aus dem heimischen Anbau angeboten werden.

Genießen Sie in nächster Zeit jeden Tag etwa 3 Pfirsiche. Sie sind randvoll mit wertvollen Substanzen, die uns jung, schön und gesund erhalten.

- Egal, ob Pfirsiche rot, gelb oder orange sind. Schale und Fruchtfleisch enthalten viele Karotene, allen voran den Pflanzenfarbstoff Xantophylle. Er schützt unsere Zellen vor frühzeitigem Altern und macht Pfirsiche zu einem Jungbrunnen.

- Die Nukleinsäure in den reifen Früchten sorgt dafür, dass unsere Haut zart und jugendlich bleibt. Darum spricht man ja auch von einer „Pfirsichhaut".

- Durch den hohen Anteil an Magnesium, Vitamin B 3 – auch Niacin genannt – ,Selen und Zink kann der Pfirsich in kurzer Zeit schlechte Stimmung wegzaubern und stark gegen Stressbelastung machen. Wer viele Termine hat, viel zu tun hat, sollte zum Ausgleich einige Pfirsiche essen.

- Durch die großen Mengen an Vitamin C, die der Pfirsich liefert, kann er wunderbar die natürlichen Abwehrkräfte gegen Erkältungen aufbauen. Zudem können die samtigen Früchte auch den Nikotin-Konsum des Rauchers etwas entschärfen. Der Raucher braucht bekanntlich 3 Mal mehr Vitamin C als der Nichtraucher.

- Pfirsiche stärken auch Herz und Kreislauf, senken zu hohen Blutdruck und wirken gegen Verstopfung.

Und so kann man Pfirsiche am besten für seine Gesundheit nützen: Essen Sie diese – gut gewaschen – gleich so. Oder schälen Sie sie und schneiden sie in den Obstsalat zu anderen Früchten.

Ihre Haut soll samtig wie ein Pfirsich sein? Kein Problem: Genießen Sie diese herrlichen Früchte, denn die Nukleinsäure in den reifen Pfirsichen sorgt dafür, dass unsere Haut zart und jugendlich bleibt!

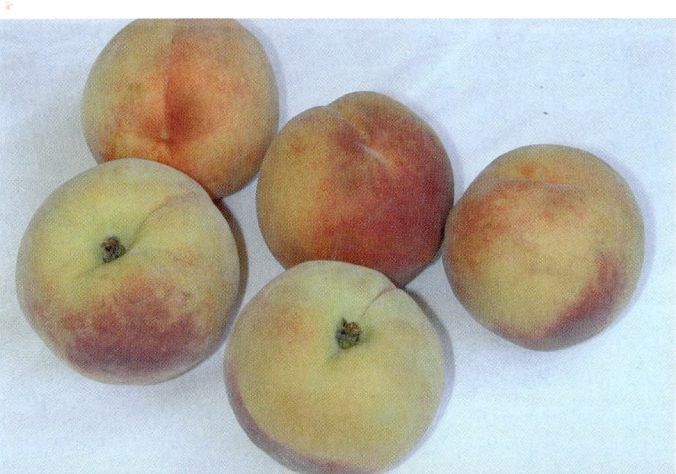

Oder bereiten Sie Pfirsich-Quark (Topfen) zu:

2 reife Pfirsiche schälen, in kleine Stücke schneiden, mit 150 Gramm Magerquark (Magertopfen), 1 Teelöffel Honig, 1 Teelöffel Zitronensaft und 1 Messerspitze Vanillepulver verrühren. Kalt servieren.

Es gibt Menschen, die vertragen keine Pfirsiche und bekommen von diesen Früchten Magendrücken. Dieses Problem haben Sie nicht, wenn Sie die Früchte geschält und halbiert erhitzen und zu Kompott verarbeiten.

Köstlich, kraftvoll, kalorienarm – Kiwi

Kiwis zählen bei uns zu den beliebtesten Früchten. Kein Wunder: Sie schmecken nicht nur köstlich. Wir können damit auch viel für die Gesundheit tun. Was auffällt: Es gibt bei uns gelbe und grüne Kiwis. Die gelben – im Volksmund auch Gold-Kiwis genannt

Wenn Sie bei extremen Temperaturschwankungen oder an heißen Tagen Kreislaufprobleme haben, sollten Sie ein bis drei Kiwis genießen. Die in diesen Früchten enthaltene Aminosäure Aginin erweitert die Blutgefäße und bringt den Kreislauf in Schwung.

– gibt es erst seit wenigen Jahren. Sie sind besonders süß, haben etwas mehr Inhaltstoffe und eine sehr zarte Schale, die man sogar mitessen kann. Vor allem Kinder bevorzugen die gelben Kiwis. Und das sind die gesundheitsfördernden Eigenschaften der grünen und gelben Früchte:

- Sie liefern große Mengen an Vitamin C, schützen daher vor lästigen Sommer-Erkältungen und vor Stress. Denn bei 15 Minuten Stress und Ärger verbrauchen wir etwa 300 Milligramm Vitamin C. Das hat eine Studie an der amerikanischen Berkeley Universität in Kalifornien ergeben. 4 Kiwis pro Tag decken den Tagesbedarf eines erwachsenen Menschen an Vitamin C.

- Kiwis stärken unsere Nerven für den Straßenverkehr, für Prüfungen und fürs das Meistern von Problemen. Das bewirken die Vitamine B 1, B 2, B 3, B 5 und B 6 sowie das Anti-Stress-Mineral Magnesium. Sehr sinnvoll für alt und jung: 2 Kiwis zum Frühstück.

- Wer an heißen Sommertagen oder bei einem extremen Temperaturwechsel sehr oft Probleme mit dem Kreislauf hat, der sollte ein bis drei Kiwis verzehren. Sie versorgen uns mit der Aminosäure Arginin. Und diese Aminosäure macht die Blutgefäße weit und bringt den Kreislauf in Schwung.

- Die Mineralstoffe Magnesium und Kalium, das Vitamin Folsäure sowie das Spurenelement Eisen in der Kiwi gibt dem Herzen Kraft.

- Wer keine so besonders gute Laune hat, der sollte Kiwis naschen, damit er wieder besser drauf ist. Das geschieht durch den Einfluss von Magnesium, Folsäure, Vitamin C und dem Spurenelement Zink.

- Viele leiden an heißen Tagen an schweren, dicken Beinen. Auch dann können Kiwis vorbeugend eingreifen, weil sie Aminosäuren, Vitamin C und den Bioaktiv-Stoff Rutin liefern. All diese Wirkstoffe als Team stärken die Venenwände.

- Wer in der warmen Jahreszeit Sport treibt, kommt sehr leicht ins Schwitzen. Man verliert dabei nicht nur Wasser in Form von Schweiß und Harn. Man scheidet auch Mineralstoffe, Spurenelemente und Enzyme aus, die wir für unsere Gesundheit dringend benötigen. Diese müssen schnell wieder zugeführt werden. Die ideale Lösung: Jedesmal, wenn Sie ein Glas Wassert trinken, essen Sie eine Kiwi. Es ist daher auch sehr sinnvoll, beim Sport zwischendurch eine Kiwi zu essen. Das liefert neue Kraft.

- Kiwis bringen auch die Verdauung in Schwung und beugen einer Verstopfung vor, weil sie sehr viel vom Mineralstoff Kalium liefern und jede Menge Ballaststoffe, die im Darm aufquellen und die Darm-Bewegung anregen.

- Wer regelmäßig Kiwis in den Speiseplan einbaut, der tut etwas für gesunde Blutdruck-, Cholesterin- und Homocystein-Werte. Kiwis liefern dafür die wichtigsten Vitalstoffe: Magnesium, Kalium, Folsäure und Vitamin C.

Nicht zu vergessen: Kiwis enthalten auch Phenolsäuren, vor allem die Kaffeesäure. Sie gilt in der Medizin als Schutz vor Magenkrebs.

Man kann die grünen und gelben Kiwis auf verschiedene Weise genießen: In zwei Hälften schneiden und auslöffeln, schälen, klein schneiden und mit Joghurt genießen, oder klein schneiden und mit anderen Früchten zu einem Obstsalat anrichten.

Die rote Kraft der Hagebutte gegen Rheuma-Schmerzen

Hagebutten sind seit jeher bekannt als wertvolle Lieferanten für reichlich Vitamin C als Schutz vor Erkältungen. Der Hagebutten-Tee hat daher in der Zeit von Schnupfen und grippalen Infekten einen hohen Stellenwert. Doch die Hagebutte kann mehr. Das haben dänische Ärzte und Wissenschaftler nachgewiesen. Die natürlichen Kräfte der Hagebutte können rheumatische Beschwerden, ganz besonders Gelenksschmerzen, lindern.

Wer exakt diagnostizierte Rheuma-Schmerzen hat, sollte am besten regelmäßig Hagebutten-Marmelade – mit ganz wenig Zucker – essen oder Hagebutten-Tee trinken.

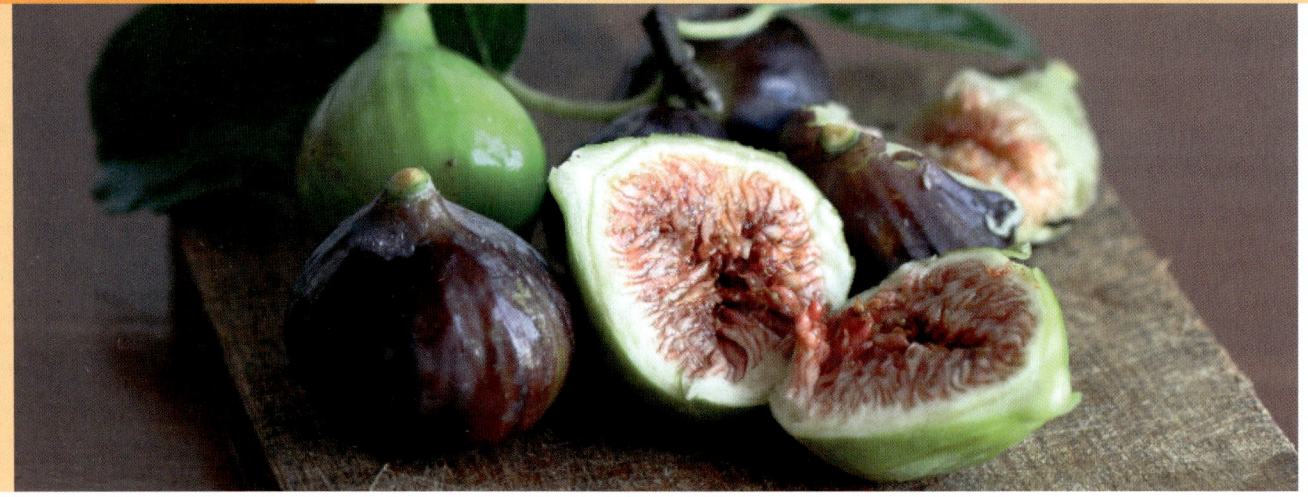

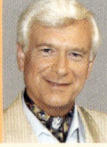
Begonnen hat alles vor ein paar Jahren auf der dänischen Ostsee-Insel Langeland. Da litt der Landwirt Erik Hansen an starken Gelenkschmerzen. Starke Medikamente taten seinem Magen nicht gut. Und etliche Hausmittel brachten keinen Erfolg. Eines Tages schenkte ihm eine Verwandte mehrere Gläser selbst eingemachte Hagebutten-Konfitüre. Erika Hansen konsumierte sie mit Genuss und stellte fest, dass seine Schmerzen in den Gelenken nachließen. Zuerst dachte er an einen Zufall. Doch dann war er überzeugt: Seine Schmerzlinderung rührte von den Hagebutten her.

Der Landwirt meldete das seinem Arzt. Der wieder fand die Sache so interessant, dass er einige befreundete Wissenschaftler informierte. Sie analysierten die Hagebutte und fanden außer großen Mengen Vitamin C ganz bestimmte entzündungshemmende Stoffe: so genannte Galakto-Lipide, in der Medizin heute kurz GOPO-Wirkstoffe genannt. Diese Stoffe bekämpfen aber nicht nur Entzündungen, sondern sie

lindern die rheumatischen Beschwerden, bremsen obendrein den Abbau der Gelenk-Knorpel, stellen wieder die gestörte Beweglichkeit her und verbessern damit ganz entscheidend die Lebensqualität von Rheuma-Patienten.

Es macht daher Sinn, zum Vorbeugen oder auch zum Bekämpfen von exakt diagnostizierten Rheuma-Schmerzen regelmäßig Hagebutten-Konfitüre – am besten mit ganz wenig Zucker – in den Speiseplan einzubauen und Hagebutten-Tee zu trinken. Ärzte empfehlen, Hagebutten-Pulver (Apotheke) ins Morgen-Müsli oder in Joghurt einzurühren.

Fein, es gibt frische Feigen!

Die frischen Feigen sind da. Sie werden aus Spanien, Portugal, Griechenland, aus der Türkei und aus Zypern, aber auch aus Südfrankreich und Süditalien angeliefert. Sie schmecken nicht nur köstlich. Sie sind auch ein Stück Naturmedizin.

Feigen versorgen uns mit vielen hoch-wirksamen Substanzen: Sie enthalten verdauungsfördernde Enzyme, bakteri-entötende Bioaktiv-Stoffe, Ballaststoffe zum Senken zu hoher Cholesterinwerte, 14 Mineralstoffe und 14 Aminosäuren.

- Frische Feigen helfen beim Abneh-men. Eine schwere Frucht von 15 Gramm hat nur 10 Kilokalorien. Das Wunderbare für alle, die schlank bleiben oder werden wollen. Frische Feigen haben zwar einen niedrigen Brennwert, sättigen aber enorm. Und das Satt sein hält lange an. Fri-sche Feigen machen nicht dick.

- Die B-Vitamine, aber auch die na-türlichen Fruchtanteile Glukose und Fruktose stärken die Nerven und akti-vieren die Arbeit des Gehirns. Feigen machen somit klug und geistig fit.

- Frische Feigen bilden viel Schleim und fördern daher mit den Bal-laststoffen die Verdauung, sind ein idealer Genuss gegen Verstopfung. Dabei helfen die vielen kleinen Sa-menkörner in den Feigen. Sie wirken zusätzlich ähnlich wie Ballaststoffe und fördern die gesunde Darmflora.

Rezept gegen Verstopfung:
Man weicht abends 4 bis 5 Fei-gen in lauwarmes Wasser ein, lässt das ganze zugedeckt über Nacht stehen. Am nächsten Morgen kaut man die Feigen und trinkt die Flüssigkeit!

- Feigen besitzen unter allen Früchten die höchsten basischen Werte. Sie helfen daher gegen die Übersäu-erung des Organismus. Wer viel Fleisch, viel Zucker, wenig Gemüse und Obst isst und zudem viel Stress hat, sollte jeden Tag 3 frische Feigen essen.

- Frische Feigen zaubern sehr schnell Müdigkeit und Antriebslosigkeit weg. Mit Feigen wird man leistungsstark.

- Durch die Spurenelemente Mangan und Zink heben sie auch die Laune, verbessern die Stimmungslage.

„Für immer jung": Mit Resveratrol aus dunklen Trauben

„Wir haben herausgefunden: Das Res-veratrol aus den dunklen Trauben kann die Lebensspanne des Organismus verlängern!" Diese Aussage stammt von Prof. Dr. David Sinclair von der Medical School der Harvard Univer-sität in Boston, USA. Er ist einer jener Forscher, die das Resveratrol in den Trauben entdeckten.

Aus den wissenschaftlichen Studien geht eindeutig hervor: Der Bioaktiv-stoff Resveratrol schützt die menschli-chen Körperzellen wie ein Schutzschild gegen den Angriff von Umweltgiften, gegen Herz-Kreislauf-Erkrankungen und kann auch das Risiko für Krebs senken.

Studien aus den USA zeigen, dass Resveratrol in den dunklen Trauben die menschlichen Körperzellen wie ein „magisches" Schutz-schild vor Angriffen von Umweltgiften sowie Herz- Kreis-lauferkrankungen schützt.

53

Das Resveratrol hat die Natur den dunklen Trauben natürlich nicht für den Menschen geschenkt. Der Bioaktivstoff soll die reifen Trauben vor Bakterien, Viren und Pilzen schützen. Wir Menschen können diese Kraft aber für uns nützen. Dr. David Sinclair beobachtete bei einem Labor-Experiment: Wenn er Hefe-Kulturen mit Resveratrol anreicherte, dann lebten sie 3 Mal so lang als es von der Natur vorgegeben war. Er fand auch die Erklärung: Das Resveratrol aktiviert in den Hefe-Zellen das Enzym STR 2. Dieses Enzym schützt das Erbgut der Zellen wie ein magisches Schutzschild.

Dr. David Sinclair hat weiter beobachtet: Menschen und Tiere, die mit Resveratrol versorgt werden, haben weniger Arteriosklerose und daraus resultierende Herz-Erkrankungen. 80jährige fühlen sich um Jahrzehnte jünger. Das Resveratrol kann das Gen für ein langes Leben im Menschen aktivieren. Das hat auch Prof. Dr. Mitchell von der amerikanischen Life Extension Foundation mit folgenden Worten bestätigt: „Resveratrol ist bisher die einzige Substanz, die das kann."

Man hat bei allen Forschungen auch beobachtet, dass das Resveratrol Gelenkschmerzen zu lindern vermochte. Am meisten aber verblüffte immer wieder der Jungbrunnen-Effekt.

Es liegt nun für viele Menschen nahe, die Erkenntnis dafür zu nutzen, um künftig mehr Rotwein zu trinken. Das ist aber keine Lösung, da Alkohol die Leber und das Gehirn angreift und beim Dekantieren Resveratrol oxidiert und verlorengeht.

All diese wissenschaftlichen Beobachtungen aber sollten uns dazu animieren, die herbstliche Traubenzeit richtig für Fitness und Gesundheit zu nützen. Es ist zum Beispiel sehr sinnvoll, während der Traubenzeit einmal in der Woche einen Traubentag einzuhalten: Man isst über den Tag verteilt 1 1/2 bis 2 Kilo Trauben und sonst nichts. Oder man genießt 14 Tage lang einmal am Tag anstelle einer Hauptmahlzeit 1/2 Kilo dunkle Trauben.

Klein, aber oho: Holunderbeeren wirken gegen Rheuma und Nervosität

Britische Forscher und ein österreichischer Mediziner haben sich näher mit dem Holunder befasst und sind zu dem Schluss gekommen, dass Holunder einer der Pflanzen mit dem umfassendsten Spektrum an Anwendungsmöglichkeiten ist. Während es im Frühling weiße Holunderblüten gibt, kann man im Herbst die dunkelblauen bis schwarzen Holunderbeeren kaufen. Man darf sie nicht roh genießen, weil sie Übelkeit verursachen. Man muss sie verarbeiten. Man kann daraus Kompott, Marmelade oder Saft zubereiten. Man bekommt das alles aber auch fertig im Reformhaus und im Lebensmittelhandel.

All diese Köstlichkeiten aus Holunderbeeren sind Naturmedizin:

- Holunderbeeren haben den höchsten Gehalt an B-Vitaminen, die wir in Früchten finden. Daher kann man damit die Nerven stärken.

- Sie sind reich an Vitamin C und machen stark gegen Stress und Erkältungen.

- Die Beeren haben einen hohen Gehalt am Spurenelement Selen für die Immunkraft.

- Hoch ist der Anteil an Bio-Aktivstoffen. Sie schützen den Organismus vor zellschädigenden Substanzen. An der Universitäts-Klinik in Frankfurt hat man herausgefunden: Patienten, die oft Röntgenstrahlen ausgesetzt sind, die eine Strahlentherapie machen müssen, sollten jeden Tag 1/4 Liter Holundersaft mit etwas Honig trinken.

- Diese Bio-Aktivstoffe im Holunder stecken in der dunklen Farbe. Sie stärken auch die Atemwege in mehrfacher Weise: Sie wirken schleimlösend, schmerzlindernd und verbessern die Filterfähigkeit der Bronchien. Raucher, die nicht von der Zigarette loskommen, sollten zumindest regelmäßig Holundersaft trinken, um dem Raucherhusten entgegen zu wirken.

- Bei dem Holunder-Farbstoff handelt es sich um eine spezielle Anthocyan-Gruppe, wie man sie auch in der Kirsche kennt. Dieser Farbstoff lindert auch rheumatische Beschwerden.

- Die getrockneten Holunderbeeren sind ebenfalls wertvoll. Man kaut sie – ähnlich wie getrocknete Heidelbeeren – gegen Durchfall 3 Mal täglich 15 Stück.

Hier noch 3 Rezept-Beispiele, wie man das Angenehme mit dem Nützlichen verbindet – und sowohl dem Gaumen eine Freude macht als auch etwas für die Gesundheit tut:

1 Geben Sie in eine Dessertschale 1 Kugel Vanille-Eis und gießen einfach 5 Esslöffel Holunder-Kompott darüber.

2 Oder bereiten Sie einen Vanille-Pudding zu und umgeben ihn auf einem Teller mit einem flüssigen Ring aus Holundersaft.

Wussten Sie, dass Holunderblüten den höchsten Vitamin B-Gehalt haben, den man in Früchten findet? Deshalb schützen sie auch vor Nervosität.

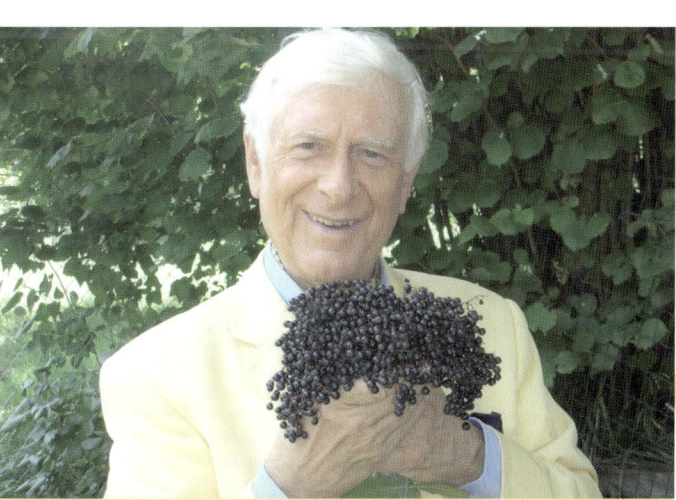

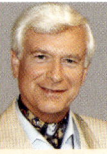
Alle Zitrusfrüchte geben Fisch und Fleisch einen erfrischenden Geschmack und verbessern die Eiweißverdauung. Sie verbreiten auch einen besonders anregenden Duft!

Die Banane ist beides: Ein langsames Kohlehydrat, wenn sie eine zartgelbe Schale hat, ein schnelles Kohlehydrat, wenn sie eine sattgelbe Farbe erreicht hat: Ein Genuss ist sie auf jeden Fall!

3 Versuchen Sie einmal eine Holunder-Suppe: 1 Kilo Holunderbeeren waschen, von den Stielen streifen, in 1 Liter Wasser mit 4 Gewürznelken, 2 Zimtstangen, 200 Gramm Honig und dem Saft einer Zitrone aufkochen. 35 Minuten köcheln lassen. 6 Äpfel schälen, in Stücke schneiden, ohne Kerngehäuse in der Suppe weichkochen. Dann alles pürieren, durch ein Sieb streichen, noch einmal aufkochen und mit Maizena oder Bio-Kuzu (Reformhaus) binden.

Beliebt, begehrt, bewährt: Banane

Man muss darüber nicht diskutieren: Die Banane ist eines der wertvollsten und köstlichsten Naturprodukte. Zu Recht ist sie von der Weltgesundheits-Organisation (WHO) vor ein paar Jahren zur „Weltfrucht" ernannt worden, weil man sich allein mit Bananen tagelang ernähren könnte, ohne einen Mangel an Vitalstoffen zu bekommen.

Das Wesentliche an der Banane: Sie beliefert uns mit Magnesium und Kalium fürs Herz und für die Nerven, macht uns stark gegen den Stress und aktiviert auch mit ihren pflanzlichen Hormonstoffen Norepinnephrin und Serotonin die Produktion unseres körpereigenen Serotonins. Dazu kommen noch das beruhigende Vitamin B 6 und der beruhigende Bioaktiv-Stoff Katecholamin.

Dafür, dass diese Glücksgefühle nach dem Verzehr einer Banane lange anhalten, sorgen die Ballaststoffe. Und je höher der Ballaststoffgehalt ist, desto langsamer gelangen die Kohlenhydrate in den Organismus.

Und da sind wir schon beim heiklen Thema. Viele Menschen sind verunsichert, weil sie einmal hörten:

◆ Man sollte nicht zu viele Bananen auf einmal essen. Sie bestehen aus schnellen Kohlenhydraten, die schnell in den Körper gelangen und die Bauchspeicheldrüse zur Insulin-Produktion anfeuern.

◆ Ein anderes Mal wieder heißt es: Die Banane liefert langsame Kohlenhydrate, die gemächlich in den Stoffwechsel aufgenommen werden und daher die Bauchspeicheldrüse schonen.

Was stimmt nun? Nach neuesten Studien sagen amerikanische Wissenschaftler: Die Banane ist beides. Ein schnelles und ein langsames Kohlenhydrat in einem. Es kommt immer nur auf den Reifegrad an, mit dem man Bananen genießt.

• Hat die Banane eine zartgelbe Schale mit kleinen, grünen Stellen, ist sie innen kernig und fest, dann enthält sie wenig Zucker, viele Ballaststoffe und ist ein langsames, gesundes Kohlenhydrat, das den Blutzucker-Spiegel kaum beeinflusst und die Bauchspeicheldrüse schont.

- Ist die Banane hingegen satt gelb mit ersten braunen Flecken, innen weich und sehr süß, dann ist sie bereits ein schnelles Kohlenhydrat mit einem hohen glykämischen Index.

Jeder kann somit selbst entscheiden, in welcher Form er Bananen konsumiert.

Ess-Sünden in Sicht: Zitrusfrüchte sind unsere Retter

Nicht nur zu den zahlreichen Feiertagen wie Ostern, Pfingsten oder Weihnachten sündigen wir zu viel, auch im Sommer, wenn man gemütlich mit Freunden zusammensitzt wird oft zu viel, zu fett, zu süß und zu üppig gegessen, zu viel geraucht, zu viel Alkohol und auch zuviel Kaffee konsumiert. Kein Wunder, wenn da der Cholesterinspiegel steigt, wenn es im Körper zu Entzündungen kommt, wenn sich Gifte ansammeln und wenn die Verdauung streikt.

Dagegen kann man mit ganz einfachen Maßnahmen etwas machen: Die vielen verschiedenen Zitrusfrüchte sind unsere Retter und Beschützer an den „sündigen Tagen": Sie gehören nämlich zu den Cholesterin senkenden und entzündungshemmenden Nahrungsmitteln. Und das sind die gesundheitsfördernden Eigenschaften der einzelnen Früchte:

- Eine Orange versorgt uns nicht nur mit interessanten Mengen an Vitamin C gegen den Stress, sondern schützt auch vor der Infektionsgefahr.
Sie liefert uns auch 10 Prozent der Ballaststoffe, die wir im Darm für eine gesunde Verdauung benötigen.

- Mandarinen haben noch mehr Nährstoffe, die in sogar Schmerzen in den Muskeln und Gelenken lindern können.

- Limetten haben nachweislich infektionshemmende und antibiotische Eigenschaften.

- Sowohl die Orangen als auch die Grapefruits haben große Mengen an Pektin, einem löslichen Ballaststoff, der dem Körper hilft, Giftstoffe von Alkohol, Zigaretten und Kaffee loszuwerden. Das Pektin saugt diese schädlichen Substanzen auf und transportiert sie über den Darm ab.

- Alle Zitrusfrüchte haben auch unmittelbar für die Ernährung eine große Bedeutung. Sie geben Fisch und Fleisch einen erfrischenden Geschmack und verbessern die Eiweiß-Verdauung. Sie können das testen: Fleisch und Fisch, die beim Grillen oder Braten mit frischen Zitronensaft beträufelt werden, verbreiten einen

Auch beim Passivrauchen werden im Körper große Mengen an Vitamin C zerstört. Sie sollten daher in Gesellschaft von Rauchern 2 Orangen essen, um das Defizit auszugleichen.

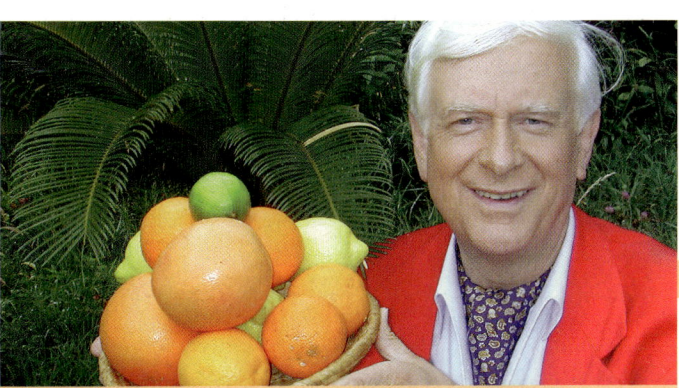

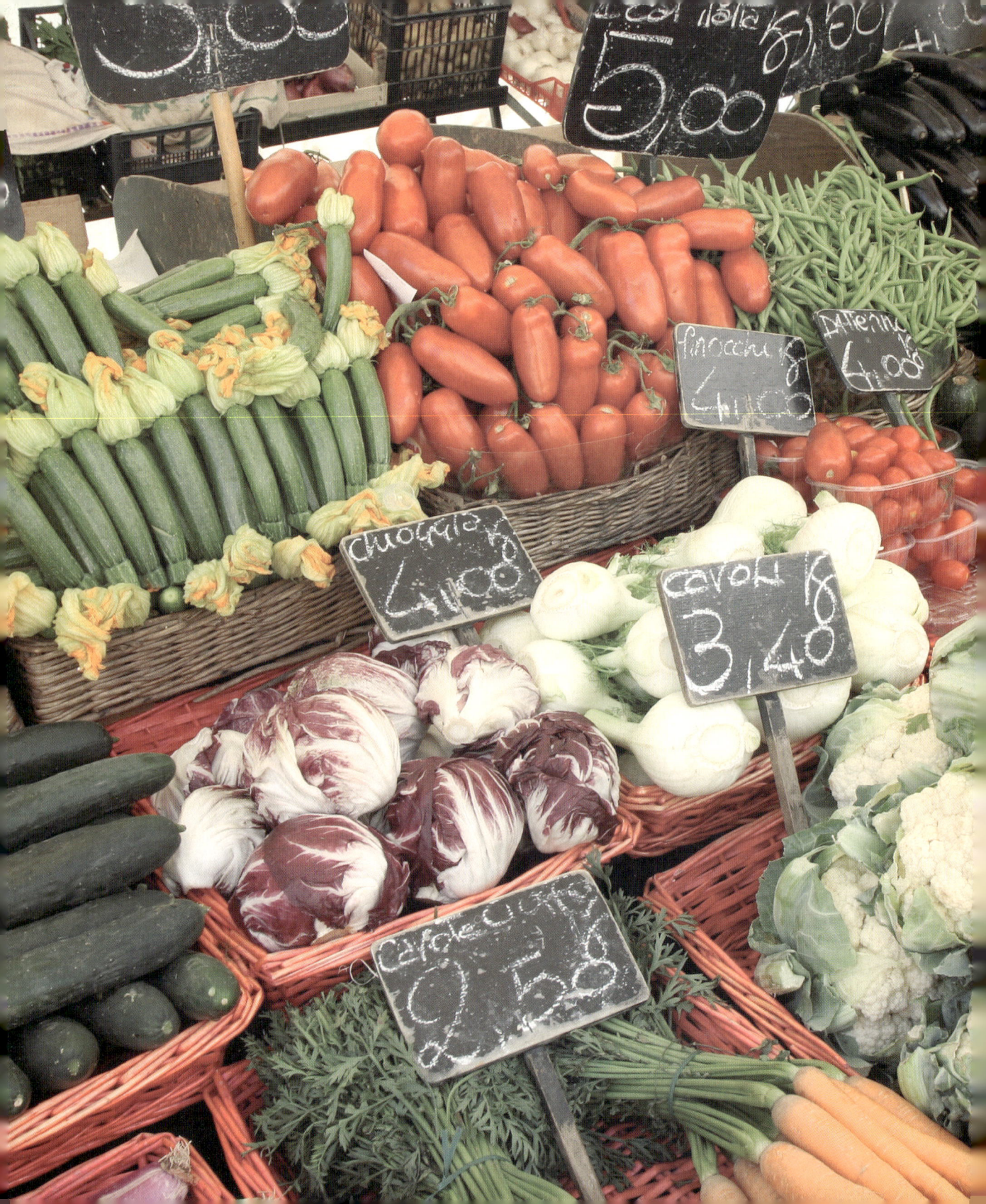

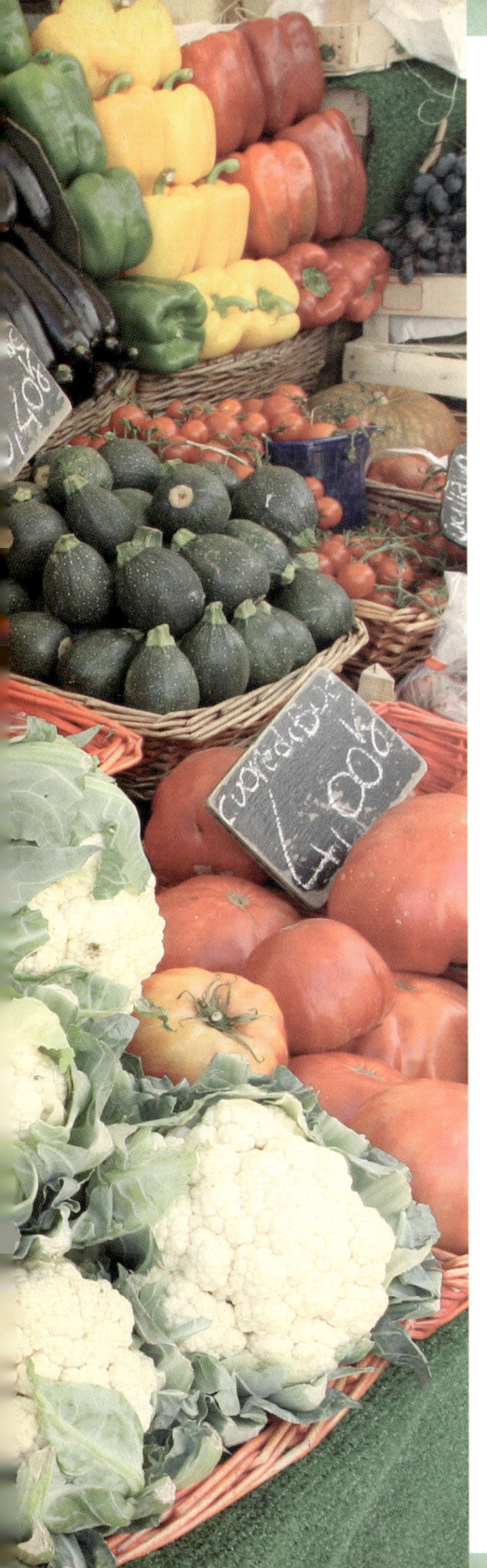

Der tiefgrüne Brokkoli, die leuchtendroten Paradeiser (Tomaten), die roten, grünen und gelben Paprika, die saftig-orangefarbenen Kürbisse, der feine grüne Kohl, der weiße Spargel – alle diese Gemüsesorten sind ein „leuchtendes" Beispiel, wie man sich gesund und ausgewogen ernähren kann. Wie ich schon oft betont habe, sollte das Fleisch bei unserer Ernährung immer eine „Nebenrolle" spielen, Obst und Gemüse dagegen die „Hauptrolle".

GESUNDHEIT AUS GEMÜSE

Denn neben dem Obst (siehe Kapitel eins) liefert das Gemüse die für unsere Gesundheit so wesentlichen Mineralstoffe, Spurenelemente, Ballaststoffe und Bioflavonoide. Man sollte das Gemüse – wie auch das Obst – am besten roh genießen. Wenn dies nicht möglich ist, sollte man darauf achten, dass es schonend zubereitet wird. Neben dem Gesundheitsaspekt ist Gemüse auch ein toller Schlankmacher, da die meisten Gemüsesorten nur sehr wenige Kalorien haben.

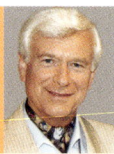
Ich präsentiere Ihnen in diesem Kapitel die beliebtesten Gemüsesorten und zeige Ihnen, wie Sie diese am wirkungsvollsten für Ihr Wohlbefinden einsetzen können. Denn die internationale Ernährungswissenschaft hat sich in den letzten Jahren intensiv mit der Analyse bekannter und beliebter Gemüsesorten beschäftigt. Auf den folgenden Seiten informiere ich Sie darüber, wie Sie diese Erkenntnisse am besten für sich und die Gesundheit Ihrer Familie nutzen können!

Die Farbe Grün: Das Wunder für das Gehirn!

Es ist uns allen längst bekannt: Regelmäßiger Konsum von frischem Gemüse fördert die gesunde Verdauung, stärkt Herz und Kreislauf, senkt das Krebsrisiko und macht schlank. Nun haben neue Studien an der Harvard Universität in Boston, USA, ergeben: Fast alle Gemüsesorten enthalten Bioaktiv-Stoffe und Vitamine, die auch unser Gehirn schützen und stärken. Drei Portionen am Tag wirken ganz entscheidend dem gefürchteten geistigen Abbau im

Alter entgegen. Und sie bringen das oft träge Gehirn von Schulkindern in Schwung. Das bedeutet: Gemüse genießen macht klug.

Ganz besonders wertvoll für unser Gehirn ist grünes Blattgemüse wie Salate, Spinat und Kohl. Wer davon mehr als 2 Portionen täglich isst, der kann seine grauen Zellen um bis zu 5 Jahre verjüngen. Das heißt: Wer regelmäßig grünes Gemüse konsumiert, hat ein besseres Gedächtnis, eine bessere Konzentration und eine raschere Reaktionsgabe. Das Geheimnis: Der grüne Bioaktiv-Stoff Chlorophyll sorgt dafür, dass der eingeatmete Sauerstoff länger in den Gehirnzellen bleibt und besser verwertet wird.

Außerdem wird unser Gehirn mit dem Vitamin E und mit einer Reihe von Flavonoiden aus dem Gemüse aktiviert.

Wer seinem Gehirn etwas Gutes tun will, sollte natürlich vorrangig Gemüse aus der Region konsumieren, da es weit mehr Vitalstoffe anliefert als Gemüse, das tagelang und kilometerweit transportiert worden ist. Man kann aber durchaus auch für ein potentes Gehirn Gemüse aus der Tiefkühltruhe einsetzen, das mit schonenden Methoden haltbar gemacht wurde.

Wer rohes Gemüse nicht so gut verträgt, kann es durchaus schonend dampfgaren oder dünsten. Die Bioaktiv-Stoffe wirken nach dem Erhitzen mitunter sogar nicht intensiver.

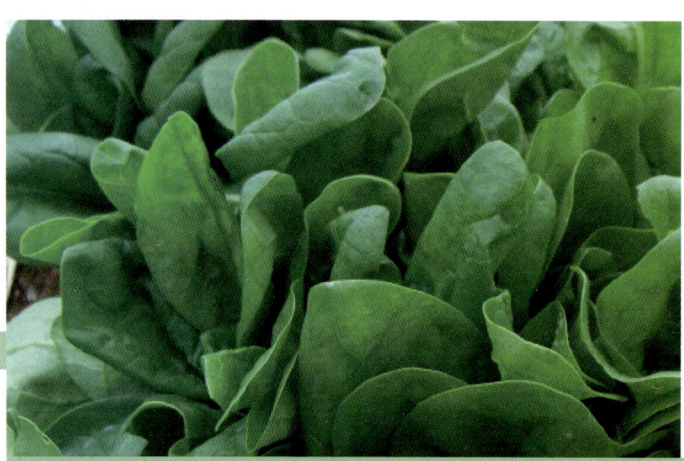

Gemüsesäfte: die gesündeste Erfrischung an heißen Tagen

Wer an heißen Sommertagen den Durst löschen möchte, ohne dabei all zu viele Kalorien zu sich zu nehmen, sollte auf Gemüsesäfte setzen.

Sie enthalten fast keinen Zucker, werden auch nicht mit Zucker versetzt, sind dafür aber reich an Bioaktiv-Stoffen aus den Farben des Gemüses. Wer sich daher im Sommer schlank trinken möchte, der sollte folgende Gemüse-Säfte ins Auge fassen und auch deren zusätzliche gesundheitliche Wirkungen kennen:

- Möhrensaft (Karottensaft) ist der klassische Lieferant für natürliches Beta-Carotin. Es wird im Körper zu Vitamin A umgewandelt, das die Augen und Atemwege stärkt und der Haut neue Kraft gibt sowie im Laufe einer längeren Zeit sogar gegen Altersflecken hilft.

Geben Sie unbedingt einen Tropfen Olivenöl in den Möhrensaft, denn nur dann kann das fettlösliche Vitamin A optimal aufgenommen und genutzt werden.

- Tomatensaft ist reich am roten Farbstoff Lycopin. Er senkt das Krebsrisiko, weil er die Umwandlung von Nitriten und Nitraten aus der Nahrung in krebserregende Nitrosamine verhindert. Wenn der Tomatensaft für seine Haltbarkeit erhitzt wurde, wirkt das Lycopin noch besser. Voraussetzung ist, dass der Tomatensaft nicht zu kalt, sondern raumtemperiert getrunken wird.

- Sauerkrautsaft – mit Wasser verdünnt – bringt die Verdauung in Schwung. Er liefert uns große Mengen an Vitamin C gegen Sommererkältungen. Die Milchsäure-Bakterien im Sauerkrautsaft stärken die Darmflora, die Welt der positiven, gesundheitsfördernden Bakterien im Darm, und unterstützen damit die Immunkraft.

- Rote Bete (Rote Rübe)-Saft beliefert uns mit dem roten Farbstoff Betanin aus der Gruppe der Polyphenole. Der stärkt unser Immunsystem, macht Erkältungserreger inaktiv und senkt erhöhten Blutdruck. Rote Bete Saft wirkt durch seine Folsäure blutbildend und fördert durch seinen Eiweiß-Baustein Betain den Abbau von Fettzellen.

Gemüsesäfte wirken im Körper basisch und bauen ein Übermaß an Säuren ab, die durch zu viel Kaffee, Alkohol, Fleisch oder Stress entstehen.

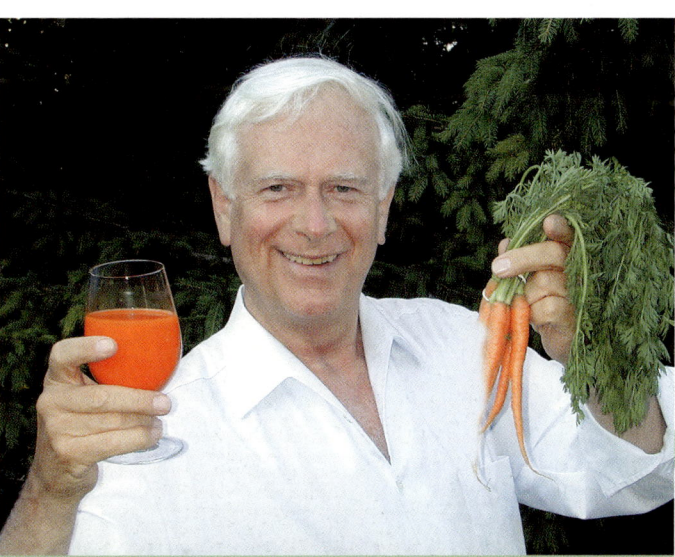

Wussten Sie, dass Karotten, Spinat und Kopfsalat als wertvolle Lieferanten für Betacarotin der Haut nach und nach eine leichte Braunfärbung verleihen? Das beste Rezept dafür: Alle diese Gemüsesorten sollten mit etwas Pflanzenöl konsumiert werden.

All diese Gemüsesäfte haben noch einen Vorteil:

Sie wirken im Körper basisch und bauen ein Übermaß an Säuren ab, die durch zu viel Kaffee, Alkohol, Fleisch und Stress entstehen.

Als Durstlöscher eignen sich Gemüsesäfte vor allem in einer Mischung von 50 zu 50 mit Wasser. Dann haben sie besonders wenige Kalorien und sind sehr erfrischend.

Mit Karotten (Möhren) und Kopfsalat zur gesunden Bräune

Nach wie vor wollen Millionen Deutsche und Österreicher im Sommer bronzebraune Haut. Sie fühlen sich damit gesund, fit und vital. Ärzte aber warnen: Zuviel Sonne ist für die Haut gefährlich.

Es gibt einen Kompromiss. Man kann mit bestimmten Lebensmitteln dem Körper Substanzen zuführen, die auf der einen Seite der Haut Schutz geben, auf der anderen Seite helfen, dass wir mit weniger Sonne schneller braun werden und diese Bräune dann auch länger anhält:

- Die UV-Strahlen der Sonne machen bei längerer Einstrahlung die Haut alt. Vitamin E schützt uns davor. Essen Sie daher regelmäßig Vollkornprodukte. Richten Sie Salate mit Olivenöl, Weizenkeimöl oder Rapsöl an. Das sind klassische Vitamin-E-Lieferanten.

- Genießen Sie frische oder getrocknete Feigen, saftige, süße Birnen und gekochte Sellerie-Wurzeln in der Suppe. Alle diese Nahrungsmittel versorgen uns mit Phenol-Substanzen. Sie fördern das Braunwerden der Haut.

- Bauen Sie aber auch Zitrus-Früchte in Ihren Speiseplan ein: besonders Grapefruits, Mandarinen, Mangos. Sie enthalten Bergamott-Öl. Das hilft der Haut ebenfalls beim Braunwerden.

- Karotten, Spinat und Kopfsalat sollten regelmäßig gegessen werden. Sie sind wertvolle Lieferanten für Betacarotin, das der Haut von innen her eine leichte Braunfärbung verleiht und daher das Braunwerden durch UV-Strahlen verstärkt. Allerdings funktioniert das nur, wenn diese Gemüsesorten mit etwas Fett – am besten Pflanzenöl – konsumiert werden. Nur dann kann das Betacarotin im Körper aufgeschlossen und genützt werden. Betacarotin und Vitamin A liefern uns auch Milch, Fisch und ein Butterbrot.

Man darf natürlich nicht erwarten, dass man von einer Mahlzeit gleich schneller braun wird, sondern man sollte diese Naturprodukte während des Sommers ständig konsumieren. Aber Vorsicht:

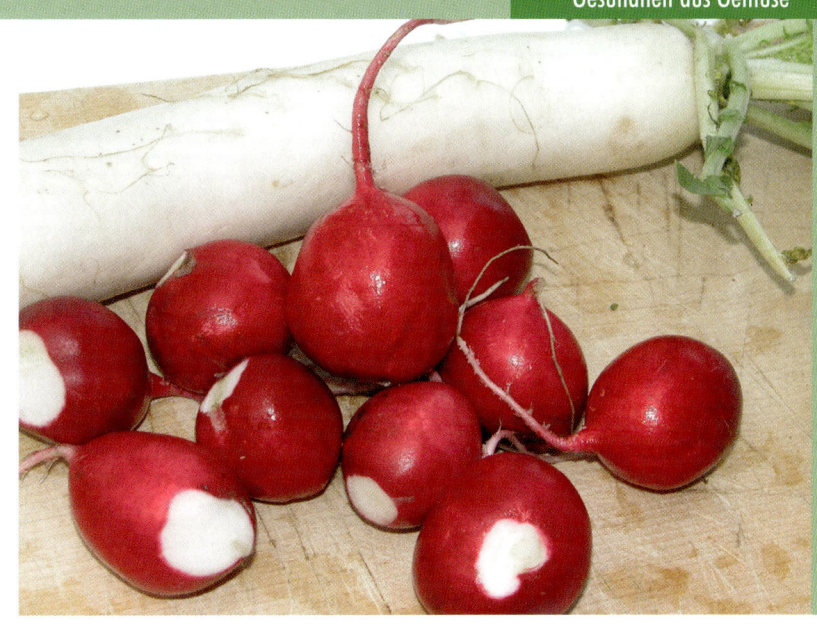

Grapefruits, Mandarinen und Feigen sollte man niemals am Strand beim Sonnen essen. Wenn nämlich der Saft dieser Früchte die Haut berührt, können unter dem Sonneneinfluss hässliche braune Pigment-Flecken auf der Haut entstehen, die man dann lange Zeit nicht wegbekommt.

Radieschen, die Abspeckpille aus dem Gemüsegarten

Im Frühling leuchten uns jetzt in den Gemüseabteilungen der Supermärkte und auf den Märkten die knallroten, knackigen Radieschen entgegen. Wir sollten sie viel öfter essen. Sie sind eine kleine Naturarznei.

Radieschen liefern uns die Spurenelemente Selen für die Immunkraft sowie Eisen gegen die Frühjahrsmüdigkeit. Sie enthalten Magnesium für Herz, Kalium für die Nerven und Muskel, Folsäure für Herz und Kreislauf, Vitamin C gegen den letzten Schnupfen der Saison.

Das Wichtigste aber sind die schwefelhaltigen Senföle in den Radieschen: Allyl, Raphanol. Glukaraphain und Senföl-Glykosid. Diese Wirkstoffe machen auch den Geruch und den scharfen Geschmack aus. Die Senföle wirken antibakteriell und töten Pilze ab. Wer jeden Tag 6 Radieschen verzehrt, der stärkt enorm die Darmflora und säubert sie von Krankheitserregern.

Man muss sich das so vorstellen: Kaum hat man in ein Radieschen hineingebissen, beginnt die Jagd der Senföle auf schädliche Bakterien und Pilze. Radieschen sind Schlankmacher. 100 Gramm haben nur 14 Kalorien.

Und sie wirken wie eine Abspeck-Pille. Nur sanfter und ohne Nebenwirkungen. Die Senföle binden Fett aus der Nahrung, führen es über den Darm ab und verhindern, dass es durch die Darmwand in den Organismus gelangt und uns belastet.

 Die einfachsten Rezepte, Radieschen zu genießen, sind die besten:
Gut waschen, in Räder schneiden, auf ein Stück Vollkornbrot mit ganz wenig Butter legen. Oder geraffelt mit Marinade einen Salat zubereiten.

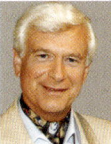

Prof. Bankhofers
Spezial-Tipp

Wer jeden Tag 6 Radieschen verzehrt, der stärkt seine Darmflora enorm und säubert sie von Krankheitserregern.

Fenchel: Die tolle Knolle für Energie und gute Laune

Gerade in den Frühlingswochen kommt es sehr oft zu einem extremen Wetterwechsel. Das wirkt sich sehr oft auf die Gesundheit der Menschen aus. Es kommt zu Problemen bei der Verdauung, zu einem Verlust an Energie und zu schlechter Laune. In all diesen Situationen kann ein Gemüse helfen: der Knollen-Fenchel, ein zweijähriges Gewächs, das von 80 Zentimeter bis 2 Meter werden kann.

Der Knollen-Fenchel, den man schon in der Antike kannte, liefert große Mengen an Ballaststoffen und hilft damit die leidige Verstopfung zu bekämpfen. Gleichzeitig werden von den ätherischen Ölen Athenol und Fenchem im Fenchel Blähungen und Völlegefühl verhindert oder beseitigt. Da die Faserstoffe des Fenchels, die nicht verdaut werden können, im Darm aufquellen, binden sie Gifte und Fette, die dann über den Darm abtransportiert werden.

Das bedeutet: Wer regelmäßig Knollen-Fenchel in den Speiseplan einbaut, kann damit auf natürliche Weise zu hohe Cholesterinwerte senken.

Fenchel liefert auch den Mineralstoff Kalium für eine gute Verdauung, für starke Muskel und Nerven. Fenchel enthält auch reichlich Vitamin C, stärkt das Immunsystem, schützt vor Erkältungen und macht uns stark gegen Stress.

Ganz besonders wichtig ist: Der Knollen-Fenchel versorgt uns mit fast allen Spurenelementen, die die Natur anzubieten hat. Aber auch mit 14 Aminosäuren, Eiweißbausteinen, die für die körperliche und geistige Energie und für die gute Laune zuständig sind.

Es ist auch sinnvoll, Knollen-Fenchel bei Husten und Schnupfen zu essen, weil er helfen kann, dass der Schleim aus den Atemwegen rasch abgebaut wird. Und man sollte auch an stressreichen Tagen Fenchel essen, weil er die Nerven beruhigt und entspannt. Knollen-Fenchel hilft auch beim Abnehmen. Er bindet das aufgenommene Fett schon im Darm, sodass es nicht in den Körper gelangt und sich nicht an Bauch, Hüften und Oberschenkeln ansammeln kann.

Es gibt mehrere Möglichkeiten, Knollen-Fenchel zuzubereiten:

Man kann rohen Fenchel klein hacken und dem Salat oder Gemüse zum Dünsten beifügen.

- Man kann ihn in Ringe schneidet und mit auf die Rohkost-Platte legen.

- Man kann ihn als Gemüse-Gericht schonend dünsten. Dafür wird die Fenchel-Knolle der Länge nach aufgeschnitten und geviertelt. Man gart sie 15 Minuten im Wasser. Viele Italiener genießen die gedünsteten Knollen-Fenchel mit Olivenöl und Parmesan.

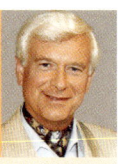

Prof. Bankhofers Spezial-Tipp

Knollen-Fenchel, roh gegessen oder schonend gedünstet, liefert uns mit seinen 14 Aminosäuren jene Eiweißbausteine, die für die geistige Energie und gute Laune zuständig sind.

Ein sehr erfrischendes Rezept für den Frühling:
1 Fenchel-Knolle putzen, waschen, abtropfen lassen, in kleine Stücke schneiden. Mit 2 Esslöffel Creme fraiche, 1 Teelöffel Zitronensaft, 1 Teelöffel Olivenöl, 1 Teelöffel Apfelessig ein Dressing herstellen, mit den Fenchelstücken mischen und dazu 1 Scheibe Vollkornbrot genießen.

Klein, aber oho: Oliven

Das schöne Griechenland mit seinen traumhaften Stränden, dem sauberen Meer und den zahlreichen antiken Sehenswürdigkeiten ist eines der Lieblingsreiseländer der Deutschen und Österreicher. Viele haben schon wieder ihren Sommerurlaub dort gebucht. Und in den Lebensmittelläden sind die Oliven wieder sehr gefragt. Das Olivenöl hat seit jeher bei uns seine Fans. Doch welche Bedeutung haben Oliven für unsere Gesundheit?

Man weiß gar nicht, seit wann die Oliven von den Menschen genutzt werden. Irgendwann in der Antike ist jemand auf die Idee gekommen, die übelschmeckende Olive zu pressen und Öl davon abzuschöpfen.

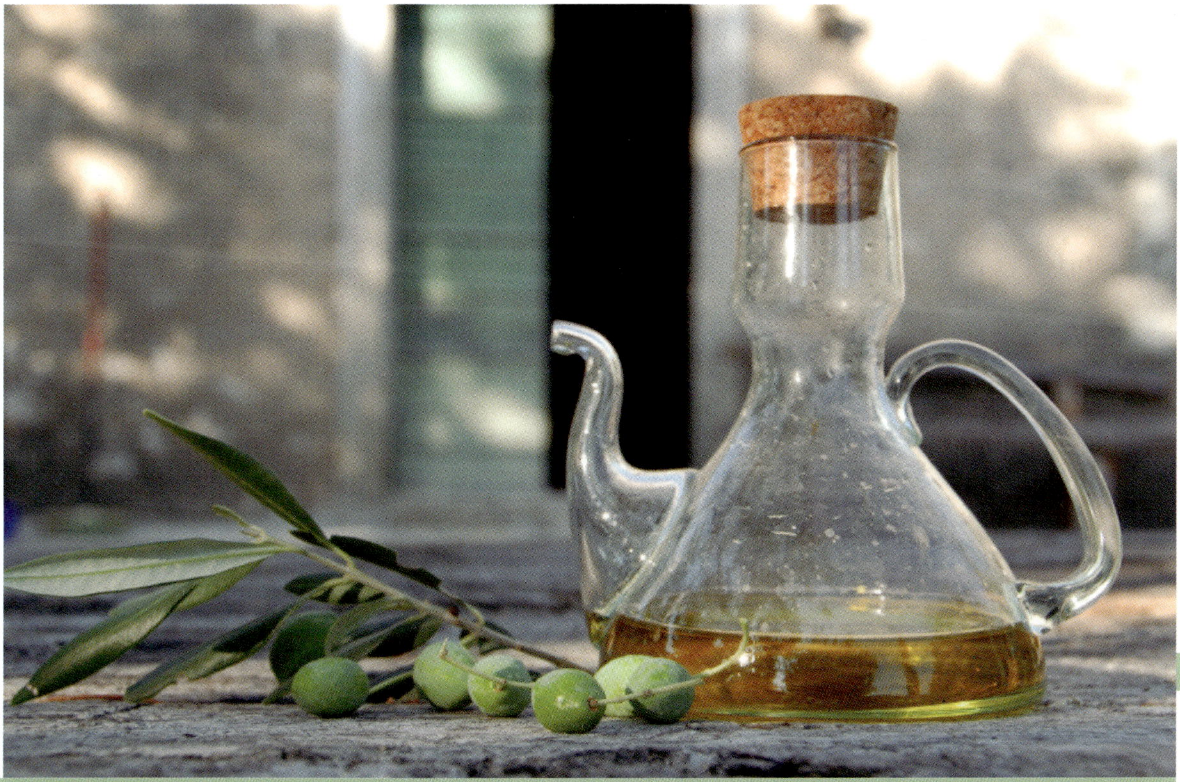

Sie werden jetzt sagen: Wieso übelschmeckend? Oliven schmecken doch köstlich. Ja, aber nur dann nicht, wenn man sie vom Baum pflückt. Sie sind in diesem Zustand ungenießbar. Man kann sie erst essen, wenn sie 6 Monate lang in einer 10prozentigen Salzlösung eingelegt waren.

Manche glauben, es gibt verschiedene Oliven-Arten: die grünen und die schwarzen Oliven. Irrtum. Es gibt nur eine Oliven-Art. Die grünen Oliven sind nämlich noch nicht voll reif. Sie werden vorzeitig geerntet. Die schwarzen sind voll reif.

Oliven sind randvoll mit Super-Vitalstoffen. Sie liefern uns die Vitamine A, B1, B 2 und B 6, weiters Folsäure, Pantothensäure und Vitamin C. Aber auch die Mineralstoffe Magnesium, Calcium und Kalium sowie die Spurenelemente Phosphor, Schwefel und Eisen stecken in ihnen.

In den letzten Jahren hat man zusätzliche wertvolle Substanzen in der Oliven entdeckt: in der Haut und im Fruchtfleisch. Es handelt sich um einen aktiven Flavonoid-Extrakt, das Oleu-Ropein. Es ist übrigens auch für den leicht bitteren Geschmack der Olive und des Olivenöls verantwortlich.

Die Substanz enthält ein beachtliches Spektrum an Polyphenolen, die als Schutzstoffe hochaggressive Umweltschadstoffe – die sogenannten freien Radikalen – bekämpfen und neutralisieren. Das haben Wissenschaftler in Saudi-Arabien, Spanien, Italien und in Österreich nachgewiesen.

Ob Sie Oliven pur oder im griechischen Salat genießen: Eines ist sicher: Sie tun Ihrer Gesundheit damit viel Gutes, da Oliven ein beachtliches Spektrum an Polyphenolen besitzen, die die freien Radikalen bekämpfen.

Außerdem enthalten Oliven noch die Substanzen Tyrosol und Hydroxy-Tyrosol. Sie machen stark gegen Stress und sind gegen Erkältungen noch wirksamer als Vitamin C.

Man kann mit dem Essen von Oliven zu hohe LDL-Cholesterin-Werte senken, kann Herz und Kreislauf stärken, die Leber und die Galle aktivieren und entgiften. Man kann zu hohen Blutdruck senken und rheumatische Schmerzen lindern.
Es gibt so viele Möglichkeiten, Oliven zu genießen: anstelle des Kerns gefüllt mit einem Stück Knoblauch oder mit einer Mandel oder mit einem Stück Ziegenkäse. Wer es gern scharf hat, kann die Olive mit einem kleinen Stück Pepperoni füllen. Ja, und natürlich ist der griechische Salat mit Schafkäse ohne Oliven undenkbar.

Wurzelgemüse: Kleine Arzneien aus der Erde

Wer Wert auf heimisches, regionales Gemüse legt, der sollte zum Wurzelgemüse greifen. Es hat im Winter Hochsaison, weil es sich gut aufbewahren lässt. Jede der einzelnen Wurzel-Arten hat gesundheitsfördernde Wirkung.

Und man kann damit in der Küche köstliche Speisen zubereiten:

• Die Rote Bete (Rote Rübe) hat gleich zwei Wirkungen: Der rote Farbstoff Betanin macht Erkältungs-Viren inaktiv und schützt uns vor Schnupfen und Husten. Der Eiweißbaustein Betain hingegen fördert den Abbau von Fettpölsterchen im Körper. Ideal zum Schutz vor Erkältungen und zum Abnehmen: täglich 1 Glas Rote Bete Saft, möglichst aus kontrolliertem Bio-Anbau (Reformhaus).

- Pastinaken sind gelbe Rüben, reich an Folsäure und Magnesium, daher ein hervorragendes Stärkungsmittel für Herz und Kreislauf. Sie sind sehr schmackhaft als Püree, als Eintopf oder als Suppe.

- Rettich und Radieschen verzehrt man am besten in rohem Zustand. Die scharfen Senföle haben zwei wichtige Eigenschaften: Sie machen Jagd auf schädliche Bakterien im Mund, im Magen und im Darm. Und sie sind eine Abspeckpille aus dem Gemüsegarten, weil sie einen Teil des Fettes, das wir mit der Nahrung aufnehmen, binden und über den Darm abführen. Ideal: Zum Essen oder nach dem Essen Rettich oder Radieschen.

- Möhren (Karotten) isst man am besten gedünstet oder gedämpft und mit ein paar Tropfen Olivenöl beträufelt, damit die fettlöslichen Vitamine besser aufgenommen werden können. So stärken Sie die Atemwege, die Netzhaut der Augen und ganz allgemein die Immunkraft. Wenn man eine Darmgrippe hinter sich gebracht hat und an lästigem Durchfall leidet, dann kocht man 500 Gramm Möhren in 1 Liter Wasser weich, passiert sie durch ein Sieb, würzt mit Salz und Traubenzucker und isst den Brei über den Tag verteilt.

- Selleriewurzeln gekocht, in Scheiben geschnitten und zu einem Salat angerichtet, schmecken nicht nur gut, sondern beugen durch spezielle Aromastoffe – sogenannte Terpene – Nierensteinen vor und bekämpfen Entzündungen im Darm. Auf Grund ihrer einzigartigen Kombination von Vitamin B 6, Pantothensäure und Magnesium liefern sie Energie.

Wurzelgemüse hat im Winter Hochsaison, schmeckt köstlich und man tut damit viel für seine Gesundheit!

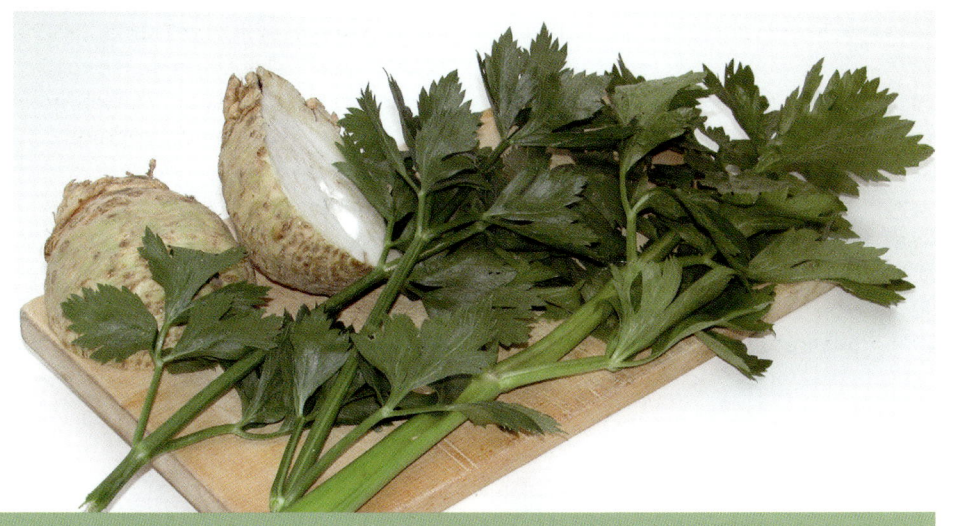

Der neue Hit: Energie tanken und Entgiften mit Asia-Gemüse

Die Bioaktivstoffe des Asia-Gemüses, die Glucosinolate, dringen in jede Zelle unseres Körpers ein, um Jagd auf schädliche Bakterien zu machen.

Nicht nur die asiatische Medizin aus Japan, China und Indien findet in den letzten Jahren bei uns immer mehr Anhänger. Auch das asiatische Gemüse, kurz Asia-Gemüse genannt, wird von all jenen, die zu Hause im Wok kochen, geschätzt.

Asia-Gemüse nennt man jene Gemüsesorten, die bei uns neu, in Asien aber uralte Tradition haben. Asia-Gemüse wächst schnell und üppig auf kleinstem Raum. Oft genügen ein paar Blumentöpfe. Man kann mit diesem Gemüse gesund und schnell große Bevölkerungsgruppen ernähren.

Das sind die beliebtesten Sorten:

* Pak-Choi, der chinesische Senfkohl, ähnlich unserem China-Kohl, nur milder im Geschmack. Man verwendet in erster Linie die weißen, fleischigen Blattrippen. Ideal für Salat und fürs Dünsten im Wok.

* Die Salat-Chrysantheme – auch Speise-Chrysantheme genannt – schmeckt besonders gut, wenn man sie mit Kopfsalat mischt. Man verwendet die Blätter, die jungen Knospen und die Blüten. Man kann diese Blume auch wie Spinat zubereiten.

* Auch aus Senfspinat bereitet man Spinat-Gerichte zu. Für Salat eignen sich nur die ganz jungen, zarten Blätter. Dasselbe gilt für den Wasser-Spinat.

* Schnittknoblauch ist eine ideale Würze für Suppen, Soßen und Salate. Sehr schmackhaft: Fein gehackter Schnittknoblauch mit etwas Butter und Quark (Topfen) kann zu einem würzigen Brotaufstrich verrührt werden.

* Zum Hähnchenfleisch im Wok eignet sich ideal chinesischer Brokkoli, der ganz anders als unser Brokkoli aussieht. Man kocht die fleischigen Stängel und die Blütenknospen.

* Ai Kwa, die grüne kleine Aubergine, darf nur erhitzt gegessen werden. Roh ist sie ungenießbar. Man schmort sie oder bäckt sie in Oliven- oder Distelöl.

Was macht nun all diese Asia-Gemüsesorten so wertvoll?

Sie liefern hochwertiges, pflanzliches Eiweiß, viel Magnesium, Calcium, Kalium und Eisen, sämtliche Vitamine der Gruppe B sowie große Mengen an Vitamin C, wichtig gegen Erkältungen und gegen Stress.

Das Interessanteste am Asia-Gemüse sind die Bioaktiv-Stoffe, die es uns liefert. Es handelt sich dabei um die sogenannten Glucosinolate. Sie geben den Pflanzen ein starkes, scharfes Aroma. Sie dringen in jede Zelle unseres Körpers ein, machen Jagd auf schädliche

Bakterien, aktivieren in uns körpereigene Entgiftungs-Enzyme, schützen uns damit vor Stoffwechsel-Abfallprodukten und Umweltschadstoffen. Außerdem wirken sie Harnwegsinfekten entgegen und sie senken das Krebsrisiko.

Zu alledem aber versorgen sie uns bei leichter Kost mit viel Energie.

Asia-Gemüse wird in Deutschland in einzelnen Gärtnereien seit etwa 10 Jahren angebaut, angeregt von chinesischen und japanischen Restaurantbesitzern, die frisches Gemüse aus ihrer Heimat servieren wollten.

Zum Braten und zur Wurst: Penicillin aus dem Garten

Viele werden es bestätigen: Zum Suppenfleisch, zum kalten Braten, zum Schinken und zur Wurst schmeckt geriebener Meerrettich (in Österreich auch Kren genannt) einfach köstlich. Und das Gute: Der Meerrettich ist eine Naturarznei.

Wissen Sie, warum man beim Raffeln von Meerrettich fast immer weinen muss? Der Hauptwirkstoff der Wurzel ist das Glykosid Sinigrin. Sobald beim Raffeln Sauerstoff dazu kommt, wandeln Enzyme das Sinigrin in scharfe Senföle um. Diese steigen auf, reizen die Tränendrüsen und Nasen-Schleimhäute. Das ist ähnlich wie beim Zwiebelschneiden.

Diese Senföle sind sehr wertvoll für unsere Gesundheit: Sie jagen in unserem Körper nach schädlichen Bakterien. Daher nennt man den Meerrettich auch das „Penicillin aus dem Garten". Die Senföle wirken aber auch bis zu einem gewissen Grad antiviral. Sie helfen uns, schneller mit einer Erkältung fertig zu werden und regen unseren Körper an, Schadstoffe schneller aus

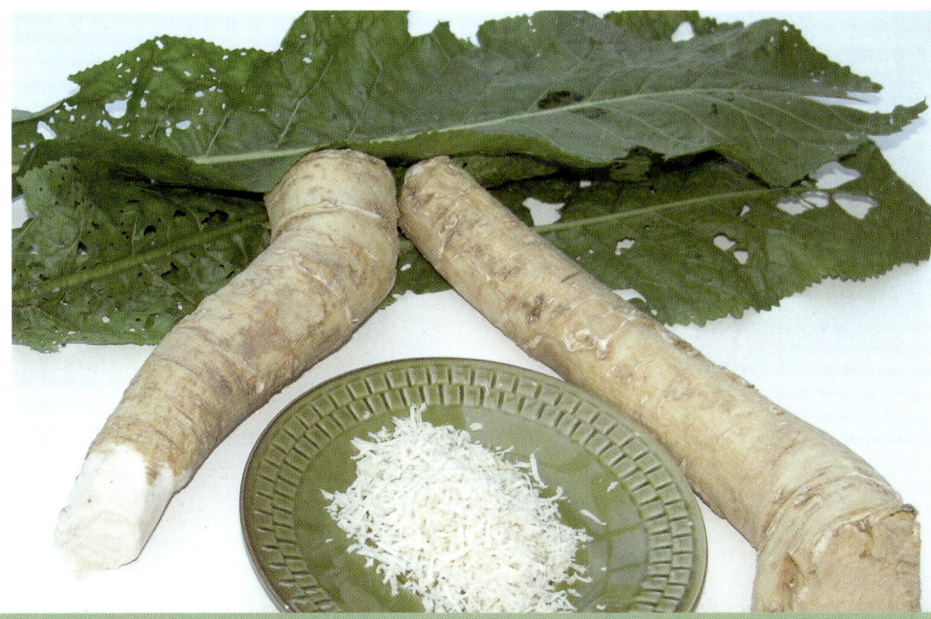

dem Organismus ab zu transportieren. Sie aktivieren Magen und Darm, bekämpfen Gär- und Fäulnis-Stoffe. Und sie stärken unsere Atemwege.

Und so kann man den Meerrettich (Kren) für die Gesundheit einsetzen:

- Allein, wenn man ihn raffelt und die aufsteigenden ätherischen Senföle einatmet, macht man sich stark gegen Erkältungen und kann besser durchatmen.

- Gegen Schnupfen und Husten hilft folgendes Rezept: 2 Esslöffel frischgeriebener Meerrettich wird mit etwas Zwiebelsaft und Honig gut verrührt, muss ein paar Stunden stehen. Von dem Sirup, der dabei entsteht, lässt man jede Stunde 1 Teelöffel im Mund zergehen.

Wer den frisch geriebenen Meerrettich als zu scharf empfindet, kann ihn entschärfen: Mischen Sie ihn mit einem geraffelten Apfel. Verrühren Sie ihn mit etwas flüssiger Schlagsahne (Schlagobers). Oder mischen Sie ihn mit Sauerrahm und Zitronensaft.

Der gesunde, frisch geriebene Meerrettich ist Ihnen zu scharf? Dann mischen Sie ihn einfach mit einem geriebenen Apfel und verrühren ihn mit flüssigem Schlagobers. Einfach köstlich!

 Und hier noch ein köstliches Meerrettich-Rezept:
Schöne, große Datteln werden in 2 Hälften geschnitten und entkernt. Dann mischt man geraffelten Meerrettich mit Gervais und füllt damit die Datteln. Schmeckt köstlich und ist eine Naturarznei gegen Schnupfen.

Avocado: Die grüne Power-Frucht – für jeden, der den Frieden sucht!

Die Avocado ist die Frucht, die für die heutige Zeit geschaffen zu sein scheint! Zu diesem Ergebnis kommen japanische Forscher der Shizuoka Universität. Diese haben kürzlich aktuelle wissenschaftliche Studien abgeschlossen und sind ganz euphorisch: Die meisten Menschen brauchen durch den Stress, den sie permanent haben, mehr Kraft für Herz und Kreislauf, für die angespannten Nerven und zudem auch große Mengen an Vitamin B 6 für bessere Konzentration und für geistige Fitness. Und all das kann man mit dem regelmäßigen Genuss von Avocados erreichen.

- Der auffallend hohe Gehalt an Linol- und Linolen-Säure macht die Avocado zu einer Powerfrucht für Herz und Kreislauf. Außerdem bestehen die Fette in der Avocado aus ungesättigten Fettsäuren, die zu hohe LDL-Cholesterinwerte senken. Das gute HDL-Cholesterin hingegen wird angehoben.

- Avocados sind klassische Lieferanten für das Vitamin B 6, das unser Gehirn stärkt und schützt.

- Frauen, die an ihren monatlichen Tagen besonders leiden, sollten Avocados genießen. Die Früchte liefern viel Folsäure und Vitamin C, erhöhen damit die Aufnahme von Eisen.

- Avocados stärken aber auch die Leber und unterstützen deren Entgiftungsarbeit.

- Neu entdeckt wurde bei dieser Studie auch die Tatsache, dass Rheuma-Patienten durch regelmäßigen Avocado-Genuss weniger Schmerzen haben und ihre nebenwirkungsreichen Rheuma-Mittel reduzieren können.

- Man kann mit Avocados aber auch Einiges für die Schönheit tun, da sie das Schönheits-Vitamin Biotin liefern. Haare, Haut und Nägel bekommen neue Kraft und vitalen Glanz.

- Die Kombination vieler Wirkstoffe in der Avocado macht die Frucht zu einer Friedensstifterin. Avocados stärken die Nerven, können schlechte Laune wegzaubern und bekämpfen aggressive Gefühle. Man kann mit einer Avocado Streit verhindern.

Am meisten kommt die Wirkung der Avocado zur Geltung, wenn man sie voll reif und roh isst. Man schabt das Fruchtfleisch aus der Schale, zerdrückt es mit einer Gabel, würzt es mit wenig Salz und Pfeffer und streicht es dann auf einen Vollkorntoast. Ideal zum Frühstück, wenn die Familie sehr schlechte Laune hat und gereizt ist.

Sie leiden unter Stress? Dann nehmen Sie sich ein Blatt in den Mund!

Die Zeiten sind längst vorbei, wo wir ausschließlich im Sommer und Herbst die Möglichkeit hatten, knackige, frische Blattsalate zu genießen. Die stehen uns jetzt auch im Winter zur Verfügung. Und zwar in reicher Auswahl. Wann immer der Alltagsstress um sich greift, sollten wir kräftig zulangen und mittags Blattsalate genießen.

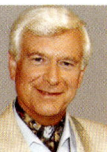

**Prof. Bankhofers
Spezial-Tipp**

Wenn Ihre Familie in der Früh schlechte Laune hat oder gereizt ist, genießen Sie voll reife Avocados, die Sie zerdrücken, würzen und auf Vollkorntoast servieren!

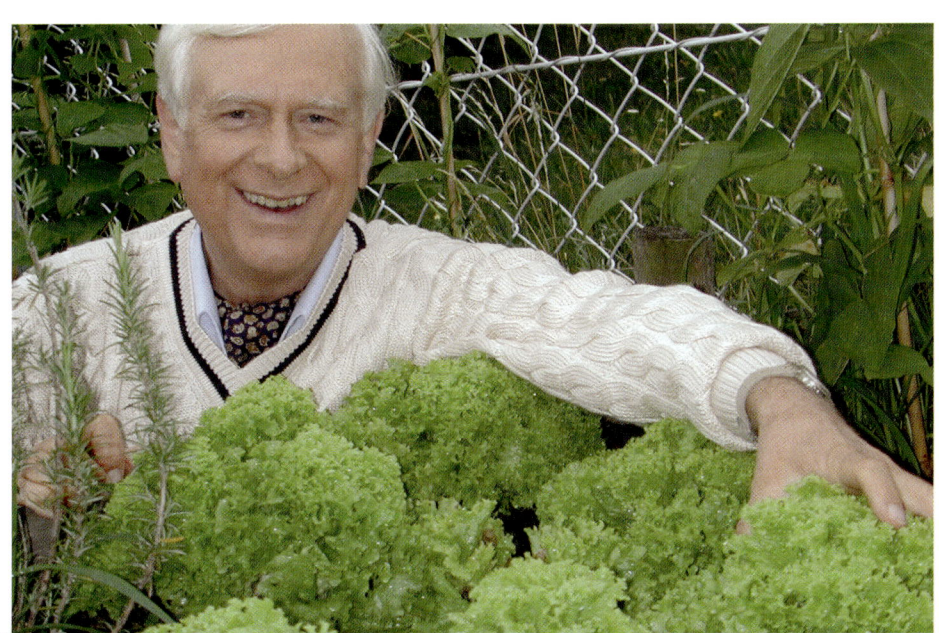

Die beliebtesten Salatsorten sind Kopfsalat, Eisberg, Endivien, Eichblatt, Nussblatt, Lollo rosso, Lollo bianco und Radicchio. Zwischen den grünen und den roten Blattsalaten gibt es einen großen Unterschied:

- Der Hauptwirkstoff in den grünen Salaten ist der Farbstoff Chlorophyll. Er schützt unsere gesunden Zellen, kann bereits angegriffene Zellen reparieren. Das Chlorophyll sorgt dafür, dass der eingeatmete Sauerstoff länger in den Gehirnzellen bleibt und dort besser verwertet wird. Das bedeutet: bessere Konzentration, optimales Denken, schnelleres Reaktionsvermögen. Grüne Blattsalate machen klüger.

- Außerdem enthalten die grünen Salate im Strunk und in den Blattrispen eine weiße, milchige Flüssigkeit. Sie liefert die Substanz Lactucarol. Diese beruhigt die Nerven, macht stark gegen Stress und Ärger, bringt Harmonie in das vegetative Nervensystem.

- Die roten Blattsalate enthalten große Mengen an Carotinoiden. Diese Farbstoffe schützen den Organismus gegen Umweltschadstoffe, bremsen das vorzeitige Altern, stärken die Augen und die Atemwege.

- Die Bitterstoffe in den roten Blattsalaten unterstützen die Leber bei ihrer Entgiftungsarbeit. Sie liefern auch besonders viel Folsäure für Herz und Kreislauf.

Wussten Sie, dass Blattsalate nicht nur gut gegen Stress sind, sondern auch Fette aus der Nahrung aufsaugen, sodass das Essen durch eine Blattsalat-Beilage gesünder wird? Bitte immer grüne und rote Blattsalate mischen!

Blattsalate eignen sich auch wunderbar zum Abnehmen: 100 Gramm Salat – das ist eine große Portion – haben nur 17 Kalorien.

Der reiche Anteil an Ballaststoffen fördert die Verdauung und saugt Fette aus der Nahrung auf, sodass fettes Essen durch eine Blattsalat-Beilage gesünder wird. Wichtig wäre, dass man immer grüne und rote Blattsalate mischt. Dann kommt man auf rund 10.000 verschiedene Bioaktiv-Stoffe für die Gesundheit. Wichtig im Winter: Treibhaus-Salat hat mehr Nitrite, weil die Sonne fehlt, die diese in den Blättern abbaut. Richten Sie Ihre Marinade mit Zitronensaft an. Das Vitamin C verhindert, dass die Nitrite in krebserregende Nitrosamine umgewandelt werden.

Gurken machen schlank & bremsen die Faltenbildung

Wenn es heimische Freiland-Gurken gibt, greifen Sie zu! Denn Gurken sind ein wichtiger Beitrag für die Gesundheit und Schönheit. Und sie sind eine großartige Verdauungshilfe.

- Gurken bestehen zu 95 Prozent aus Wasser. Wer an heißen Tagen zu wenig trinkt, der kann mit dem Essen von Gurken Einiges aufholen. Man kann das selbst testen: Wenn Sie nach einer Wanderung oder nach dem Radfahren erschöpft und durstig sind, brauchen Sie nur in eine rohe Gurke hineinzubeißen und schon fühlen Sie sich wieder fit.

- Gurken sind reich an Vitaminen, Mineralstoffen, Enzymen und Spurenelementen. All diese Vital-Substanzen sind optimal in der Gurkenflüssigkeit gelöst und werden daher vom Organismus rasch aufgenommen. Auf diese Weise liefert die Gurke viele Elektrolyte. Und nimmt es mit jedem Sportler-Drink auf.

- Das wichtigste Enzym in der Gurke ist das Erepsin. Es sorgt dafür, dass aufgenommenes Eiweiß besser verarbeitet wird. Es ist daher sinnvoll, zum Fleisch Gurkensalat oder eine rohe Gurke zu essen.

- Gurken helfen uns, schlank zu bleiben und schlank zu werden. 100 Gramm haben nur 14 Kalorien. Außerdem macht die Gurke schnell satt.

- Wer oft Gurken isst, kann damit Gelenks-Schmerzen lindern, weil sie das Spurenelement Kupfer und Vitamin E enthalten. Man kann auch Verstopfung bekämpfen, Nieren und Blase stärken, das Bindegewebe festigen. Gurken entwässern und entlasten damit das Herz.

- Wer 10 Minuten lang Gurkenscheiben aufs Gesicht auflegt, versorgt die Haut mit Flüssigkeit, die reich an wertvollen Vitaminen und Mineralstoffen ist. Wer den Teint regelmäßig mit Gurkenwasser wäscht, bremst die Faltenbildung und hält die Haut jung. Die Poren saugen gierig die wertvolle Flüssigkeit auf.

Wichtig ist, dass man die Gurke gut wäscht und mit Schale genießt. In der Schale befinden sich all jene Stoffe, welche die ganze Gurke besser und leichter verdauen helfen. Viele, die Gurken ohne Schale essen, bekommen danach Magenbeschwerden.

Wussten Sie, dass die Vitamine, Mineralstoffe, Enzyme und Spurenelemente der Gurke vom Organismus rasch aufgenommen werden und daher wie ein Elektrolyt-Getränk wirken?

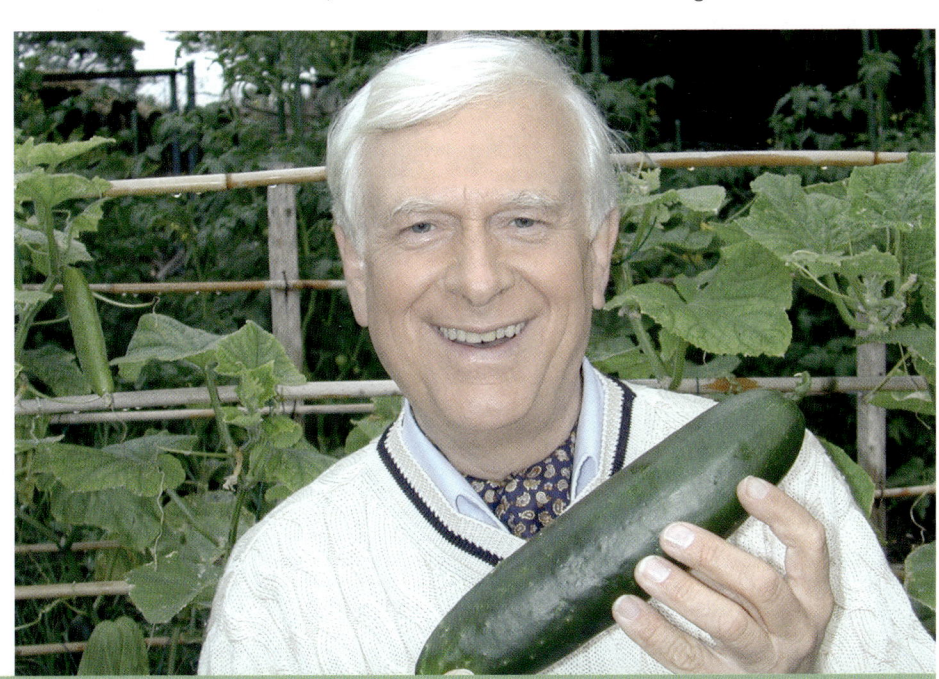

Tomaten: Rote „Feuerwehr" für ein gesundes Herz

Wenn die voll reifen, heimischen Freiland-Tomaten geerntet werden, enthalten sie die größte Menge am roten Farbstoff Lycopin. Und das ist der Hauptwirkstoff der Tomaten. Er gibt dem Gemüse Kraft für viele gesundheitliche Wirkungen:

- Das Lycopin stärkt Herz und Kreislauf. Es schützt damit vor frühzeitiger Arteriosklerose und vor Herzinfarkt.

- Das Lycopin der Tomate senkt das Krebsrisiko. Man muss sich das in der Praxis so vorstellen: Wenn wir zum Beispiel Räucherspeck essen, dann wissen wir, dass er mit Nitratsalzen hergestellt wurde und dass diese Nitrate beim Essen und beim Verdauen in krebserregende Nitrosamine umgewandelt werden. Der rote Farbstoff der Tomate kann diese verhängnisvolle Umwandlung

verhindern und blockieren. Damit schützt uns das Lycopin vor vielen Umweltschadstoffen, die in unseren Körper gelangen.

- Das Lycopin wird aber nur aktiv, wenn es in ganz reifen Tomaten voll entwickelt werden konnte. Unreif oder halbreif geerntete Tomaten enthalten kein wirksames Lycopin.

- Man hat an der Tufts Universität in Boston, USA, nachgewiesen: Wenn die Tomate erhitzt und verarbeitet wurde, wirkt das Lycopin intensiver. Damit bekommen geschmorte Tomaten, Tomatensoße, Tomatensuppe und auch Ketchup eine besondere Bedeutung in der Ernährung.

- Der rote Farbstoff Lycopin ist fettlöslich. Man muss daher zur Tomate etwas Fett konsumieren, damit es Wirkung zeigt.

- Tomaten liefern aber auch reichlich vom B- Vitamin Folsäure, die ebenfalls Herz und Kreislauf stärkt und schützt.

- Wer viel Süßes nascht, sollte zum Ausgleich Tomaten essen. Sie enthalten Chrom. Dieses Spurenelement aktiviert den Zuckerstoffwechsel.

Aber Vorsicht: Wer zu Calcium-Oxalat-Nierensteinen neigt und wer wenig Wasser trinkt, sollte sparsam mit Tomaten umgehen. Sie enthalten viel Oxalsäure. Diese fördert die Steinbildung.

Studien beweisen: Wenn Tomaten erhitzt und verarbeitet wurden, wirkt der rote Farbstoff, das Lycopin, intensiver. Also mehr geschmorte Tomaten, Tomatensoße oder auch Ketchup genießen!

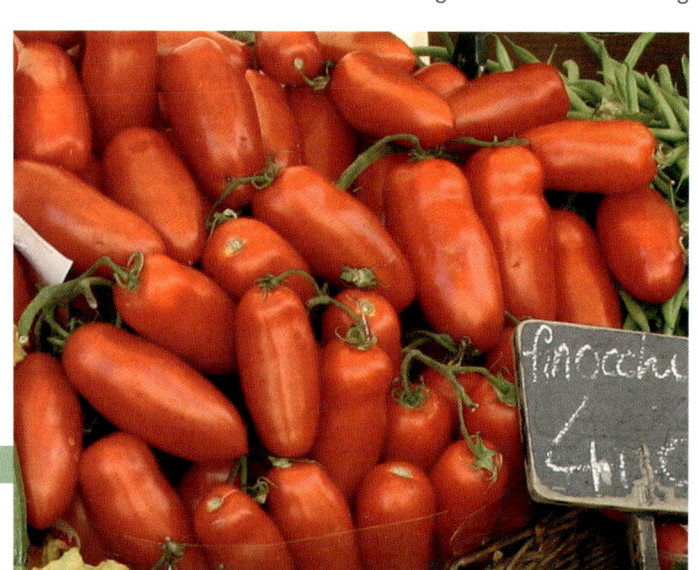

Bärlauch wirkt mit Bären- kräften gegen das Altern

Im Frühsommer ist wieder Bärlauchzeit. Man kann den „wilden Knoblauch", wie er auch genannt wird, schon von weitem an so manchem Waldesrand riechen. Aber auch auf den Märkten und in vielen Gemüseläden werden frische Bärlauchblätter angeboten. Greifen Sie zu. Sie können damit eine Menge für Ihre Gesundheit tun.

- Bärlauchblätter sind reich am ätherischen Öl Allicin, wie man es ja auch aus dem Knoblauch kennt. Mit einem Vorteil: Der penetrante Knoblauch-Geruch ist nur während des Essens zu spüren. Er wird über Haut und Atemwege sehr rasch abgebaut. Der Hauptwirkstoff im Bärlauch erhält uns jung, bremst das Altern.

- Bärlauch enthält die gefäßerweiternde Substanz Adenosin. Damit kann zu hoher Blutdruck gesenkt werden.

- Wir können uns aus Bärlauch mit dem Anti-Stress-Mineral Magnesium versorgen und stärken damit Herz und Kreislauf.

- Das Eisen in den Bärlauch-Blättern fördert die Vitalität.

- Das Spurenelement Mangan bekämpft Müdigkeit, macht fit, stärkt die Nerven sowie das Herz, bekämpft Wasseransammlungen im Körper.

Wer im Mai regelmäßig frischen Bärlauch isst, fördert damit die Durchblutung, weil das Blut flüssiger wird. Zu hoher Blutdruck und zu hohe Cholesterin-Werte werden gesenkt. Man kann das Herz stärken, geistige Fitness fördern und in Einzelfällen sogar Tinnitus – die lästigen Ohrgeräusche – lindern. Sogar namhafte Universitäten haben sich in den letzten Jahren mit dem Bärlauch befasst:

- Prof. Dr. Robenek hat herausgefunden: Mit Bärlauch kann man frühzeitiger Adernverkalkung vorbeugen, zu hohes Cholesterin senken: Das schädliche LDL-Cholesterin wird gesenkt, das schützende HDL-Cholesterin hingegen angehoben.

- Prof. Dr. Ruthard Jacob vom Physiologischen Institut der Universität Tübingen legte mit genauen Messungen den Beweis vor: Bärlauch ist ein wertvoller Herzschutz.

- Prof. Dr. Holger Kiesewetter, Chefarzt der Abteilung für Klinische Hämostaseologie und Transfusions-Medizin an der Freien Univer-

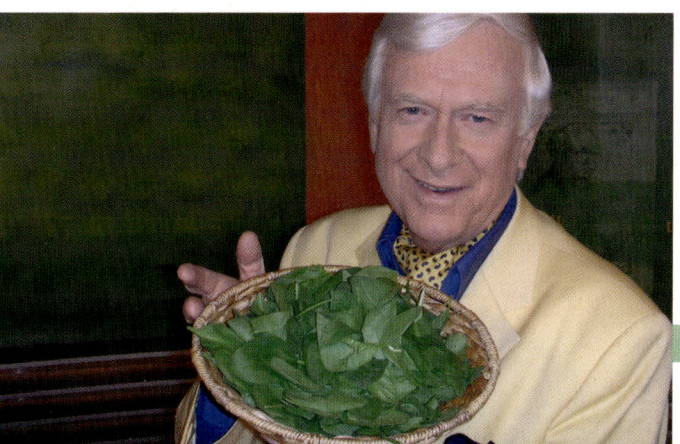

Bärlauch ist ein wahrer Jungbrunnen, macht vital und fit, senkt hohen Blutdruck und hohes Cholesterin. Aber ACHTUNG: Wenn Sie Bärlauchblätter nicht exakt am Aussehen und Geruch erkennen, bitte lassen Sie die die Finger davon: Man kann sie nämlich leicht mit den hochgiftigen Maiglöckchen-Blättern verwechseln!

sität Berlin hat im Rahmen einer Studie beobachtet: Bereits eine Portion Bärlauch am Tag in Form von Bärlauch-Salat – mit 1 Gramm Bärlauch-Wirkstoff – verbessert die Fließeigenschaften des Blutes.

Und so genießt man die Bärlauchblätter am besten:

Man wäscht die Blätter gut, schneidet sie ganz klein und mischt sie in den Kopfsalat oder Kartoffelsalat. Man streut sie aufs Butterbrot und aufs Rührei, rührt sie in Magerquark (Magertopfen) zu einem Frühlingsstreichkäse ein. Besonders beliebt: Bärlauch-Suppe.

Aber Vorsicht: Wenn Sie Bärlauch-Blätter nicht exakt am Aussehen und am Geruch erkennen, dann lassen Sie die Finger vom Selbstpflücken. Man verwechselt sie all zu leicht mit Maiglöckchen- oder mit Herbstzeitlose-Blätter. Die aber sind giftig. Man kann daran sterben.

Der Geruch sollte uns nicht verdrießen: Mit Knoblauch können wir länger unsere Jugend genießen!

Es gibt so viele Speisen, die durch Knoblauch erst so richtig köstlich schmecken. Die Knoblauch-Fans sind in den letzten Jahren in Deutschland und Österreich immer mehr geworden. Auch viele junge Leute bekennen sich zu der „tollen Knolle", auch wenn sie eine penetrante Geruchsausdünstung nach sich zieht.

Das Wichtigste dabei: Knoblauch-Essen ist sehr gesundheitsfördernd.

• Der Hauptwirkstoff Allicin im Knoblauch entsteht erst, wenn das Allicin durch Zerschneiden oder Kauen mit Sauerstoff in Berührung kommt. Dieses Allicin wirkt gegen einige Bakterien besser als manche chemische Antibiotika und obendrein ohne Nebenwirkungen, wenn man vom Geruch absieht.

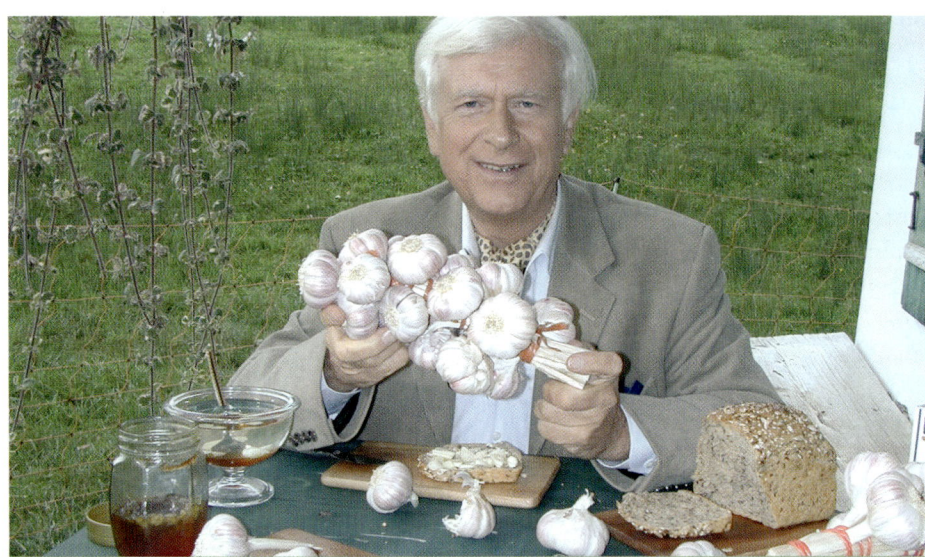

- Knoblauch kann erhöhte Cholesterin- und Blutdruck-Werte senken. Wichtig ist dabei zu wissen: Da sich das Cholesterin im menschlichen Organismus vorwiegend nachts aufbaut, sollte man Knoblauch nachmittags oder abends essen. Am Morgen hat das wenig Sinn.

- Knoblauch stärkt Herz und Kreislauf und beugt einer vorzeitigen Arteriosklerose vor. Am Institut für Herz-Kreislauf-Forschung in Mainz hat Prof. Dr. Gustav Belz nachgewiesen: Wer regelmäßig Knoblauch isst, hat um 10 bis 15 Jahre jüngere, elastischere Gefäße.

- Und Prof. Dr. Günter Siegel von der Freien Universität Berlin hat herausgefunden: Knoblauch kann das Risiko für Schlaganfall senken.

- Da Knoblauch auch Viren bekämpfen kann, ist er ein gutes Begleit-Gewürz bei Erkältungen. Er macht schneller wieder gesund.

Eine interessante Wirkung hat der Knoblauch auf Magen und Darm:

Er aktiviert die Verdauungsdrüsen, bekämpft erfolgreich Blähungen, Verdauungsstörungen, aber auch Durchfall. Selbst bei Darminfektionen und bei Pilzbefall im Magen ist der Knoblauch eine sinnvolle Unterstützung der ärztlichen Behandlung.

 Die ideale Variante, frischen Knoblauch zu genießen:
Schneiden Sie 2 bis 3 Knoblauch-Zehen in dünne Scheiben und legen Sie sie auf eine Schnitte Vollkornbrot mit Schinken. Und wenn Sie danach den Geruch besser in den Griff bekommen wollen, essen Sie Majoran, Kümmel oder trinken Sie ein Glas Milch!

Stress nach dem Urlaub: Spinat & Brokkoli helfen

Sie kennen das sicher aus eigenem Erleben: Der Urlaub ist zu Ende. Man hat am Arbeitsplatz wieder Vollstress und ist deshalb auch nicht sehr gut gelaunt. Viele sind gereizt und nervös. Dagegen kann man mit einer entsprechenden Ernährung eine Menge tun.

- Reduzieren Sie den Kaffee-Genuss oder verzichten Sie ein paar Tage ganz darauf. Das gilt natürlich auch fürs Rauchen.

- Verzichten Sie auf Süßigkeiten und süße Getränke.

- Versorgen Sie sich mit Bioaktiv-Stoffen, die beruhigen, die Nerven stärken und stressfest machen. Dazu gehören Chlorophyll, Carotinoide, Glucosinolate, Saponine und Protease-Inhibitoren. Daher hilft Ihnen gegen die schlechte Nachurlaubs-Verfassung hervorragend folgendes

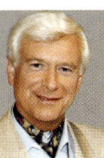

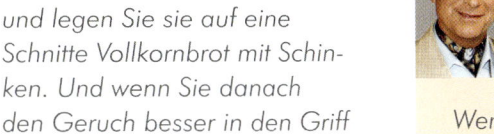

Gemüse: Brokkoli, grüne Erbsen, Grünkohl, Mais, Sauerkraut, Soja-Produkte und Spinat.

◆ Beginnen Sie den Tag mit einem eiweißreichen Frühstück: Dazu gehören Müsli, ein Ei, Joghurt, vielleicht etwas Käse.

◆ Essen Sie mittags knackigen Salat oder gedünstetes Gemüse, Käse, Puten- oder Hähnchen-Fleisch, Fisch oder Tofu. Das alles schmeckt gut, belastet die Verdauung nicht und versorgt Sie mit den Vitaminen B1, B 2, B 6, C, E und mit dem Mineralstoff Magnesium.

◆ Wenn Sie mittags keine Zeit für eine ausführliche Mahlzeit haben, dann genügt auch ein großer Teller mit grünem Kopfsalat. Er liefert für die Nerven und gegen den Stress den grünen Farbstoff Chlorophyll, Vitamin C und die milchig-weiße Substanz Lactucarol im Strunk des Salates.

◆ Trinken Sie reichlich Wasser. Das hält das Blut in Adern und Venen flüssig, liefert genügend Sauerstoff ans Gehirn und sorgt dafür, dass trotz Stress der Blutdruck nicht steigt. Wassertrinken hilft auch die schlechte Stimmung nach dem Urlaub erfolgreich zu bekämpfen.

◆ Essen Sie jeden Tag am Vormittag eine Banane. Sie liefert den beruhigenden Bioaktiv-Stoff Katechola-

Nach dem Urlaub in schlechter Verfassung: „Grünes" Gemüse wie Erbsen, Brokkoli, Grünkohl, Spinat oder Kopfsalat essen!

min sowie die Hormonstoffe Serotonin und Norepinnephrin, die fürs positive Denken und Glücklichsein mitverantwortlich sind.

◆ Am Abend eines Arbeitstages kurz nach dem Urlaub essen Sie am besten kohlenhydratreiche Mahlzeiten: Spaghetti, Naturreis, Kartoffeln. Damit bauen Sie Nervenkraft für den nächsten Tag auf.

Mit diesen kleinen Tricks beim Essen werden Sie nach den Ferien am Arbeitsplatz ruhig und ausgeglichen sein und beugen der Nervosität, Gereiztheit und Aggressivität vor.

 Ein feines und leichtes Rezept für ein Gemüsesüppchen:
Brokkolipürreesuppe (400 bis 500 Gramm Gemüse, ½ Liter Fleischbrühe, Salz, Pfeffer) 400 bis 500 Gramm Brokkoli putzen, waschen und in kleine Stücke schneiden. Mit gut 1/8 Liter Fleischbrühe zum Kochen bringen und je nach Gemüseart 5 bis 10 Minuten dünsten lassen. Durch ein Sieb streichen oder mit dem Pürierstab pürieren, das Gemüsepürree mit der restlichen Brühe erhitzen. Salzen und Pfeffern.

Tipps für Verfeinerungen: *Frische, gehackte Kräuter, Schlagobers, Creme fraiche oder Butterflöckchen unterrühren.*

Wichtig fürs Herz: Auch nach dem Urlaub Gemüse essen!

Frisches Gemüse – roh oder schonend zubereitet – ist ein wertvoller Bestandteil unserer täglichen Ernährung. Doch viele von uns nehmen sich das nur zeitweise zu Herzen. Zahlen aus dem Lebensmittelhandel verraten: in den Sommermonaten Juni, Juli und August essen die Österreicher und Deutschen vorbildlich Obst und Gemüse. Kaum aber ist die Ferienzeit vorbei liegen in den Einkaufswägen der Supermärkte wieder überwiegend Fleisch, Wurst und andere deftige Nahrungsmittel. Nur ganz wenige halten sich auch weiterhin an Obst und Gemüse.

Speziell aber nach den Ferien wäre es so wichtig, dass wir alle das heimische, regionale Gemüse genießen, weil es besonders reich an Vitaminen, Mineralstoffen, Spurenelementen, Bioaktiv-Stoffen und Enzymen ist.

Frisches Gemüse im Herbst nach der Urlaubszeit wäre auch so wichtig für Herz und Kreislauf. Denn wir tanken damit die Vitamine Folsäure, B 6 und B 12. Und das sind wertvolle Schutz-Vitamine.

Dazu muss man wissen: Wer nach dem Urlaub wieder zur kulinarischen Tagesordnung übergeht und wieder viel Fleisch und Wurst isst und das Gemüse im Speiseplan vernachlässigt, der lebt gefährlich. Bei der Verdauung von Fleisch-Eiweiß entsteht als Stoffwechsel-Nebenprodukt Homocystein. Wer zum Fleisch auch viel Gemüse isst, der hat damit kein Problem. Folsäure, Vitamin B 6 und B 12 bauen das Homocystein sehr rasch ab, verwandeln es in das ungefährliche Methionin.

Wer aber den sommerlichen Gemüse-Konsum wieder einstellt und seine Eiweißzufuhr verstärkt, der löst eine Katastrophe im Organismus aus. Das Homocystein kann nicht abgebaut wer-

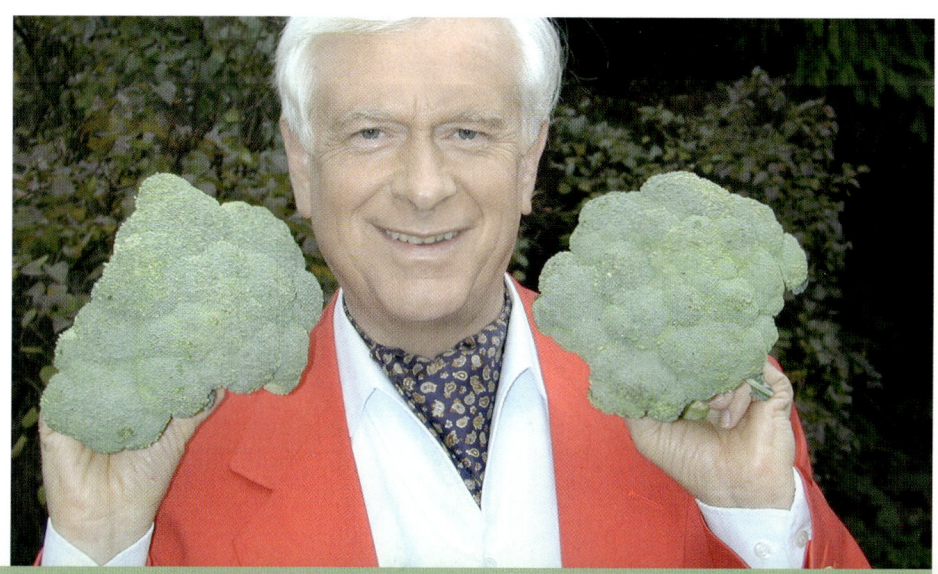

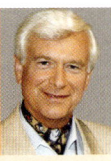

den, ist in zu großen Mengen im Blut vorhanden und wird zu einer aggressiven Substanz. Das Homocystein greift die Gefäßwände an, macht sie rau und verursacht Entzündungen. Und genau dort setzt dann auch das Cholesterin für die Arteriosklerose an. Außerdem bremst das Homocystein die Versorgung des Gehirns mit Sauerstoff. Damit ist die Gefahr für Herzinfarkt und Schlaganfall vorprogrammiert.

Besonders interessante Folsäure-Quellen beim Gemüse sind Spinat, Brokkoli, Blumenkohl, Rosenkohl, Grünkohl, grüne Bohnen, Kopfsalat, Wirsing, Fenchel, Weizenkeime und Rote Bete.

Die typischen Anzeichen eines Folsäure-Mangels: Appetitlosigkeit, Müdigkeit, fallweise depressive Verstimmungen, entzündete Lippen, Einschlaf- und Durchschlafstörungen.

„Gesundheit" auf dem Brot: Einfach und leicht selbst gemacht!

Jetzt kommt wieder die Zeit, in der wir an sonnigen Tagen mittags oder an lauen Sommerabenden auf dem Balkon oder auf der Terrasse „kalte Küche" genießen. Und da haben sich Aufstriche für das Vollkornbrot sehr bewährt. Sehr beliebt bei den Deutschen und Österreichern sind: Wurst-, Fleisch- oder Leberpasteten-Aufstrich. Mehr und mehr aber geht der Trend zu vegetarischen Aufstrichen. Das ist gut für den Blut-

druck, für die Cholesterin-Werte und fürs Schlankbleiben. Im Lebensmittelhandel gibt es zum Beispiel jede Menge Tofu-Aufstriche aus der Sojabohne. Doch viele haben den Ehrgeiz, solche Brotbeläge selbst zuzubereiten.

 Hier ein paar Vorschläge:
Gemüse-Kräuter-Aufstrich:
1 Zwiebel, 2 Möhren (Karotten), 70 Gramm Knollen-Sellerie, 70 Gramm Lauch werden gut gewaschen, in kleine Stücke geschnitten. 50 Gramm Butter werden nun mit dem Gemüse angeschwitzt, mit 1 Esslöffel Wasser aufgegossen, gedünstet. Dann abkühlen lassen. 150 Gramm Butter schaumig schlagen, das Gemüse sowie kleingehackte, frische Kräuter – Schnittlauch, Dille, Petersilie – darunter mischen, alles mit etwas Salz und Pfeffer würzen.

Lauch-Aufstrich: 80 Gramm Lauch gut waschen, in kleine Stücke schneiden. 2 hartgekochte Eier schälen, klein hacken, 1 Zwiebel schälen, ebenfalls fein schneiden. ½ Bund Schnittlauch waschen, mit einer Küchenschere in kleine Röllchen schneiden. 50 Gramm Butter schaumig rühren, dann 250 Gramm (Topfen) Quark 100 Gramm Sauerrahm, Eier, Lauch, Zwiebel und Schnittlauch darunter mischen. Mit Salz und Pfeffer würzen.

Frühlings-Quark (Topfen):
Wenn Sie wenig Zeit haben, dann verrühren Sie einfach kleingehackte Paprikaschoten in den Farben rot, gelb und grün in Mager-Quark (Magertopfen) und würzen mit rotem, mildem Paprika-Pulver.

Spargel: Die weiße Kraft für Nieren und Harnwege

Im Mai und Juni ist sie wieder da, die von vielen ersehnte Zeit des weißen und grünen Spargels. Wer sie nicht nützt, der verpasst eine große Chance für die Gesundheit. Allerdings ist es besonders wichtig, dass wir heimischen österreichischen oder deutschen Spargel auf den Teller bringen. Er hat die meisten Wirkstoffe. Spargel, der aus dem Ausland kommt, wird meist von weither transportiert. In dieser Zeit baut dieses sensible Gemüse ganz schnell seine wertvollen Inhaltstoffe ab.

Und das alles kann man für die Gesundheit erreichen:

◆ Wer lange jung bleiben möchte, sollte oft Spargel essen: Dieses beliebte Gemüse liefert uns Magnesium, Kupfer, Folsäure und Vitamin E. Damit werden Herz und Kreislauf gestärkt, das frühzeitige Altern von Haut und Sehkraft gebremst. Spargel ist reich an Kalium. Dadurch werden Nieren und Harnwege durchgespült und die Verdauung verbessert.

◆ Der Hauptwirkstoff im Spargel ist die Aminosäure Asparagin. Sie ist schuld daran, dass nach dem Spargelessen der Harn einen stechenden, markanten Geruch hat. Asparagin regt die Nieren an, aktiviert Leber und Galle. Der Abtransport von Stoffwechsel-Müll und Umweltgiften aus dem Körper wird gefördert. Asparagin ist aber auch ein Energiestoff, der uns fit macht.

Der Trend geht zu vegetarischen Aufstrichen, zum Beispiel mit Tofu. Diese sind gut für den Blutdruck, für die Cholesterin-Werte und fürs Schlankbleiben. Man kann köstliche Aufstriche aber auch leicht selbst zubereiten.

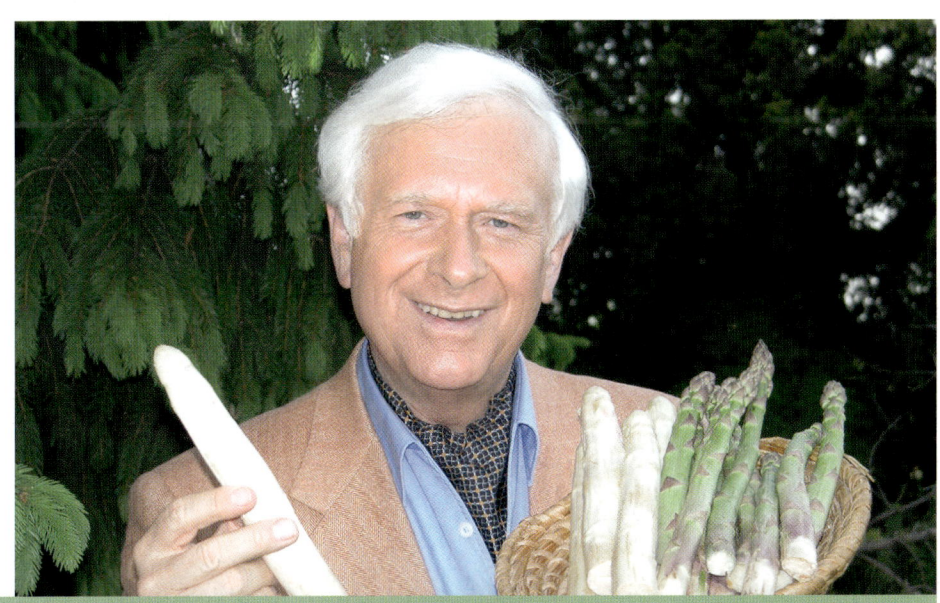

- Man kann mit Spargel auch die Konzentration und die gesamte Denkarbeit verbessern. Und man kann die Nerven stärken. Damit wird Spargel auch zu einer natürlichen Waffe gegen Stressbelastung. Nicht zu vergessen: Spargel aktiviert in unserem Gehirn Glückshormone.

- Spargel ist eine der kalorienärmsten Gemüsesorten. Damit ist er ein Schlankmacher. 100 Gramm haben nur 17 Kalorien. Außerdem enthält Spargel das Spurenelement Chrom. Und das bremst den Hunger. Wer mit Spargel abnehmen möchte, der sollte 14 Tage lang zu jeder Hauptmahlzeit 200 Gramm Spargel essen. Sonst nichts. Ideal dazu: Jeden Tag 1 Stunde Radfahren.

Wussten Sie, dass 100 Gramm Spargel nur 17 Kalorien hat und sein Spurenelement Chrom den Hunger bremst? Ideal für die Sommerfigur!

- Jüngste medizinische Untersuchungen haben ergeben: Wer die Spargelzeit nützt, der kann damit einen optimalen Doppel-Effekt erzielen: Man kann abspecken und gleichzeitig zu hohen Blutdruck senken sowie das Herz stärken.

Der Ess- und Rezepttipp:
Sie sollten Spargel immer nur mit etwas Butter oder mit wenig pflanzlichen Ölen essen, denn nur so kann das wertvolle fettlösliche Vitamin E vom Organismus aufgenommen werden! Köstlich dazu heimische Pellkartoffeln (geschälte Erdäpfel).

Einfach zum Durchhalten: Wie man sich mit der Kohlsuppe von seiner „besten Seite" zeigt

Wenn die schöne Jahreszeit naht, wollen viele abnehmen, um sich im Bikini oder der Badehose von ihrer „besten Seite" zu zeigen. Doch es sollte einfach und schnell gehen. Da bietet sich natürlich die magische Kohlsuppe an, die unter vorgehaltener Hand als großer Geheim-Tipp weitergegeben wird. Das Gute daran: Die Suppe wirkt wirklich und hilft beim Abspecken. Das Schlechte daran: Man kann nach ein paar Tagen diese verdammte Kohlsuppe nicht mehr sehen, riechen und schon gar nicht mehr essen. Und dann nimmt man rasch wieder zu, weil die Suppen-Kur zu kurz war. Man sollte mindestens 7 Tage durchhalten.

Ernährungsexperten bestätigen es: Die Kohlsuppe macht vorübergehend Sinn. Sie entgiftet den Organismus, verbrennt Fett, hilft Stoffwechsel-Schlacken abtransportieren, schwemmt Wasser-Ansammlungen aus dem Körper und versorgt diesen mit reichlich Vitaminen, Mineralstoffen, Spurenelementen und speziellen Schutzstoffen für Magen und Darm. Und man kann in einer Woche bis zu 10 Pfund abnehmen, wenn man diese Woche durchhält. Wer es schon probiert hat, der weiß: Das ist sehr schwer, weil man in der klassischen Form außer der Kohlsuppe nichts anderes essen darf. Doch es gibt eine sympathische Version.

Bereiten Sie eine große Portion Kohlsuppe zu:

2 Stangen Lauch, 1 Dose Tomaten, 2 grüne Paprika, 1 kleiner Kohlkopf (Weißkohl oder Wirsing) 2 gelbe Rüben, 1 Bund Stangensellerie, 1 Bund Petersilie werden kleingeschnitten, in einen Topf gegeben und mit Wasser bedeckt. Mit 1 Suppenwürfel (Gemüsebrühe), etwas Salz, Pfeffer, Curry würzen. Das Ganze 10 Minuten kochen, dann 30 Minuten sieden lassen.

Von dieser Suppe darf man tagsüber soviel essen, wie man will. Damit man aber durchhält, gibt es dazu nun folgendes Spezialprogramm:

- Am 1., 2. und 3. Tag darf man zusätzlich unbegrenzt Obst (außer Bananen) und Gemüse sowie 1 Becher Magerjoghurt oder ¼ Liter Buttermilch konsumieren.

- Am 4. Tag darf man zusätzlich über den Tag verteilt 3 Bananen und 3 Gläser Buttermilch genießen.

- Am 5. Tag sind 3 Bananen sowie ½ gekochte Hühnerbrust ohne Haut und 5 in etwas Olivenöl geschmorte Tomaten erlaubt.

- Am 6. und 7. Tag unbegrenzt Gemüse, 3 Gläser Buttermilch oder 1 Becher Magerjoghurt und – wenn es unbedingt sein muss – 100 Gramm gegrilltes Steak.

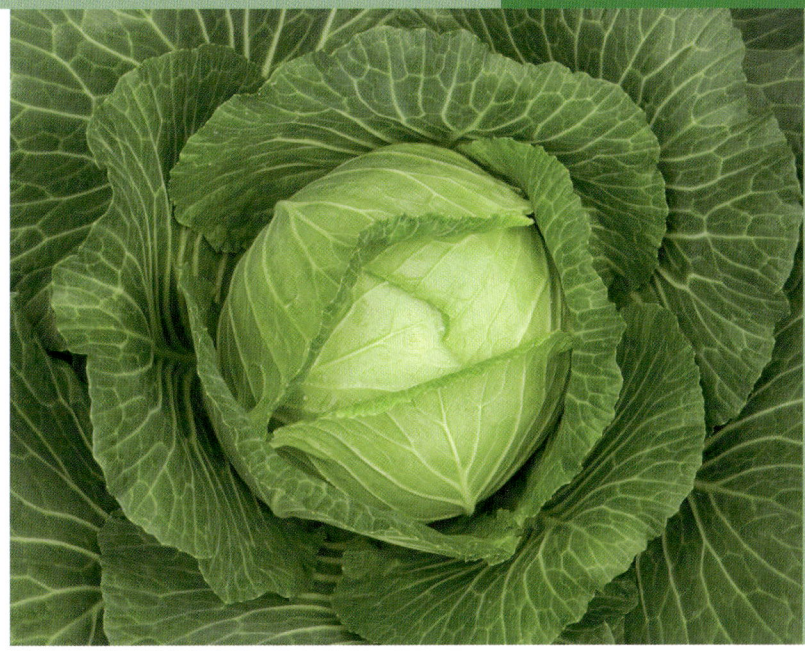

So lässt sich die Kohlsuppe viel besser ertragen und der Effekt ist der gleiche.

Wie Sie Ihre Augen mit einer gezielten Ernährung aus grünem Gemüse schützen

Wer im Sommer Urlaub am Meer oder im Gebirge macht oder wer sich an strahlenden Tagen auch in unserer Region lange der Sonne aussetzt, sollte nicht nur an den Hautschutz, sondern auch an den Schutz der Augen denken. Ärzte warnen: Wer sich ohne gute Sonnenbrille mit UV-Schutz dem grellen Sonnenlicht aussetzt, der gefährdet seine Augen und leitet damit spätere Sehschäden ein.

So kann es durch die ultravioletten Strahlen der Sonne später im Alter zu einer Makula-Degeneration kommen,

Wer zusätzlich zur Kohlsuppe noch mein Spezialprogramm einhält, der kann sich in der Badehose oder im Bikini von seiner „schlanksten Seite" zeigen.

einer Netzhaut-Erkrankung mit erschreckend schlechter Seh-Qualität.

Doch nicht nur eine gute Sonnenbrille ist wichtig. Sie können Ihre Augen auch mit einer gezielten Ernährung schützen.

Die Devise an sonnigen Tagen sollte lauten:

Essen Sie viel Grünfutter und ganz bestimmte Gemüsesorten. Man weiß, dass der Bioaktivstoff Chlororphyll und die Carotinoide Lutein und Zeaxanthien der Makula-Degeneration vorbeugen und die Augen vor dem starken Sonnenlicht schützen können.

In der Praxis heißt das: An heißen Tagen mit starker Sonnen-Einstrahlung – vor allem an einem See, am Meer oder in den Bergen – sollten wir viel grünes Gemüse essen: grüne Blattsalate, Spinat, Mangold, Kohlgemüse, aber auch Erbsen, Brokkoli, Paprika und Tomaten, denn auch sie enthalten reichlich Lutein.

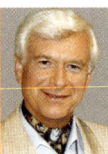

Sehr passend wäre an sonnigen Tagen ein „Augen-Schutz-Salat" aus geviertelten Tomaten, in Streifen geschnittenen grünen Paprikaschoten, kleingeschnittenen grünen Blattsalaten und 2 hartgekochten Eiern, in kleine Stücke geschnitten. Denn auch im Ei befindet sich der Schutzstoff Lutein.

Kürbisse: Leuchtendorange Helfer bei Nieren- und Blasenbeschwerden

Im Herbst ist Kürbiszeit, die Kürbisse werden in jeder Größe, Farbe und Form geerntet. Das Fruchtfleisch schätzen viele als schmackhafte Kürbiscremesuppe oder als Eintopf. Doch man kann damit auch Einiges für die Gesundheit tun.

Wer Kürbisse öfter in den Speiseplan einbaut, der kann damit die Verdauung fördern. Aber auch die Nerven werden gestärkt. Man nimmt leichter ab, weil Kürbis nur wenige Kalorien hat.

All diese Wirkungen sind auf viele wertvolle Substanzen im Fruchtfleisch des Kürbisses zurückzuführen:

- Ballaststoffe, die rasch Gifte, Fette und Umweltschadstoffe aus dem Körper abtransportieren.

- Enzyme, welche die Bauchspeicheldrüse entlasten. Diese braucht dann nicht soviel Lipasen – fettspaltende Enzyme – bereitstellen.

- Kürbisfruchtfleisch enthält Karotene oder Carotinoide – verantwortlich für die gelbe, orange und rötliche Farbe des Fruchtfleisches. Sie stärken die Immunkraft. Kürbis liefert den Anti-Stress-Mineralstoff Magnesium, der auch Herz und Kreislauf Kraft gibt. Das Eisen macht vital, Kalium ist wichtig für die Muskeln. Kürbis ent-

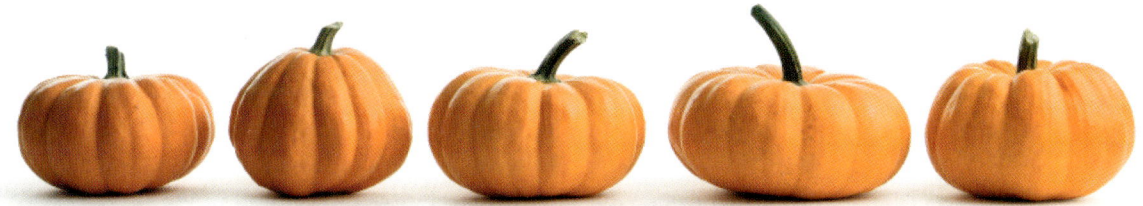

hält auch interessante Mengen an Vitamin E, wichtig zum Abbau von Entzündungen im Körper.

Man kann aber noch viel mehr mit dem Essen von Kürbissen erreichen:

◆ Man kann erhöhte oder zu hohe Cholesterinwerte senken.

◆ Man kann das gesamte Immunsystem gegen Erkältungen stärken.

◆ Man kann Hautprobleme verbessern.

◆ Man kann die Atemwege stärken.

◆ Kürbis wirkt harntreibend, stärkt Nieren und schützt die Prostata.

◆ Kürbis stärkt aber auch die Blase der Frau.

Darauf müssen Sie beim Kauf von Kürbis beachten:

Die derbe ungenießbare Schale des Kürbis muss unversehrt sein. Kleine Exemplare enthalten viel mehr wichtige Biostoffe. Das Fruchtfleisch wird in der Küche aus der Schale herausgeschnitten. Die Schale kommt am besten zum Kompost.

Die grünen weichschaligen Kürbiskerne, welche die Blase der Frau und die Prostata des Mannes stärken, liefert der sogenannte Ölkürbis, meist aus der österreichischen Steiermark. Das Fruchtfleisch dieser Kürbissorte ist nicht genießbar und hat daher in der Küche keine Bedeutung.

Die Renaissance einer Diva ohne Glamour: Die Schwarzwurzel

Die schmalen, schwarzen, langen Stangen der Schwarzwurzel sind nicht allzu beliebt. Doch sie sind sehr wertvoll für unsere Gesundheit. Sie sind ein wahres Lebenselixier und außerdem preisgünstig.

Die Schwarzwurzel ist kalorienarm. Wer sie isst, bleibt schlank. Sie liefert große Mengen an Ballaststoffen, fördert somit die Verdauung. Sie enthält reichlich Vitamin B 1, das unsere Nerven stärkt und stressfest macht. Die Schwarzwurzel versorgt uns mit wichtigen Mineralstoffen und Spurenelementen: mit Magnesium für Herz und Kreislauf, Kalium für die Verdauung und für die Muskeln, Eisen fürs Blut und für Vitalität, Kupfer für die Gehirnarbeit, Mangan für die Leber.

Wussten Sie, dass Kürbisse zahlreiche positiven Auswirkungen auf unsere Gesundheit haben: Sie stärken Nieren, Prostata und Blase, verbessern Hautprobleme, verbessern die Nervenkraft und können erhöhte Cholesterinwerte bekämpfen.

Wer in der kalten Jahreszeit regelmäßig Schwarzwurzeln in den Speiseplan einbaut, der kann damit eine Menge für die Gesundheit tun: Die Entgiftung der Leber wird gefördert. Die Bildung von roten Blutkörperchen wird aktiviert.

Schwarzwurzeln bremsen das Eindringen von Umweltgiften in den Organismus. Vor allem kann die Aufnahme von Blei verhindert werden. Und: Wer Innereien isst, der sollte dazu Schwarzwurzeln genießen, damit die Harnsäure schnell ausgeschieden wird. Außerdem bekämpfen Schwarzwurzeln Müdigkeit, geben neue Kraft.

Am interessantesten aber ist die Wirkung der Schwarzwurzel auf unser Gehirn. Sie verhilft zu einer besseren Konzentration, kann Vergesslichkeit bekämpfen und bringt das Gehirn in Hochform. Auf diese Weise wird dieses ungeliebte Gemüse zu einem geistigen Jungbrunnen.

Der Nachteil: Man hat viel Arbeit damit. Schwarzwurzeln sind außen schwarz und voll Erde. Man muss die

Wurzel sauber bürsten und sie dann mit einem Kartoffelmesser schälen. Man sollte dabei Gummi-Handschuhe tragen, denn der weiße Saft verfärbt die Hände. Eine gute Lösung: Nehmen Sie kochfertige Schwarzwurzeln aus der Tiefkühltruhe.

Die Kichererbse hat ihren Namen nicht umsonst: Sie macht uns lustig

Wer in Italien, Spanien, vor allem aber in arabischen Ländern seinen Urlaub verbringt, der macht beim Essen fast immer Bekanntschaft mit Kichererbsen, die durch ihren feinen nussigen Geschmack begeistern. Die Italiener essen die Kichererbsen mit Pasta, in Spanien serviert man sie als Vorspeise mit Spinat, in Griechenland knabbert man sie geröstet zum Ouzo. Und die orientalische Speisetafel präsentiert Kichererbsen als aromatische Paste, auch Hummus genannt. Es gibt aber auch die Falafel- Kichererbsenbällchen oder Couscous.

Wie sind diese Hülsenfrüchte zu ihrem Namen gekommen? Man sagt, dass hanseatische Kaufleute beim Betrachten dieser Erbsen das Gefühl hatten, mit dem vorstehenden Keim und der gekrümmten Kerbe sehe die Frucht wie ein lachendes Gesicht aus.

Wenn man die wertvollen Inhaltsstoffe der Kichererbsen betrachtet, dann wird einem klar: Diese Hülsenfrüchte kön-

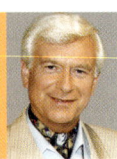

**Prof. Bankhofers
Spezial-Tipp**

Schwarzwurzeln verhelfen zu einer besseren Konzentration, können Vergesslichkeit bekämpfen und bringen das Gehirn in Hochform.

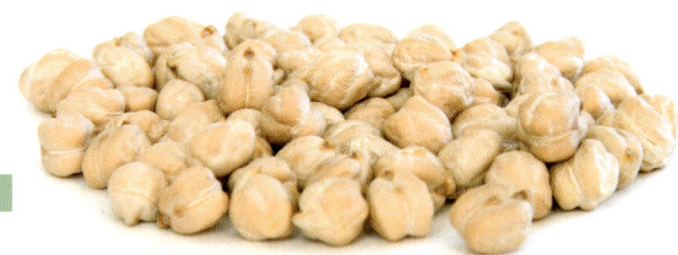

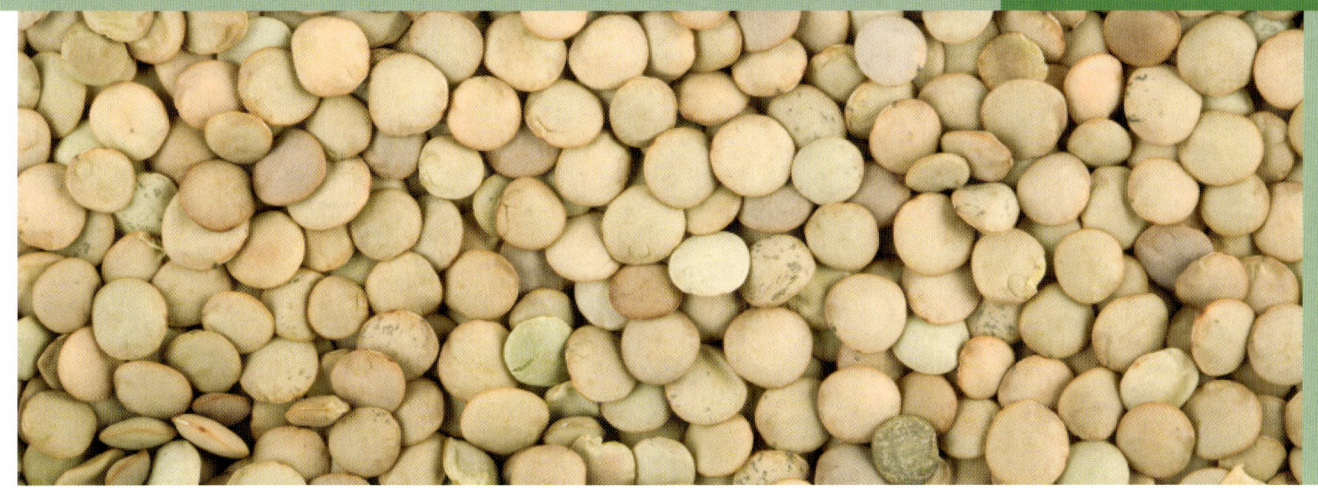

nen tatsächlich lustig machen, die Laune verbessern. Sie enthalten nämlich den gesamten Vitamin B-Komplex mit B 1, B 2, B 3, B 6 und Folsäure. Dazu kommen noch pflanzliche Hormonstoffe. Was die B-Vitamine betrifft: 100 Gramm Kichererbsen decken ein Drittel des Tagesbedarfs. Und B-Vitamine machen stressfest, stärken die Nerven und verbessern die Laune. Weitere Vitalstoffe in den Kichererbsen: Magnesium, Calcium, Kalium und reichlich Zink für die Immunkraft.

Außerdem enthalten Kichererbsen einen hohen Anteil an wasserlöslichen Ballaststoffen, die im Darm Gallensäure binden. Dadurch wird die Leber gezwungen, neue Gallensäure herzustellen. Und dazu braucht sie Cholesterin, was zum Absinken des Cholesterinspiegels führt.

Kichererbsen bekommt man getrocknet oder in Dosen vorgekocht. Bei den getrockneten muss man wissen: Sie müssen mindestens 12 Stunden in reichlich Wasser eingeweicht werden.

Linsen: Ihre Wirkstoffe können sich sehen und essen lassen!

Sie sind nicht allzu beliebt in unserer täglichen Nahrung, denn sie waren in früheren Zeiten ein Arme-Leute-Essen. Aber allmählich erobern sie die häuslichen Küchen und auch die Spitzen-Restaurants. Ihre Wirkstoffe können sich sehen lassen. Sie sind für die heutige Zeit wie geschaffen: Linsen liefern uns das Nerven-Vitamin B 1, das uns stressfest macht und uns zu guter Laune verhilft. Sie haben einen besonders hohen Eisengehalt, sind gut für unsere roten Blutkörperchen und gut für Vitalität, zum Beispiel gegen Frühjahrsmüdigkeit.

Linsen versorgen uns aber auch mit reichlich Magnesium fürs Herz. Außerdem bauen Sie Energie in uns auf.

Es gibt viele verschiedene Linsen-Sorten: Riesenlinsen mit einem Durchmesser von 7 Millimeter, Tellerlinsen mit 6 und die kleinen Zuckerlinsen mit 4 Millimeter. Ein kleines Küchengeheimnis:

Kichererbsen enthalten den gesamten Vitamin B-Komplex und Folsäure: Sie verbessern die Laune und stärken die Nerven.

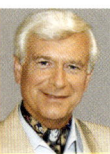
Linsen, ob groß oder klein, braun, rot oder schwarz, sind ein wertvoller Eiweiß-Lieferant, haben eine hohen Eisengehalt und bekämpfen die Frühjahrsmüdigkeit.

Je kleiner die Linse, desto schmackhafter ist sie. Das liegt daran, dass die Aromastoffe direkt unter der Schale sitzen. Bei kleinen Linsen ist somit der Anteil an der aromatischen Hülle verhältnismäßig hoch. Linsen sind wertvolle Eiweiß-Lieferanten und daher für Vegetarier – vor allem für Veganer – besonders interessant. Vor allem, wenn man sie mit Reis oder Weizen kombiniert. Dann bekommt man eine ideale Lieferung an Aminosäuren.

Und hier eine Übersicht über die verschiedenen Linsen:

- Berglinsen sind rotbraun und sehr klein, stammen aus Kanada. Sie haben ein mildes Aroma und eignen sich besonders für Salate und Aufläufe.

- Beluga-Linsen sind klein, rund und schwarz, werden auch der „Kaviar" unter den Linsen genannt. Sie schmecken nussig und werden meist mit Gemüse gemischt.

- Die großen, braunen Linsen sind die Klassiker unter den Hülsenfrüchten und werden für Eintöpfe und deftige Suppen verwendet.

- Für Linsen-Püree nimmt man rote Linsen, das sind geschälte und gespaltene braune Linsen, weich, breiig und gut verträglich.

- Die Provencal-Linsen haben auch gekocht eine feste Konsistenz. Ihre Schale ist grün und braun. Sie schmecken köstlich, wenn man sie unter gegarten Reis mischt.

Alle Linsensorten können Blähungen verursachen.

Dagegen gibt es Tricks:

Weichen Sie die Hülsenfrüchte eine Nacht in kaltes Wasser ein, gießen Sie das Wasser weg und kochen Sie sie in neuem Wasser. Und würzen Sie die Linsen-Gerichte mit Kümmel, Fenchel, Koriander und Anis, bereits im Kochwasser. Die Speisen selbst würzen Sie am besten mit Salbei, Thymian, Bohnenkraut und Majoran.

Wenn Sie Linsen aus Bio-Anbau zubereiten wollen, dann gehen Sie ins Reformhaus.

 Rezepttipp: Linseneintopf
500 Gramm Rindfleisch, Suppengrün (aus Fleisch und Suppengrün eine Fleischbrühe kochen). 20 Minuten vor Ende der Garzeit Linsen, in Öl gebratenes Gemüse und geschälte, kleingeschnittene Kartoffeln dazugeben. Mit Salz und Pfeffer würzen, mit gehackter Petersilie bestreuen. 250 Gramm Linsen (über Nacht in Wasser eingeweicht), 4 Karotten (Möhren), 1 Stange Porree, 2 Zwiebeln, 2 Esslöffel Pflanzenöl, Pflanzenöl, 5 Kartoffeln, Salz, Pfeffer, Petersilie.

Grünkohl hält uns jung und bringt den Darm in Schwung

Grünkohl ist eines der Top-Gemüse im Winter. Keine andere Kohlsorte hat soviel Carotinoide, Folsäure, Calcium, Vitamin E und Vitamin C. Schon Cato, der Ältere, in der Antika hat geschrieben: „Das beste aller Gemüse!"

Und das sind die gesundheitlichen Vorteile dieses Gemüses:

Grünkohl schützt vor Erkältungen und anderen Infektionen, weil er die 3 Schutz-Vitamine A, E und C in einer idealen Kombination liefert. Dadurch können aggressive Umwelt- und Stoffwechsel-Schadstoffe gezielt ausgeschaltet werden.

◆ Grünkohl fördert unsere Konzentration, stärkt die Nerven und sorgt für positive Stimmung, weil er uns mit Folsäure sowie den Vitaminen B 1, B 2 und B 6 versorgt.

◆ Grünkohl enthält für ein Gemüse relativ viel Jod, ein Spurenelement, das wir dringend für eine gesunde Schilddrüse brauchen, damit sie nicht extrem groß wird.

◆ Mit seinem hohen Calcium-Gehalt beugt Grünkohl auch der gefürchteten Osteoporose vor. Das ist vor allem für jene Menschen interessant, die zu wenig Milch und Milchprodukte konsumieren.

◆ Grünkohl macht stressfest, weil er reichlich vom Antistress-Mineral Magnesium liefert.

◆ Das Eisen im Grünkohl macht uns fit und vital.

◆ Da Grünkohl große Mengen an Ballaststoffen mitbringt, aktiviert er den Darm, fördert die Darmflora, die Welt der positiven, gesundheitsfördernden Darmbakterien. Grünkohl schützt den Darm vor Geschwüren und vor Krebs. Die Erklärung dafür: Während Fastfood den Darm im Eiltempo verlässt, haftet der Grünkohl-Nahrungsbrei lange an den Darmwänden und stärkt sie. Zerstörte Darmschleimhäute werden wieder aufgebaut.

◆ Dadurch wird durch häufige Grünkohl-Mahlzeiten der Darm entgiftet. Es kommt zu keiner Verstopfung.

◆ Die Ballaststoffe senken auch zu hohe Cholesterinwerte. Sie saugen Gallensäure an und führen sie ab. Dadurch wird die Leber gezwungen, neue Gallensäure zu produzieren. Und dafür braucht sie viel Cholesterin.

Wichtig für den Einkauf: Grünkohl muss knackig und grün sein, darf keine gelben Blätter haben. Man darf ihn nicht zu lange kochen, damit alle Vitalstoffe möglichst erhalten bleiben. Ideal: Grünkohl muss man schnell und bei hoher Temperatur kochen.

Grünkohl ist eines der Top-Gemüse im Winter. Schon Cato, der Ältere, lobte in der Antika: „Das beste aller Gemüse!"

Chinakohl: wertvolles Eiweiß aus dem Gemüsegarten

Beim Wort Eiweiß denken wir in erster Linie an Fleisch und Fisch. Das ist auch richtig. Tierisches Eiweiß ist im Rahmen einer ausgewogenen Ernährung durch nichts zu ersetzen. Aber auch pflanzliches Eiweiß hat einen ganz besonderen Wert. Ein Naturprodukt, das uns dieses Eiweiß in hoher Qualität liefert, ist der Chinakohl, ein beliebtes Wintergemüse. 2 Prozent der Chinakohl-Blätter sind reinstes, bestes Eiweiß.

Wir bauen mit Eiweiß unsere Energie auf. Alle Zellen werden mit Eiweiß geschaffen, geschützt und repariert. Eiweiß hilft mit, dass in unserem Organismus ein Gleichgewicht zwischen Säuren und Basen herrscht. Haut, Haare und Nägel können nur gesund bleiben, wenn Eiweiß im Spiel ist.

Und was ist so besonders wertvoll am Blatt-Eiweiß aus dem Chinakohl? Wenn wir Eiweiß aus Fleisch aufnehmen, gibt es ein Problem: Es ist immer Fett dabei. Das Eiweiß aus dem Chinakohl ist fettfrei. Somit ideal für Menschen, die mehr Eiweiß, aber wenig Fett konsumieren sollten.

Chinakohl ist auch eine wunderbare Nahrung für alle, die schlank bleiben und schlank werden wollen: 100 Gramm enthalten nur 15 Kalorien. Zudem ist Chinakohl leicht verdaulich und verursacht keine Blähungen.

Genießen Sie Chinakohl einmal „süß": Richten Sie den Chinakohl-Salat mit Mandarinenstückchen oder Kiwischeiben an!

Weitere gesundheitliche Vorteile:

Chinakohl enthält sehr viel Vitamin C, schützt vor Erkältungen. Er liefert viel Betacarotin für die Sehkraft und für die Immunkraft. Chinakohl ist reich am Mineralstoff Kalium, wichtig für Muskeln, Nerven und Herz, aber auch für eine gute Verdauung.

Wer wenig Milch trinkt, wenig Milchprodukte isst, der sollte viel Chinakohl genießen, weil er viel Calcium liefert. Chinakohl versorgt uns auch mit Eisen fürs Blut und für Vitalität.

Man sollte Chinakohl nicht länger als 2 Tage zuhause aufbewahren, damit er nicht zu viele Wirkstoffe abbaut.

Chinakohl genießt man am besten als Salat mit Olivenöl. Er schmeckt köstlich mit Tomaten oder Paprikaschoten in kleinen Stücken sowie mit Maiskörnern. Wer einen süßen Salat mag, der richtet den Chinakohl mit Mandarinenstücken oder Kiwischeiben an.

Gesundheit von A bis Z(wiebel)

Eines der beliebtesten Gewürz-Gemüse in deutschen Küchen ist die Zwiebel. Aber sie gibt nicht nur vielen Speisen eine besonders reizvolle Schärfe. Sie enthält auch heilende Kräfte. Und die sollten wir alle viel mehr nützen.

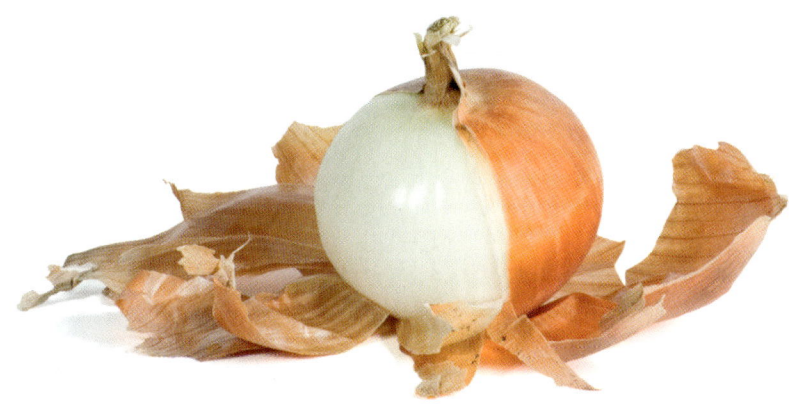

Die Zwiebel liefert uns reichlich Vitamin C, die Mineralstoffe Kalium und Calcium, die Spurenelemente Jod, Phosphor, Eisen und Selen.

Das Wichtigste in der Zwiebel aber sind die Phytonozide: beißende, schwefelhaltige ätherische Öle. Sie sind auch schuld daran, dass wir beim Zwiebel schneiden weinen müssen. Außerdem findet man in der Zwiebel den sekundären Pflanzenstoff Quercetin und den Hormonstoff Prostaglandin A.

All diese Inhaltsstoffe gemeinsam machen die vielfältige Wirkung der Zwiebel für unsere Gesundheit aus. Die Zwiebel wirkt antibakteriell, desinfizierend und entzündungshemmend. Sie kann zu hohe Cholesterin-, Blutdruck- und Triglyzerid-Werte senken.

🍴 Hier ein paar praktische Rezepte:

Gegen Husten hackt man eine Zwiebel ganz klein und setzt sie über Nacht mit 3 Esslöffel Honig an. Vom Sirup, der dabei entsteht, lässt man jede Stunde 1 Teelöffel im Mund zergehen.

🍴 *Bei Heiserkeit* schneidet man 1 Zwiebel in Scheiben, übergießt sie in einem Suppenteller mit 1/4 Liter lauwarmem Wasser. Zugedeckt ein paar Stunden stehen lassen. Dann die Zwiebel heraus nehmen. Mit dem Wasser gurgeln und davon trinken.

🍴 *Gegen zu hohen Blutdruck und zu hohe Cholesterin-Werte* isst man Zwiebel-Salat: 1 große Zwiebel in Scheiben schneiden, mit Zitronensaft, Essig, Olivenöl, Pfeffer und Salz anrichten und mit 1 Stück Vollkornbrot essen. Danach sollte man flott laufen oder fest in die Pedale des Hometrainers treten.

🍴 *Bei Schlafproblemen* schneidet man 1 Zwiebel in 2 Hälften, legt diese mit den Schnittflächen nach unten in einen Topf mit warmer Milch und lässt sie dort 15 Minuten lang ziehen, nicht kochen. Dann die Milch in eine Tasse gießen, mit Honig süßen und vor dem Zubettgehen trinken.

Zwiebel-Allergiker müssen auf all diese Rezepte verzichten.

Die Zwiebel ist nicht nur eines der beliebtesten Gewürz-Gemüse, sondern hat auch zahlreiche heilende Kräfte, die wir nutzen sollten.

Artischocken: Das beste Service für die Leber

Nicht nur Ihr Auto braucht regelmäßig ein Service. Auch Ihre Leber. Viele werden jetzt sagen: Ich trinke doch gar keinen Alkohol oder nur sehr wenig. Die Leber wird aber auch durch Lebensmittelzusätze, Medikamente und vor allem durch Umweltschadstoffe belastet. Und da sie die Entgiftungszentrale unseres Körpers ist, hat sie viel zu tun.

Das beste Service für die Leber ist die Artischocke. Sie wird längst nicht nur in den Ländern rund ums Mittelmeer, sondern auch hier bei uns angebaut.

Die Artischocke ist eine Distel. Wir genießen das Edelste an diesem Gemüse: die Knospen, die Blütenblätter und den Blütenboden.
In der Artischocke befinden sich die Wirkstoffe Cynarin und Cynaridin. Entdeckt wurden sie im Jahr 1958 von dem bulgarischen Wissenschaftler Prof. Dr. Maros. Er hat nachgewiesen, dass Cynarin und Cynaridin die Leber stark machen und bei ihrer Entgiftungsarbeit unterstützen, dass sie aber auch bereits angegriffene, geschwächte Leberzellen regenerieren können.

Man kann mit dem Genießen von Artischocken Alkohol- und Medikamentensünden entschärfen. Der Gallenfluss wird gefördert. Erhöhte Cholesterinwerte können positiv beeinflusst werden. Blähungen werden beseitigt.

 Und so bereitet man Artischocken am besten zu: *Sie werden gewaschen, von den Stielen befreit. Dann stellt man sie aufrecht in einen Topf mit kochendem Salzwasser,*

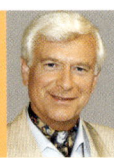

Prof. Bankhofers Spezial-Tipp

Nicht nur Ihr Auto braucht regelmäßig ein Service, sondern auch Ihre Leber: Am besten dazu eignet sich die Artischocke!

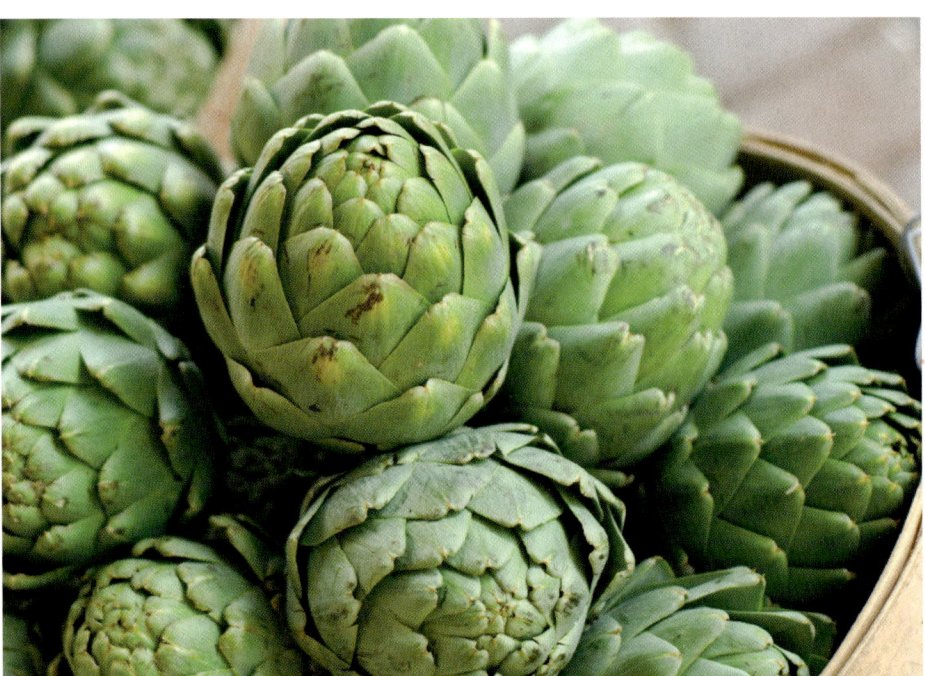

dem man 2 Esslöffel Zitronensaft beigibt. 30 Minuten kochen. Mit einem Sieblöffel herausnehmen, abtropfen lassen. Mit Weißbrot und folgender Soße servieren: Verrühren Sie 1 Eigelb, etwas Senf und kaltgepresstes Olivenöl. Würzen Sie mit wenig Essig, Salz, Pfeffer. Man zieht die Blätter beim Essen mit bloßen Fingern von außen nach innen ab, taucht sie in die Soße und streicht das Fruchtfleisch von den Blattschuppen zwischen den Zähnen ab.

Sauerkraut macht Jagd auf Tumore

Vor einigen Jahrzehnten hat man sich im Ausland oft darüber lustig gemacht, dass die Deutschen und Österreicher so gerne und so viel Sauerkraut essen. Davon ist heute keine Rede mehr. Wissenschaftliche Studien haben bewiesen, wie wertvoll das Sauerkraut für unsere Gesundheit ist. Vor allem in der kalten Jahreszeit wird das Sauerkraut zum Lebenselixier. Und nun hat eine Studie von finnischen Forschern etwas absolut Neues entdeckt: Sauerkraut schützt uns vor Krebs.

Man hat im Sauerkraut neue Substanzen gefunden: die Isothiocyanate. Sie entstehen beim Vergären des Krautes. Sie senken das Krebsrisiko und haben vor allem eine hemmende Wirkung auf die Entstehung des Wachstums von Tumoren in der Brust, in Darm, in der Lunge und Leber.

Der Wirkmechanismus dieser Substanzen ist so faszinierend, dass Forscher bereits daran arbeiten, den Gärungsprozess beim Sauerkraut zu verbessern, damit dabei noch mehr Isothiocyanate produziert werden.

Diese neue Erkenntnis über das Sauerkraut sollte uns gerade jetzt zum Einstieg in die kalte Jahreszeit daran erinnern, was dieses Gemüse sonst noch alles für unsere Gesundheit bewirken kann.

- Sauerkraut ist reich an Vitamin C und schützt vor Erkältungen. Zu diesem Zweck sollte man in den nächsten Monaten jeden Tag – über den Tag verteilt – 3 volle Gabeln Sauerkraut kauen.

- Gleichzeitig macht Sauerkraut durch den hohen Vitamin-C-Gehalt stark gegen Stress.

- Sauerkraut liefert reichlich Vitamin B 12 für geistige Frische, für gute Laune, für ein gesundes Blut und fürs Herz.

- Sauerkraut liefert auch die Vitamine B 3 fürs Gehirn, B 6 für die Eiweißverdauung und Folsäure für Herz und Kreislauf.

- Sehr wichtig im Sauerkraut sind auch die Milchsäure-Bakterien.

93

Am gesündesten ist rohes Sauerkraut. In Erkältungszeiten deshalb über den Tag verteilt 3 volle Gabeln Sauerkraut kauen!

Wussten Sie, dass Lauch durch das Senföl Allicin, das in ihm enthalten ist, die Blase stark macht und vor Blasenkatarrh schützt?

Sie stärken die Darmflora, die Welt der gesundheitsfördernden, positiven Bakterien im Darm und bekämpfen krankheitsfördernde Bakterien. Und damit wirkt das Sauerkraut auch am Aufbau der Immunkraft mit, die ja zu 70 Prozent im Darm gefestigt wird.

Am gesündesten ist rohes Sauerkraut. Daher sollten Sie beim Servieren von gekochtem Sauerkraut einen kleinen Trick anwenden. Geben Sie obenauf 2 Gabeln rohes Sauerkraut. Damit sollte man auch das Essen beginnen.

 Eine köstliche Variante, die Sie auch einmal probieren sollten:
Ein Salat aus rohem Sauerkraut, pikant süß-sauer gemischt mit frischen Ananasstückchen!

„Lauch im Bauch" – das rate ich Ihnen, wie unsere Großmütter, auch!

Ein preiswertes Gemüse, das in der kalten Jahreszeit einen wertvollen Beitrag zur gesunden Ernährung liefert: der Lauch, vielen auch als Porree bekannt.

Er hat – ähnlich wie Knoblauch, Zwiebel und Bärlauch – schwefelhaltige Aromastoffe, die ihm eine typische scharfe Würze verleihen. Man kann Lauch wunderbar mit geschälten Kartoffeln, Sellerie, Karotten oder Suppengemüse kombinieren.

Unsere Großmütter hatten einen Spruch zu diesem Gemüse: Lauch im Bauch – ganz wunderbar! Heute weiß man, was damit gemeint war.

- Die starken ätherischen Öle vom Lauch sind die „Polizei" von Magen und Darm. Sie bekämpfen schädliche und krankmachende Bakterien und Pilze. Die sind vor allem bei jenen Menschen in großen Mengen im Verdauungs-Trakt vorhanden, die sich einseitig ernähren: immer nur mit Pommes, Mayonnaise, heißer Wurst, fettem Schweinebraten und extrem süßen Kuchen und Torten.

- Gleichzeitig helfen die schwefelhaltigen Stoffe im Lauch, die Produktion der gesunden, wertvollen Darm-Bakterien zu fördern. Damit werden die körpereigenen Abwehrstoffe im ganzen Organismus gestärkt. Die Darmflora wird durch den Genuss von Lauch bestens regeneriert und saniert.

- Speziell in dieser Jahreszeit erfüllt der Lauch noch eine ganz wesentliche, weitere Aufgabe: Das Senföl Allicin im Lauch gelangt vom Magen und Darm in die Nieren und von dort in die Harnwege und in die Blase. Auf diesem Weg entfaltet es eine starke desinfizierende und antibakterielle Wirkung. Das bedeutet: Lauch macht die Blase stark und schützt vor Blasenentzündung und vor Blasenkatarrh.

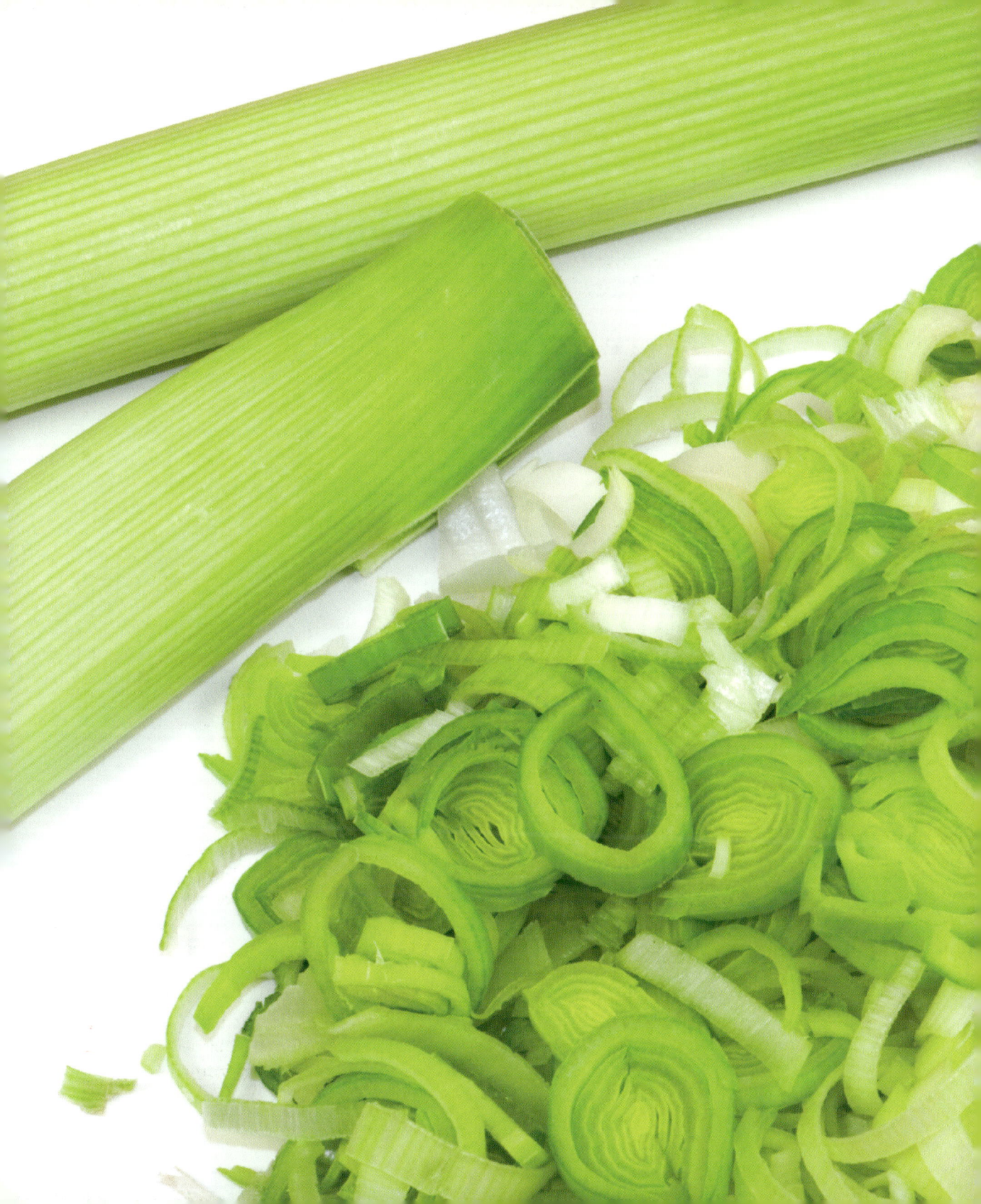

- Lauch hat auch so genannte fibrinolytische Eigenschaften. Das heißt: Er hält das Blut flüssig, sodass es nicht träge durch Adern und Venen fließt. Damit wirkt Lauch vorbeugend und lindernd gegen Venen-Beschwerden. Das gilt auch für Hämorrhoiden.

Ich habe Ihnen auf den vorangegangen Seiten eine Fülle von Gemüsesorten vorgestellt und ihre gesundheitlichen Vorzüge hervorgehoben.

Was aber tun, wenn Ihre Kinder, Ihre Familie sogenannte Gemüse-Muffel sind? Hier abschließend ein paar einfache „Tricks":

Küchen-Tricks für Gemüse-Muffel

Noch nie ist soviel vom Gemüse als ideale Nahrung gesprochen worden. Gemüse enthält fast kein Fett, dafür viel Wasser und viele Ballaststoffe.

Es ist reich an Vitaminen, Mineralstoffen, Spurenelementen und sekundären Pflanzenstoffen.

Mit Gemüse kann man einer Reihe von Krankheiten vorbeugen. Es ist sinnvoll, mehrere Portionen am Tag zu konsumieren.

Doch es gibt notorische Gemüse-Muffel, Menschen, die Gemüse nicht mögen. In diesem Fall muss man kleine, einfache Tricks anwenden, mit denen man sich selbst und die anderen Familien-Mitglieder täuscht. Und so fällt es Ihnen dann leichter, Gemüse zu essen:

◆ Bauen Sie oft Suppen in Ihren Speiseplan ein. Geben Sie keine Teigwaren, keine Backerbsen, keine gerösteten Brotwürfel hinein, sondern schneiden Sie Gemüse nudelig und benutzen Sie es als Einlage.

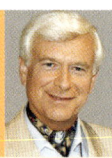

Prof. Bankhofers
Spezial-Tipp

Ob Sie Gemüse als Einlage für Suppen nehmen, für das Eindicken der Soßen püriertes Gemüse verwenden oder Gemüse-Frikadellen zubereiten – der Phantasie sind hierbei keine Grenzen gesetzt!

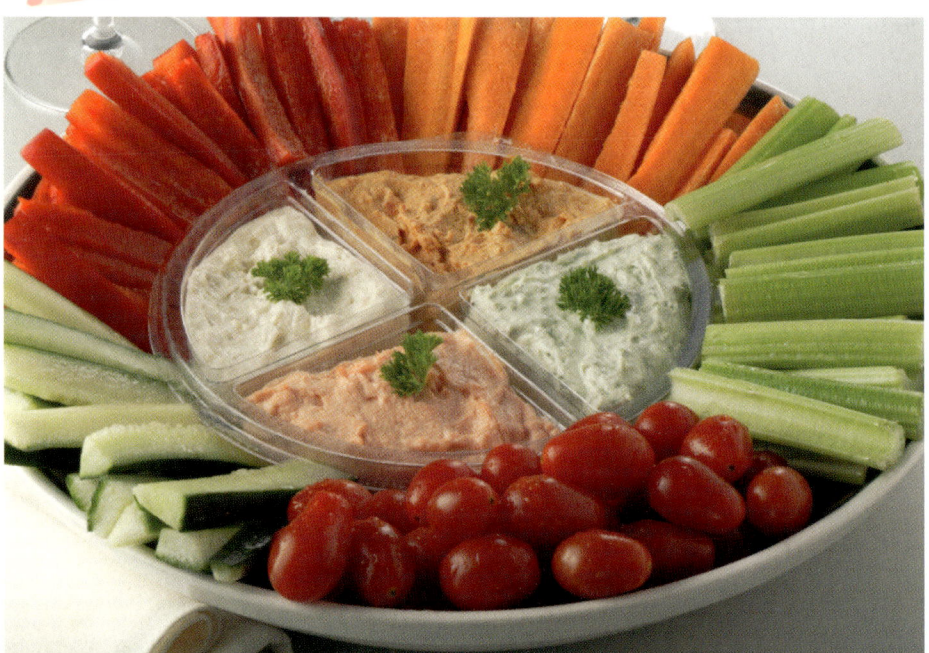

◆ Ändern Sie Ihr Rezept für Soßen. Vergessen Sie Vollmilch und Schlagobers (Sahne) als wichtigste Basis, wie Sie es bisher gewohnt waren. Verwenden Sie zum Eindicken gekochtes und püriertes Gemüse. Sie werden sehen: Es schmeckt köstlich!

◆ Mischen Sie Nudeln mit gedünstetem Gemüse und legen Sie nur eine Mini-Fleischportion dazu.

◆ Stellen Sie als Vorspeise oder zum Fernsehen Schalen auf, in denen klein geschnittene Karotten, Paprikaschoten oder Gurken zum Naschen bereit liegen.

◆ Wenn Sie Omeletts, Teigtaschen, Ravioli oder Knödel (Klöße) füllen, dann nehmen Sie kein Hackfleisch dazu, sondern gedünstetes und geriebenes Gemüse. Das mag vielleicht ungewöhnlich sein, ist aber eine Gaumenfreude.

◆ Drehen Sie verschiedene Gemüsesorten – vor allem Wurzel-Gemüse – durch den Fleischwolf, formen Sie Frikadellen und backen Sie diese in Fett heraus. Verwenden Sie als Bindemittel aufgeweichte Haferflocken. Essen Sie dazu knackigen Salat.

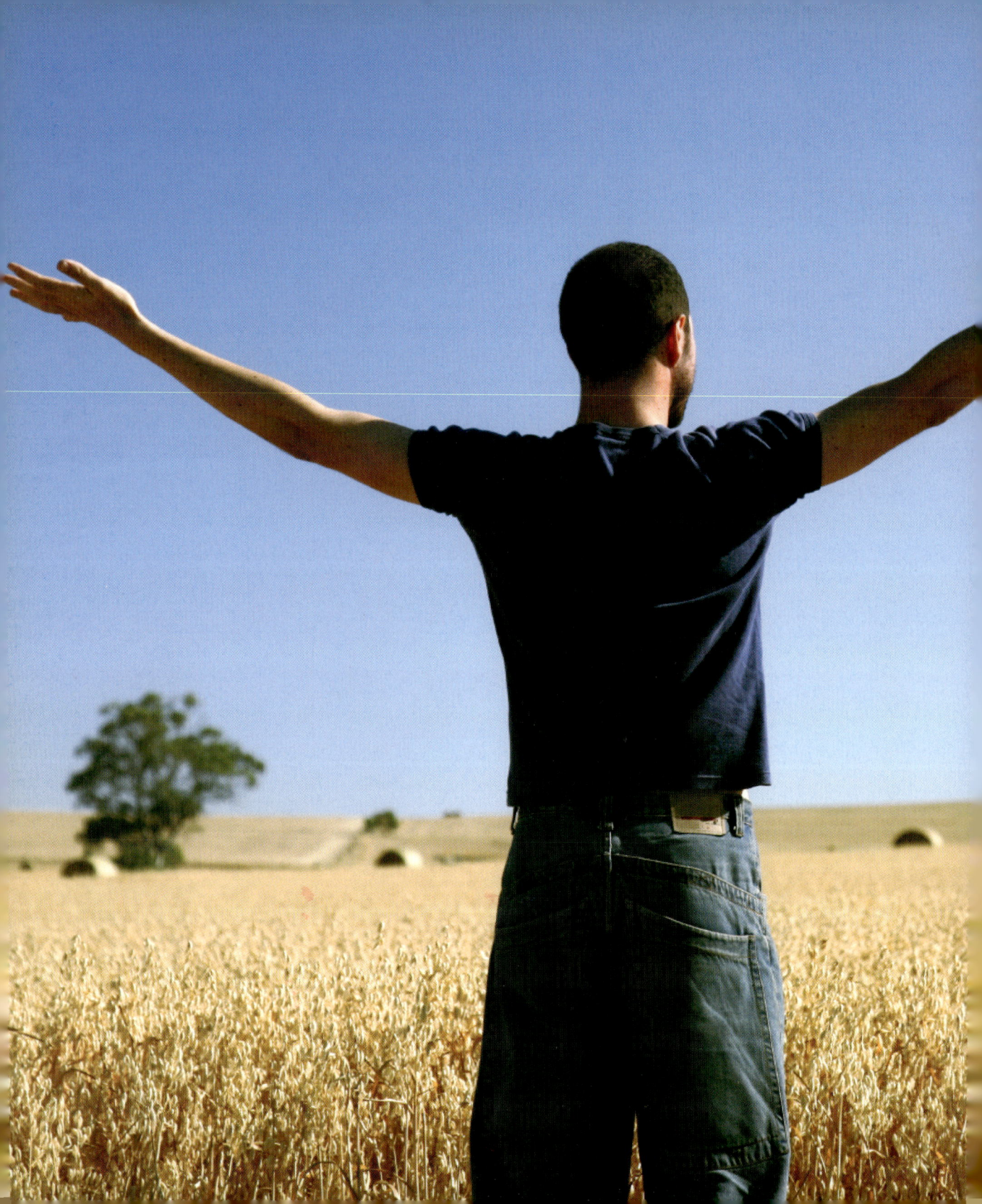

Mit dem richtigen Frühstück setzen Sie den ersten Schritt für einen wunderbaren, gesunden Tag: Sie fühlen sich fit und vital, können die Herausforderungen des Tages viel besser bewältigen, wenn Sie sich am Morgen Zeit nehmen für ein gesundes Frühstück, mit ein bis zwei Scheiben Vollkornbrot und einem Müsli, das in den letzten Jahren zahlreiche Anhänger gewonnen hat.

GESUNDHEIT AUS GETREIDE UND BROT

Allerdings sollte das Müsli nur aus verschiedenen Vollkornflockenarten bestehen, die schonend aus dem vollen Korn ausgewalzt wurden: Haferflocken, Weizenflocken, Roggenflocken, Sonnenblumenkernen, Sesam, Leinsamen, unter das sie noch frische oder getrocknete Früchte sowie Haferkleie mischen können. Mit Hirse, Leinsamen, Haferflocken, Weizenkeimen und Brot tun Sie Ihrem Körper aber nicht nur in der Früh Gutes, sondern können mit diesen Nahrungsmitteln Ihren Körper während des gesamten Tagesablaufes geistig fit und rege halten. Und wussten Sie beispielsweise, dass Brotkrusten viel besser sind als ihr Ruf oder dass das „Krimi-Brot" von Essorgien mit Chips und anderen Knabbereien ablenkt? Lassen Sie sich überraschen von den neuen Erkenntnissen der Ernährungswissenschaft!

Im Folgenden stelle ich Ihnen einige Beispiele für den vollwertigen Start in den Tag vor und zeige Ihnen, wie Hirse, Leinsamen und Haferflocken Ihre Vitalität fördern. Zu allererst ein besonderes Rezept für das beliebteste Getränk der Deutschen und Österreicher, den Kaffee, diesmal in einer durchaus gesunden „Getreidevariante":

Nicht die Bohne: Starten Sie mit Omas Landkaffee vital in den Tag!

Die Deutschen und Österreicher sind zwar ein Volk der Bohnenkaffee-Trinker. Doch in jüngster Zeit boomt in den Reformhäusern die Nachfrage nach Omas sanftem Landkaffee aus Gerste, Weizen, Zichorie und Eicheln. Junge, gesundheitsbewusste Familien greifen zu den praktischen koffeinfreien Instant-Landkaffees. Man rührt das Pulver einfach in heiße Milch oder in Wasser ein.

Der Name Landkaffee stammt aus der Zeit Friedrich des Großen. Mit einem Kaffee-Verbot stoppte er die rege Nachfrage nach dem Bohnenkaffee aus der Türkei. Daher erfand man den Kaffee-Ersatz aus Naturalien, die aus dem eigenen Land und nicht Übersee kamen.

Nach dem Zweiten Weltkrieg erlebte der Ersatz-Kaffee ein Comeback, geriet zur Zeit des Wirtschaftswunders aber wieder in Vergessenheit. Der Schweizer Naturheiler Dr. Alfred Vogel hat ihn wieder mit Erfolg propagiert.

Der Landkaffee ist gesundheitsfördernd: Der Bitterstoff Inthybin, der Wirkstoff Inulin, Gerbsäuren, Fruchtzucker und Malzzucker verbessern die Verdauung, vor allem die Eiweiß-Verdauung. Leber und Galle werden angeregt. Der Malzzucker wird im Darm zu Glukose. Diese fördert das Denken. Der Landkaffee schont Magen- und Darmwände, überzieht sie mit einer Schutzschicht und hilft Gastritis zu verhindern. Die B-Vitamine der Gerste stärken die Nerven, helfen uns, Stress abbauen.

Die beliebteste Landkaffee-Mischung besteht aus Zichorie, Weizen, gemälzter Gerste, Feigen und Eicheln. Sie gibt einen sanften, vollmundigen Geschmack und eignet sich besonders für Kinder.

Wer Wert darauf legt, dass die Zutaten zu 100 Prozent aus streng kontrolliertem biologischem Anbau kommen, muss auf die Aufschrift auf dem Glas-Etikett achten.

Die beliebteste Landkaffee-Mischung besteht aus Zichorie, Weizen, gemälzter Gerste, Feigen und Eicheln und ergibt einen sanften, vollmundigen Geschmack

Die einfachste Zubereitung: *1/4 Liter Milch erhitzen, 2 gehäufte Teelöffel Landkaffee-Instant mit 1/2 Teelöffel Rohrohrzucker einrühren.*

Mit Müsli hat man schon morgens mehr Munterkeit!

Wenn Sie etwas für Ihre gesunde Ernährung tun und gleich am Morgen geistige und körperliche Fitness für den ganzen Tag tanken wollen, sollten Sie zum Frühstück Müsli essen. Sie sind dann einfach besser drauf. Das Geheimnis: Das Müsli ist ein optimaler Lieferant für energiespendende Kohlenhydrate, für die Vitamine B 1, B 2, B 6, E und Niacin sowie für die Mineralstoffe Magnesium, Kalium, Kupfer, Eisen und Mangan.

Das alles muss in einem Müsli, das Vitalität aufbauen soll, enthalten sein: Weizen, Gerste, Hafer, Hirse und Roggen: alles keimfähiges Vollkorn aus biologischem Anbau. Am besten, Sie kaufen im Reformhaus oder in der Reform-Abteilung Ihres Supermarktes Fünf-Korn-Flocken. Da ist alles drinnen. Das Müsli braucht gehackte Walnüsse und Haselnüsse. Sie sind die Gehirnnahrung. Geben Sie pro Person 1 Teelöffel Weizenkeimöl für Herz und Kreislauf dazu.

Wer Phantasie hat, mischt dem Müsli frische Früchte – je nach Jahreszeit – bei, am besten in kleine Stücke geschnitten.

Gesüßt wird mit kleingehackten Datteln, Feigen, ungeschwefelten Rosinen und Honig.

Die meisten gießen das Müsli mit warmer Milch auf. Man kann auch kalte Milch, Joghurt, Kefir-Milch, Molke oder Fruchtsäfte nehmen. Das ist Geschmacksache.

Und bitte: Richten Sie nicht zu viel Müsli an. Diesen Fehler machen alle Anfänger und werden davon dick. 3 bis 4 Esslöffel Müsli-Vollkornflocken genügen. Alle anderen Zutaten geben Sie nach Gefühl dazu, ebenfalls in Maßen. Am besten, Sie übergießen die Fünfkorn-Flocken abends in einer Tasse mit Wasser und weichen Sie über Nacht auf. Dann ist das Müsli am bekömmlichsten.

Testen Sie: Essen Sie eine Woche lang morgens Müsli, eine Woche lang Brötchen, Butter, Wurst oder Marmelade (Konfitüre). Beobachten Sie, wann Sie sich aktiver und wohler fühlen. Das Müsli wird sicher siegen.

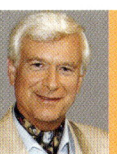

Prof. Bankhofers Spezial-Tipp

Richten Sie nicht zu viel Müsli an, diesen Fehler machen alle Anfänger und werden davon dick. 3 bis 4 Esslöffel Müsli-Vollkornflocken als Basis genügen!

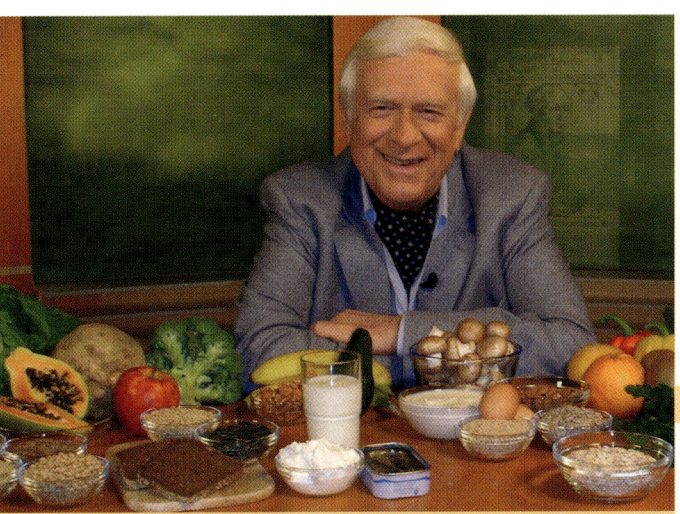

Hirse: Elixier für Seele und Körper

Die Hirse galt früher als Arme-Leute-Essen, heute hat sie allerdings wegen ihrer besonders wertvollen gesundheitlichen Wirkung wieder Einzug in unsere Ernährung gefunden. Und das ist gut so, denn Hirse ist ein Elixier für Körper und Seele und hat folgende Auswirkungen auf unsere Gesundheit:

- Hirse enthält reichlich Nerven-Vitamin B1 und B6, Mineralstoffe, Magnesium und Kalium sowie die Spurenelemente Phosphor und Zink. Da dies alles Substanzen sind, die für unsere Nerven, aber auch für unser positives Denken mitverantwortlich sind, wird Hirse von den Ernährungswissenschaftlern auch als „das fröhliche Getreide" bezeichnet. Amerikanische Wissenschaftler haben herausgefunden, dass der Genuss von Hirse depressive Verstimmungen besiegen kann, da die Hirse sehr viel Sonnenenergie in sich speichert und diese dann an die Hormone unseres Körpers weitergibt.

- Hirse unterstützt die Abwehrkräfte und liefert im Winter viel innere Wärme. Wer Hirse isst, friert weniger.

- Hirse enthält sehr viel des Spurenelements Silizium, das auch Kieselerde genannt wird. Diese ist für einen gesunden Knochenaufbau, gesunde Zähne, glänzende Haare und auch gesunde Finger-, sowie Zehennägel verantwortlich. Viele Frauen sind sich sicher, dass sie durch den regelmäßigen Genuss von Hirsegerichten jünger und dynamischer wirken.

- Silizium hilft darüber hinaus auch den wertvollen Säure-Schutzmantel unserer Haut aufzubauen, der durch Umweltbelastungen, zu viel Hygiene, durch aggressive Seifen und Kosmetika heutzutage sehr oft geschwächt wird. Dadurch kommt es sehr leicht zu Hautproblemen. Hirse stärkt unsere Haut gegen diese Gefahren von außen.

- Hirse ist zudem ein Vollkorngetreide, das auch von einem sensiblen Magen gut vertragen wird und auch für ältere Menschen geeignet ist.

Hier ein köstlicher Rezept-Tipp:

Dünsten Sie die goldgelben Hirsekörner wie Reis und mischen Sie diese mit gedünsteten, grünen Erbsen zu einem „Hirse-Bisi" statt dem üblichen Risi-Bisi.

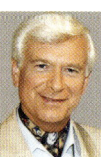

Prof. Bankhofers
Spezial-Tipp

Durch den Genuss von Hirsegerichten wirken viele Frauen jünger und dynamischer!

Lassen Sie die Prima-Ballerina der Vitamine, das Vitamin E, für Ihre Gesundheit tanzen – mit Weizenkeimen!

Das Vitamin E erfüllt in unserem Organismus eine Reihe von wichtigen Aufgaben. Es schützt die Wand jeder einzelnen Körperzelle und verhindert damit das Eindringen von Umweltschadstoffen und sogenannten „Freien Radikalen". Es stärkt Herz und Kreislauf, beugt einer vorzeitigen Arterienverkalkung vor und schützt vor Herzinfarkt und Schlaganfall. Kein Wunder, dass Dr. Jürgen Reimann, der Leiter des deutschen Instituts für medizinische Vitamin- und Mineralstoff-Forschung in München einmal sagte: „Alle Vitamine zusammen wirken in einer großen Harmonie gemeinsam für unsere Gesundheit wie in einem Ballett. Das Vitamin E allerdings ist in diesem Ballett die Prima-Ballerina!"

Weil Weizenkeime die „Tankstelle" für das Vitamin E sind, haben sie so einen besonderen Stellenwert für unsere Gesundheit. Außerdem sind sie reich an Mineralstoffen, wie etwa Magnesium, sowie den Vitaminen der B-Gruppe. Sie liefern die Spurenelemente Zink, Selen und Eisen!

Hier einige Genuss-Tipps für Weizenkeime:
Sie können Weizenkeime in Joghurt verrühren und essen oder über den Obstsalat streuen.

Viele Speisen, wie Salate und Soßen kann man mit ihnen würzen. Wichtig ist in jedem Fall, dass sie nicht erhitzt, sondern roh konsumiert werden.

Goldgelber Leinsamen, mehr als Omas Verdauungshilfe

Unsere Großmütter hatten gegen Verstopfung ein bewährtes Hausmittel: 1 Esslöffel goldgelber Leinsamen, im Volksmund auch Goldsamen genannt, wurde über Nacht in 1/4 Liter Wasser eingeweicht. Morgens musste man den Leinsamen kauen und das Wasser trinken. Die Erklärung: Der Leinsamen wird nicht verdaut, quillt im Darm auf und fördert die Verdauung. Heute weiß man aus Studien: Omas Leinsamen kann noch viel mehr:

◆ Leinsamen hilft beim Aufbau der gesunden Darmflora. Er bildet ein Milieu, in dem sich die probiotischen Bakterien besonders wohlfühlen.

◆ Da von einer gesunden Darmflora aber auch 70 Prozent unserer Im-

Weizenkeime sind „die" Tankstelle für natürliches Vitamin E und haben damit einen besonderen Stellenwert für unsere Gesundheit!

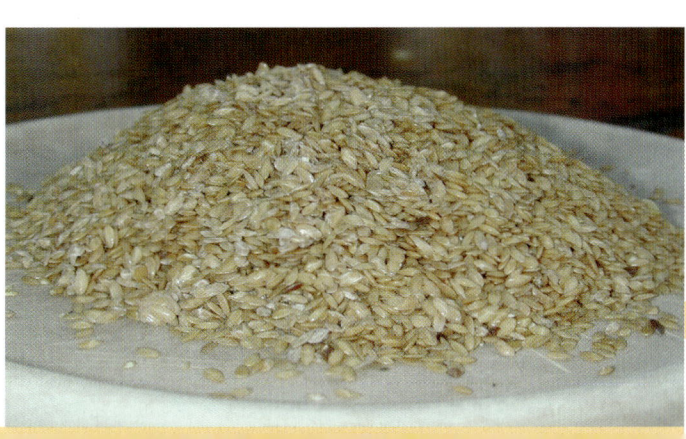

Der goldgelbe Leinsamen regt nicht nur unsere Verdauung an, sondern fördert auch die natürlichen Abwehrkräfte, senkt das Krebsrisiko sowie hohe Cholesterinwerte und hilft, Wechseljahr-Beschwerden zu reduzieren.

munkraft aufgebaut werden, fördert der Leinsamen die natürlichen Abwehrkräfte.

◆ Er hilft das Krebsrisiko senken, weil er belastende Giftstoffe aufsaugt und rasch aus dem Darm abtransportiert.

◆ Leinsamen enthält Leinöl. Darin ist eine mehrfach ungesättigte Fettsäure enthalten, die besonders gesundheitsfördernd ist: nämlich die Alfa-Linolsäure. Sie gehört zu den Omega-3-Fettsäuren. Diese senken zu hohes Cholesterin und haben eine entzündungshemmende Wirkung auf Magen und Darm.

◆ Wenn Leinsamen auch nur kurz eingeweicht ist, lösen sich neben dem Öl auch Schleimstoffe, erkennbar durch die leichte Trübung des Wassers. Der Leinsamen-Schleim legt sich wie ein Schutzfilm über die Magen- und Darm-Schleimhäute und schützt sie. Schleimhaut-Entzündungen können sogar geheilt werden.

◆ Außerdem hat man im Leinsamen wertvolle Lignane entdeckt. Das sind Phyto-Östrogene, pflanzliche Hormonstoffe, die jenen des menschlichen Organismus ähnlich sind. Daher kann Leinsamen helfen, Wechseljahr- Beschwerden zu reduzieren. Und er kann das Risiko für hormonbedingte Krebsarten wie Brustkrebs, Gebärmutterkrebs und Prostata-Krebs verringern.

🍴 **Köstlich und gesund: Der Goldsamen-Pfannkuchen mit Zimt-Sabayon (für 1 Person)**
5 Teelöffel Haferkleie, 2 Teelöffel Weizenvollkornmehl, 1/16 Liter Milch, Eiweiß von ½ Ei, 1 Esslöffel Magerquark (Topfen) und 1 Prise Salz gut durchkneten. In einer Pfanne 1 Teelöffel Distelöl erhitzen, aus dem Teig Pfannkuchen bereiten, auf jeder Seite etwa 1 Minute braten.

1 Dotter, 1 Esslöffel Joghurt, 1 Kl Zimt und 1 Kl Honig in einem Schneekessel vermengen und über dem heißen Wasserdampf schaumig schlagen. Palatschinke damit anfüllen. Schmeckt köstlich und hat nur 180 Kalorien pro Person.

Frühstücks-Rezepte für geistige Fitness

Gerade bevor die Urlaubszeit beginnt, ist für uns alle noch enormer Stress angesagt. In der Schule und an der Uni müssen wichtige Prüfungen abgelegt werden. In vielen Firmen gibt es noch viel aufzuarbeiten. Etliche, die große Urlaubspläne haben, wollen noch schnell den Segelschein oder den Führerschein machen oder einen Taucherkurs absolvieren.

Für unsere geistige Tagesverfassung ist das Frühstück von großer Bedeutung.

Wir sollten es so zusammenstellen, dass wir damit Kraft fürs Gehirn tanken. Eine neue britische Studie besagt: Das richtige Frühstück steigert die Intelligenz.

- Wer am Morgen vor dem Weggehen nur schnell eine Tasse Kaffee trinkt und ein Bötchen mit Butter und Konfitüre hinunterschlingt, kann danach nicht optimal denken.

- Sehr wertvoll ist ein Frühstücks-Ei. Es ist reich am Spurenelement Zink und an B-Vitaminen. Diese lebenswichtigen Wirkstoffe sind am Aufbau neuer Gehirnzellen beteiligt.

- Es kaum zu glauben: Brot mit Schinken reißt das Gehirn so richtig aus dem Schlaf, macht geistig enorm fit. Eine Studie hat ergeben: Kinder, die morgens Schinkenbrot essen, sind geistig reger als Kinder, die Rührei mit Toast vorgesetzt bekommen. Die Erklärung: Das Rührei ist fetter.

- Frisches Obst zum Frühstück ist auch für unsere geistige Potenz die gesündeste Art, den Tag zu beginnen. Vor allem Zitrusfrüchte, Kiwis und Erdbeeren sind reich an Vitamin C und machen deshalb schlau. Unser Denken läuft auf Hochtouren.

- Das leicht verdauliche Eiweiß im Joghurt stärkt die Konzentration und das Reaktionsvermögen.

- Süßer Haferbrei oder Hafermarksuppe liefern beachtliche geistige Energie.

- Cornflakes verbessern ebenfalls die geistige Leistung.

- Wer Müsli isst, vor allem mit Bananen und Apfelscheiben, der fördert nicht nur die Produktion von Glückshormonen wie Serotonin. Er legt im Laufe des Tages auch eine gesteigerte geistige Wendigkeit an den Tag, hat bei Prüfungen die bessern Chancen.

Es ist kaum zu glauben: Brot mit Schinken macht das Gehirn geistig enorm fit. Eine Studie hat ergeben, dass Kinder, die morgens Schinkenbrot essen, geistig viel reger sind als jene, die Rührei genießen, da dieses viel fetter ist.

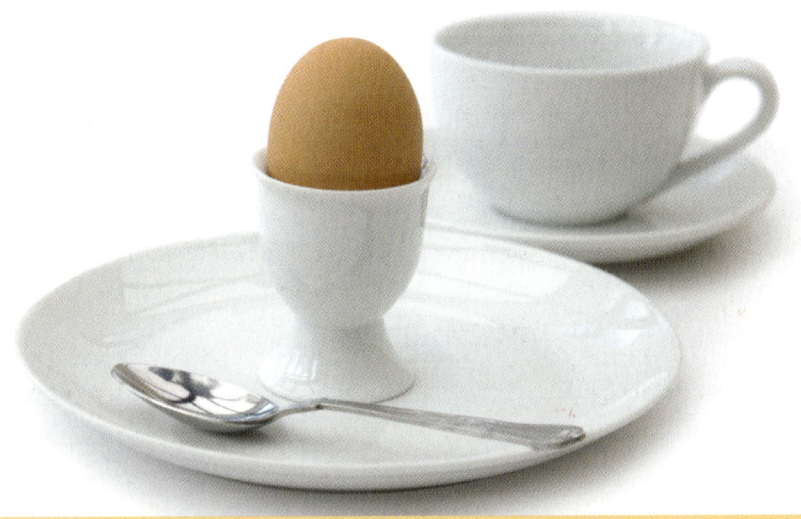

Isst man Haferflocken in der Früh – übersteht man den Tag ohne jede Müh'!

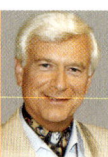
Ob wir von der so genannten Frühlingsmüdigkeit geplagt werden oder im Herbst beispielswiese durch zu wenig Bewegung oder an den Mangel an Licht müde sind oder in der Früh einfach nicht in die Gänge kommen: Gegen diese Störung hilft sehr oft hervorragend ein Getreide: der Hafer, am besten in Form von Haferflocken.

◆ Haferflocken liefern enorm viel Energie. Eine Haferflocken-Suppe zum Frühstück gibt Kraft für den ganzen Tag. Das Geheimnis: Die Kohlenhydrate des Hafers – speziell gekoppelt mit den Ballaststoffen – sorgen für einen gleichmäßigen Blutzuckerspiegel. Und dieser versorgt den Körper mit Energie.

◆ Hafer fördert die Arbeit der Bauchspeicheldrüse. Daher kann der Diabetiker seine Lebensqualität verbessern, wenn er regelmäßig Haferflockenmüsli isst.

◆ Haferflocken können einen zu hohen Cholesterinspiegel senken. Dafür sind ganz bestimmte Substanzen zuständig: die Beta-Glukane.

◆ Haferflocken machen geistig fit. Das ist dem reichen Anteil an Vitamin B 1 sowie den Spurenelementen Eisen und Kupfer zu verdanken. Im Rahmen einer Studie an der Harvard Universität in Boston, USA, wurden leistungsschwache Hilfsschüler mit Haferflocken versorgt. Innerhalb von 3 Monaten war eine deutliche Steigerung der geistigen Leistung zu erkennen.

Wer langanhaltend Energie tanken und die geistige Konzentration schärfen möchte, sollte regelmäßig Hafer in den Speiseplan einbauen.

🍴 Hier 2 Rezeptvorschläge:
Mischen Sie 5 Esslöffel rohe Haferflocken mit 1 Esslöffel Walnüssen, 1 Esslöffel Haselnüssen und 1 Esslöffel Rosinen. Das ist das Rezept für ein klassisches Studentenfutter.

🍴 *Zu Großmutters Zeiten haben Kinder selbst ein Haferrezept zubereitet und gern gegessen. Man nannte des „süßer Schlamm". Pro Person werden in einer Dessertschale 3 Esslöffel rohe Haferflocken, 1 Teelöffel Honig und 1 Teelöffel Schokopulver verrührt. Etwas stehen lassen, dann essen.*

Sie können aber Haferflocken auch pikant genießen: Als Haferflockenlaibchen (für 4 Personen):

🍴 *160 Gramm Haferflocken, ½ Liter Milch oder Wasser, Salz – etwas Fett, Petersilie, 1 Zwiebel, 1 Ei, Mehl zum Formen, Fett zum Braten.*

Die Haferflocken werden in gesalzener Flüssigkeit gekocht, überkühlt, mit angerösteter Zwiebel, gehackter Petersilie und Ei vermischt. Aus dieser Masse formt man Laibchen (mit Mehl), die auf beiden Seiten gebraten werden!

Knabbern erlaubt: Brotkrusten, die Naturarznei vom Bäcker!

Essen Sie auch so gern die braune Kruste vom Brot oder von einer knackig frischen Semmel (Brötchen)? Dann tun Sie etwas Wertvolles für Ihren Körper. An der Forschungsanstalt für Lebensmittel-Chemie hat man nämlich eine höchst erfreuliche Entdeckung gemacht: Wenn Brot und andere Backwaren bei 150 bis 180 Grad Celsius sanft gebräunt werden, dann enthält die Kruste Substanzen, die unsere Gesundheit fördern und uns obendrein jung erhalten. Das sind die Melanoidine.

Sie entstehen beim Backen, Braten und Rösten, wenn Kohlenhydrate und Eiweiß miteinander verschmelzen. In der Biochemie spricht man von einer Maillard-Reaktion. Die Melanoidine sind sowohl für die braune Farbe der Kruste als auch für den typischen Geschmack mitverantwortlich. Und so nützen sie unserer Gesundheit:

- Melanoidine unterstützen den Organismus beim Abbau von Giften. Sobald Keime, Viren oder Schadstoffe aus der Umwelt in den Körper gelangen, helfen diese Substanzen in der Brotrinde, dass wir diese Feind schnell wieder los sind.

- An der Universität Münster hat Prof. Dr. Thomas Hofmann ein spezielles Melanoidin entdeckt: das Pronyl-Lysin. Es handelt sich dabei um eine ganz besonders aktive Substanz, die dem Körper des Menschen Kraft gibt, sich gegen die sogenannten „freien Radikalen" zu wehren, gegen jene hochaggressiven Stoffe aus der Umwelt sowie aus dem eigenen Stoffwechsel. Und da die freien Radikalen uns alt und krank machen, schützt die Brotkruste eindeutig vor Alter und Krankheit. Sozusagen eine Naturarznei vom Bäcker.

Es ist übrigens inzwischen auch geklärt, warum viele Menschen so großen Appetit auf die noch warme Brotkruste haben. Es entstehen beim Backen darin auch sogenannte Genussstoffe: Aldehyde und Amine. Das sind Aromastoffe, die uns verführen, glücklich machen und wie ungefährliche Opiate wirken. Sobald die Brotkruste kalt wird, ist dieser Spuk wieder vorbei.

Viele Menschen haben deswegen so großen Appetit auf die noch warme Brotkruste, weil diese Aromastoffe enthält, die uns glücklich machen und wie ungefährliche Opiate wirken.

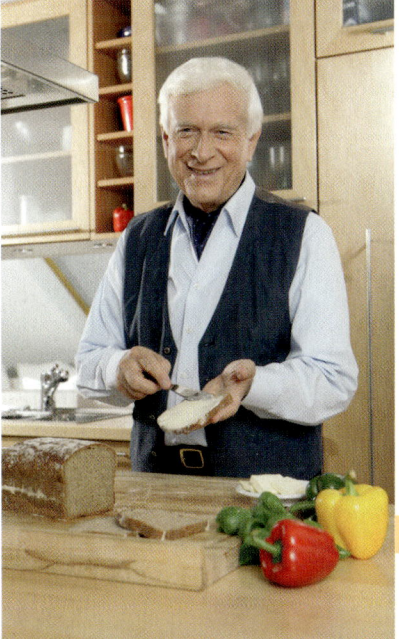

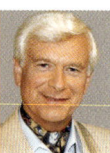

Ob Krimi oder Millionen-Show im Fernsehen, essen Sie eine Scheibe duftendes, frisches Vollkornbrot „oben ohne" – so tun Sie eine Menge für Ihre Gesundheit und bleiben schlank!

Genießen Sie Ihr Vollkornbrot „Oben ohne" – ein vitaler Fernsehsnack!

Brot kann man so vielfältig einsetzen: Da gibt es das Wurst – oder Käsebrot, den Party-Snack, das Butterbrot, das Butterbrot mit Honig. Man kann all diese Brote zum Frühstück, zwischendurch in der Pause, zur Jause und als Abendmahlzeit genießen. Haben Sie aber gewusst, dass es auch ein Krimi-Brot, ein Fußball-Brot und ein Millionen-Quiz-Brot gibt? Glauben Sie mir: Das sind ganz besondere Brot-Arten. Und es liegt an Ihnen, ob diese speziellen Fernseh-Brote die Gesundheit fördern oder belasten.

Im Grunde genommen sollte man niemals eine Hauptmahlzeit beim Fernsehen einnehmen. Man nimmt dann nämlich die Nahrung vollkommen unkontrolliert auf. Je spannender das Geschehen auf dem Bildschirm ist, desto mehr futtert man in sich hinein und merkt es gar nicht.

Man isst oft bei einem aufregenden Krimi oder bei einem atemberaubenden Fußballmatch 3 Mal soviel als man ohne TV konsumiert hätte.

Gegen eine Scheibe Brot zum Krimi, zum Quiz oder zum Fußball-Match ist ja nichts einzuwenden. Gefährlich ist immer nur das, was man aufs Brot legt oder streicht. Das macht nämlich dick – und das wird uns zum Verhängnis.

Daher mein Vorschlag:

◆ Schneiden Sie für den nächsten Fernsehabend eine Scheibe duftendes Vollkornbrot ab und essen Sie es ohne etwas. Kauen Sie jeden Bissen gut und lange. Bemühen Sie sich, jeden Bissen 20 bis 25 Mal zu kauen. Sie werden plötzlich erleben, wie köstlich so ein Brot ohne etwas dazu schmeckt.

◆ Und Sie haben die Gewissheit: In dieser Form macht Vollkornbrot nicht dick. Wer Vollkornbrot kaut,

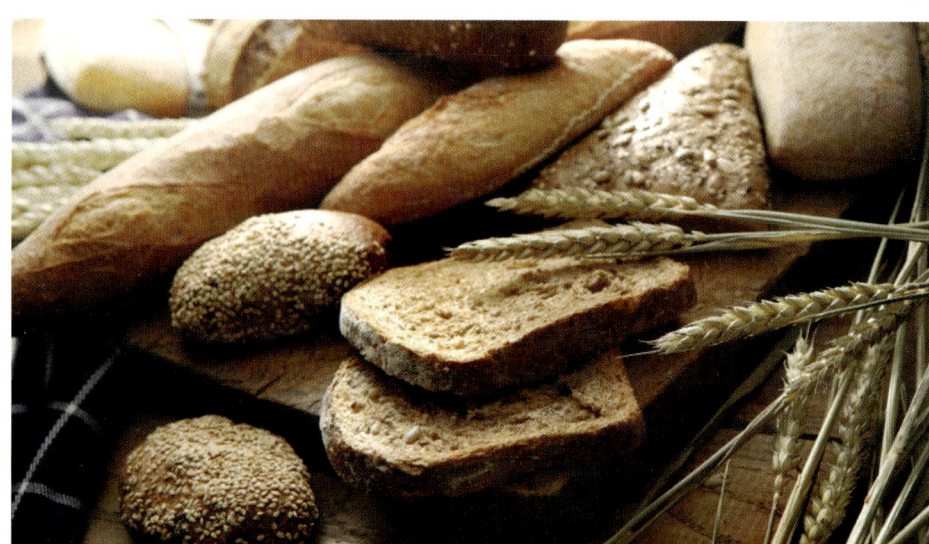

produziert 6 Mal soviel Speichel wie etwa beim Kauen von Weißbrot. Mehr Kauen und mehr Speichel bedeuten: mehr Energie-Verbrauch. Und damit werden auch Fettdepots im Körper abgebaut. Außerdem: Vollkornbrot macht schnell satt. Und das Satt sein hält lange an und verhindert gefährliche Heißhunger-Attacken, die zum Naschen von Süßem verführen.

Und wissen Sie, was Sie mit einem Stück Vollkornbrot alles für Ihre Gesundheit tun können? Eine Menge. Sie tanken den Mineralstoff Magnesium für Herz und Kreislauf, das Vitamin B 1 für starke Nerven, B 6 für Muskel und Haut, Ballaststoffe für die Verdauung, Eisen fürs Blut, Eiweiß fürs körperliche und geistige Wohlbefinden und Energie. Und Sie bleiben schlank.

Was ist dran an der „Gefahr aus dem Vollkorn"?

Vermutlich sind Sie auch schon damit konfrontiert worden: Vorwiegend Gegner der Vollwertkost verbreiten in jüngster Zeit gern die Nachricht, dass Getreideprodukte aus Vollkorn über mehrere gesundheitsschädliche Inhaltstoffe verfügen, vor allem wenn sie – wie etwa in Form von Müsli – roh konsumiert werden. Das sind die Lektine. Sie sollen die Darmwand schädigen. Dann werden die Enzym-Inhibitoren genannt. Sie sollen Verdauungsenzyme blockieren. Und dann gibt es noch die Phytinsäure. Sie soll die Spurenelemente Zink und Eisen binden und damit die Aufnahme in den Körper blockieren.

- Am angesehenen Institut für Sozialmedizin an der Universität Wien haben Ernährungswissenschaftler unter der Leitung von Doz. Dr. Ingrid Kiefer nachgewiesen, dass es sich dabei um eine Ernährungslüge oder zumindest einen Irrtum handelt:

- Lektine schädigen im Tierversuch die Darmwand, allerdings in einer extrem hohen Konzentration. Beim Menschen kommt es zu keiner Schädigung. Die aufgenommene Menge – auch bei permanentem Vollkorn-Konsum – reicht lange nicht aus, um die Darmwand negativ zu beeinflussen. Das Gegenteil ist der Fall: Der normale Verzehr von Vollkorn-Produkten im Rahmen einer ausgewogenen Ernährung hat eine sehr positive Auswirkung auf die Verdauung und auf die Besiedelung des Darms mit positiven, schützenden Bakterien. Das stärkt zugleich auch die Immunkraft. Man hat entdeckt: Einige dieser Lektine können sogar die Entstehung von Dickdarmkrebs hemmen.

- Die Enzym-Inhibitoren, die bei der Zubereitung von Vollkorn-Speisen zu einem erheblichen Teil durch Erhitzen zerstört werden, schützen vermutlich auch vor der Entstehung von Krebs-Erkrankungen im Darm.

Eine Studie aus dem angesehenen Institut für Sozialmedizin in Wien zeigt: Vollkornprodukte sind ein Gewinn für den Organismus – egal ob Müsli, Brot oder Teigwaren – und machen nicht krank!

- Bei der Phytinsäure weiß man das heute genau: Sie senkt das Risiko für Darmkrebs. Und zusätzlich kann sie den Blutzuckerspiegel regulieren. Die Tatsache, dass die Aufnahme von Eisen und Zink gebremst wird, spielt bei einer gesunden, ausgewogenen Ernährung keine Rolle.

- Es ist somit ein Gewinn für den Organismus, sich mit Vollkorn-Produkten zu ernähren, egal, ob es sich um Müsli, Brot oder Teigwaren handelt.

Ballaststoffe helfen bestens beim Aufbau der Immunkraft

Wenn es darum geht, die natürlichen Abwehrkräfte zum Schutz gegen Erkältungen und andere Infektionen, beispielsweise in der kalten Jahreszeit aufzubauen, dann muss man in erster Linie den Darm hegen und pflegen. Das heißt: Man muss mit einer entsprechenden, gezielten Ernährung darauf achten, dass die Darmflora – die Welt der positiven, gesundheitsfördernden und schützenden Bakterien gefördert wird. Denn: 70 bis 80 Prozent unserer Immunkraft werden im Darm durch unsere „guten" Darmbakterien aktiviert und gefestigt.

Wie aber kann man das machen? Was muss man in diesem Fall essen? Es gibt sozusagen eine Liste von absoluten Darm-Freunden und Darmflora-Förderern. Geben Sie also jeden Tag dem Darm, was er braucht. Sie erleichtern damit seine Arbeit und er hat Zeit, sich um die Abwehr von Krankheitserregern zu kümmern.

- Unsere Darmflora braucht Ballaststoffe. Das ist das Milieu, in dem sich die gesundheitsfördernden Darm-Bakterien wohlfühlen und schnell vermehren können. Interessante Mengen an Ballaststoffen liefern Vollkornbrot und andere Vollkorn-Produkte, alle Kohlgemüsesorten, Äpfel und Leinsamen. Die Ballaststoffe sorgen nicht nur dafür, dass unser Darm besonders leistungsfähig wird, sondern dass mehr verdauungsfördernder Schleim produziert und damit die Gleitfähigkeit der Verdauung gefördert wird. Die Fasern der oben genannten Nahrungsmittel massieren die Darmwände regelrecht.

- Unser Darm braucht aber auch Flüssigkeit, damit alle Ballaststoffe richtig aufquellen und den Darm auch zügig passieren können. Daher sollte man täglich 1 ½ bis 2 Liter Flüssigkeit zu sich nehmen. Ein wichtiger Tipp: Trinken Sie morgens auf nüchternen Magen ein großes Glas warmes Wasser. Das wirkt enorm anregend für die Verdauung.

- Unser Darm braucht als Unterstützung auch Milchsäure-Bakterien. Sie schützen den Darm vor Krankheitserregern. Sie finden Milchsäure-Bakterien in Sauerkraut, Brottrunk, Kefir-Milch und in probiotischen Joghurts.

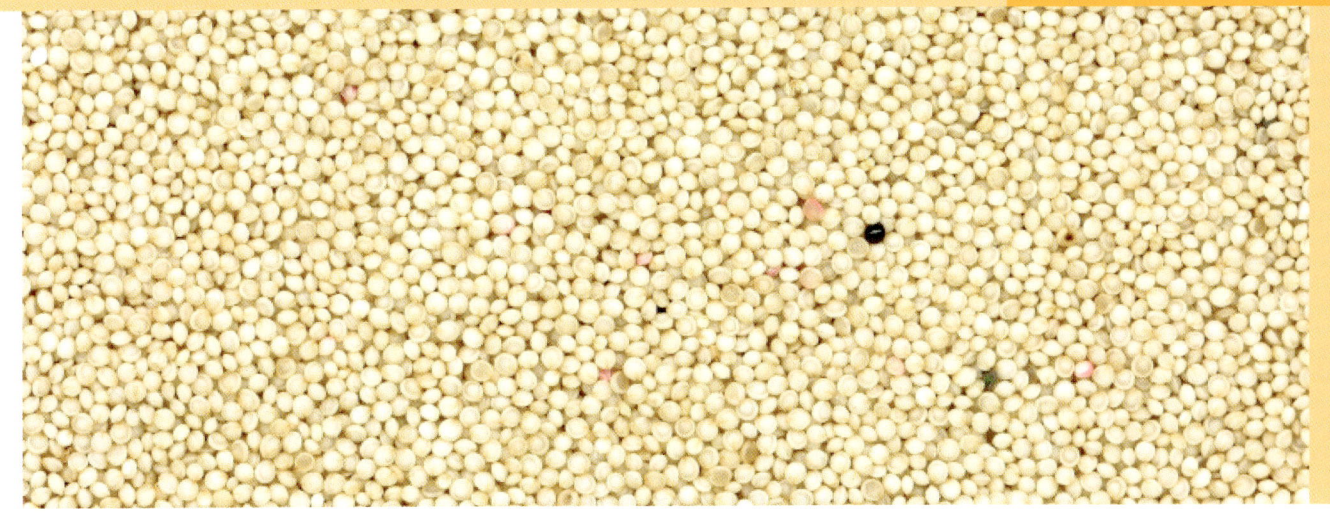

Indianer-Getreide Amaranth macht immunstark, fit und aktiv

Vor etwa 15 Jahren tauchte in Reformhäusern erstmals ein für uns neues Getreide aus den USA auf, das „Indianer-Getreide" Amaranth, und zwar in Form von Müsli. Es ist allerdings bald wieder in Vergessenheit geraten. Nun aber feiert es ein Comeback. An der Nationalen Akademie der Wissenschaften in den USA hat man das Getreide als besonders wertvoll eingestuft. Und an der Universität Gießen hat man im Rahmen eines Forschungsprojektes nachgewiesen, dass Amaranth speziell für Menschen ab 50 ein Kraftpaket darstellt.

Die Amaranth-Pflanze gehört zu den Fuchsschwanz-Gewächsen und stammt aus Mexiko. Die Mayas haben vor etwa 7.000 Jahren Amaranth angebaut. Später folgten die Inkas und Azteken. In großen Teilen Südamerikas war Amaranth neben Quinoa, Bohnen und Mais ein wichtiges Grundnahrungsmit-

tel, das man vor allem zu Brei und Brot verarbeitet hat.

Im Zuge der spanischen Eroberung verschwand das Getreide. Die neuen Machthaber verboten den Anbau, weil die Ureinwohner Amaranth für religiöse Rituale verwendeten. Nach Europa kam Amaranth im 16. Jahrhundert, wurde aber verdrängt. Derzeit bemühen sich Landwirte in Österreich und Deutschland, wieder verstärkt das Getreide anzusiedeln.

Die Untersuchungen an der Justus-Liebig-Universität Gießen haben ergeben: Amaranth ist reich an Magnesium fürs Herz und gegen den Stress, liefert viel Calcium für die Knochen, versorgt den Menschen mit hochwertigen Proteinen ohne tierische Fette. Daher ist Amaranth eine ideale Alternative für Vegetarier, aber auch für Menschen mit einem zu hohen Cholesterinspiegel.

Besonders interessant ist das Lysin, eine Aminosäure, die beim Amaranth fast drei Mal so hoch ist wie im Wei-

Unsere Darmflora braucht Ballaststoffe, damit sich die gesundheitsfördernden Darmbakterien wohlfühlen und schnell vermehren können

zen. Lysin wird vom Menschen nicht selbst hergestellt, sondern muss zugeführt werden. Lysin ist wichtig für ein gesundes, kräftiges Bindegewebe, für den Fettstoffwechsel, für eine optimale Versorgung mit Eisen für Vitalität, Selen für die Immunkraft und als Krebsschutz sowie Vitamin B 2 für die Energie.

Das reiche Angebot an Ballaststoffen regt die Verdauung an und kann zu hohe Cholesterinwerte senken. Wer Amaranth konsumiert, ist mit weniger Nahrung lange satt und wird daher schlank.

Kein Wunder, dass manche von einem „Wunderkorn" sprechen.

Da sich Amaranth seinerzeit als Müsli nicht so sehr durchgesetzt hat, hat man an der Universität Gießen angeregt, zur Steigerung von Aktivität und Energie Amaranth in Form von Brot auf den Markt zu bringen.

 Süß und gesund: Kraft-Kuchen der Inkas (4 Personen)
Aus 5 Eigelb. 2 Esslöffeln heißem Wasser, 100 Gramm Akazienhonig und der abgeriebenen Schale einer biologischen Zitrone eine Schaummasse rühren. Das Eiweiß der 5 Eier mit 200 Gramm feingemahlenem Amaranthmehl verrühren und vorsichtig unterheben. Die Masse in eine gefettete und mehlbestreute Kuchenform füllen und bei etwa 180 Grad Celsius

goldgelb backen. Den abgekühlten Kuchen durchschneiden und je nach Geschmack Heidelbeer-, Himbeer-, oder Marillenmarmelade einfüllen und vor dem Servieren mit etwas Schlagobers verzieren.

Die „glorreichen Drei": Brot, Wein und Käse – die wichtigsten Genussregeln

Abends, wenn man sich von den Strapazen und dem Stress des Tages erholen will, da gönnt man sich gern ein Stück edlen Käse, ein gutes Brot und ein Glas Wein. Doch nicht immer ist das ein exzellenter Gaumen-Genuss.

Mitunter stellt man fest: „Das hat nicht so besonders gut geschmeckt!" Bei der Kombination von Käse, Brot und Wein kann vieles schief gehen. Da sollte man ein paar Grundregeln kennen, die man beachten muss.

• Sowohl beim Käse als auch beim Wein ist der Reifegrad entscheidend. Ein milder, leicht säuerlicher Käse passt nur zu einem spritzigen, jungen Wein. Ein kräftiger Käse hingegen verträgt sich nur mit einem Wein, der einen ausgeprägten Geschmack aufweist.

• Je cremiger der Käse, desto mehr Säure darf der Wein haben. Und dazu gehört ein weißes Brot.

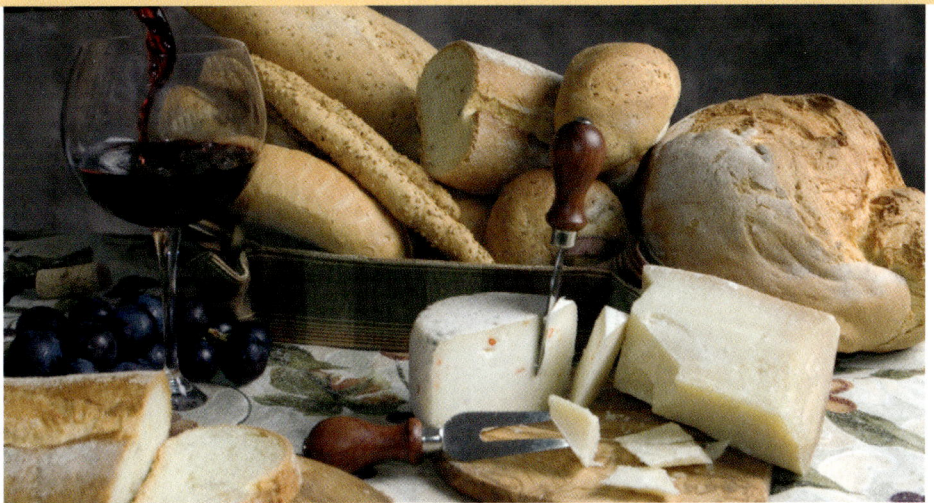

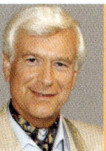
- Ein säuerlicher Käse braucht kräftiges Schwarzbrot und einen halbtrockenen oder edelsüßen Wein.

- Zum salzigen Käse passt Wein mit kräftiger Säure. Dazu gehört ein kräftiges Bauernbrot oder helles Weizenbrot.

- Je härter der Käse ist, desto mehr Gerbstoffe kann der Wein haben. Wenn man eine Käseplatte serviert, so muss der Wein immer nach dem kräftigsten Käse gewählt werden. Oder man stellt einen Brotkorb mit verschiedenen Sorten dazu.

- Grundsätzlich gilt die Regel: Wein, Brot und Käse aus der Region bilden immer eine Harmonie und sind ein kulinarischer Genuss.

Hier ein paar konkrete Vorschläge:

- Zum Brie und Camembert serviert man Baguette, helles Weizenbrot und einen trockenen Riesling oder einen Grauburgunder.

- Zum Schimmelkäse trinkt man eine Beerenauslese und genießt helles Weizenbrot oder kräftiges Roggenbrot.

- Zum Edamer oder Tilsiter passen Weißburgunder und halbtrockener Riesling, aber auch ein roter Spätburgunder und Nussbrot.

- Zum Ziegenkäse trinkt man am besten trockenen, fruchtigen Silvaner oder Weißburgunder und isst Roggen- oder Nussbrot.

- Der Mozzarella wird zu einem besonderen Genuss mit Zwiebel- oder Olivenbrot und einem Weißburgunder oder rotem Spätburgunder.

- Alter Gouda und Parmesan verlangen nach einem Riesling oder rotem Dornfelder, dazu Baguette oder Nussbrot.

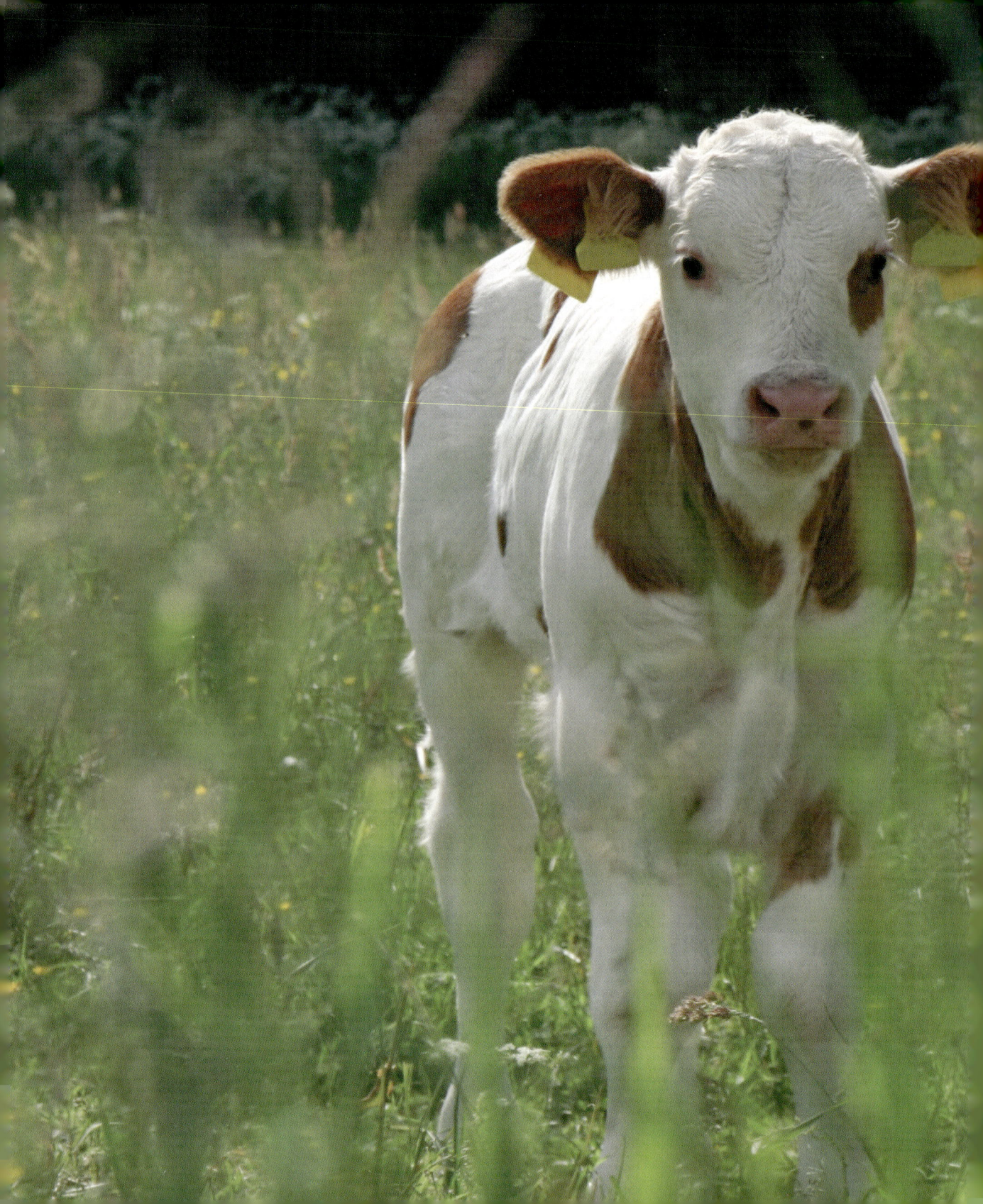

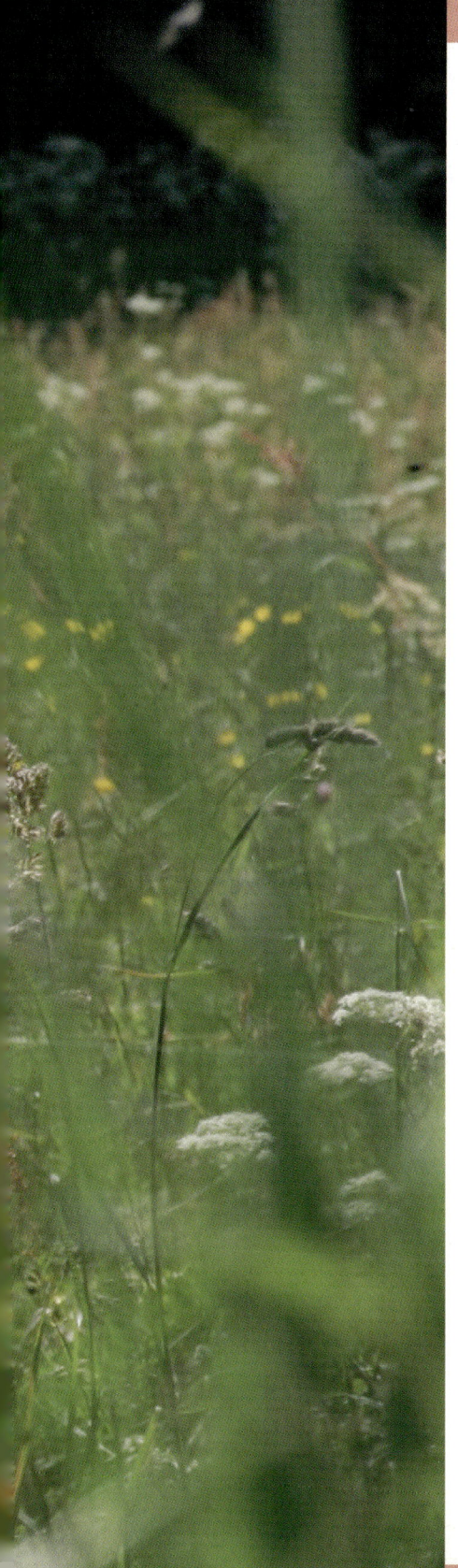

Viele von uns essen sehr gerne Fleisch, ein schönes Stück Steak, ein gegrilltes Kotelett zur Sommerzeit und vieles mehr. An und für sich ist Fleisch ein wertvolles Lebensmittel, da es dem Organismus neben dem Eiweiß reichlich Vitamin B1, Zink und Eisen zuführt. Tierisches Eiweiß ist besonders wertvoll, da es dem Körpereiweiß des Menschen in seiner Zusammensetzung sehr ähnlich ist und die lebensnotwendigen Bausteine im richtigen Verhältnis – mit 23 Aminosäuren – liefert.

GESUNDHEIT AUS FLEISCH UND FISCH

Es gibt allerdings eine Einschränkung bei Fleisch: Es sollte nicht in zu großen Mengen genossen werden und man sollte es nicht zu oft essen, da wir mit dem tierischen Eiweiß auch Fette, Cholesterin und Purine sowie Salz geliefert bekommen. Das heißt, wer etwas für seine Gesundheit tun möchte, der sollte nicht öfter als 2 bis 3 Mal in der Woche Fleisch als Hauptmahlzeit zu sich nehmen. So kann die Harnsäure bestens vom Körper verarbeitet und abgebaut werden. Und: Das Fleisch sollte bei einer Mahlzeit nicht im Mittelpunkt stehen, es sollte die Beilage sein und eine Portion Fleisch sollte höchstens 150 Gramm wiegen.

Um gesund und vital zu bleiben, sollten Sie allerdings 2 Mal in der Woche 150 bis 200 Gramm Meeresfisch genießen. Dieser liefert hochwertiges Eiweiß und das Spurenelement Jod, das unser Organismus für den Aufbau des Schilddrüsenhormons braucht. Jodmangel führt zu einer vergrößerten Schilddrüse und vielen anderen Beschwerden.

In diesem Kapitel zeige ich Ihnen, wie Sie sich mit Fleisch und Fisch „richtig" vital und gesund fühlen können.

Kein Krebsrisiko für rotes Fleisch

Seit Jahren wird von vielen Ernährungsexperten immer wieder die Behauptung aufgestellt: Der regelmäßige Genuss von reichlich rotem Fleisch erhöhe das Risiko für Darmkrebs. Damit war für viele gesundheitsbewusste Menschen klar: Weißes Fleisch vom Huhn, von der Pute und vom Fisch ist dem Rindfleisch, dem Schweinefleisch, dem Lammfleisch und den Wildgerichten vorzuziehen.

Nun aber melden Wissenschaftler ihre Bedenken an. Dr. Peter Kohler aus Koblenz betont: „Man muss die Datenlage dazu hinterfragen. In Fall-

Es gibt keinen überzeugenden Beweis, dass rotes Fleisch – regelmäßig konsumiert – eine gesundheitliche Belastung darstellt.

Kontrollstudien werden Krebskranke und Nicht-Krebskranke verglichen. Vor allem will man die Ernährung der beiden Gruppen genau analysieren. Über Jahre werden Menschen mit ihren Essund Lebensgewohnheiten beobachtet. Es ist nicht nur wichtig, was sie essen, sondern ob sie rauchen, Alkohol trinken, sich viel oder wenig bewegen."

Erst kürzlich wurde eine dieser Studien abgeschlossen und der Öffentlichkeit präsentiert: die Fukuoka Colorectal Cancer Studie. Mit ihr konnte ein Zusammenhang von rotem Fleisch und Krebs nicht bestätigt werden.

Natürlich können beim Braten und Grillen von rotem Fleisch krebserregende Substanzen entstehen. Es handelt sich dabei in erster Linie um heterocyclische Amine (HCA). Sie entstehen aber gleichermaßen bei der Zubereitung von rotem als auch von weißem Fleisch. Gewürze wie Oregano und Salbei, aber auch eine Gewürz-Marinade können die Bildung solcher Schadstoffe um bis zu 99 Prozent verhindern. Und das Benzpyren, das beim Grillen und Räuchern entsteht, kann durch Senf neutralisiert werden. Und Zwiebel sowie Knoblauch kann man erfolgreich gegen Nitrosamine einsetzen, die beim Braten von Speck entstehen.

Es gibt keinen überzeugenden Beweis, dass rotes Fleisch – regelmäßig konsumiert – eine gesundheitliche Belastung darstellt. Dieses Studien-Ergebnis ist allein deshalb erfreulich, weil mageres

Rindfleisch biologisch hochwertiges Eiweiß mit allen Aminosäuren liefert, die unser Organismus zum Aufbau seines körpereigenen Eiweißkonsums benötigt. Rindfleisch liefert das Vitamin B 1 für starke Nerven, Folsäure für Herz und Kreislauf, B 12 für Vitalität und Energie. 150 Gramm Rindfleisch decken den Tagesbedarf an all diesen Vitaminen ab. Außerdem nehmen wir durch Rindfleisch Eisen fürs Blut, Zink und Selen für die Immunkraft auf.

Ob Schnitzel, Filet oder Kotelett – Schweinefleisch ist nicht mehr so fett!

Eine jüngste Umfrage hat ergeben: Das Lieblingsfleisch der Österreicher und Deutschen kommt vom Schwein. Es hat in den letzten Jahren auch in der kreativen, modernen Küche einen festen Platz erobert. Deutschlands Spitzenköche lassen sich da etwas einfallen. Man kombiniert Schweinefleisch raffiniert mit Curry, mit Mango, mit Fenchel, mit Zucchini oder sogar mit Himbeeren.

Zudem wird Schweinefleisch mit den Gemüsesorten Auberginen, Blumenkohl (Karfiol), Tomaten und Chicoree angerichtet. Und man hat entdeckt, dass sich Filetspitzen und Koteletts wunderbar mit Thymian, Rosmarin, Oregano, Basilikum und Majoran, aber auch mit Koriander, Ingwer, Nelken und Zimt würzen lassen.

Schweinefleisch liefert wertvolles Eiweiß, das Nerven-Vitamin B 1 sowie das Energie-Vitamin B 3, zudem die Spurenelemente Zink und Selen für die Immunkraft, Eisen für die Vitalität.

Doch viele, die Schweinefleisch essen, haben ein schlechtes Gewissen in Sachen Kalorien. Der meist gehörte Einwand lautet: „Schweinefleisch ist ja so fett!" Diese Behauptung stammt aus vergangenen Zeiten und ist heute längst nicht mehr haltbar.

Der neueste Stand:

- Schweinefleisch ist deutlich magerer als manch anderes Lebensmittel.

- Im Gegensatz zu Großmutters Zeiten finden wir im Fleisch der Schweinerassen von heute rund 50 Prozent weniger Fett und Speck, dafür aber viel mehr Muskelfleisch. Das ist auf veränderte, neue Zucht- und Fütterungsmethoden zurückzuführen.

- In der Praxis bedeutet das für den Konsumenten: Filet, Schnitzel, Kotelett oder Steak vom Schwein, die früher etwa 10 Prozent Fett enthalten haben, sind heute nur mehr mit 2 bis 3 Prozent Fett belastet.

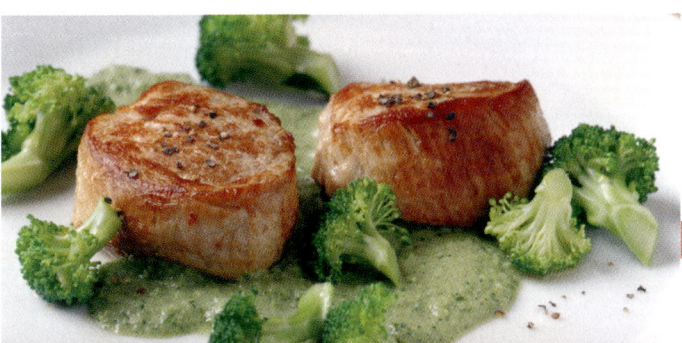

- Diese Fettmenge bietet eine leichte Marmorierung, die wichtig ist, damit das Fleisch saftig bleibt und optimal schmeckt. Denn Fett ist ja bekanntlich ein Geschmacksträger.

Das alles sind gute Nachrichten für junge Frauen mit der Doppelbelastung Beruf und Haushalt. Denn Schweinefleisch ist schnell zubereitet. Ein zartes Medaillon zum Beispiel ist in etwa 10 Minuten servierfertig. Dazu immer eine Gemüse- oder Salatbeilage reichen – wohlschmeckend und gesund!

Wussten Sie, dass man im Schweinefleisch von heute rund 50 Prozent weniger Fett und Speck, dafür aber mehr Muskelfleisch findet? Sie können Schweinefleisch also – in Maßen – ohne schlechtes Gewissen genießen!

Aromatisch und zart: Wir sind wild auf Wild!

Im Herbst werden in zahlreichen Restaurants Wildspezialitäten angeboten: Da gibt es Fleisch vom Reh, vom Hirschen und vom Wildschwein. Wildbret ist ein besonders wertvoller Bestandteil der gesunden Ernährung:

- Das Fleisch stammt von Tieren, die in freier Natur ihr Futter selbst und uneingeschränkt auswählen können. Man spricht von einer individuellen Nahrungs-Selektion. Dadurch bekommt das Fleisch ein besonders würziges Aroma. Aus diesem Grund ist Wildbret aus freier Natur im Wald wertvoller als Zuchtwild, das im Gehege gehalten wird.

- Da die Tiere pro Tag oft bis zu 20 Kilometer zurücklegen ist das Muskelfleisch gut entwickelt und gut durchblutet. Und genau deshalb ist Wildbret sehr mager und hat 80 Prozent weniger Fett als Rindfleisch.

- Das Fleisch von Wildtieren ist cholesterinarm und sehr zart, weil es einen geringen Anteil an Bindegewebe hat und weil das Muskelfleisch besonders dünnfaserig ist.

- Es ist reich an hochwertigem Eiweiß. Der Proteingehalt übertrifft bei Weitem den des Fleisches von Schlachttieren.

Das zarteste Fleisch stammt vom Rehkitz oder vom Hirschkalb, wenn die Tiere nicht älter als 2 bis 3 Jahre waren. Man kann das Alter der Tiere an den geringfügigen sichtbaren Fettanteilen erkennen: Bei jungen Tieren ist es weiß, bei älteren Tieren dunkel. Das Fleisch selbst sollte immer dunkel und feinfaserig sein.

Wildbret hält sich im Kühlschrank 1 bis 2 Tage, in der Tiefkühltruhe bis zu 6 Monaten. Fürs Auftauen sollte man 3 Stunden Zeit berechnen.

Und hier noch ein paar Küchentipps für Wildbret-Fans:

Da Wild sehr mager ist, darf man es nicht zu lange garen, sonst wird es zäh und hart. Es sollte innen noch leicht rosa sein. Bevor man es in den Ofen schiebt, sollte man das Fleisch in einer offenen Pfanne kurz anbraten.

Beim Einkauf darauf achten: Die zartesten Stücke – Filet, Schnitzel und Nuss – stammen vom Rücken. Sie eignen sich zum Braten und Grillen. Die Schulter verwendet man für Eintöpfe und Saftfleisch. Im Saft schmoren lässt man am besten den Schlegel.

Rezept für ein feines Wildragout:

Zutaten: 600 Gramm Rehschulter, 60 Gramm Fett, 200 Gramm Wurzelwerk, 1 Zwiebel, 10 Pfefferkörner, 10 Wacholderbeeren, 1 Lorbeerblatt, Thymian, Muskatnuss, Salbei, Salz, Pfeffer, 20 Gramm Mehl, 1/16 Liter Rotwein, 1/10 Liter Sauerrahm, 1 Esslöffel Preiselbeeren.

Zubereitung: Die Zwiebel und das Wurzelwerk fein reiben und in heißem Fett anrösten. Das geschnittene Fleisch dazugeben, rösten und würzen, mit Wein löschen, mit Wasser aufgießen und weich dünsten. Zuletzt stauben, den Sauerrahm, Rotwein, geriebene Muskatnuss, Gewürze, Preiselbeeren und Zitronensaft beifügen und kochen.

Guten Appetit!

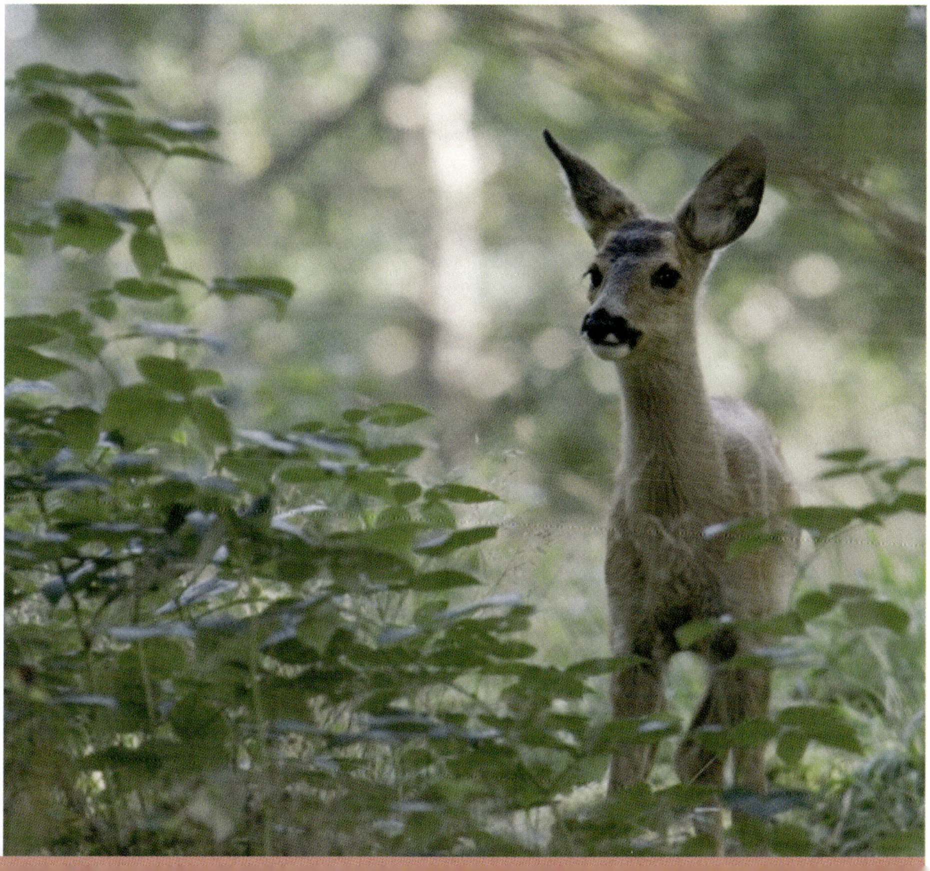

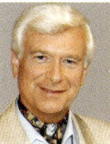

Prof. Bankhofers Spezial-Tipp

Da das Wild sehr mager ist, darf man es nicht zu lange garen, sonst wird es zäh und hart. Bevor man das Fleisch in den Ofen schiebt, sollte man es in einer offenen Pfanne kurz anbraten!

Brot und Fleisch: eine geniale Kombination

Sicher ist Ihnen das auch schon passiert: Sie hatten jede Menge Gäste und haben mächtig aufgekocht. Natürlich war da viel Fleisch oder Fisch dabei. Es ist nicht alles aufgegessen worden. Sie haben noch einiges davon im Kühlschrank. Also bietet sich ein fürstliches Reste-Essen an. Die Frage ist nun: Soll man das alles aufwärmen oder zu einem kalten Buffet anrichten?

Entscheiden Sie sich fürs Buffet. Beim Aufwärmen von Fleisch und Fisch leidet oft der Geschmack. Und Sie sparen das Zubereiten von Beilagen. Sie servieren dazu einfach Brot: Vollkornbrot oder Weißbrot, je nach Geschmack.

Brot zum Fleisch: Das ist nicht nur praktisch und einfach. Was viele gar nicht wissen: Es ist auch sehr wertvoll für die Gesundheit. Wer Brot zum Fleisch isst, der unterstützt damit die Eiweiß-Verdauung von Gans, Ente, Huhn, Rind, Schwein und Fisch. Je besser das Fleisch-Eiweiß aufgeschlossen wird, desto wertvoller ist das für unsere Gesundheit. Nur dann können aus dem Fleisch alle Vitamine, Mineralstoffe und Spurenelemente optimal genützt werden.

Man muss sich das so vorstellen: Unser Organismus fängt mit dem tierischen Eiweiß vorerst nichts an. In Magen und Darm muss das Eiweiß in einzelne Bausteine – in Aminosäuren – zerlegt werden. Diese gelangen dann problemlos durch die Darmwand ins Blut und müssen wieder zu einem neuen, körpereigenen Eiweiß zusammengesetzt werden.

Darum ist das Brot zum Fleisch so wichtig. Die fleißigen Brotsäure-Bakterien – eine Elitetruppe der Milchsäure-Bakterien – leiten eine optimale Verarbeitung des Eiweißkonsums ein.

Gleichzeitig sorgen die Brotsäure-Bakterien dafür, dass es im Darm durch den Fleischgenuss nicht zu Völlegefühl und Blähungen kommt, weil Gärungen und Fäulnisprozesse unterbunden werden.

Sie können die Arbeit des Brotes unterstützen: Auch Blatt-Salate und Papaya-Früchte fördern die Verdauung von Fleisch-Eiweiß.

Grillen: So macht es Spaß – und ist gesund!

Wenn im Sommer die Grillzeit naht, hören wir immer wieder von Ernährungs-Experten und Medizinern: Man sollte nicht täglich grillen und sollte sich vor Augen halten: Wenn Fleisch und Fisch bei großer Hitze auf dem Rost liegen, entstehen gesundheitliche Gefahren. In erster Linie entstehen Schadstoffe, die das Risiko für Krebs erregen. Mediziner in den USA haben es dieser Tage hart ausgedrückt: Grillen macht alt und krank. Lassen Sie sich gerade jetzt in der schönen Jahreszeit nicht die Freude

Wenn Sie Brot zum Fleisch oder zu Fisch essen, unterstützen Sie damit die Eiweiß-Verdauung. Die Vitamine, Spurenelemente und Mineralstoffe können so besser genützt werden.

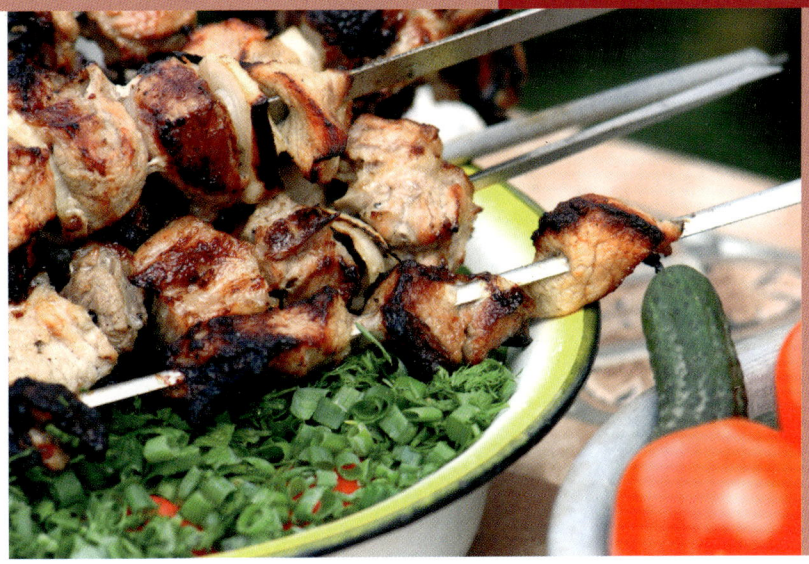

am Grillen verderben. Sie können die Gefahren locker verhindern:

- Es ist nachgewiesen: Wenn Fett vom Fleisch auf die Glut tropft, dann steigen mit dem Rauch krebserregende Stoffe auf, sogenannte polyzyklische aromatische Hydrokarbone – kurz PAHs genannt.

- So können Sie das verhindern: Verwenden Sie magere Stücke bester Qualität, schneiden Sie etwaiges Fett weg. Halten Sie einen größeren Abstand von der Glut zum Grillrost. Legen Sie Fleisch und Fisch auf eine Alufolie. Dann kann kein Fett abtropfen.

- Man hat gemessen: Wenn Fleisch beim Grillen zu dunkel wird oder gar am Rand etwas verkohlt, dann entstehen krebserregende Stoffe mit dem Namen heterozyklische Amine – kurz HCAs bezeichnet. Sie fördern in erster Linie das frühzeitige Altern.

Und so können Sie das verhindern: Schneiden Sie rigoros alle verbrannten Stellen weg oder entsorgen Sie das ganze Stück. Marinieren Sie das Fleisch vor dem Grillen. Damit können Sie die Gefahr für die Bildung von HCAs um bis zu 90 Prozent senken. Benutzen Sie für die Marinade eine Mischung aus Essig, Zitronensaft, Apfelsaft, braunem Rohrohrzucker, Senf, Rapsöl, Kräutern und Gewürzen. Und legen Sie Fleisch und Fisch erst dann auf den Rost, wenn sich über die Glut eine zarte Aschenschicht gebildet hat.

- Wenn Rindfleisch und Schweinefleisch gegrillt werden, dann entstehen an der Oberfläche Röststoffe wie zum Beispiel 3-Amino-1-Methyl-5 H-Pyrido-Indol, die das Krebsrisiko erhöhen.

So können Sie das ganz einfach vermeiden: Diese Substanzen werden neutralisiert, wenn man die Fleischstücke vor dem Grillen mit Oregano oder Salbei einreibt. Und wenn man beim Verzehren der Grillspeise ein Glas Bier trinkt. Das ist doch eine gute Nachricht.

- Wer geräucherte Würste oder Speck auf den Grillrost legt, muss damit rechnen, dass die Nitratsalze, mit denen das Grillgut hergestellt wurde, beim Erhitzen in krebserregende Nitrosamine umgewandelt werden.

Das kann man verhindern:

Verzichten Sie auf Würste und Speck auf dem Grillrost. Oder essen Sie reichlich Senf dazu. Seine scharfen Senföle

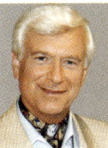

Prof. Bankhofers
Spezial-Tipp

Wenn Sie das Fleisch vor dem Grillen mit einer Mischung aus Essig, Zitronensaft, Apfelsaft, braunem Rohrohrzucker, Senf, Rapsöl, Kräutern und Gewürzen marinieren, können Sie die Gefahr für die Entstehung von krebserregenden Stoffen um bis zu 90% reduzieren!

entschärfen die Gefahr. Und wenn Sie reichlich Tomaten oder Wassermelonen dazu verzehren, können Sie zu einem gewissen Teil die Entstehung von Nitrosaminen verhindern.

All diese Probleme haben Sie nicht, wenn Sie Gemüse und Obst für kurze Zeit auf den Grillrost legen und genießen.

Haben Sie großen Stress, dann tanken Sie hochwertiges Eiweiß durch Fleisch oder Fisch. Wenn Sie Zitronensaft darüber träufeln oder eine Papaya nachher essen, wird das Eiweiß noch besser aufgenommen.

Essen Sie den Stress mit einem Steak einfach weg!

Gehören Sie auch zu jenen Menschen, die den ganzen Tag Stress haben: sowohl im Beruf als auch privat? Ganz besonders knapp vor dem Urlaub hat man oft Tage voller Ärger und Hektik. Das schadet der Gesundheit.

Man kann allerdings vorbeugen, kann mit entsprechender Ernährung Stress verhindern.

Dazu muss man wissen, was denn eigentlich so in Stress-Situationen im Organismus passiert. Bei allen Menschen, die ständig Stress haben, wird der Stoffwechsel dramatisch angekurbelt, nämlich um 100 bis 120 Prozent und auch noch mehr. Das bedeutet: Der Stress wird zum Nährstoff-Räuber. Er plündert Zellen und Gewebe regelrecht aus. Er braucht unsere Vorräte auf. Und besonders hat es der Stress auf unsere Eiweiß-Vorräte abgesehen.

Daher sind zur Stress-Vorsorge volle Eiweiß-Depots im Körper so besonders wichtig. Durch große Anspannungen, Kränkungen und durch Leistungsdruck sind nämlich etwaige Eiweißvorräte in kurzer Zeit erschöpft.

Wer an einem Tag Ärger zum Frühstück daheim, dann später am Arbeitsplatz mit dem Chef und zwischendurch im Straßenverkehr hat, der hat kein Eiweiß mehr im Blut.

Ein konkretes Beispiel:
Wenn ich mittags 180 Gramm Rindfleisch, eine Portion Spinat, Reis und einen kleinen Salat esse, habe ich eine ideale Mischung an Eiweißbausteinen – Aminoäuren genannt – getankt. Die sind aber alle sofort wieder aufgebraucht, wenn ich mich 8 Minuten ärgern muss oder neuerlich Stress habe, 90 Minuten Hausarbeit verrichte, 24 Minuten mit Joggen verbringe, 90 Minuten Bürohektik überstehen muss oder wenn ich bei einem Beinahe-Autounfall einen gewaltigen Schrecken kriege.

Wir verbrauchen sogar Eiweiß im Schlaf, wenn wir schlecht träumen, Sorgen mit ins Bett nehmen.

Die beste Lösung. Tanken Sie hochwertiges Eiweiß durch Fleisch und Fisch. Essen Sie Ihren Stress mit einem saftigen Steak weg. Noch ein Trick dazu: Träufeln Sie Zitronensaft über Fleisch und Fisch. Oder essen Sie anschließend eine Papaya. Dann wird das Eiweiß noch besser und schneller aufgenommen.

Die leckere Leber – lieber selten und nur wenig davon essen

Vermutlich ist es Ihnen selbst auch schon so ergangen: Sie setzen sich an einem wunderschönen Sommertag in ein Restaurant, lesen die Speisekarte und entdeckt etwas, was Sie zuhause schon lange nicht mehr zubereitet haben: ein köstliches Lebergericht. Sie haben Appetit darauf, aber Sie zögern. Da ist so ein unsicheres Gefühl im Unterbewusstsein. Und Sie fragen sich: Ist es heutzutage sinnvoll, Leber zu essen?

Die Antwort: Leber ist zweifelsohne ein Lebensmittel, das im Rahmen einer ausgewogenen Ernährung seinen Platz haben kann. Aber nur in kleinen Portionen und sehr selten. Vielleicht einmal im Monat. Die Inhaltsstoffe der Leber sind interessant und wertvoll. Eine Portion von nicht ganz 90 Gramm liefert uns den Tagesbedarf an Vitamin A und B 12 und große Mengen aller anderen B-Vitamine. B 12 ist wichtig für unsere Energie und Vitalität, Vitamin A brauchen wir für unsere Atemwege, für die Immunkraft und die Sehkraft.

Die Leber versorgt uns mit den Spurenelementen Zink für Immunkraft, Haut und gute Laune, Kupfer zur Vorbeugung von Rheuma, Eisen für Energie. Dazu kommt noch hochwertiges Eiweiß, das weniger Fett als eine Hühnerbrust mit Haut hat. Nur Geflügelleber, die einen gelben Farbstich hat, enthält viel Fett. Dennoch muss man im Umgang mit der Leber Vorsicht walten lassen. Die negative Zahl dazu: In einer Leber-Portion sind 300 Milligramm Cholesterin enthalten – das Tagesmaximum. So eine Leber auf dem Teller hat auch viele Kilokalorien, weil sie ja in Fett gebraten und oft sogar noch mit einer Scheibe Speck garniert wird.

Das allerdings größte Problem bei der Leber: Sie enthält unter allen Innereien oft die meisten Pestizide, Antibiotika und anderen Medikamente. Das sind alles Stoffe, welche die Tiere bei der Aufzucht bekommen.

Man findet in der Leber fast immer Rückstände, wenn auch meist innerhalb der erlaubten Norm. Außer, es handelt sich um Leber von einem Tier aus biologischer Landwirtschaft. Dieselbe Vorsicht beim Essen ist bei Bries, Hirn, Milz und Herz geboten. Das Motto sollte auch da wie bei der Leber lauten: selten und kleine Portionen.

 Feines Leberrezept:

Die Kalbsleber, die feinste und teuerste Leber, in 1 cm dicke Scheiben schneiden, in Mehl wenden und bei mittlerer Hitze in Butter kurz braten. Sie soll innen saftig und rosa sein. Wenn Leber zu lange brät, wird sie hart und trocken. Die Leber erst nach dem Braten mit Salz würzen. Sie bleibt dann saftig und zart. Kalbsleber dann mit in Butter gebratenen Apfelscheiben und Zwiebelringen servieren.

Die Leber ist zwar ein Nahrungsmittel, das viele interessante Inhaltsstoffe hat, allerdings liefert sie große Mengen an Cholesterin und enthält oft Pestizide, Antibiotika und andere Medikamente. Nur selten essen!

Steak und Bier – diese Kombination rate ich Dir!

Speziell die Männer sehnen sich hin und wieder nach einem schönen, dicken, zarten und rosaroten Steak. Dagegen ist nichts zu sagen: Hochwertiges Rindfleisch ist ein Bestandteil einer ausgewogenen, gesunden Ernährung.

Das zarte Roastbeef, das besonders wertvolle Filet, das extrem magere Rumpsteak oder das aromatische Rib-Eye von den vorderen Rippen: Sie alle liefern hochwertiges Eiweiß als Futter für unsere Muskeln und als Schutzwaffe gegen den täglichen Stress. Dazu aber nehmen wir noch viele andere wertvolle Nährstoffe auf: Vitamine, Mineralstoffe, Spurenelemente.

Daraus ergeben sich tatsächlich fürs Steak einige wichtige gesundheitsfördernde Aspekte, die man als Steak-Genießer einfach wissen sollte:

- Ein Steak ist ein wertvoller Lieferant für das Spurenelement Selen. An der Stanford Universität in Kalifornien hat man nachgewiesen, dass so ein Stück Rindfleisch gerade deshalb das Risiko für Prostata-Krebs beim Mann senkt.

- Wenn das Steak mager ist, dann braucht man auch nicht zu befürchten, dass die Cholesterin-Werte in die Höhe schießen. Heute bekommt man überwiegend fettarmes Rindfleisch.

- Frauen, die einen massiven Eisenmangel aufweisen und daher immer müde sind, können sehr oft das Problem mit wöchentlich einem Steak lösen. Es ist ein wertvoller Eisen-Lieferant.

- Japanische Wissenschaftler haben entdeckt, dass es sehr wichtig wäre, jeweils zum Steak ein Glas Bier zu trinken. Die Wirkstoffe im Bier entschärfen und neutralisieren den krebserregenden Effekt von sogenannten heterozyklischen Aminen, die beim Braten des Steaks an der Fleisch-Oberfläche entstehen. Der bekannteste Schadstoff, der als krebserregend gilt, ist das 3-Amino-1-Methyl-5H-Pyrido-Indol. Ganz besonders wirksam dagegen ist alkoholfreies Bier. Man kann diesen Schadstoff aber auch abbauen, wenn man das Steak vor dem Braten mit Salbei oder mit Oregano einreibt.

Rezepttipps: Die originelle „Steaklust" Wussten Sie, dass Sie Steaks nicht immer nur mit Kräuterbutter servieren müssen?

 Hier einige kreative Ideen (für jeweils 4 Steaks):
Mit Zwiebeln:
4 Zwiebeln in Scheiben schneiden, 1 Esslöffel Mehl und 1 Esslöffel Paprika vermischen, die Zwiebelringe darin wenden und in 3 bis 4 Esslöffel erhitztem Öl braten – auf die Steaks geben.

Japanische Wissenschaftler haben entdeckt, dass es sehr wichtig ist, jeweils zum Steak ein Glas Bier zu trinken, um Schadstoffe zu entschärfen, die beim Braten entstehen.

Mit grünem Pfeffer:
8 Esslöffel eingelegten, grünen Pfeffer in dem Bratensatz erhitzen und mit der Brunnenkresse auf die Steaks geben.

Mit Maiskörnern und Paprika:
1 Paprikaschote in dünne Scheiben schneiden und kurz in kochendes Wasser geben. Mit 2 Esslöffel Maiskörnern ca. 2 Minuten in dem Bratensatz dünsten und auf den Steaks verteilen.

Mit Sardellenfilets:
16 Sardellenfilets mit halbierten grünen Oliven auf die Steaks verteilen.

Mit Mangospalten:
1 Mangofrucht schälen und Spalten herausschneiden, kurz in 1 Esslöffel Butter dünsten, mit Salz und Pfeffer würzen und auf die Steaks verteilen.

Fleisch vom Lamm bringt uns schwungvoll auf den Damm

Im Frühling gibt es besonders zartes Lammfleisch. Jeder, der dieses Angebot nützt und sich in dieser Zeit vom Lamm und Schaf ernährt, leistet einen wertvollen und sinnvollen Beitrag für die Gesundheit.

Wer Lammfleisch mag, sollte im Frühling zumindest einmal in der Woche ein entsprechendes Gericht genießen.

Man kann Lammfleisch braten, grillen, dünsten oder als Eintopf zubereiten. Lammfleisch weist einen hohen Gehalt an B-Vitaminen für starke Nerven, für Herz und Kreislauf auf. Es liefert Zink für die Immunkraft, Kalium für die Muskeln, Eisen fürs Blut und Nikotinsäure für die Vitalität. Vor allem aber nimmt man mit dem Lammfleisch Orotsäure auf. Und das ist ein Jungbrunnen.

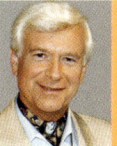

Prof. Bankhofers Spezial-Tipp

Mit dem Lammfleisch nimmt man neben dem hohen Gehalt an B-Vitaminen, Zink, Kalium und Eisen auch Orotsäure auf, ein wahrer Jungbrunnen.

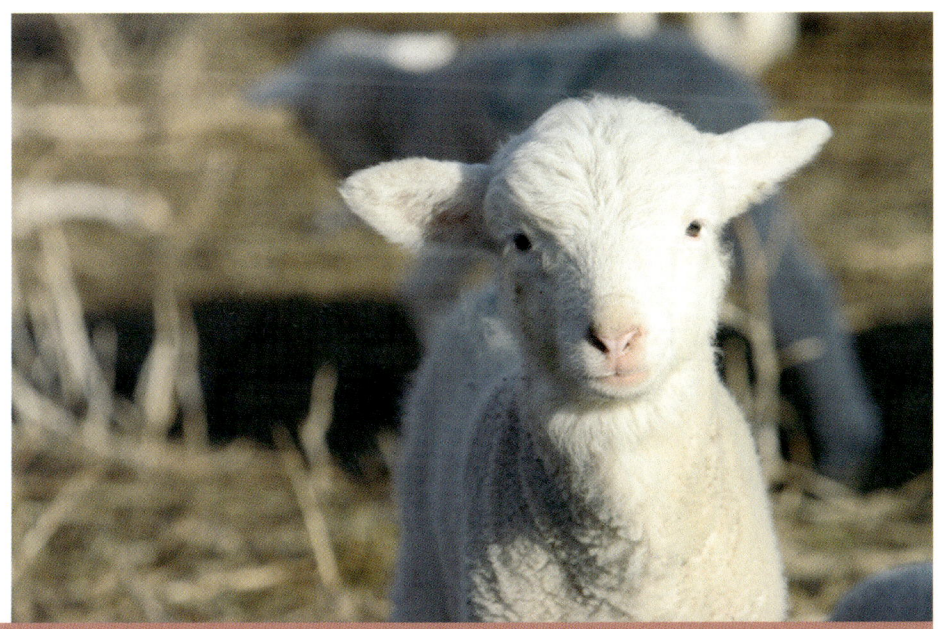

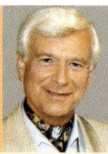

Außerdem gilt Lammfleisch als gesün-
destes Fleisch in unserer Zeit. Läm-
mer kann man nicht im Stall mästen.
Sie brauchen das Leben und Grasen
auf der Wiese, müssen sozusagen als
„glückliche Tiere" aufwachsen.

Diese Orotsäure, die unseren Alterungsprozess bremst, ist auch in großen
Mengen im Schafkäse enthalten. Der
Hauptwirkstoff Uracil in der Orosäure
kann schnell alternde Zellen regenerieren und mit neuer Energie versorgen.
Außerdem stärkt die Orotsäure die Immunkraft.

Der gastronomische Vorteil: Schafkäse ist besonders leicht verdaulich. Ein
spezieller Genuss: Schafkäse mit etwas
Olivenöl beträufelt, dazu eine dünne
Scheibe getoastetes Vollkornbrot.

Man sollte deshalb im Frühjahr nicht
auf die Anti-Aging-Genüsse Lammfleisch und Schafkäse vergessen.

*Das ist besonders wichtig für alle, die
über 40 sind.*

Die Festtags-Gans hat
auch ihre gesunden Seiten

Beim Wort Festtags-Gans kommt kaum
einer auf die Idee, dass es sich dabei
um etwas Gesundes handeln könnte.
Irgendwie klingt der Name allein schon
nach Sünde. Doch der knusprige Gän-
sebraten hat auch seine guten Seiten.

Er liefert uns auch Wertvolles für
die Gesundheit:

◆ Da die Gans zum Geflügel zählt,
hat sie einen hohen Gehalt an den
Vitaminen B 2 und B 6, die uns starke Nerven und Vitalität vermitteln.

◆ Der hohe Anteil am Spurenelement
Zink sorgt für ein gutes Immunsystem und hilft gegen Erkältungen
und hebt die Laune.

◆ Das Eisen und das Vitamin Niacin
im Gänsefleisch liefern Energie.
Hilfreich für erschöpfte Frauen mit
der Doppelbelastung Beruf und
Haushalt.

◆ Das Eiweiß hilft uns zu den Feiertagen, besser mit dem Stress der Ver-
wandtenbesuche umzugehen.

◆ Wer Bedenken hat, dass man mit
der gebratenen Gans zu viel Eiweiß
konsumiert, der sollte unbedingt
reichlich gedünstetes Rotkraut als
Beilage dazu essen. Es enthält viel
vom Vitamin Folsäure, und diese
hilft das Eiweiß besser und schneller
zu verarbeiten.

◆ Wer Angst vor dem Fett der Gans
hat, der sollte während des Bratvor-
ganges mit einer Gabel seitlich die
Haut anstechen. Dann läuft viel Fett
in die Pfanne. Das Gänsefett sollten
Sie aber nicht entsorgen, sondern in
einem Gefäß aufbewahren und bei
Husten auf Brust und Rücken einrei-

ben. Das ist ein altes Bauernrezept gegen Erkältungen.

◆ Wenn Sie sich scheuen, die Festtagsgans zu essen, weil die Speise Ihre Cholesterinwerte erhöhen könnte, dann halten Sie sich an eine Studie, die an der Universität Leipzig gemacht wurde. Daraus geht hervor: Wenn die Festtagsgans mit reichlich Knoblauch gewürzt ist, steigen die Cholesterinwerte nur unbedeutend.

◆ Und das Völlegefühl nach der deftigen Gans können Sie verhindern, wenn Sie das Fleisch vor dem Braten mit reichlich Kümmel einreiben und mit Artischocken servieren.

◆ Da Gänsefleisch auch viel Säuren einbringt, ist es sinnvoll, Basisches dazu zu essen: einen knackigen Blattsalat oder 1 Glas naturtrüben Apfelsaft.

Austern essen: der gesunde 30-Sekunden-Urlaub am Meer

In den Ferien sitzt die Brieftasche locker. Da gönnt man sich schon das eine oder andere Mal etwas, was man sonst zu Hause im Alltag nicht unbedingt essen würde. Dazu gehören Austern. Sie üben seit jeher eine große Faszination auf den Menschen aus. Für die einen sind sie der Inbegriff einer Delikatesse, für die anderen ein Zeichen von Luxus.

Das war schon in der Antike bei den Römern so. Und im Mittelalter wurde die Auster von den Reichen die „Königin der Meere" genannt.

Auf Grund der Verschmutzung vieler Gewässer unterliegen Austern hohen Qualitätskriterien. Die meisten Austern kommen heute aus Zucht-Farmen. Dort werden sie nach der Entnahme aus dem Austernpark noch mehrere Wochen in speziellen Becken mit reinem, kontrolliertem und nährstoffreichem Wasser veredelt.

Der Geschmack der Austern ist sehr von der Wassertemperatur und von den Nährstoffen abhängig, mit denen die Auster versorgt wurde. Kenner nennen den Geschmack von Belon-Austern oder von Gillardeau-Austern, die man in unseren Regionen serviert bekommt, zitronig und nussig.

Man sagt: Eine Auster zu essen, das ist wie ein 30-Sekunden-Urlaub am Meer. Das Meerestier gleich nach dem Öffnen mit Zitronensaft und Charlottenessig beträufelt.

Austern liefern die größte Menge am Spurenelement Zink und sind reich an B-Vitaminen, machen stark gegen Stress.

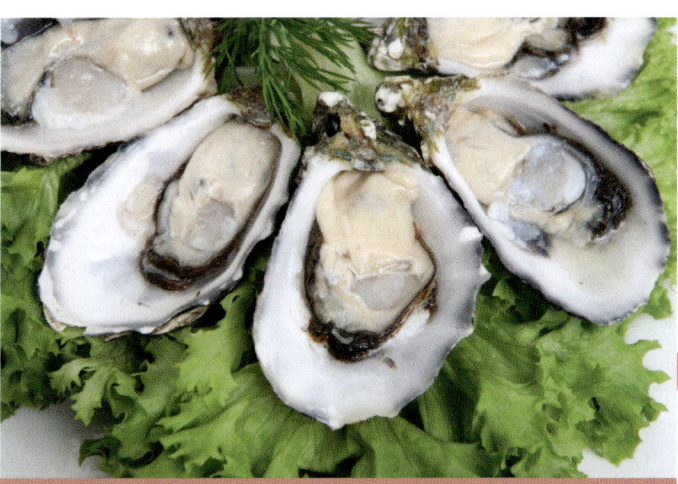

Zu alledem gehört die Auster zur wertvollen, gesunden Ernährung:

- Sie ist jenes Naturprodukt, das dem Menschen die größte Menge am Spurenelement Zink liefert. Daher fördert die Auster allgemein die Laune und ist ein Kosmetikum für die Haut. Und obendrein wird durch Zink die Immunkraft stabilisiert und gestärkt.

- Austern versorgen uns aber auch mit Vitamin A für die Augen, die Atemwege und für die Immunkraft.

- Austern sind aber auch reich an den Vitaminen B 1 und B 2. Damit stärken Sie angegriffene Nerven und machen stark gegen Stress.

Abnehmen mit Lamm und Meeresfisch

Immer wieder kann man es hören und lesen: Es gibt bestimmte Nahrungsmittel, die uns zu einer guten Figur verhelfen, die Fett verbrennen und schlank machen. Das klingt zwar auf den ersten Blick unglaublich. Doch es stimmt. Die Schlankmacher an sich sind natürlich nicht die betreffenden Lebensmittel, sondern ihre Inhaltsstoffe: Nährstoffe, die uns helfen, dass wir auf bequeme Weise ein paar Kilos abnehmen. Was sind das nun für Wirkstoffe?

- Alle Nahrungsmittel, die größere Mengen vom Spurenelement Chrom enthalten, machen schlank. Chrom ist eine natürliche Hungerbremse. Chrom steuert das Satt sein, verhindert große Blutzucker-Schwankungen, die ja für das verführerische Hungergefühl verantwortlich sind. Zusätzlich unterstützt Chrom den Muskelaufbau, was wieder einen besseren Fettabbau fördert. Chrom ist in der Kresse, in magerem Käse, in Schalentieren wie Garnelen und Shrimps und in allen Vollkornprodukten enthalten.

- Die Aminosäure L-Carnitin ist ein wichtiger Stoff, der in unserem Körper Fettmoleküle aus Fettzellen in Verbrennungszellen der Muskeln transportiert. Dazu braucht das L-Carnitin Vitamin C. L-Carnitin liefert uns in erster Linie Lammfleisch. Das ist das Geheimnis, warum Lamm-Gerichte nicht dick machen.

- Die körpereigene Substanz Q 10, ein Co-Enzym, fördert ebenfalls die Verbrennung von Fettzellen. Q 10 tanken wir aus frischen Früchten, ganz besonders aus der Papaya und aus der Ananas, wobei das Enzym Bromelain und das Enzym Papain wertvolle Mitarbeiter sind.

- Was wenig bekannt ist: Auch die Omega-3-Fettsäuren sorgen dafür, dass Fett optimal verdaut und nicht im Körper abgelagert wird. Daher sind Fischmahlzeiten echte Schlankmacher. Bei den Omega-3-Fettsäuren kann man sagen: Fett macht schlank.

Wenn Sie häufig Lamm- oder Fischgerichte genießen und dazu regelmäßig für Bewegung sorgen, werden Sie sich bald um einige Kilo leichter fühlen!

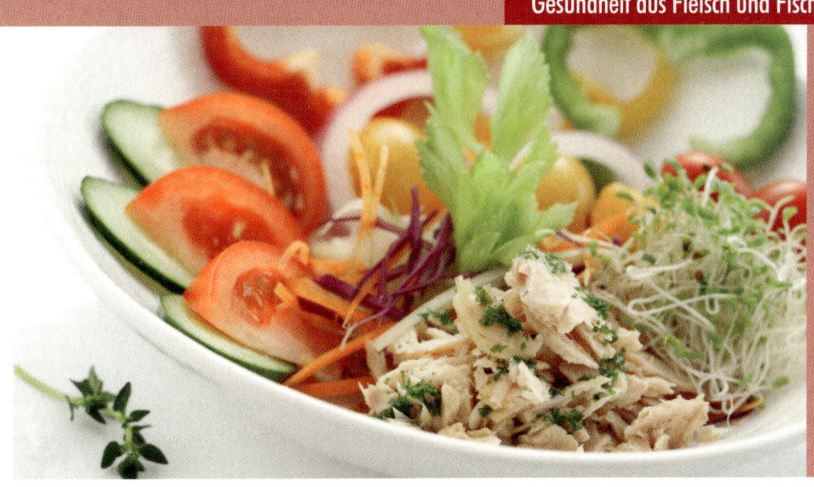

Wer sich entschlossen hat, mit den entsprechenden Nährstoffen in bestimmten Lebensmitteln seinem Übergewicht den Kampf anzusagen, der darf nicht vergessen: Auch regelmäßige Bewegung gehört dazu. Nur mit Freizeitsport ist es möglich, Fett in Muskel umzuwandeln.

Mit Thunfisch tun Sie Ihrer Gesundheit viel Gutes!

Thunfisch findet sowohl in Deutschland als auch in Österreich immer mehr Anhänger – und das mit Recht: Der Thunfisch hat nämlich gleich mehrere gesundheitsfördernde Wirkungen:

- Das zarte, rote Fisch-Steak enthält besonders viele Omega-3-Fettsäuren. Sie reduzieren das Risiko für Bluthochdruck und für Herzinfarkt. Unser Herz-Kreislauf-System liebt Thunfisch.

- Wenn ein Mann etwas Gutes für seine Prostata – die sensible Vorsteherdrüse – tun will, dann sollte er oft Thunfisch in den Speiseplan einbauen. Eine schwedische Studie am Karolinska-Institut in Stockholm hat gezeigt: Der regelmäßige Konsum von fettem Thunfisch halbiert beim Mann das Risiko für Prostata-Krebs.

- Thunfisch verhilft uns aber auch zu festen Muskeln. In 100 Gramm rotem Fisch sind 22 Gramm Eiweiß. Und darin wieder stecken viele Ami-

nosäuren, die wir für den Aufbau unserer Muskeln brauchen.

- Thunfisch essen macht friedlich: Britische Forscher haben entdeckt, dass Jugendliche in der Großstadt, die zu Aggressionen neigen, durch den Verzehr von Thunfisch weit weniger gereizt sind, weniger Streit suchen und hilfsbereiter werden.

- Außerdem ist Thunfisch eine Wohltat für den Gaumen: roh und dünn aufgeschnitten zerfließt das köstliche Thunfisch-Filet auf der Zunge. In Japan nennt man diese Zubereitungsform Sashimi. Da roher Fisch aber nicht jedermanns Sache ist, ein guter Tipp: Man brät den Thunfisch außen ganz kurz scharf an. Dann ist er nicht mehr ganz roh, bleibt aber trotzdem innen rot und zart.

Wichtig ist, dass Sie beim Thunfisch-Kauf Einiges beachten: Frischer Thunfisch muss glänzen, feucht sein und darf nicht nach Fisch riechen. Er muss nach dem Kauf binnen 24 Stunden verzehrt werden, denn er hält auch gekühlt nicht lange.

Thunfisch ist nicht nur eine Wohltat für den Gaumen: Er macht friedlicher, schützt das Herz und halbiert beim Mann das Risiko für Prostatakrebs.

Fisch gegen Herzinfarkt, Adernverkalkung und Rheuma-Beschwerden

Fischgerichte stehen seit jeher hoch im Kurs. Fisch schmeckt nicht nur gut, er ist auch sehr wertvoll für unsere Gesundheit. Alle Fischsorten – sowohl Süßwasser- als auch Meeres-Fische, haben hochwertiges, leichtverdauliches Eiweiß, viele Mineralstoffe, Vitamine und ungesättigte Fettsäuren. Meeresfische enthalten die intensiveren Mengen, vor allem von Zink und Selen für die Immunkraft, von Vitamin D für unsere Knochen, das wir nur dann selbst produzieren können, wenn Sonne auf unsere Haut auftrifft.

Das Wertvollste an vielen Meeresfischen sind die Omega-3-Fettsäuren, die in besonders großen Mengen im Lachs, im Hering und in der Makrele zu finden sind. Sie regulieren einen gestörten Fettstoffwechsel, senken zu hohe Triglycerid-Werte, aber auch zu hohe LDL-Cholesterinwerte. Das schützende HDL-Cholesterin hingegen wird angehoben. Omega-3-Fettsäuren können erhöhten Blutdruck senken, bremsen die Adernverkalkung, schützen und stärken das Herz. Überall dort in der Welt, wo reichlich Fisch gegessen wird, ist die Herzinfarkt-Rate bei der Bevölkerung gering.

Omega-3 Fettsäuren wirken aber auch rheumatischen Beschwerden, der Schuppenflechte und entzündlichen Darmerkrankungen entgegen.

Die Omega-3-Fettsäuren des Fisches können erhöhten Blutdruck senken, schützen vor Adernverkalkung und stärken das Herz.

Wer die Omega-3-Fettsäuren gezielt nützen möchte, sollte 2 Mal in der Woche 200 bis 250 Gramm Meeresfisch essen. Auch salzarme Makrelenfilets aus der Dose – hin und wieder gegessen – sind sinnvoll.

Wer keinen Fisch mag, kann die Omega-3-Fettsäuren in Form von Fischöl-Kapseln aus der Apotheke einnehmen.

 Ein Leckerbissen „aus dem Wasser: Gebratenes Saiblingsfilet mit Grünen Nudeln: (für eine Person)
120 Gramm Saiblingsfilet mit Salz, Pfeffer und Zitronensaft würzen, in einer beschichteten Pfanne mit etwas Olivenöl braten. Den Fischfonds und 2 Esslöffel Schlagobers (Sahne) um die Hälfte reduzieren, ½ Esslöffel Wermut hinzufügen und mit etwas angerührtem Stärkemehl auf die gewünschte Konsistenz binden. Saibling mit grünen Nudeln anrichten!

Grünlipp-Muscheln stärken und schützen die Gelenke

Viele Menschen leiden an Gelenksbeschwerden. Das wirft die Frage auf: Kann man mit Ernährung etwas tun, damit gesunde Gelenke möglichst lange gesund bleiben? Bis vor wenigen Jahren hat die Schulmedizin keinen Zusammenhang zwischen Ernährung

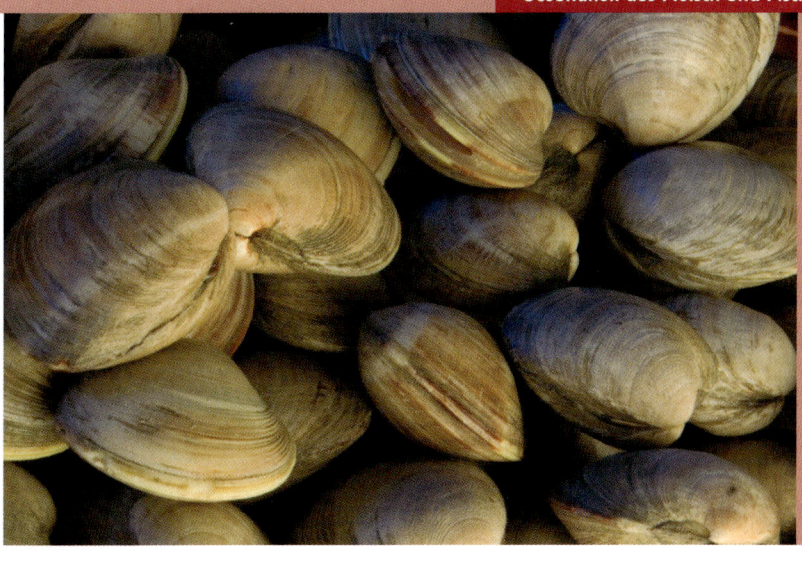

und Gelenksproblemen gesehen. Das hat sich inzwischen geändert.

Gelenkschmerzen können zwei ganz verschiedene Ursachen haben:

Es kann sich um eine entzündliche Arthritis handeln oder aber um Verschleißerscheinungen, Abnützungserscheinungen, die man als Arthrose bezeichnet. Man muss und darf solche Entwicklungen nicht als gegeben hinnehmen. Wir können etwas tun, damit der Stoffwechsel im Knorpelgewebe des Gelenks störungsfrei abläuft.

• Wer seine Gelenke gesund erhalten möchte, sollte darauf achten, dass er kein Übergewicht hat. Abnehmen ist eine Schon-Kur für die Gelenke.

• Eine wichtige Rolle spielt auch die Bewegung. Durch Sport werden die Knorpel mit Nährstoffen versorgt, kann Stoffwechsel-Müll abtransportiert werden.

• Eine wesentliche Rolle bei einem gesunden Gelenk spielt die Gelenks-Schmiere. Sie braucht Amino-Zuckerverbindungen, sogenannte Glukosamin-Glykane. Sie sorgen dafür, dass Gelenke richtig geschmiert sind und nicht aneinander reiben. Große Mengen an Glukosamin-Glykanen enthalten die neuseeländischen Grünlipp-Muscheln, auch Grünschalen-Muscheln genannt. Interessantes Detail: Die Maoris – die Ureinwohner Neuseelands

– die Grünlipp-Muscheln als Volksnahrungsmittel täglich verzehren, haben in ihrem Wortschatz zwar den Begriff Gelenke, aber nicht Gelenks-Schmerzen. So selten tritt dieses Problem auf.

Wie wichtig die Zufuhr von Glukosamin-Glykanen aus den Grünlipp-Muscheln zum Schutz der gesunden und zum Behandeln von kranken Gelenken ist, zeigt die Tatsache, dass es im Reformhaus und in der Apotheke sogar Kapseln mit dem Extrakt aus der Grünlippmuschel gibt, die zur Vorsorge und zur Therapie eingesetzt werden. Das ist vor allem für all jene wichtig, die Muscheln nicht mögen oder nicht so oft genießen wollen.

Sehr wichtig für gesunde Gelenke sind aber auch die Omega-3-Fettsäuren aus den Meeresfischen Hering, Lachs, Makrele und Sardinen. Sie haben entzündungshemmende Eigenschaften. Und das ist sehr wertvoll im Kampf gegen Arthritis.

Grünlipp-Muscheln stammen aus Neuseeland, schmecken köstlich und helfen mit, unsere Gelenke gesund zu erhalten.

Hering: Naturarznei aus dem Meer

Wussten Sie, dass eine Portion fetter Hering pro Woche das Risiko für einen Herzinfarkt um bis zu 50 Prozent senkt?

Der Hering ist in Deutschland und Österreich der beliebteste Fisch aus dem Nordatlantik. Man könnte ihn als „Naturarznei aus dem Meer" bezeichnen. Er ist der fettreichste Fisch nach dem Aal. Mit einem Hering von etwa 150 Gramm konsumieren wir etwa 30 Gramm Fett. Doch speziell dieses Fett ist für den menschlichen Organismus ein wahrer Segen:

◆ Mehr als 10 Prozent des Hering-Fettes bestehen aus Omega-3-Fettsäuren. Das sind wertvolle mehrfach ungesättigte Fettsäuren, die nur in Fischen vorkommen. Sie geben dem Fisch die Wärme, die er braucht, um in kalten Gewässern überleben zu können.

◆ Aus diesen Omega-3-Fettsäuren baut unser Körper spezielle Reglerstoffe, die auf die Muskulatur der Blutgefäße entspannend wirken. Dadurch bleiben die Adern elastisch.

◆ Wer regelmäßig Hering genießt, kann unter Umständen erhöhten Blutdruck senken.

◆ Das Blut bleibt flüssig. Die Blutplättchen kleben nicht zusammen. Auf diese Weise kann der Hering einer Thrombose, aber auch frühzeitiger Arteriosklerose vorbeugen. Eine Faustregel besagt: Eine Portion fetter Hering pro Woche senkt das Risiko für Herzinfarkt um etwa 50 Prozent.

◆ Der Hering bietet aber noch eine Besonderheit für unsere Gesundheit. Er hat – verglichen mit anderen Fischen – von einer ganz bestimmten Omega-3-Fettsäure besonders

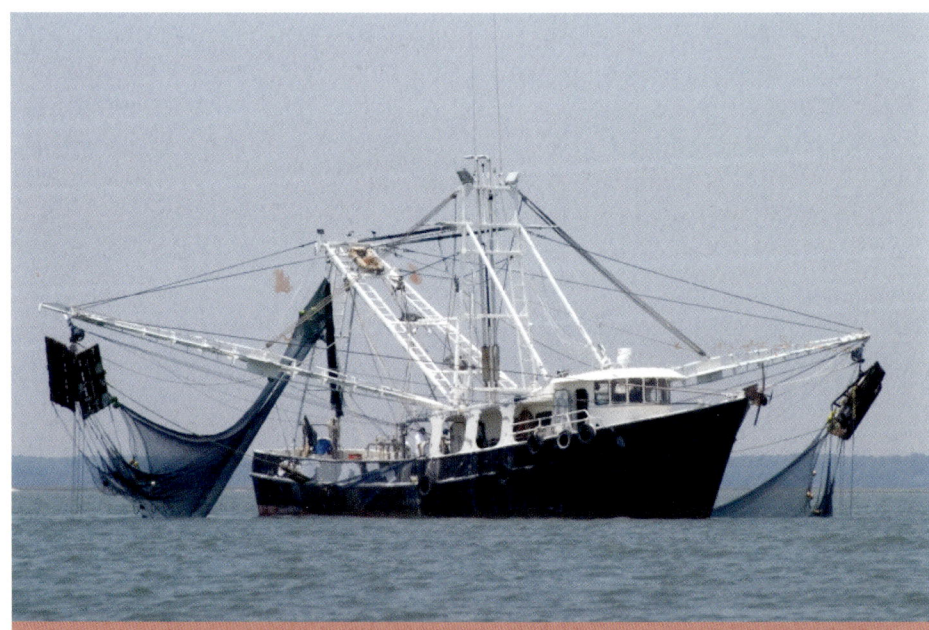

viel. Es ist die Eicosapentaen-Säure. Sie macht den Körper stark gegen Allergien und bekämpft Entzündungen im Organismus.

◆ Daher bietet der Hering auch Schutz gegen rheumatische Erkrankungen und gegen Multiple Sklerose. Das haben wissenschaftliche Studien an Finnen und Eskimos ergeben, die sich bekanntlich sehr fischreich ernähren.

Doch Hering hat noch andere Schätze zu bieten:

• Er versorgt uns mit Jod für die Schilddrüse. Und das wieder macht uns aktiv und beugt einer Kropfbildung vor.

• Die B-Vitamine im Hering regen den Stoffwechsel an.

• Hering liefert auch Vitamin D, das wir gemeinsam mit Calcium für unsere Knochen brauchen und das wir im Körper nur dann selbst bilden können, wenn Sonne auf unsere Haut auftrifft.

• Hering enthält auch reichlich Selen für die Immunkraft sowie Vitamin E gegen Umweltgifte.

Mai-Scholle stärkt die natürlichen Abwehrkräfte

Man sollte im Monat Mai das Angenehme mit dem Nützlichen verbinden

und sehr oft die zarte, wohlschmeckende Maischolle genießen. Sie ist nicht nur eine Freude für den Gaumen. Sie ist auch ein wertvoller Beitrag zur gesunden Ernährung.

Die Mai-Scholle hat Tradition. In diesem Monat werden in der westlichen Ostsee die frischen, jungen und besonders zarten Fische gefangen.

Die Scholle hat drei ganz wesentliche Schätze anzubieten: hochwertiges, leicht verdauliches Eiweiß, das Vitamin Niacin – auch B 3 genannt – und das Spurenelement Selen.

Speziell in Mitteleuropa haben viele von uns einen Mangel an Selen. Das hat der Wissenschaftler Prof. Dr. G.N. Schrauzer nachgewiesen. Und betont: „Wer auf Dauer zu wenig Selen im Körper hat, lebt gefährlich. Selen schützt vor Herz- und Kreislauf-Erkrankungen. Es schützt und stärkt die Atemwege und es senkt das Risiko für Krebs. Nur wer täglich 250 Mikrogramm Selen aus der Nahrung aufnimmt, kann ein intaktes Immunsystem haben!"

Das Vitamin Niacin in der Scholle vertreibt Müdigkeit, beugt Mundgeruch, Kopfschmerzen und Schlafstörungen vor. Es schützt aber auch vor depressiven Stimmungen, Nervenschwäche und Übelkeit.

Wer regelmäßig Scholle isst, verfügt über eine bessere Konzentration und sieht die Welt mit mehr Zuversicht.

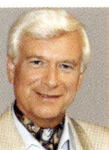

Prof. Bankhofers Spezial-Tipp

Braten Sie die zarte und äußerst gesunde Maischolle mit kleinen Speckwürfeln und genießen Sie dazu Kartoffelsalat!

Machen die Bandscheiben Ihnen Probleme, dann sollten Sie unbedingt zu Hering, Lachs oder Makrele greifen.

Das leicht verdauliche Eiweiß der Mai-Scholle hilft uns, geistig und körperlich leistungsfähiger zu sein. Kinder und ältere Menschen benötigen mehr Eiweiß als jene in mittleren Jahren. Die einen brauchen es zum Aufbau, die anderen zur Reparatur der Körperzellen. Daher ist die Mai-Scholle in Kindergärten und Altenheimen eine ideale Mahlzeit.

Wer die Mai-Scholle auf klassische Art a la Finkenwerder genießen möchte, der brät sie mit kleinen Speckwürfeln und isst dazu Kartoffelsalat.

Bandscheiben lieben Heringe und Weizenkeimöl

Eine falsche Bewegung und schon sind sie da: Rückgrat-Schmerzen, Schmerzen von einer Gesäßhälfte hinunter ins Bein bis zum Fuß, ein Taubheitsgefühl im Fuß. Typische Bandscheiben-Schmerzen, die meist durch eine einseitige Dauerbelastung oder durch Luftzug und Feuchtigkeit verursacht worden sind. Bei Bandscheiben-Problemen muss man in jedem Fall zum

Arzt. Allerdings kann man mit gezielter Ernährung sehr viel zur Linderung der Schmerzen beitragen.

Wenn derartige Schmerzen auftreten, dann ist das in den meisten Fällen auf einen degenerativen Abbau der Bandscheibe oder der knorpeligen Verbindung zwischen zwei Wirbelkörpern zurückzuführen.
Die Bandscheibe kann auch Einrisse aufweisen oder brüchig sein.

Was sollte man essen, damit man leichte Bandscheiben-Probleme möglichst ohne Medikamente in den Griff bekommen kann?

• Sehr sinnvoll ist eine Versorgung mit Vitamin E. Es hemmt entzündliche Vorgänge rund um die Bandscheibe. Richten Sie den Salat einige Zeit ausschließlich mit Weizenkeimöl (Reformhaus) an. Es ist der klassische Lieferant für natürliches Vitamin E. Essen Sie Vollkornprodukte, Nüsse und Milchprodukte. Sie sind ebenfalls reich an Vitamin E.

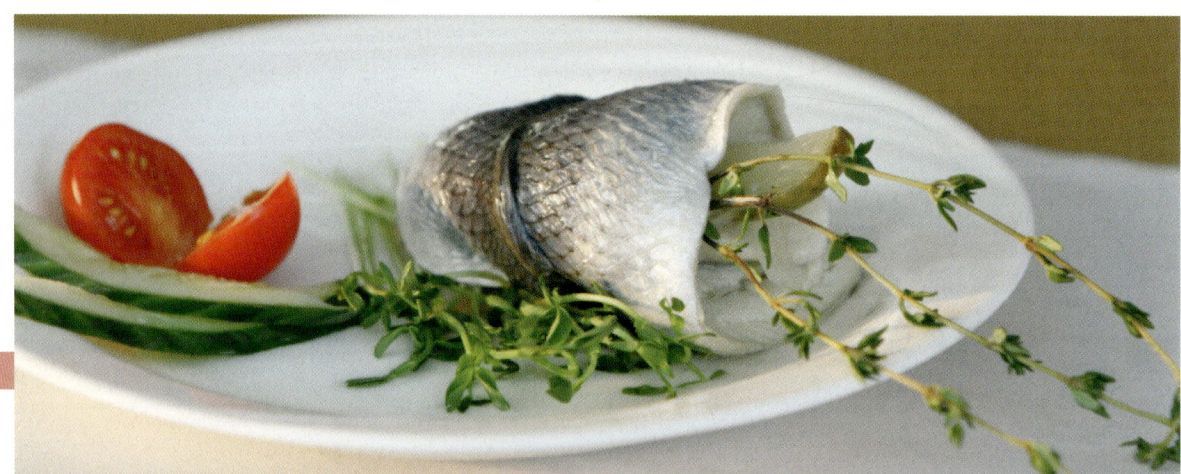

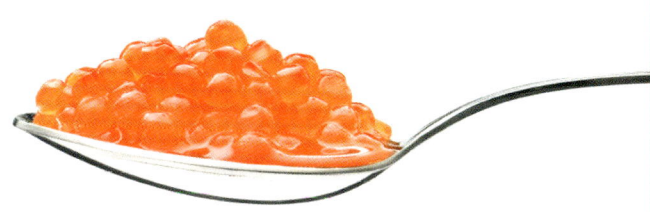

- Parallel dazu streichen Sie einige Zeit Fleisch und Wurst. Sie enthalten die entzündungsfördernde Arachidon-Fettsäure. Und die macht den Bandscheiben viele Probleme.

- Dafür lechzen die Bandscheiben nach Omega-3-Fettsäuren. Daher gehören zu einer „Bandscheiben-Diät " unbedingt Hering, Lachs oder Makrele. Seit Jahren weiß man, dass diese gesunden Fette in Meeresfischen Bandscheiben-Schmerzen lindern und vorübergehend ausschalten können.

- Bandscheibenschmerzen basieren sehr oft auf einer Dauer-Entzündung an bestimmten Nervensträngen. Und diese Entzündung wird durch einen verstärkten Ausstoß des Hormon-Stoffes Histamin verursacht. Ehe Sie zu Schmerzmitteln greifen, versuchen Sie es mit „Küchen-Therapie". Versorgen Sie Ihren Körper mit einem natürlichen Anti-Histaminikum: nämlich mit Vitamin C. Essen Sie Kiwis, Orangen, Mandarinen, Grapefruits, Äpfel, Paprikaschoten und Petersilie.

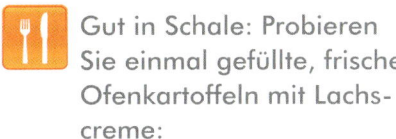

Gut in Schale: Probieren Sie einmal gefüllte, frische Ofenkartoffeln mit Lachscreme:
2 Scheiben Räucherlachs in feine Streifen schneiden, mit 4 Esslöffel Creme fraiche verrühren. Mit Salz und Pfeffer würzen und in die Ofenkartoffel einfüllen.

Kaviar: Das Zauberwort im Kampf gegen Cellulite

Jede zweite Frau in Deutschland und Österreich leidet unter Cellulite: an unschönen Hautunebenheiten und Dellen an den Oberschenkeln, am Po, an den Hüften und Armen. Die Haut sieht dort aus wie die Schale einer Orange. Daher im Volksmund auch der Name: Orangenhaut. Längst haben Ärzte und Wissenschaftler herausgefunden: Man kann die Cellulite nur mit einem Kombi-Programm erfolgreich bekämpfen. Dazu gehören: Gesunde Ernährung mit viel Obst und Gemüse, Sport, man muss mit dem Rauchen aufhören und die Haut mit entsprechenden Cremes massieren.

Nun hat die Hautforschung eine neue Möglichkeit gefunden, Cellulite vorzubeugen und – wenn sie schon vorhanden ist – abzubauen. Das Zauberwort heißt: Kaviar.

Wer regelmäßig Kaviar isst, kann von innen her mithelfen, Cellulite zu bekämpfen. Die schlechte Nachricht:

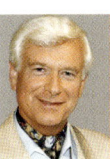

Prof. Bankhofers **Spezial-Tipp**

Kaviar oder Kaviarersatz ist nur ein Detail im großen Programm gegen Cellulite. Man muss sich darüber hinaus gesund ernähren, Sport treiben und massieren.

Kaviar ist verdammt teuer. Die gute Nachricht: Auch der weit billigere Kaviar-Ersatz hat diese Wirkung.

Was macht nun Kaviar und Kaviar-Ersatz zu Cellulite-Killern?

Sie enthalten große Mengen Pantothensäure, auch Vitamin B 5 genannt. Pantothensäure ist wichtig für den Stoffwechsel der Haut und für ein straffes Bindegewebe. Wer viel von diesem Vitamin im Körper hat, kann sich darauf verlassen, dass die Haut ständig bemüht ist, Schäden zu reparieren.

Studien haben ergeben, dass Schwangere mit erhöhtem Blutdruck mit 2 bis 3 Portionen Makrele ihren Blutdruck auf natürliche Weise regulieren können.

◆ Außerdem enthalten Kaviar und Kaviar-Ersatz sogenannte aktive Zytokine. Es handelt sich dabei um Eiweiß-Botenstoffe, die für die Überwachung der Hautzellen verantwortlich sind. Wird irgendwo eine Missbildung der Haut gemeldet, wird eine Reparatur organisiert.

◆ Kaviar nährt die Hautzellen und regt den Hautstoffwechsel an. Durch die Arbeit der Zytokine können Hautschäden behoben werden. Collagene Fasern nehmen wieder mehr Feuchtigkeit auf. Das Bindegewebe wird wieder straff und fest. Die Haut wird wieder glatt.

Kaum haben Ärzte in den USA diese Testergebnisse veröffentlicht, wurden auch schon die ersten Anti-Cellulite-Gels aus Kaviar-Extrakt zum Einmassieren produziert, die es inzwischen auch bei uns in den Apotheken gibt. Aber bitte, nicht vergessen: Auch Kaviar kann immer nur ein Detail in einem großen Programm gegen Cellulite sein.

„Makrelen-Diät" gegen Bluthochdruck

Meeresfische sind grundsätzlich ein wertvoller Bestandteil einer ausgewogenen, gesunden Ernährung. Sie sind aber ein ausgesprochenes Muss für alle, die unter Bluthochdruck leiden. Meeresfische sind nicht nur Fitmacher für Herz, Hirn und Augen. Sie senken auch den Blutdruck. Die meiste Kraft steckt da in der frischen Makrele.

Daher sprechen Mediziner auch von einer „Makrelen-Diät" gegen Bluthochdruck.

Stellt sich natürlich die Frage: Was ist an Meeresfischen – speziell an der Makrele – so wertvoll, dass sie den Blutdruck senken kann? Das ist die Kraft der Omega-3-Fettsäuren, die sich im Fett des Fisches befinden. Diese Omega-3-Fettsäuren werden von unserem Stoffwechsel in hochaktive Reglerstoffe umgewandelt. Und die wirken sich so positiv auf den Blutdruck aus.

Man hat das ganz genau bei werdenden Müttern beobachtet: Schwangere Frauen leiden sehr oft an einem etwas erhöhtem Blutdruck, dürfen aber mit Rücksicht auf das werdende Baby keine Medikamente einnehmen. Sie müssen den Blutdruck über die Ernährung mit natürlichen Mitteln bekämpfen. Mit 2 bis 3 Portionen Makele zu je 250 Gramm die Woche klappt das bestens. Das haben Studien ergeben.

Diesen blutdrucksenkenden Effekt sollten sich auch alle anderen zunutze machen, die einen mehr oder minder erhöhten Blutdruck haben, und bei denen der Arzt sagt: „Versuchen wir es zu erst ohne Tabletten, nur über die Ernährung!"

Was passiert denn nun im Körper, wenn man eine Makrele gegessen hat? Die Omega-3-Fettsäuren im Fischfett gelangen nach der Verdauung durch die Darmwand in die Blutbahn. Und hier üben sie eine entspannende, weitende Wirkung auf die Wände der Blutgefäße aus. Dadurch sinkt der Blutdruck.

Gleichzeitig sorgen die Omega-3-Fettsäuren dafür, dass die Gelenke elastischer bleiben und nicht so schnell altern. Genau aus diesem Grund empfehlen Ärzte ihren Patienten mit Bluthochdruck, zusätzlich zu den Medikamenten regelmäßig Makrele zu essen.

Wie sieht nun so eine „Makrelen-Diät" zum Senken des Blutdrucks konkret aus? Man isst 3 Wochen lang jeden Tag 100 bis 200 Gramm Makrele, wobei es dann auch einmal Lachs oder Hering sein darf.

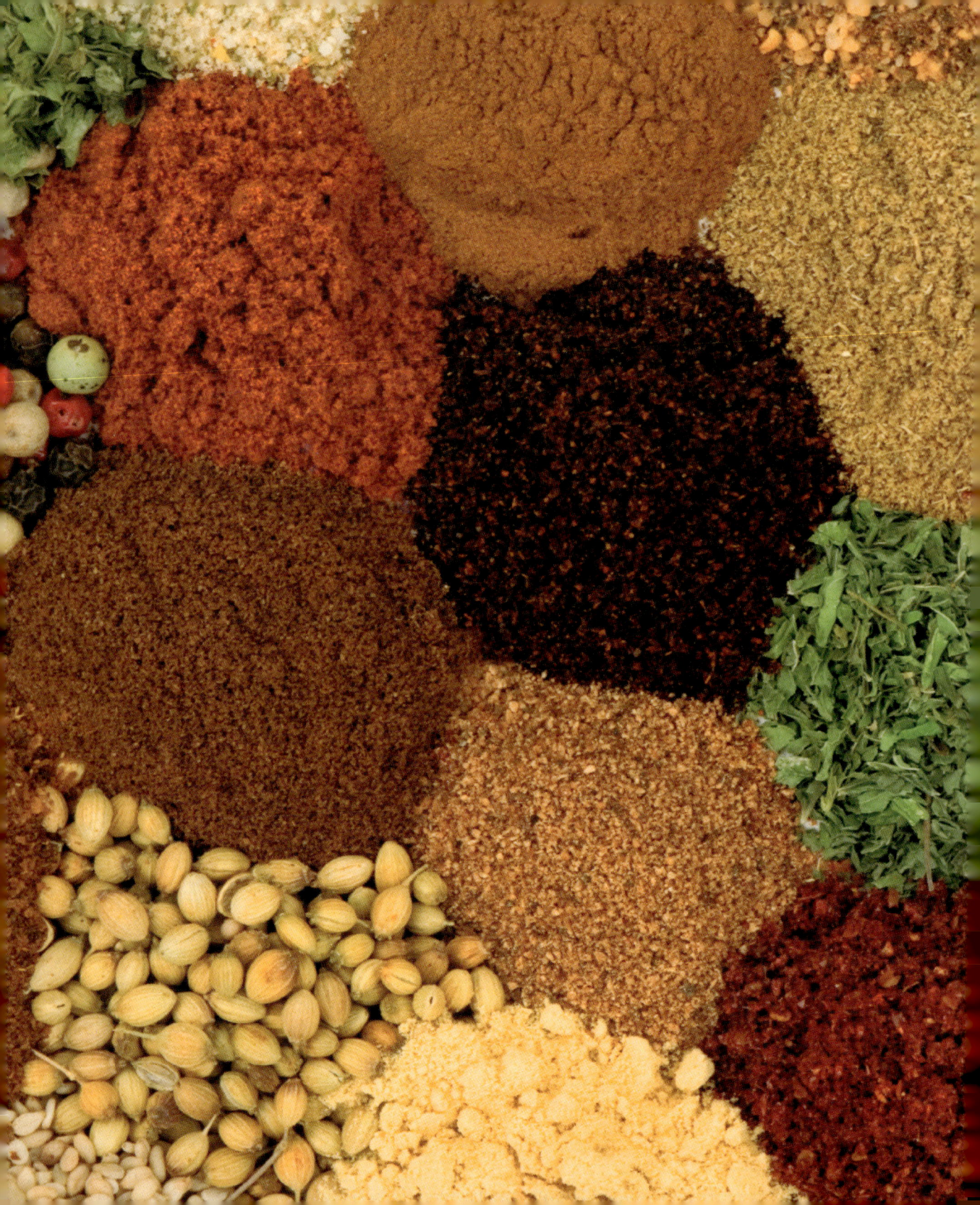

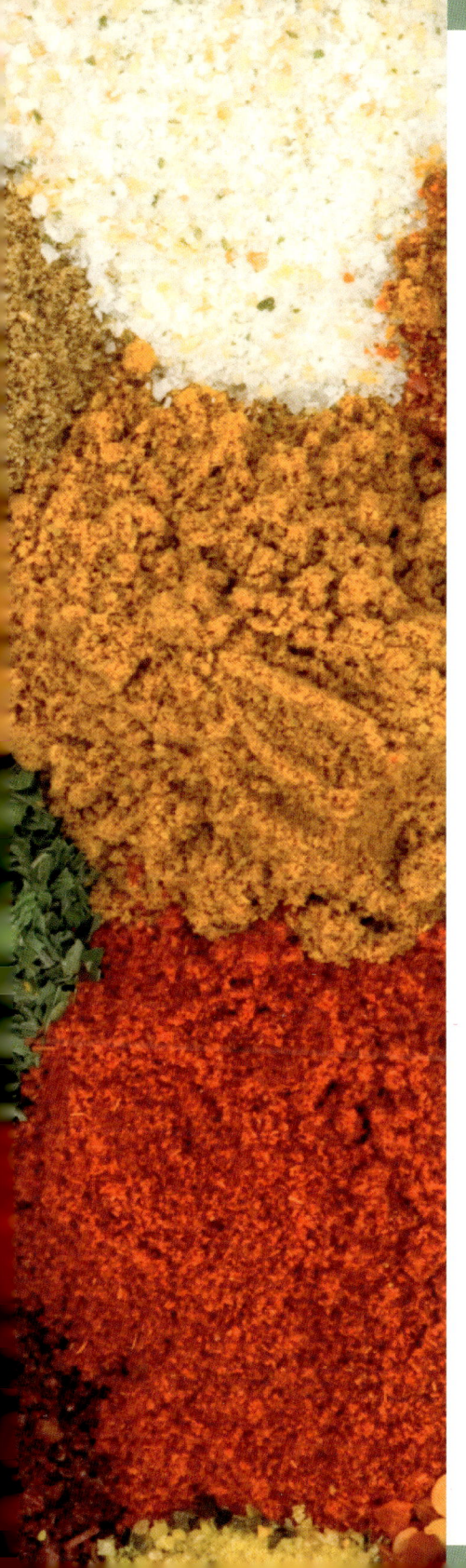

In Österreich und Deutschland werden viele Kräuter und Gewürze angeboten: von der oft verwendeten Petersilie und dem Schnittlauch, über das für italienische Gerichte beliebte Basilikum und Salbei bis zu Thymian, Curry, das exotische Zitronengras und Ingwer, um nur einige wenige zu nennen. Trotz der großen Auswahl an Gewürzen und Kräutern, wird in österreichischen und deutschen Küchen viel zu oft einfallslos und konservativ nur mit Salz und Pfeffer gewürzt. Das sollte nicht sein: Denn die zahlreichen Kräuter und Gewürze machen das Essen leichter verdaulich und auch schmackhafter.

GESUNDHEIT AUS KRÄUTERN UND GEWÜRZEN

Folgen Sie der gesunden Spur der Kräuter und Gewürze: Sie werden staunen, wie Sie mit den wunderbaren Küchenkräutern Ihre Speisen gesund und schmackhaft zubereiten können.

Ihrer Phantasie sind keine Grenzen gesetzt: Verwenden Sie mehr Gewürze als Salz

Wir brauchen für unsere geistige und körperliche Gesundheit Salz: aber täglich nur bis zu 5 Gramm. Alles, was wir darüber hinaus konsumieren, kann der Gesundheit schaden, kann den Wasser-Haushalt im Körper komplett durcheinander bringen.

Daher lautet die Devise: Verwenden Sie beim Zubereiten von Speisen mehr Kräuter als Salz.

Sie werden staunen, wie köstlich Speisen schmecken können, wenn Sie das Salz weglassen und stattdessen Kräuter und Gewürze einsetzen.

Hier ein paar Beispiele:

- Geflügel bekommt eine herrliche Geschmacksnote mit Thymian, Salbei, Petersilie, Dillkraut, Koriander, Zitrone, Paprikapulver und Rosmarin.

- Fisch schmeckt viel besser, wenn Sie statt Salz Senfkörner, Curry, Lorbeerblätter, Koriander, Dille, Estragon oder Majoran verwenden.

- Rindfleisch wird besonders schmackhaft und bekömmlich, wenn Sie es mit Majoran, Muskat, Zwiebel, Knoblauch, Salbei, Thymian, Pfeffer, Rosmarin, Meerrettich und Balsamico-Essig würzen.

Wussten Sie, dass Sie beispielsweise Brokkoli mit Oregano und Zitronensaft, Fisolen mit Majoran oder Kürbis mit Ingwer würzen können?

- Schweinefleisch entfaltet sein Aroma optimal mit Knoblauch, Salbei, Zwiebeln, Preiselbeeren, Senfkörnern.

- Lamm wird Spitze, wenn Sie statt Salz Minze, Rosmarin, Curry oder Knoblauch verwenden.

- Auch Eier braucht man nicht zu salzen, Sie schmecken köstlich mit grünem Pfeffer, Paprikapulver, Curry, Estragon oder Oregano.

- Brokkoli muss man nicht salzen. Das Gemüse schmeckt mit Oregano oder Zitronensaft besser.

- Ideal zum Würzen für Kohlgemüse sind Dillkraut oder Kümmel.

- Karotten (Möhren) werden mit Petersilie, Minze, Muskat oder Dille zu einer Spezialität.

- Blumenkohl sollte man anstelle von Salz mit Estragon oder ganz wenig Muskat würzen.

- Pellkartoffel schmecken sehr gut mit kleingehackter Petersilie, mit grünem Pfeffer, Dille, mit Schnittlauch, Rosmarin oder Knoblauch.

- Kürbis verträgt wunderbar Ingwer oder Honig als Gewürz.

- Auch Tomaten brauchen im Grunde genommen kein Salz. Würzen Sie sie mit Basilikum, Salbei, Oregano oder Schnittlauch.

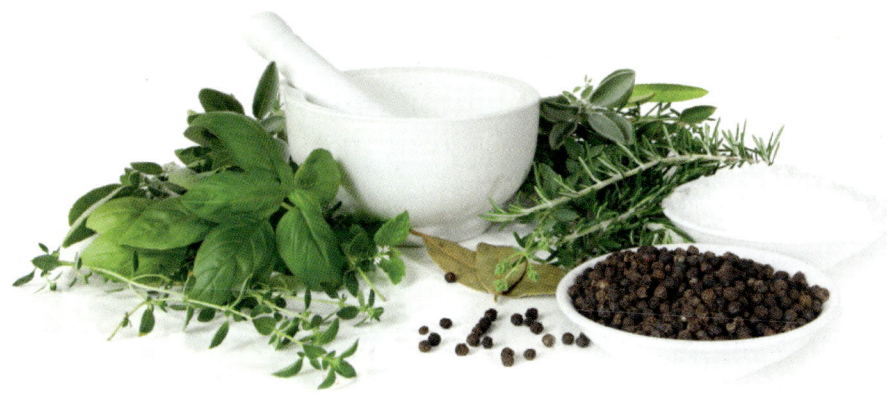

- Grüne Bohnen schmecken vielen Genießern besser mit Majoran, Knoblauch und Zitronensaft als mit viel Salz.

Bei der Zubereitung von Fleisch ist es von Vorteil, dass Sie die Kräuter und Gewürze 30 Minuten in Olivenöl, Rapsöl oder Walnussöl legen und dann das Fleisch damit vor dem Braten, Grillen oder Dünsten bestreichen.

Eine andere Möglichkeit:
Sie bestreichen das Fleisch, bestreuen es dann mit Kräutern und Gewürzen, stellen es für eine Stunde in den Kühlschrank, bevor Sie es garen.

Wenn Sie eine Speise zubereiten, die eine sehr lange Garzeit hat, dann sollten Sie die Kräuter und Gewürze erst während der letzten 60 Minuten dazugeben, wenn diese ungemahlen sind. In gemahlenem Zustand dürfen Sie sie erst in den letzten 15 Minuten dazugeben, sonst gehen die Aromastoffe verloren.

Falscher Alarm: Keine Krebsgefahr durch Salz

Vor einiger Zeit tauchte in den Medien immer wieder eine Meldung auf, die bei vielen Menschen Angst und Panik auslöste. Da hieß es: „Zuviel Salz verdoppelt das Krebs-Risiko!" Eine unverantwortliche Meldung, die auf völlig falscher Erkenntnis aufgebaut war.

Es liegt eine Studie vor, die Wissenschaftler des Nationalen Japanischen Krebsforschungs-Institutes bei Tokio durchgeführt haben. Sie hatten 11 Jahre lang 40.000 Japaner beobachtet, von denen rund 500 am Magenkrebs erkrankten. Dabei stellte sich heraus, dass das mit den Ernährungsgewohnheiten der Japaner zu tun hatte.

Es ging dabei aber nicht um Salz in der täglichen Nahrung, sondern um den regelmäßigen Verzehr von vergorenem Pökelfisch, einer asiatischen Spezialität, die tatsächlich das Risiko für Magenkrebs erhöht.

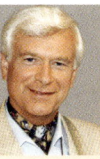

Prof. Bankhofers
Spezial-Tipp

Wir sollten nicht mehr als 5 Gramm Salz pro Tag konsumieren, da dies für den Wasserhaushalt und die Nieren auf lange Zeit schlecht ist. Krebsgefahr besteht aber keine!

Nicht das Salz, sondern der Pökelfisch ist die Gefahr. Das kann uns aber in Europa wenig Kopfzerbrechen machen, weil hier keiner Pökelfisch isst. Man weiß seit vielen Jahren: Der japanische Pökelfisch enthält die 2-Chlor-4-Methylthion-Buttersäure, die beim Pökeln aus der Aminosäure Methionin entsteht.

Von dieser Substanz ist bekannt, dass sie das Krebsrisiko beachtlich erhöhen kann. Salz ist niemals in diesen Verdacht gekommen. Dieses Beispiel beweist aber wieder ganz deutlich: Man kann ein Studie und ihre Ergebnisse nicht automatisch von einem Erdteil auf den anderen übertragen.

Natürlich ist es sinnvoll, wenn wir sparsam mit Salz umgehen. Etwa 5 Gramm am Tag sind für uns lebenswichtig. Wir konsumieren meist an die 18 Gramm. Das ist für den Wasserhaushalt und für die Nieren auf lange Sicht nicht sehr gut. Aber mit Krebsgefahr hat das nichts zu tun.

Der neue Trend: Kauen Sie sich gesund mit Kräutern

Wer Kräuter auf der Fensterbank, auf dem Balkon oder im Garten anbaut und frisch zur Verfügung hat, der setzt sie fast immer bei verschiedenen Speisen ein oder bereitet daraus Tee zu. Doch man kann vieler dieser Kräuter auch ganz einfach als Hausmittel und Naturarznei für die Gesundheit einsetzen: indem man sie einfach kaut. Das war im späten Mittelalter so üblich und wird in unserer Zeit wieder zu einem neuen Trend. Viele naturverbundene und an der Gesundheit interessierte Menschen befassen sich wieder mit Kräuter-Kauen.

Der Erfolg liegt in einer mehrfachen Wirkung: Die Kaumuskeln werden aktiviert. Dadurch wird die Durchblutung gefördert. Man erlebt ein Gefühl der Erfrischung. Und durch das Kauen wird übermäßige Faltenbildung im Gesicht gebremst.

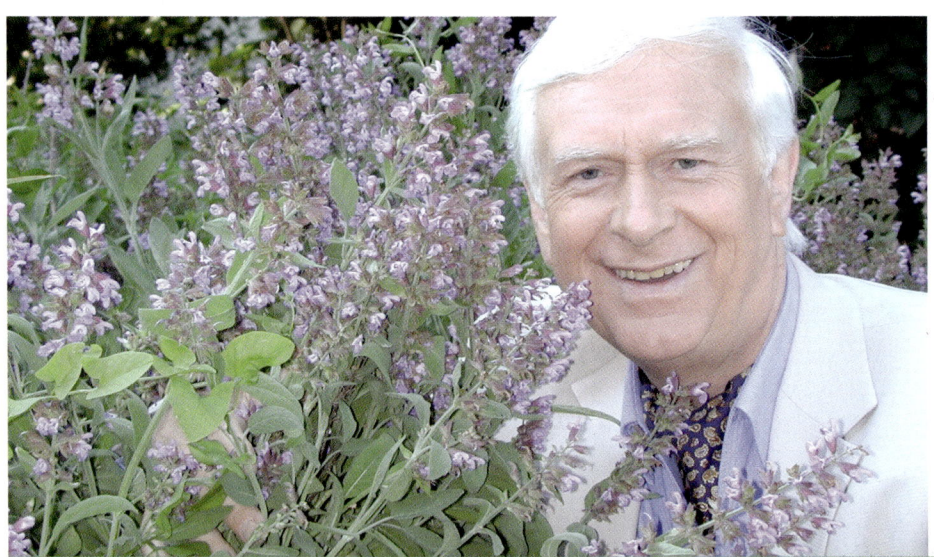

Hier ein paar konkrete Beispiele:

Pflücken Sie ein Salbeiblatt, waschen Sie es gut oder streichen Sie einfach mit einem sauberen Papier-Taschentuch darüber. Nehmen Sie das Blatt in den Mund und kauen es intensiv einige Minuten. Den Rest spucken Sie aus. Salbei-Kauen festigt das Zahnfleisch, bekämpft Zahnfleisch-Bluten, gibt einen frischen Atem und stärkt die Augen.

◆ Kauen Sie ein Blatt vom Liebstöckel, auch Maggi-Kraut genannt. Vermischen Sie es mit möglichst viel Speichel. Das entwässert und stärkt die Nerven.

◆ Wenn man eine Zweigspitze vom Majoran kaut, kann man damit Krämpfe lösen, beim Wandern einen Muskelkater verhindern, kann Migräne-Schmerzen lindern und bei Husten den Schleim in den Bronchien und im Rachen lösen. Wer abnehmen will, kann damit auch den Hunger bremsen.

◆ Das Kauen von frischen Petersilien-Blättern schafft nach dem Konsum von Knoblauch und Zwiebel wieder einen guten Mundgeruch.

◆ Das Kauen von Zitronemelissen-Blättern hilft Stress abbauen.

Zitronengras macht jedes Essen zur Naturmedizin

Die asiatische Küche findet bei uns immer mehr Anhänger. Sie schmeckt gut, hat wenig Fett. Sie besteht aus viel Gemüse, wenig Fleisch und viel Fisch. Alles dies ist wichtig fürs Herz und für den Kreislauf. Und wir lernen neue Gewürze kennen, die viele gesundheitsfördernde Effekte haben. Eines davon ist das Zitronengras. Es erfreut sich bei uns immer größerer Beliebtheit.

Das Zitronengras ist im tropischen Südost-Asien und auf Sri Lanka beheimatet. Es handelt sich dabei um ein sehr empfindliches, mehrjähriges Knollengewächs, das bis zu 2 Metern hoch wird. Es ist sehr dicht mit duftenden, langen Blättern besetzt. Die Pflanze braucht keine große Pflege, wächst in Asien in vielen Gärten. Der Name stammt von dem feinen Zitronen-Aroma, das man schon in der Antike geschätzt hat. Man nennt das Zitronengras in Südost-Asien auch „Fiebergras", weil man es zur Behandlung von Malaria einsetzt.

Verwendet wird nur der untere Teil der Pflanze. Der Rest ist zu fasrig. Der unter Teil der Stängel ist am geschmacksintensivsten.

Man kann bei uns Zitronengras frisch im Asia-Laden oder auf dem Wochenmarkt kaufen. Man bekommt es aber im Asia-Markt auch getrocknet oder eingelegt.

Wussten Sie, dass das Kauen von Zitronenmelissen-Blättern hilft, Stress abzubauen und Majoran-Blätter für diejenigen empfehlenswert sind, die den Hunger bremsen wollen?

143

Beim frischen Zitronengras werden die Stängel geschält. Etwa 6 Zentimeter des unteren Teils – das weiße Innere der Graspflanze – wird fein gehackt, in einem Mörser zerstoßen und zum Würzen verwendet. Ideal für Suppen, Soßen, Eintopf, aber auch für gedünstetes Gemüse, Rind, Lamm, Schwein, Curry-Speisen, Geflügel, Krustentiere und Fisch.

Speisen, die mit Zitronengras gewürzt sind, beugen Erkältungen vor, wirken desinfizierend und entzündungshemmend.

Speisen, die mit Zitronengras gewürzt sind, beugen Erkältungen vor, wirken desinfizierend und entzündungshemmend. Auch Rheuma-Beschwerden können gelindert werden. Daher ist in vielen Einreibe-Mitteln aus der Apotheke Zitronengras-Öl enthalten. Man sagt dem Zitronengras auch leicht antivirale Wirkung nach.

🍴 **Intensiver als eine mit Zitronengras gewürzte Speise wirkt der Zitronengras-Tee:** *2 Teelöffel getrocknete und zerkleinerte Zitronengras-Stücke werden mit 1/4 Liter kochendem Wasser überbrüht. 10 Minuten ziehen lassen. Durchseihen. Lauwarm trinken.*

Der Tee schmeckt säuerlich, kräftig und erinnert an Zitronenlimonade. Sinnvoll im Einsatz gegen einen Sommerschnupfen.

Schnittlauch: Die erste Wahl gegen Frühjahrsmüdigkeit

Er ist eines der ersten Küchengewürze im Kräuter-Garten, wächst aber auch in der Küche und auf dem Balkon im Blumentopf. Und er wird von vielen Gärtnereien täglich frisch an Supermärkte und Gemüseläden geliefert: der Schnittlauch, ein Liliengewächs wie die Zwiebel und der Knoblauch. Man nennt im Volksmund den Schnittlauch auch den „kleinen Bruder der Zwiebel".

Schnittlauch ist reich an Vitamin C, an Senfölen und heilsamen Schleimstoffen. Er enthält alle Mineralstoffe und Spurenelemente, die von der Natur angeboten werden. Vor allem aber gehört er zu jenen Naturprodukten, die einen sehr hohen Eisen-Gehalt haben. Das ist für Mädchen und Frauen

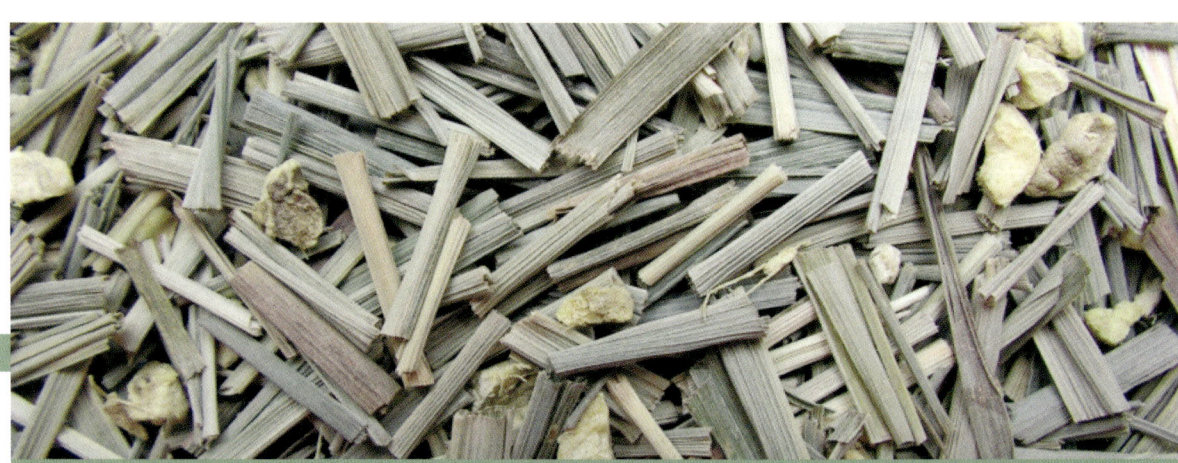

wichtig, die an Eisenmangel leiden. Eisenpräparat aus der Apotheke sollte man nur unter ärztlicher Kontrolle einnehmen. Beim Schnittlauch kann man bedenkenlos zugreifen.

Und das alles kann man mit dem täglichen Genuss von Schnittlauch für die Gesundheit tun:

- Durch seine ideale Kombination von Eisen und Vitamin C vermittelt er Vitalität und ist wunderbar gegen die Frühjahrs-Müdigkeit einzusetzen.

- Man kann – wie mit Zwiebel und Knoblauch – erhöhte Blutdruck- und Cholesterin-Werte senken.

- Man kann sich vor Schnupfen und anderen leichten Erkältungen schützen.

- Schnittlauch stärkt die Stimmbänder. Man erzählt sich, dass Kaiser Nero im antiken Rom jeden Tag eine große Portion Schnittlauch mit Olivenöl verzehrt hat, damit er eine wohlklingende, geschmeidige Stimme bekommt.

Auf die gesundheitliche Wirkung des Schnittlauchs kann man nur dann zählen, wenn man ihn so frisch wie möglich genießt.

Also: Kaufen oder daheim ernten, gut waschen, so klein wie möglich hacken oder schneiden – am besten mit einer Küchenschere – und sofort genießen.

Die besten Rezepte mit Schnittlauch:

Belegen Sie damit ganz dick ein Butterbrot. Rühren Sie ihn in Sauerrahm, den Sie dann mit einer Folienkartoffel servieren. Verfeinern Sie damit Mayonnaisen, Topfen (Quark) oder Gervais. Streuen Sie Schnittlauch über den Salat, auf das Rührei, auf die Suppe oder auf den Gemüse-Eintopf. Besonders köstlich: Schafkäse oder Ziegenkäse in kleinen Stücken mit Olivenöl und viel Schnittlauch.

Schnittlauch ist für Mädchen und Frauen, die an Eisenmangel leiden, besonders wirkungsvoll und kann – im Gegensatz zu Medikamenten – bedenkenlos konsumiert werden!

Basilikum: Hier wächst den Umweltschadstoffen ein wirksames Kraut!

In den letzten Jahren erfreut sich bei uns ein Küchenkraut immer größere Beliebtheit: das Basilikum. Man sieht es in Gärten, auf Terrassen, auf so manchem Balkon und auf Fensterbänken. Es riecht intensiv und gibt den Speisen einen unverkennbaren herrlichen Geschmack.

Jetzt aber kommt die Super-Meldung aus den USA: Ernährungswissenschaftler am United State Departement of human Nutrition in Boston, der größten Ernährungsbehörde der Welt, haben im Rahmen von Analysen herausgefunden: Die ätherischen Öle in den Basilikum-Blättern sind wertvolle Schutz-Substanzen gegen die hochaggressiven Moleküle in Umweltschadstoffen und senken damit das Krebsrisiko und das frühzeitige Altern. Das Basilikum ist somit als Heilkraut für unsere Zeit wie geschaffen.

Ein neuer Aspekt zu den bereits bekannten erfreulichen Eigenschaften des Basilikums.

Neueste Studien haben herausgefunden, dass die ätherischen Öle in den Basilikumblättern wertvolle Schutzsubstanzen gegen hochaggressive Umweltschadstoffe darstellen!

◆ Die wichtigste Substanz im Basilikum ist das gelblich-grüne ätherische Öl Methyl-Chavicol. Es stärkt unser Immunsystem und hält uns jung.

◆ Sehr wertvoll sind auch die ätherischen Öle Estragol, Eugenol, Lineol und Linalol. Estragol und Eugenol hat man vor Jahren genau untersucht. Die beiden Stoffe machen uns geistig fit, regen das Denken in kurzer Zeit an. Man kann das selbst testen: Wenn man sich geistig müde fühlt, sollte man 2 frische Basilikum-Blätter kauen. Man spürt direkt,

wie sich Konzentration und Erinnerungsvermögen dabei verbessern. Das geistige Fitwerden wird durch spezielle Tannine in den Basilikum-Blättern unterstützt.

◆ Zudem kann man in den Basilikum-Blättern Cineol nachweisen: einen wirksamen Stoff gegen Erkältungen.

Man kann mit Basilikum-Gerichten die Nerven stärken, kann Blähungen und Völlegefühl bekämpfen.

🍴 **Hier die** *einfachen* **Rezepte für den gesunden Genuss von Basilikum:**
Die kleingehackten Blätter in Soßen, Suppen, in Frischkäse, aber auch ins Rührei mischen.

🍴 *Die klassische Art: Spaghetti pesto, Nudeln mit grüner Basilikum-Soße.*

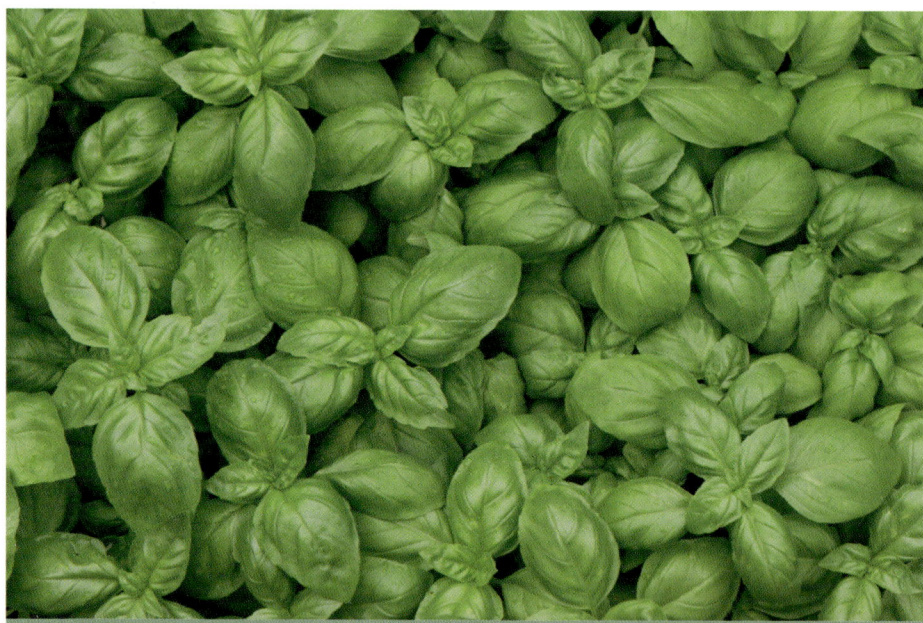

Ebenso beliebt: Mozarella mit Tomaten und Basilikum-Blättern. Supergesund eine Top-Gehirn-nahrung: Zum Eugenol und Estragol in den Basilikum-Blättern kommt noch das Five-Hydroxy-Trytamin in den Tomaten und das Eiweiß im Mozzarella.

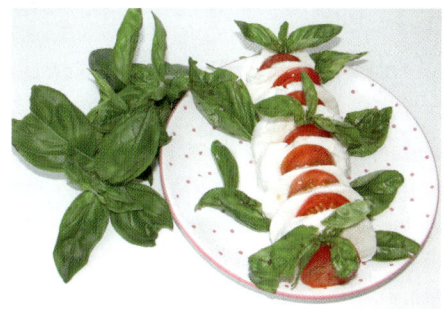

Hier ist nicht Hopfen und Malz verloren: Hopfen zum Trinken UND zum Essen!

Sicher geht es Ihnen auch so: Beim Namen Hopfen denkt man in erster Linie an das Bierbrauen und an den typischen herben Biergeschmack. Genau das war vermutlich der Grund, warum an der Universität Würzburg im Jahr 2007 der Hopfen zur Arznei-Pflanze gewählt worden ist. Man wollte damit aufzeigen, dass der Hopfen vielmehr kann und ganz gezielt der Gesundheit des Menschen nützt.

Der Hopfen ist ein Hanfgewächs aus der Familie der Schlingpflanzen. Es gibt ihn in wilder Form. Doch er wird schon lange als „Echter Hopfen" kul-

tiviert. Man baut ihn im März an. Bis zum Juli wird er in den so genannten Hopfengärten, wie man die Gerüstanlagen nennt, bis zu 7 Meter hoch. Die Hopfenzapfen – auch Hopfenblüten genannt – werden im August und September geerntet.

Aus den getrockneten Zapfen bereitet man einen Tee zu, der die Nerven stärkt und Schlafprobleme beseitigt.

Hier das Teerezept:
2 gehäufte Teelöffel Hopfenzapfen werden mit ¼ Liter kochendem Wasser übergossen, 15 Minuten zugedeckt ziehen lassen, lauwarm mit etwas Honig gesüßt trinken.

Der Hopfen ist aber auch eine Spezialität auf so manchem Teller im 5-Sterne-Restaurant. Das teuerste Gemüse Deutschlands: der so genannte Hopfen-Spargel. Dafür werden im April junge, frisch ausgetriebene Hopfen-Sprösslinge, die sich unter der Erde befinden, ausgegraben, gesäubert, gewaschen und wie Spargel – am besten mit Olivenöl und Parmesan – serviert.

Interessant ist auch, dass fast jede Heilpflanze auch schon in der Antike bekannt war und als Arznei genützt wurde. Anders beim Spargel. Den kannte man zwar bei den Ägyptern, Griechen und Römern. Doch nicht als Naturmedizin, sondern ausschließlich als zartes Gemüse, das gedünstet zu Fleisch gereicht wurde.

Aus den getrockneten Hopfenzapfen bereitet man einen Tee zu, der die Nerven stärkt und Schlafprobleme beseitigt. Und dann gibt es den Hopfen-Spargel, eines der teuersten Gemüse in Österreich und Deutschland.

Ein „leuchtendes" Beispiel an Heilkraft: Die Sonnenblume

Die weithin leuchtenden, gelben Sonnenblumen sind für uns im Sommer ein Symbol für die Ferien. Im Herbst sind sie für unsere Gesundheit wichtig, denn sie erhalten erstaunliche Kräfte:

- Was wenige wissen: Die gelben Blütenblätter – frisch oder getrocknet – sind eine Naturarznei. Man bereitet Tee damit zu: 1 gehäufter Esslöffel getrocknete Sonnenblumen-Blütenblätter (Apotheke) werden mit 1/4 Liter kochendem Wasser übergossen. Zugedeckt 10 Minuten ziehen lassen, durchseihen, warm in kleinen Schlucken trinken. Man süßt mit etwas Honig oder Ahornsirup. Der Tee wird gegen Erkältungen und Blasenkatarrh eingesetzt. 3 Mal täglich 1 Tasse.

- Sehr wirksam gegen den ersten Schnupfen der Saison ist Tee aus einer Mischung von Sonnenblumen-Blütenblättern und Lindenblüten 50 zu 50.

- Die frischen Blütenblätter der Sonnenblume sind auf Salat oder auf Partybrötchen nicht nur hübsch anzusehen. Sie stärken auch die Immunkraft.

- Die Sonnenblumen-Kerne sind reich an den Mineralstoffen Magnesium und Calcium, liefern aber auch

sonst jede Menge Vitalstoffe. Es wäre sehr sinnvoll, zum Fernsehen anstelle von Kartoffel-Chips und Bonbons Sonnenblumenkerne zu kauen. Sie machen uns vital, weil sie Eisen enthalten.

- Außerdem können wir damit etwas für unsere Schönheit tun: Wer regelmäßig Sonnenblumenkerne kaut, bekommt schönere Haare, gesündere Haut und festere Nägel. Man kann das auch in der Tierwelt beobachten: Hunde und Pferde, denen man die Kerne ins Futter gibt, haben ein glänzendes Fell, Hühner legen mehr Eier, Kühe geben mehr Milch.

- Auch das kaltgepresste Sonnenblumenkern-Öl kann man als Arznei einsetzen: für ein altes russisches Rezepte, für die Öl-Zieh-Kur. Man nimmt morgens auf nüchternen Magen 1 Esslöffel Öl in den Mund, belässt ihn dort 10 bis 15 Minuten, zieht ihn zwischen den Zähnen hin und her und spuckt ihn dann aus. Das Öl zieht jede Menge Krankheitserreger aus den Mundschleimhäuten, baut die Immunkraft in Mund und Rachen auf, senkt die Anfälligkeit gegen Erkältungen und stärkt das Zahnfleisch.

- Wenn man Salat mit Sonnenblumenöl anrichtet, so fördert das die Verdauung, hilft gegen Verstopfung.

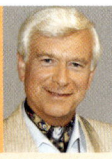

Prof. Bankhofers
Spezial-Tipp

Zum Fernsehen statt Chips und Bonbons Sonnenblumenkerne kauen, sie machen uns vital.

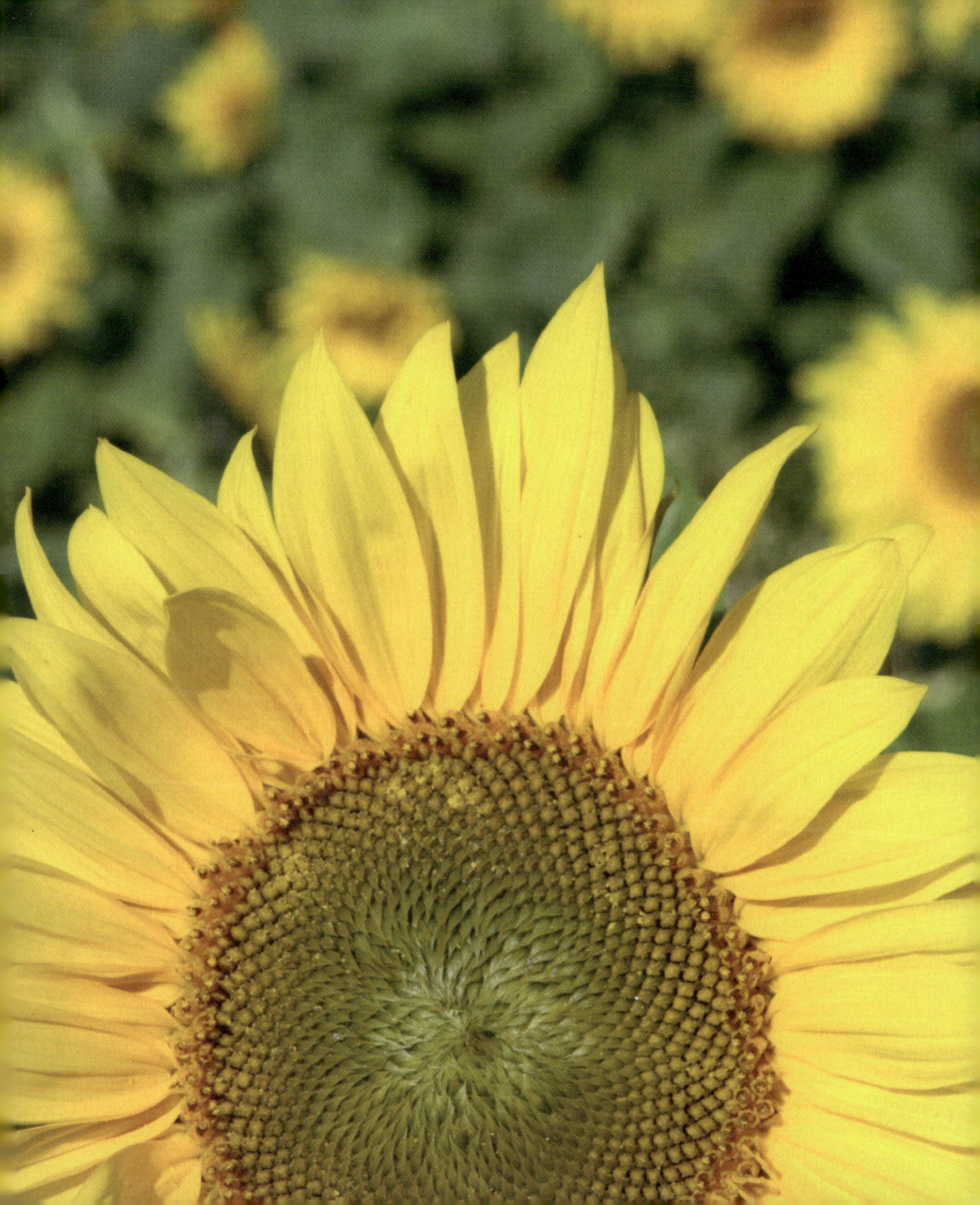

Die Kraft vom Guggul-Baum macht schlank und gesund

In indischen Familien, die nach dem Ayurveda-Prinzip leben, aber auch in vielen Ayurveda-Kuranstalten ist es Brauch, dass man auf viele Speisen ganz wenig von einem bitteren Pulver streut. Man nennt es Guggulu.
Deutsche und amerikanische Ärzte haben jetzt das Geheimnis dieser Küchenwürze gelüftet. Das Pulver wird aus der harzigen Rinde des Guggul-Baumes gewonnen. Es handelt sich dabei um ein dorniges Myrrhe-Gewächs, das bis zu 2 Meter hoch wird und das in Indien sowie in den arabischen Ländern wächst.

Die Ayurveda-Medizin kennt die Kraft des Guggul-Baumes schon seit rund 2500 Jahren. Nun haben amerikanische Ärzte am Baylor College of Medicine in Houston, Texas, sowie deutsche Mediziner das indische Geheimnis unter die Lupe genommen und sind dabei auf interessante Details gestoßen:

Der ayurvedische Bitterstoff Guggulu stellt ein interessantes Hilfsmittel aus der Natur im Kampf gegen überflüssige Kilos dar.

◆ Die Bitterstoffe aus der Rinde des Guggul-Baumes mit der Bezeichnung Guggulsteron verbessern die Lebensqualität des Menschen. Sie erweisen sich als wirksame Hilfe im Kampf gegen Übergewicht.

◆ Sie steuern den Fettstoff-Wechsel und können damit als Nebeneffekt auch einen zu hohen Cholesterin-Spiegel senken.

◆ Sie bauen Fett aus der aufgenommenen Nahrung ab und greifen abgelagerte Fettreserven an.

Man darf aber nicht erwarten, dass man mit dem Wirkstoff aus dem Guggul-Baum ein Zaubermittel zum Abnehmen zur Verfügung hat. Der ayurvedische Bitterstoff Guggulu stellt ein interessantes Hilfsmittel aus der Natur dar, mit dem man den Kampf gegen zu viele Kilos (Pfunde) leichter durchführen kann.

Den Kölner Frauenarzt Dr. Walter Horstmann hat Guggulu fasziniert. Er hat eine Studie durchgeführt und für Frauen ein Nutri-Balance-Programm erarbeitet.

Dazu gehören die Grundregeln: viel Obst und Gemüse, weniger Fleisch, mehr Fisch, keine tierischen Fette, keinen Zucker konsumieren. Viel ins Freie gehen, Sauerstoff tanken. Sport treiben. Und einige Zeit 3 Mal täglich 30 Minuten vor der Hauptmahlzeit 1 Kapsel mit dem Guggulu-Wirkstoff (Apotheke) einnehmen.

Er rät davon ab, das Pulver ins Essen zu streuen, wie es die Inder tun. In der Kapsel spürt man nicht den bitteren Geschmack.

Lassen Sie dem Stress keine Wurzeln schlagen: Setzen Sie auf Ingwer-Wurzel

Stress im Beruf, Stress im Privatleben. Viele von uns fühlen sich ausgebrannt, erschöpft und kraftlos. Da hilft ein Gewürz aus der asiatischen Küche, das sich auch bei uns immer mehr durchsetzt: die Ingwer-Wurzel.

Und das sind die Rezepte, die dem Körper und dem Geist schnell neue Energie zuführen:

• Man schält eine Ingwer-Wurzel, schneidet davon 3 bis 4 dünne Scheiben ab und schneidet diese dann in kleine Streifen oder Würfel. 1 Teelöffel davon kommt in einen kleinen Topf, wird mit 1 Tasse heißem Wasser übergossen und muss 3 Minuten kochen. Danach ein wenig ziehen lassen. Durchseihen. In kleinen Schlucken trinken.

• Ein besonders schnelles Energie-Getränk: Man legt 3 bis 4 dünne Ingwer-Scheiben in eine Teetasse, übergießt diese mit kochendem Wasser, lässt das Ganze zugedeckt 5 Minuten ziehen, dann durchseihen und in kleinen Schlucken langsam konsumieren.

• Man kann auch rasch neue Kräfte tanken, wenn man ein Stück einer geschälten Ingwer-Wurzel in etwas frisch gepressten Zitronensaft taucht und dann einfach kaut.

Darum ist Ingwer für unsere Gesundheit so wertvoll:

◆ Die Wurzel der Ingwer-Pflanze, die bis zu einem Meter hoch wird und herrlich gelb-rote Blüten trägt, enthält viel Vitamin C.

◆ Sie verfügt über 22 ätherische Öle: Sie wirken antibakteriell, blutdrucksenkend, beruhigend, harntreibend, antiviral, antirheumatisch, entzündungshemmend und schleimlösend.

◆ Die Ingwer-Wurzel enthält aber auch pflanzliche Hormonstoffe, die unsere Zellen jung erhalten. Diese Phyto-Hormone kurbeln die Produktion unserer körpereigenen Hormone an, die uns vor frühzeitigem Altern schützen. Ingwer ist daher ein Jungmacher für alle Menschen über 40.

Ingwer ist aber auch speziell in der Übergangszeit vom Winter zum Frühling wichtig für uns: Er liefert uns von innen her Wärme. Er schützt uns vor einem Darmkatarrh und kann Blähungen vorbeugen und bekämpfen. Und hier

Um dem gefürchteten Burn-Out-Syndrom vorzubeugen, sollte man der Kraft der Ingwer-Wurzel vertrauen, die Körper und Seele rasch neue Energie zuführt.

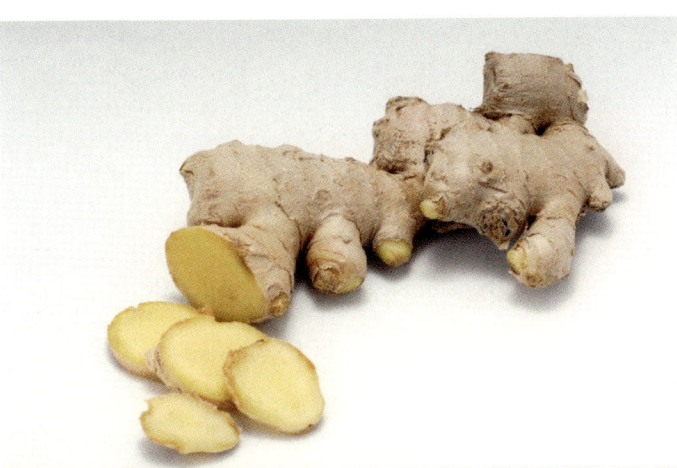

ein Rezept gegen den stressbedingten, nervösen Magen: Man schält eine Ingwer-Wurzel und schneidet ganz kleine Stücke davon ab. 1 gehäufter Teelöffel davon wird mit 1 Messerspitze Zimtpulver gemischt und mit 1 Tasse kochendem Wasser übergossen. 10 Minuten zugedeckt ziehen lassen. Durchseihen. Warm trinken.

Kresse: das Antibiotikum aus dem Kräutergarten

Man kann sie nahezu in jedem Supermarkt und in jedem Gemüseladen in Pappschachteln oder in Styropor-Kistchen kaufen: frische Kresse. Man kann sie aber auch selbst in der Wohnung wachsen lassen. Es gibt die Garten- und die Brunnenkresse. Am meisten hat sich bei uns die Gartenkresse durchgesetzt. Beide Kräuterarten haben die gleichen Wirkstoffe.

Kresse ist reich an Vitamin C, schützt uns gegen Erkältungen. Gleichzeitig aber macht sie uns stark gegen Stress.

- Eine enorm wichtige Aufgabe der Kresse: Sie versorgt unseren Organismus mit dem lebenswichtigen Spurenelement Jod, unentbehrlich für den Hormonhaushalt und für den Stoffwechsel, ganz besonders für die Schilddrüse. Jod ist eine sehr sensible Substanz. Der Mensch hat in einer gesunden Schilddrüse 8 bis 11 Milligramm Jod gespeichert. Es muss täglich angeliefert werden. Zu wenig Jod kann geistigen Schaden oder einen Kropf zur Folge haben. Zuviel Jod wirkt wie Gift. Kresse liefert der Schilddrüse genau die richtige, sanfte Menge an Jod, die sie braucht.

- Kresse enthält ätherische Öle: Senf-Öle, die den scharfen Geschmack

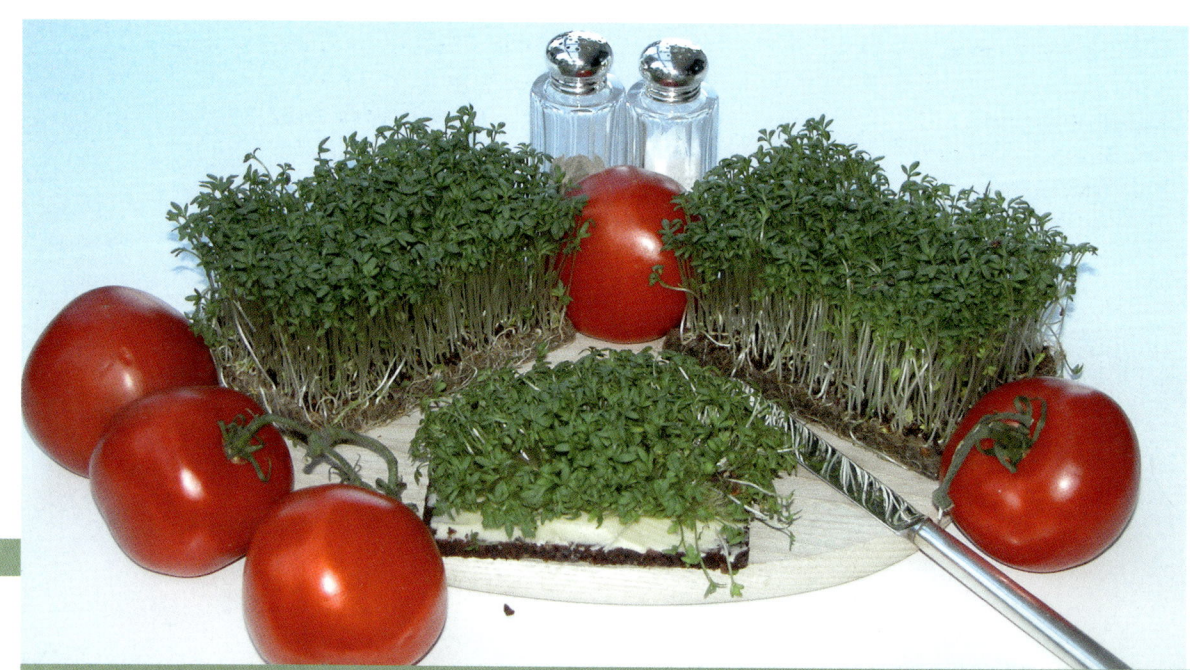

des Küchenkrautes ausmachen. Durch sie wird die Kresse zur Naturarznei. Man nennt sie daher auch das „Antibiotikum aus dem Kräutergarten". Die Senföle bekämpfen krankheitserregende Bakterien im Darm und in den Harnwegen. Sehr oft raten Hausärzte Frauen, die an Blasenentzündung leiden, reichlich Kresse zu konsumieren, weil damit die ärztliche Therapie sinnvoll unterstützt wird. Kresse kann aber bei Erkrankungen niemals pharmazeutische Antibiotika ersetzen.

- Kresse – regelmäßig in den Speiseplan eingebaut – wirkt harntreibend, reinigt die Nieren, aktiviert die Galle und gibt bei Erschöpfungszuständen Kraft.

- Kresse enthält das Spurenelement Chrom. Es steuert das Satt sein. Wer jeden Tag eine Handvoll Kresse isst, nimmt leichter ab, weil er nicht sosehr vom Hunger geplagt wird.

🍴 **Es gibt viele Möglichkeiten, rohe, kleingeschnittene Kresse zu genießen:** *auf dem Kopfsalat, im Kartoffelsalat und im Tomatensalat, auf der Kartoffelsuppe, auf dem Butterbrot und in den Topfen (Quark) oder Gervais eingerührt.*

Mit Worcestersoße und Curry gegen Alzheimer

Das Ergebnis einer neuen wissenschaftlichen Studie in den USA lässt aufhorchen. Es wurde im angesehenen Fachblatt „Journal of Neuroscience" veröffentlicht: Der regelmäßige Genuss von Curry und Worcestersoße schützt vor Alzheimer. Der gelbe Farbstoff Kurkumin in Curry und in der Soße verhindert nämlich die Ablagerung von Amyloid im Gehirn. Das ist die Ursache für Alzheimer.

Damit steht plötzlich ein Gewürz im Mittelpunkt medizinischer Forschungen, das bei uns immer beliebter wird: nämlich Kurkuma, auch Gelbwurz genannt, der Hauptbestandteil der Curry-Mischung.

Kurkuma ist eine mehrjährige Pflanze aus der Familie der Ingwer-Gewächse. Sie ist seit 5000 Jahren in Südostasien, Vietnam, Südindien und auf Java heimisch, wird aber heute vorwiegend in China, den afrikanischen Tropen sowie in Mittel- und Südamerika angebaut.

Verwendet werden die senf- bis zitronengelben Wurzeln: als Küchen-Gewürz, als Naturarznei und als Farbe für die gelben indischen Mönchskutten.

In rohem Zustand enthalten die Wurzeln giftige Substanzen. Nachdem sie aber gekocht, entwässert, geschält und zu Pulver verarbeitet wurden, sind die Giftstoffe nicht mehr vorhanden.

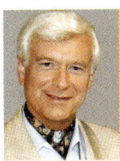

Prof. Bankhofers Spezial-Tipp

Wer jeden Tag eine Handvolle Kresse isst, nimmt leichter ab, da er weniger Hungergefühl verspürt.

*Wer regelmäßig
Kurkuma in den
Speisen als Gewürz
verwendet, regt
den Gallenfluss
an, kann Durchfall
bekämpfen und die
Verdauung fördern.*

In dem etwas scharfen und bitteren Gewürz gibt es die Wirkstoffe Xanthorhiziol, das die Gallenproduktion fördert, Blähungen und Völlegefühl verhindert, und den Farbstoff Kurkumin. Er wirkt antibakteriell und entzündungshemmend.

Wer regelmäßig Kurkuma in den Speisen als Gewürz einsetzt, regt den Gallenfluss an, kann Durchfall bekämpfen, die Verdauung fördern, speziell die Fettverdauung verbessern, und die Leber bei ihrer Entgiftungsarbeit unterstützen. Wer zu entzündlichen Magenbeschwerden neigt, sollte auf Kurkuma verzichten. Die Schmerzen könnten stärker werden.

Kurkuma passt zum Suppenhuhn, zu Rührei oder Spiegeleiern, zu essigsaurem Gemüse, zu Salaten, Reis, Fisch und Erbsengerichten.

Zum Vorbeugen von Gallensteinen trinkt man 3 Wochen lang täglich 2 bis 3 Tassen Kurkuma-Tee:
1 gestrichener Teelöffel Kurkuma-Pulver wird mit 1 Tasse kochendem Wasser übergossen, 5 bis 10 Minuten ziehen lassen, durch ein Papierfilter laufen lassen. Lauwarm trinken.

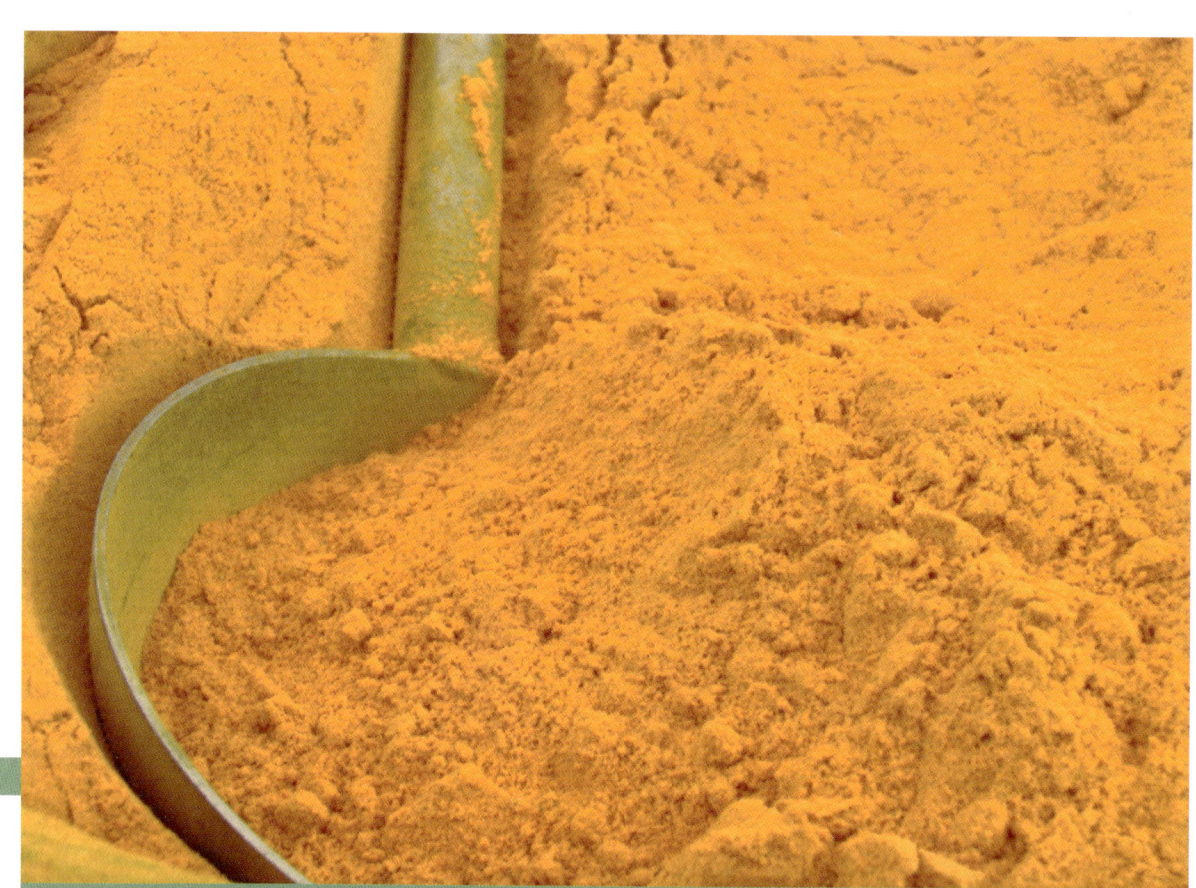

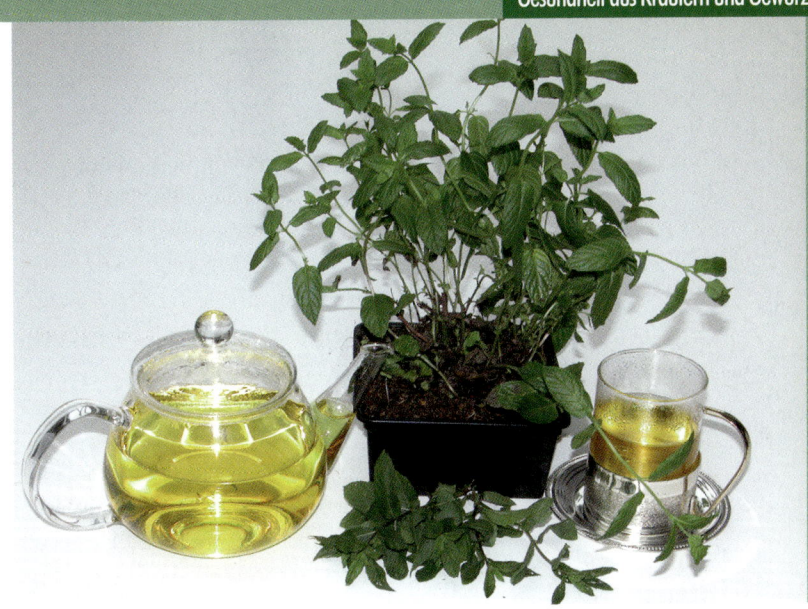

Riecht gut, schmeckt gut, tut gut: Pfefferminze

Die Pfefferminze kann vielfältig für die Gesundheit eingesetzt werden: Ihre Blätter sind reich an Bitterstoffen, Gerbstoffen, an den ätherischen Ölen Eukalyptol, Limonen und Menthen. Im Mittelpunkt aber steht das Menthol, das der Pfefferminze ihren typischen erfrischenden Geschmack und Geruch gibt.

Mit einer Tasse Pfefferminze-Tee, entweder zum Essen oder danach, kann man eine Menge erreichen:

- Die Speichelbildung im Mund wird angeregt und verstärkt. Dasselbe gilt für die Magensäure.

- Man kann Blähungen vorbeugen und sie bekämpfen.

- Pfefferminztee kann die Gallenproduktion und den Gallenfluss fördern.

- Durch eine Reihe von Flavonoiden wirkt Pfefferminze-Tee im Verdauungsbereich krampflösend.

- Durch die Gerbstoffe kann Pfefferminze-Tee schädliche Bakterien im Darm bekämpfen und kann Durchfall verhindern.

- Der Tee hilft aber auch gegen Magenbeschwerden. Vor allem der Reizmagen kann positiv beeinflusst werden. Aus dieser Erfahrung heraus setzt die moderne Medizin seit einiger Zeit eine Mischung aus Pfefferminzöl und Kümmelöl in Kapselform als Therapie gegen den Reizmagen ein.

Und so wird Pfefferminze-Tee richtig zubereitet:

◆ 1 gehäufter Esslöffel getrocknete Pfefferminze-Blätter (Apotheke) werden mit 1/4 Liter kochendem Wasser überbrüht, 8 Minuten ziehen lassen, durchseihen, ungesüßt trinken.

◆ Bei frischen Pfefferminze-Blättern (Gärtnerei, Gemüseladen) nimmt man pro Tasse 4 bis 5 zerkleinerte Blätter, übergießt mit kochendem Wasser, zählt bis 20 und schüttet das erste Aufguss-Wasser sofort wieder weg, gießt nochmals auf und lässt nun bloß 2 Minuten ziehen. Dann durchseihen und lauwarm trinken. So schmeckt er nicht bitter.

Das Menthol gibt der Pfefferminze ihren typischen erfrischenden Geschmack und Geruch

Man sollte Safran nie direkt in die Speisen streuen. Immer zuerst 15 Minuten in heißem Wasser oder heißer Milch auflösen, dann erst beigeben.

Für Kinder ist Pfefferminze-Tee nicht geeignet. Sie vertragen meist kein Menthol.

Pfefferminzblätter – kleingehackt – schmecken auch sehr gut in Salaten, Soßen und im Fruchtsalat.

Safran macht Männer stark und Frauen schön

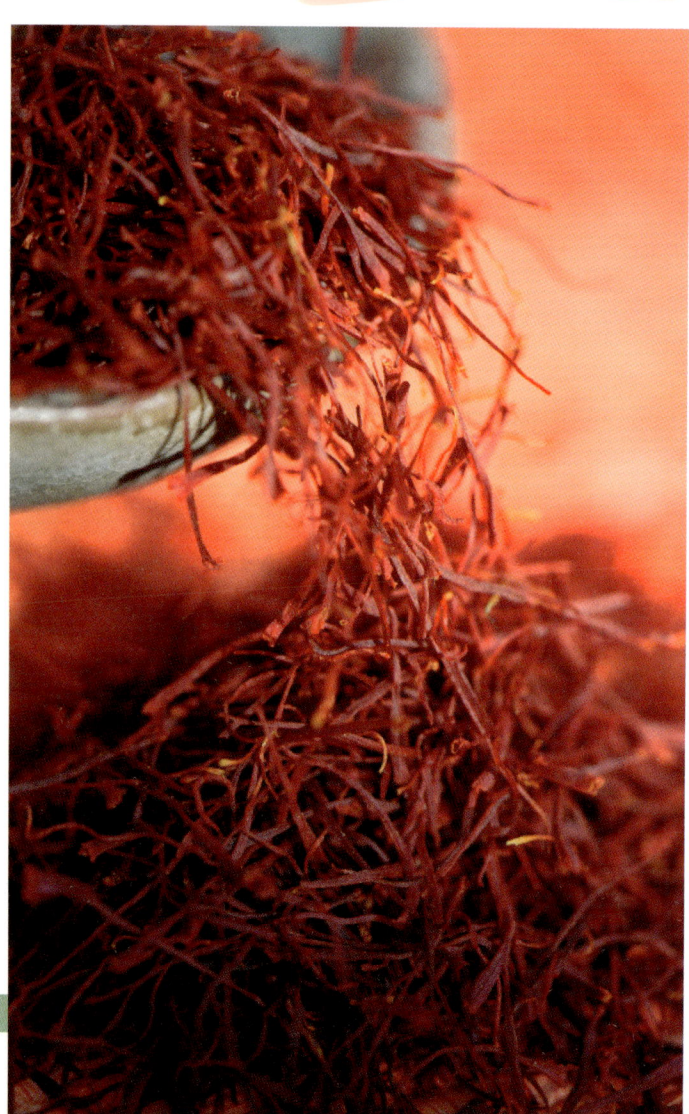

Safran feiert als Gewürz bei uns ein heftiges Comeback. Man sieht auf den Speisekarten vieler guter Restaurants in jüngster Zeit mehr und mehr Spezialitäten mit Safran. Unsere Großmütter haben damit vor allem dem Kuchen eine faszinierende gelbe Farbe gegeben.

Safran, gewonnen aus den Blütennarben der Safran-Pflanze, ist mehr als ein Gewürz. Safran ist eine Naturarznei. Entsprechend ist auch der Preis auf dem Weltmarkt: 1 Kilo Safran kostet 800 Euro. Er wird in Marokko, im Iran, in Italien, Südamerika und in den USA angebaut.

Die Hauptwirkstoffe im Safran sind der gelbe Farbstoff Krozin, der Bitterstoff Pikro-Krozin, das ätherische Öl Safranal, B-Vitamine, Kalium und Phosphor.

Safran fördert die Fruchtbarkeit des Mannes. Das ist auf den Wirkstoff Krozetin-Ester zurückzuführen.
Allerdings stören Nikotin und Alkohol diese Wirkung des Safrans.

Für die Frauen ist Safran ein Kosmetikum. Die B-Vitamine im Safran gemeinsam mit dem ätherischen Öl Safranal bekämpfen aufgesprungene, rissige Lippen, Schuppen im Haar und Hautrötungen. Wenn Frauen regelmäßig Safran essen, haben sie leuchtendere Augen und wirken attraktiver.

Man muss aber vorsichtig sein: Safran darf nur in ganz kleinen Mengen eingesetzt werden. In extremen Überdosen wirkt Safran wie Gift. Man verwendet in der Küche immer nur eine Prise oder eine Messerspitze voll. Das genügt. Die Würzkraft ist enorm.

Niemals sollte man Safran direkt in die Speisen streuen. Immer zuerst 15 Minuten in heißem Wasser oder heißer Milch auflösen, dann beigeben.

Safran eignet sich wunderbar für Reisgerichte, für eine Paella, für Muscheln, Krustentiere, Lamm und Fisch, für Suppen, Eintöpfe, Geflügel, aber auch für Pudding, Milchreis, Griesbrei und Kuchen.

Dill-Spitzen: Spitze gegen Blähungen, Magenkrämpfe und Atemnot

Genießen Sie so oft wie möglich aromatisches, frisches heimisches Dill-Kraut. Man streut die Dill-Spitzen auf den Salat, mixt sie in den Topfen oder Gervais. Man isst Dill-Kartoffeln anstatt Petersilien-Kartoffel und man genießt Dill-Soße als Beilage zu Fleisch-Speisen.

Doch Dille ist auch ein Heilkraut. Es ist reich an den Mineralstoffen Calcium, Phosphor, Kalium und Schwefel. Dille liefert aber auch verschiedene ätherische Öle wie Carvon, Limonen, Apiol und Myristicin. Und sie versorgt uns mit Pflanzensäuren, Schleim- und Gerbstoffen. Auf Grund all dieser Inhaltstoffe wirkt Dille harntreibend. Sie desinfiziert die Harnblase und die

Harnwege. Sie löst Magenkrämpfe und verhindert Blähungen. Dazu sollte man Dille-Wein trinken. 1 Tasse Wasser und 1 Tasse Weißwein werden gemischt. Darin kocht man einige Minuten 2 Teelöffel Dillsamen. 8 Minuten zugedeckt ziehen lassen. Dann durchseihen und lauwarm trinken.

Mit Dille-Tee kann man Schluckauf bekämpfen. Stillende Mütter können den Milchfluss fördern. Und wenn man den Tee mit etwas Honig oder Ahornsirup süßt, dann fördert er das Einschlafen. Hier das Rezept für die Zubereitung: 2 Teelöffel getrocknete Dillspitzen werden mit 1 Tasse kochendem Wasser übergossen, 5 Minuten ziehen lassen, durchseihen.

Wenn man frische Dill-Spitzen im Kopfsalat oder im Gurkensalat isst, dann schmeckt das nicht nur sehr gut und fördert die Verdauung. Das ist auch ein Super-Service für Leber und Galle. Die Leber wird bei ihrer Entgiftungsarbeit unterstütz, der Gallenfluss wird gefördert.

Bei sehr sensiblen Menschen, die auf Gerüche stark reagieren, ist es möglich, dass allein das Riechen an einem frischen Dill-Kraut die Nerven beruhigt und Atemnot bekämpft.

Auch Schlafstörungen können allein durch das Schnuppern am Dill-Kraut behoben werden. Das ist auf die beruhigende Wirkung des ätherischen Öls Anethol zurückzuführen.

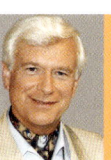

Prof. Bankhofers Spezial-Tipp

Wer Köstlichkeiten mit Knoblauch genossen hat, sollte frische Dillspitzen kauen – so wird Ihr Atem wieder frisch!

Eine weitere sinnvolle Wirkung des Dill-Krautes: Wer im Sommer Grill-Spezialitäten mit Knoblauch zubereitet, sollte danach frische Dillspitzen kauen. Das nimmt den penetranten Geruch des Knoblauchs, Ihr Atem wird wieder erträglich.

 Hier ein schnelles Rezept für Dillbutter, herrlich auf Vollkornbrot oder auch auf einem gegrillten oder gebratenen Fleisch:
250 Gramm Butter, 4 Esslöffel fein gehackter Dill, Kräutersalz: Die Butter warm stellen, damit sie weich wird und der Dill sowie das Salz untergemengt werden können (am besten mit einer Gabel). Alles auf einem Butterbrotpapier zu Rollen formen und kalt stellen.

Alles im „grünen Bereich": die wertvolle grüne Soße

Wenn überall üppig die Frühlingskräuter wachsen, ist auch die richtige Zeit gekommen, um die grüne Soße zu genießen, die viele auch unter dem Namen Frankfurter grüne Soße oder Goethes grüne Soße kennen. Johann Wolfgang von Goethe hat dieses Gericht über alles geliebt.

Sie schmeckt nicht nur köstlich. Sie ist auch sehr wertvoll für unsere Gesundheit. Denn in ihr stecken viele wirksame Naturkräfte.

Schon Johann Wolfgang von Goethe hat sie geliebt: Die grüne Soße oder Frankfurter grüne Soße, unschätzbar wertvoll ist sie aber für unsere Gesundheit.

Für die klassische grüne Soße nimmt man Petersilie, Dille, Schnittlauch, Borretsch, Kerbel, Sauerampfer, Pimpinelle. Man kann auch noch Zitronenmelisse, Kresse, Ysop und Estragon dazugeben. Alle Kräuter sollten ganz frisch geerntet sein. Man wäscht sie gut und schneidet sie ganz klein. Dann bereitet man eine Marinade aus Olivenöl, Weinessig, Salz, Pfeffer. Pro Person nimmt man eine Handvoll Kräutermischung.

Die Marinade und die Kräuter werden im Mixer ganz kurz noch mehr zerkleinert, mit Sauerrahm oder Joghurt vermischt. Vor dem Servieren rührt man in die grüne Soße hartgekochte, kleingehackte Eier. Man isst zur grünen Soße Pellkartoffel, vielleicht auch ein kleines Stück gekochtes Rindfleisch.

Die grüne Soße hat viele Vorteile für die Gesundheit. Das ist der Wirkung der einzelnen Kräuter zu danken, die sich in der Soße summieren:

- Petersilie liefert enorm viel Vitamin C.

- Schnittlauch liefert reichlich Eisen für unsere Energie und Vitamin C gegen Erkältungen.

- Auch Dille enthält reichlich Vitamin C, lindert Kopfschmerzen und fördert die Verdauung.

- Borretsch stärkt Haut, Haare und Nägel, fördert die Produktion von Glückshormonen und wirkt daher gegen depressive Stimmungen.

- Pimpinelle regt Galle, Leber und Nieren an.

- Kerbel reinigt das Blut.

- Sauerampfer reinigt das Blut und macht stark gegen Allergien.

- Zitronenmelisse beruhigt das vegetative Nervensystem und hilft beim Stressabbau.

- Estragon fördert die Verdauung, baut leichte Ängste ab.

- Kresse liefert Eisen fürs Blut und Chrom gegen den Heißhunger. Ideal fürs Abnehmen.

- Ysop schützt vor Bakterien und Viren.

Es lohnt also, jedes Jahr zu Kräuterzeit grüne Soße in den Speiseplan einzubauen.

Gemüsehändler kaufen. Hände weg von Brennnesseln, die am Straßenrand oder in der Nähe von Industrieanlagen wachsen. Sie sind mit Umweltschadstoffen angereichert und können der Gesundheit schaden.

Junge, zarte Brennnessel enthalten sehr viel grünen Farbstoff Chlorophyll, der unsere Zellen jung erhält und uns geistig fit macht. Sie liefern uns Bitterstoffe, Gerbstoffe, Carotinoide, Lignane und viele Vitamine, Mineralstoffe und Spurenelemente. Bei den Mineralstoffen das Calcium für Haare, Haut, Nägel und Knochen so besonders wertvoll. Brennnesselblätter enthalten sehr viel davon.

Und was das Vitamin C betrifft: Brennnesselblätter haben 6 Mal soviel Vitamin C wie Spinatblätter.

„Brennende Gefahr", doch für die Gesundheit wunderbar: Brennnessel

Wenn die Zeit der zarten, jungen Brennnesseln da ist, sollte man die frischen Blätter dieses Heilkrautes, das viele als Unkraut verfolgen, so oft wie möglich in seinen Speiseplan einbauen. Denn dann liefern sie uns die meisten Wirkstoffe für unsere Gesundheit. Wichtig ist allerdings, dass Sie die Brennnesseln im eigenen Garten, in unberührter Natur pflücken oder bei Ihrem

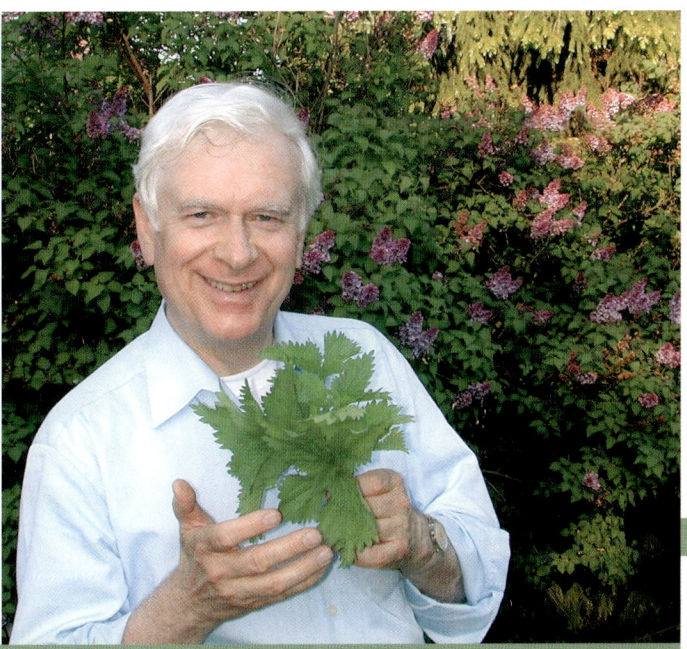

159

Nützen Sie die Zeit der frischen Brennnesselblätter für einen gesunden Tee, der die Nieren aktiviert und die Harnwege gut durchspült.

Und hier meine Anregungen für die Küche:

◆ Bereiten Sie aus Brennnessel-Blättern Spinat zu. Sie verfahren dabei genau wie mit den Spinatblättern. Dazu ein Vorteil: Spinat enthält viel Oxalsäure, kann also die Bildung von Calcium-Oxalat-Nierensteinen verursachen. Brennnesselblätter enthalten keine Oxalsäure.

◆ Machen Sie es wie die Italiener in und rund um Florenz. Die genießen jetzt Pasta Verde. Brennnesselblätter werden heiß gewaschen, einmal kurz in Wasser aufgekocht, klein geschnitten und in einem Mixer mit frischen Knoblauchzehen und etwas Olivenöl zu einer Soße verarbeitet. Sie wird über breite Bandnudeln gegossen.

◆ Sie können auch feine Brennnessel-Spitzen klein gehackt in die Kräutersuppe dazugeben. Einmal mit der Suppe kurz aufkochen lassen.

Nützen Sie die Zeit der frischen Brennnesselblätter für einen gesunden Tee, der die Nieren aktiviert und die Harnwege durchspült. So wird er zubereitet: Die Brennnesselspitzen werden gut gewaschen, fein gehackt. 2 gehäufte Teelöffel davon werden mit 1 Tasse kochendem Wasser übergossen, nur 2 Minuten zugedeckt ziehen lassen. Durchseihen. Lauwarm und ungesüßt in kleinen Schlucken trinken.

Heilkräuter: Gesundheit, die köstlich schmeckt

Ganz ehrlich: Wenn wir das Wort Heilkräuter hören oder lesen, dann denken wir in erster Linie an Kräutertee, an Wannenbäder mit Kräuter-Essenzen, an Inhalieren mit Kräuterdämpfen oder mit Kissen, die mit Kräutern gefüllt werden und einen besseren Schlaf bringen.

Hätten Sie jemals gedacht, dass man mit bestimmten Heilkräutern in der Küche exzellente Gaumenfreuden zubereiten kann? Hier ein paar Beispiele:

 ### Kräuter-Gnocchi:
300 Gramm Kartoffel heiß schälen und pressen. Mit 4 Esslöffeln Vollkornmehl und 5 Esslöffel kleingeschnittenen Spitzwegerich- und Thymianblättern mischen, salzen und pfeffern. Zu einer Rolle formen und 30 Minuten im Kühlschrank ruhen lassen. Kleine Stücke mit dem Löffel abstechen, zu ovalen Bällchen formen, ins kochende Salzwasser geben und da solange ziehen lassen, bis sie an die Oberfläche steigen. Mit Salat oder Pilzen servieren.

 ### Minzsoße:
100 Gramm frische, feingehackte Pfefferminzblätter werden mit 45 Gramm Rohrohrzucker in einem Mörser zerrieben oder im Mixer püriert. Weitere

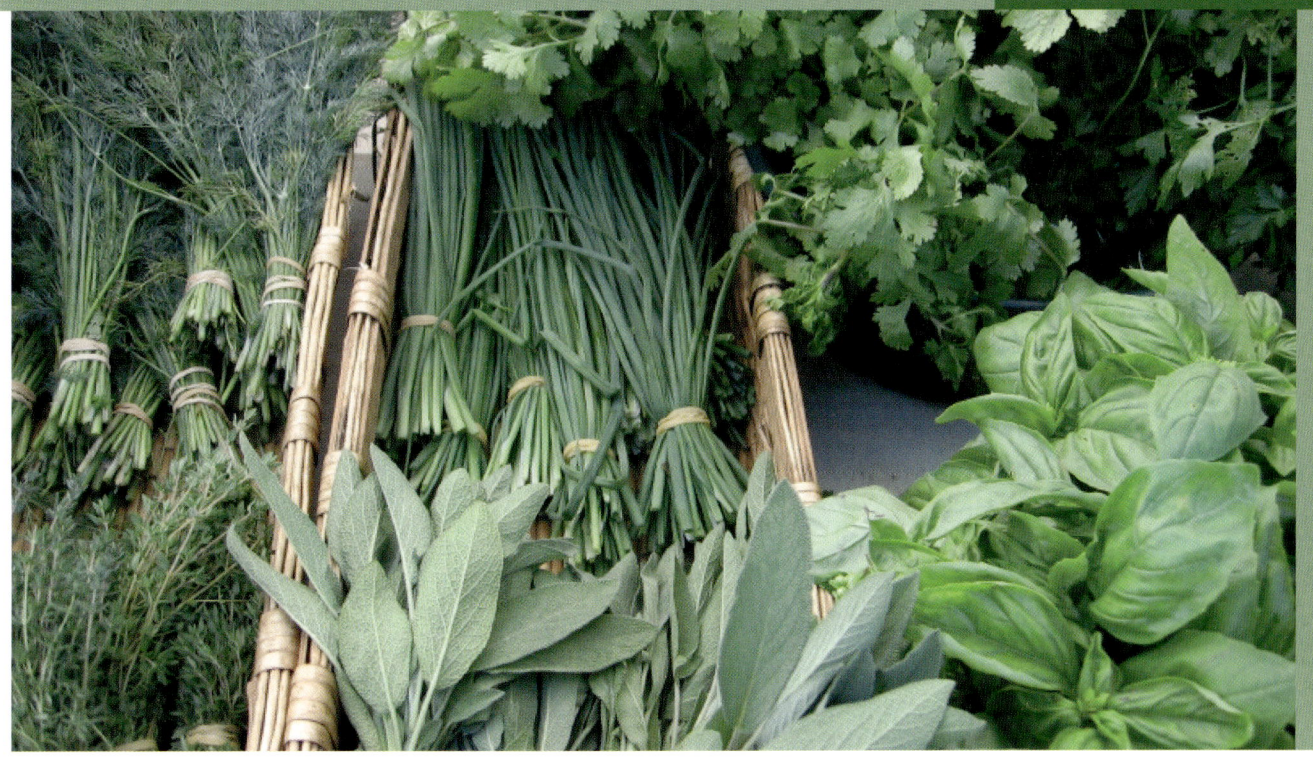

45 Gramm Rohrohrzucker mit 1/8 Liter Weinessig, 6 Esslöffel Wasser und 2 Teelöffel Zitronensaft zum Kochen bringen und solange köcheln lassen, bis die Flüssigkeit klar ist. Jetzt die zerriebene Minze dazugeben, etwas salzen, abkühlen lassen, zu Lamm, Geflügel oder Rührei servieren.

Ringelblumen-Sandwich:
1 Schnitte Vollkornbrot mit Mayonnaise bestreichen und mit Käse belegen. Darauf 2 Esslöffel Ringelblumenblüten legen. Man kann das Sandwich kalt oder kurz überbacken genießen. Man kann die Mayonnaise auch durch Topfen ersetzen.

Sanddorn-Topfen (Quark):
500 Gramm Magerquark wird mit 4 Esslöffel Ahornsirup 2 Messerspitzen Zimt, 3 Esslöffel (Schlagobers) Sahne und 150 Gramm Sanddornmark aus dem Reformhaus verrührt. Ein schnelles, köstliches Dessert, das große Mengen an Vitamin C liefert.

Thymian-Fisch:
1 St.Peters-Fisch ausnehmen, waschen, trockentupfen, mit 4 Thymianzweigen füllen. Dann den Fisch mit Salz und Pfeffer würzen, mit Mehl bestäuben, in wenig heißem Öl auf jeder Seite 3 bis 5 Minuten braten. Mit einem Thymian-Zweig und Zitronenscheiben servieren.

Mit Heilkräutern lassen sich die wunderbarsten kulinarischen Genüsse zubereiten: Ihrer Phantasie sind dabei keine Grenzen gesetzt!

Das Salz des Lebens ...

Salz ist für unser Leben genau so wichtig wie Wasser. Wir könnten weder ohne Salz noch ohne Wasser leben. Die beiden sind auch eng miteinander verbunden. Unser Blut ist eine ein-prozentige Solelösung. Das entspricht der Salzkonzentration der Urmeere. Salz steuert unseren Flüssigkeitshaushalt, fördert die Eisenaufnahme, aktiviert unsere Gehirnarbeit, gibt uns aber auch körperliche Energie.

Das Problem dabei: Der Mensch braucht für seine Gesundheit täglich 3 bis 5 Gramm Salz. Wir konsumieren aber zwischen 15 bis 17 Gramm. Das ist in erster Linie für die Nieren eine Belastung. Vor allem das industriell und chemisch aufbereitete Kochsalz, das ja aus reinem Natrium-Chlorid besteht.

Was wenige wissen: Man kann aus naturbelassenem Salz, das ja reich an Spurenelementen und Mineralstoffen ist, wahre Lebenselixiere zubereiten. Dazu gehören das Meersalz und das Kristallsalz.

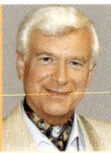

Prof. Bankhofers Spezial-Tipp

Man kann aus naturbelassenem Salz, das reich an Spurenelementen und Mineralstoffen ist, wahre Lebenselixiere zubereiten.

• Wer Kreislaufprobleme hat, unter einem zu niedrigen Blutdruck leidet oder Wetter fühlig ist und sich nicht wohlfühlt, der sollte das „Salz des Lebens" einnehmen. Mischen Sie jeweils 1 Esslöffel geriebenes Meersalz, getrocknete Salbeiblätter, Rosmarin, geriebenen Parmesan und 1 Esslöffel Bierhefe. Streuen Sie jeden Tag eine Messerspitze von dieser Mischung auf eine Scheibe Vollkornbrot mit Butter und genießen Sie das Spezial-Salzbrot.

Zum Stärken der Immunkraft sowie gegen Rheumaschmerzen bereiten Sie eine Sole-Lösung zu.

Kaufen Sie im Reformhaus ein Einmachglas, gefüllt mit Kristallsalz-Steinen. Füllen Sie es mit kaltem Wasser auf. Nach 1 bis 2 Stunden hat sich aus dem Wasser eine 26prozentige Solelösung gebildet. Mehr Salz nimmt das Wasser nicht auf. Gießen Sie die Solelösung in eine Flasche und stellen Sie diese in den Kühlschrank. Sie ist dort unbegrenzt haltbar, weil sich darin keine Viren, Bakterien, Pilze und

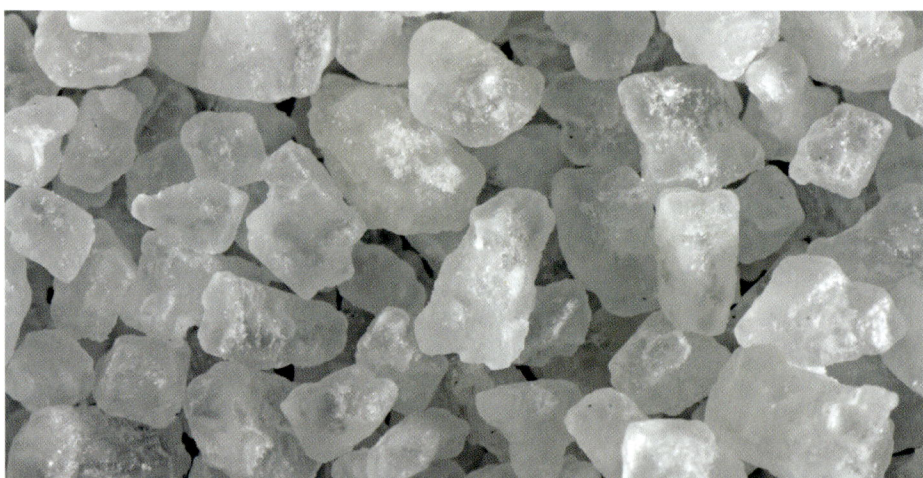

andere Keime vermehren können. Von dieser Lösung rühren Sie nur 1 Teelöffel täglich in ¼ Liter Wasser und trinken diese Flüssigkeit langsam in kleinen Schlucken.

Ob Heilwirkung oder Küchengenuss: Salbei ist immer dabei!

Salbei ist einerseits eine Heilpflanze: Man kann mit dem Tee aus getrockneten oder frischen Salbeiblättern übermäßiges Schwitzen, Nervosität, Atemwegs-Probleme und Zahnfleisch-Entzündung bekämpfen sowie die Leber stärken.

Die Blätter des Salbeis sind aber auch ein hervorragendes Küchengewürz. Man kann die ätherischen Öle Thujon, Linalool und Borneol sowie die Harze, Gerbstoffe und Bitterstoffe auch über Essen und Trinken nützen.

- Man kann die frischen oder getrockneten Salbeiblätter fein gehackt Suppen, Eintöpfen und Gemüsegerichten beigeben. Bratensoßen werden durch Salbei besonders reizvoll, Salbei passt besonders gut zu Fisch, Lamm und Leber.

- Salbei passt ideal kleingehackt zum Schnittlauch im Topfen oder Weichkäse.

- Salbei verlängert die Haltbarkeit der Speisen.

- Fette Speisen, die man mit Salbei würzt, sind bekömmlicher und werden besser verdaut.

- Wenn man Rinder – oder Schweinbraten mit Salbei würzt, werden die meisten Schadstoffe, die beim Braten an der Oberfläche entstehen, neutralisiert.

- Man kann Salbeiwein selbst zubereiten: 20 Gramm frische Salbeiblätter in eine Flasche geben, mit guten Rotwein übergießen – Bordeaux oder Blaufränkisch –, einen Tag lang bei Zimmertemperatur stehen lassen. Durchseihen, abends trinken. Salbeiwein wirkt kräftigend.

- So wird Salbeibutter hergestellt: Salbeiblätter werden ganz fein gehackt und in die weiche Butter eingerührt. Die Menge der Blätter hängt vom intensiven Geschmack ab, den man erreichen will.

- Und so bereitet man Salbei-Essig zu: Salbeiblätter werden fein gehackt und in eine Flasche gegeben. Mit Wein- oder Apfelessig auffüllen. 14 Tage stehen lassen. Dann ist der Essig fertig. Die Menge der Blätter hängt auch da wieder vom intensiven Geschmack ab, den man erreichen will.

Wussten Sie, dass fette Speisen, die man mit Salbei würzt, leichter bekömmlich sind und besser verdaut werden?

Liebstöckel: Gewürzkraut gegen Stress und Nervosität

Das Liebstöckel-Kraut ist eine der wenigen Gewürzpflanzen, die bis zum Frost frisch geerntet werden können. Die meisten von uns kennen Liebstöckel – im Volksmund auch Maggi–Kraut genannt – als Würze für Suppen und Soßen. Dabei ist Liebstöckel eine Naturarznei.

In der Antike war der Gebrauch von Liebstöckel in der Küche Nebensache. Man verwendete das Kraut in erster Linie zur Behandlung von Magen- und Darm-Beschwerden. Das geht eindeutig aus den Schriften von Plinius hervor. Auch im Mittelalter galt die Pflanze als Heilkraut. Kaiser Karl der Große, erließ eine Anbau-Verordnung, dass nicht nur Klöster, sondern auch Bauern mehr Liebstöckel pflanzen sollten, damit mehr Menschen die Kräfte für die Gesundheit nützen konnten.

Liebstöckel stammt aus Persien. Es ist ein Doldengewächs, das auf nahrhaftem, feuchtem Boden bis zu 2 Meter hoch wird. In den Blättern der Pflanze hat man 192 Wirkstoffe entdeckt. Die wichtigsten sind die ätherischen Öle Butylphalid, Trans-Ligustulid, Phellandren, Pinene, Terpinene, Kumarin, Furokumarin, Bergapten, Psoralen und das antibiotisch wirkende Falcariondol.

Auf Grund dieser Inhaltstoffe wirkt Liebstöckel entwässernd, fördert die Verdauung, beugt Völlegefühle und Blähungen vor, stärkt aber auch die Bronchien.

In unserer modernen Zeit aber ist der wichtigste Effekt dieser: Liebstöckel in den Speisen stärkt enorm die Nerven und baut Stress ab. Nach einem arbeitsreichen Tag mit großem Leistungsdruck tut eine Suppe mit Liebstöckel richtig gut. Verspannungen in Schultern, Nacken und Rücken können gelöst werden.

Alles, was mit Liebstöckel gewürzt ist, kann man als Anti-Stress-Essen bezeichnen: Gemüse-Suppen, Eintöpfe, Soßen, Bohnen- und Kartoffel-Gerichte. Besonders bekömmlich und schmackhaft: Liebstöckel als Würze in der Füllung von Rindsrouladen, bestehend aus süßsauren Gurken, Zwiebel, Petersilie, Kapern, Salz und Pfeffer.

Eines aber muss man wissen: Liebstöckel regt den Appetit an. Wer schlank bleiben oder werden will, sollte sparsam mit diesem Kraut umgehen.

Gut eingebürgert: Küchenkräuter aus Asien

Jahrzehnte lang wurden bei uns in der Küche als Kräuter Petersilie, Majoran, Rosmarin, Bohnenkraut und Oregano verwendet. Mit der zunehmenden Vorliebe der Österreicher und Deutschen, im Wok zu kochen oder Sushi zu genießen, wächst auch die Vorliebe für die

Liebstöckel, auch Maggi-Kraut genannt, stärkt die Nerven enorm und baut Stress ab.

Küchenkräuter aus Asien. Wer nämlich einmal so ein neues Kraut probiert hat und vielleicht vorerst den Geruch gar nicht so super gefunden hat, ist dann meistens begeistert, wie sehr man damit Salaten, Soßen, Nudeln, Fisch und Fleisch einen reizvollen Geschmack geben kann.

Die Kräuter Asiens sind allerdings getrocknet als Importware leichter aufzutreiben als die frischen. Doch es gibt bereits Gärtner-Betriebe, die sich auf exotische Kräuter spezialisieren. Außerdem kann man sie auch zuhause im Topf wachsen lassen.

Und das sind die beliebtesten Asia-Kräuter in Österreich und Deutschland:

- Das Lemongras ist in den tropischen Gebieten Indiens, Chinas und Malaysias beheimatet. Es liebt die Wärme und kann bei uns nur im Topf existieren. Man kann es im Wintergarten oder am Fensterbrett des Badezimmers überwintern. Lemongras passt ausgezeichnet zu Sprossen, Fisch, Fleisch, Gemüse.

- Basilikum hat grundsätzlich die Deutschen erobert. Jetzt hat auch das Thai-Basilikum seinen Platz in unseren Küchen gefunden. Thai-Basilikum hat ein leicht süßes Aroma, passt hervorragend zu Bandnudeln, Meerestieren, Mischgemüse und Salaten.

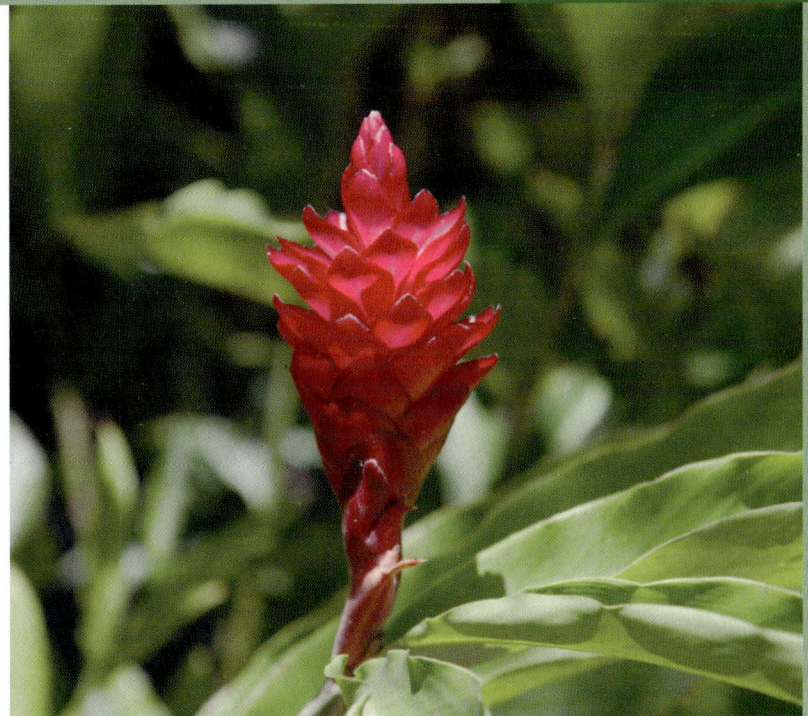

Ingwerblüte

- Der Ingwer stammt aus Südostasien. Der knollige Wurzelstock treibt aufrecht bis zu 1, 5 Meter. Kann bei uns nur im Topf wachsen, weil er nicht frostfest ist. In der Küche verwendet man den Wurzelstock, kurz vor der Blüte der Pflanze. Ingwer gibt dem Fleisch, dem Gemüse, Soßen und dem Obstsalat ein herrliches Aroma.

- Die indische Dille ist einjährig und wird 20 bis 30 Zentimeter hoch. Man verwendet die Samenkörner. Sie werden gerieben und ergeben ein wunderbares Fisch- und Sushi-Gewürz. Indische Dille ist auch guten Curry-Mischungen beigefügt.

Mit der zunehmenden Vorliebe der Österreicher und Deutschen, im Wok zu kochen, wächst auch die Vorliebe für Küchenkräuter aus Asien.

Genießen Sie das Essen „durch die Blume"

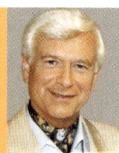
Wir erfreuen uns an bunten Blumen im Garten, auf der Wiese in freier Natur oder daheim in der Vase. Wir schauen sie an und riechen sie. Doch viele Blumen kann man auch essen. Und wenn im Restaurant auf Ihrem Teller eine Blüte liegt, so ist das nicht nur eine Zierde. Man kann sie auch verzehren.

Sie haben einen außergewöhnlichen, zarten Geschmack.

Allerdings muss man wissen: Blumen, die man isst, dürfen nicht vom Wegesrand stammen. Da sind sie mit Schadstoffen belastet. Sie dürfen auch nicht aus dem Blumenladen kommen. Da sind sie meist mit Spritzmitteln behandelt. Zum Verzehr sind nur jene Blüten geeignet, die man bei einem ausgewiesenen Bio-Gärtner kaufen kann.

Es gibt aber auch eigene Firmen, die spezielle Blüten für Gourmetzwecke

anbieten. Man findet im Internet unter www.essbare-landschaften.de einiges zu diesem Thema.

Man muss auf Fachleute vertrauen, denn es gibt ja auch Blumen, die giftig sind.

Aber völlig unbedenklich und essbar sind folgende Blumen: die Blüten der Kapuzinerkresse und des Kürbis, Begonien, Chrysanthemen, Blüten vom Wiesenklee, Gänseblümchen, Gladiolen, Geranien, Jasmin-Blüten, Lavendel-Blüten, Ringelblumen, Tulpen, Rosen, Orangenblüten und Veilchen. Wenn Sie diese Blumen und Blüten aus Ihrem Garten nehmen, dann müssen diese rein biologisch sein, dürfen nicht mit Pflanzenschutzmittel behandelt werden.

All diese Blüten schmecken köstlich und sind wunderschön anzusehen, wenn Sie damit knackige grüne Salate garnieren oder belegte Brötchen schmücken. Auch kurz vor dem Servieren auf eine Suppe gestreut, machen sich Blüten wunderbar.

Gänseblümchen im Salat liefern reichlich Vitamin C. Die Blüten der Kapuzinerkresse versorgen uns mit Magnesium und geben Salaten und Suppen eine leichte Schärfe. Veilchen passen besser auf eine Dessertcreme oder auf ein Stück Kuchen. Rosenblüten passen auf Frischkäse-Brötchen und auf Eis. Sie liefern Duftstoffe, die sich positiv auf die Hormone der Frau auswirken.

Kapuzinerkresse

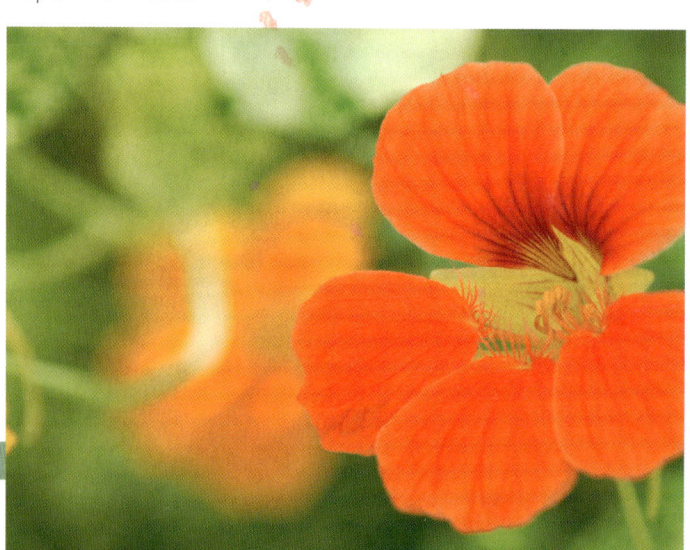

Verwenden Sie immer nur die Blüten, keine Stiele und keine Blätter. Verwenden Sie keine welken Blüten und waschen Sie sie vor dem Essen sanft in Wasser. Pollenallergiker und Asthma-Patienten sollten allerdings auf Blüten auf dem Teller verzichten.

Und hier ein ganz besonderes „Blumenrezept":

 Das Löwenzahn-Dessert!
Zutaten: ¼ kg Löwenzahn-blüten, 1 Stamm Gundelrebe mit Blüten, 1 Zitrone, 400 ml Wasser, 80 Gramm Honig, 2 Bananen, 3 Kiwis, 1 Päckchen Tortengelee.

Zubereitung: Die Blütenblätter abzupfen, mit Wasser zum Kochen bringen und über Nacht stehen lassen. Den Saft abseihen und auf ¼ Liter einkochen. Die Gundelrebe in den heißen Saft geben und auskühlen lassen. Die Gundelrebe wieder entfernen, das Tortengelee in den Saft einrühren, aufkochen, mit Honig süßen und kühl stellen. Bananen- und Kiwischeiben abwechselnd in Cocktailscheiben anrichten. Löwenzahngelee über das Obst gießen und mit Schlagobers servieren!

Das Veilchen auf der Suppe ...

Einer der ersten Boten des Frühlings draußen auf der Wiese sind duftende blaue Veilchen, die nicht nur wunderschön aussehen, sondern die man auch essen kann.

Veilchenblüten sind reich an ätherischen Ölen, Bitterstoffen und Alkaloiden. Die Blätter liefern Chlorophyll und das Spurenelement Zink. Die Blätter geben jeder Kräutersuppe einen sehr zarten, etwas süßen Frühlingsgeschmack. Die Blüten streut man am besten auf grüne, zarte Blattsalate. Man darf sie aber erst ganz kurz vor dem Servieren darüberstreuen. Sonst sehen sie unansehnlich aus.

Man kann Veilchenblüten auch ins Kompott oder in den Fruchtsalat mischen. Schmeckt gut und sieht reizvoll aus.

Bereiten Sie eine Frühlings-Suppe zu: mit Veilchenblättern, Brennnessel-Spitzen, Pimpernelle-Blättern und Zitronenmelisse-Blättern, alles ganz klein gehackt. Die gut gewaschenen Kräuter werden mit etwas kleingehacktem Schnittlauch gemischt und in Gemüsebrühe mit Natureis eingerührt.

Veilchenblüten-Tee schmeckt gut und ist obendrein eine Naturmedizin. 2 gehäufte Teelöffel frische Veilchenblätter werden mit 1/4 Liter kaltem Wasser zugestellt, zum Kochen bringen, einmal

Die Blätter des Veilchens geben jeder Kräutersuppe einen sehr zarten, frühlingshaft süßen Geschmack.

Thymian hat anti-septische, keimtö-tende, schleimlö-sende, erwärmende und krampflösende Eigenschaften. Deshalb enthalten viele Hustensäfte diesen Wirkstoff.

aufkochen, dann 5 Minuten zugedeckt ziehen lassen. Durchseihen. In den lauwarmen Tee ein Leinentuch eintauchen, etwas auswringen, auf Stirn und Schläfen auflegen. Hilft gegen Kopfschmerzen.

Man kann den Tee auch trinken: Er hilft gegen Nervosität, Stress und Schlafprobleme, gegen Husten und rheumatische Beschwerden.

Aber Vorsicht: Die Veilchen dürfen nur in freier Natur oder im Garten gepflückt werden, weitab vom Straßenverkehr und von Industrie-Anlagen, damit sie nicht mit Umweltschadstoffen belastet sind.

Thymian, Thymian, den setzt man auf den Husten an …

Haben Sie jemals daran gedacht, dass Sie mit einer Pizza, mit einem köstli-

chen Lammbraten, mit einem zarten Fischgericht oder mit Pilzen Ihre Atemwege stärken, Husten lindern und eine Erkältung abwehren können?

Das funktioniert tatsächlich. Aber nur unter einer Bedingung: All diese Mahlzeiten müssen mit Thymian gewürzt sein. Darum funktioniert das ja auch mit einem schönen, knackigen Blattsalat, wenn das Dressing mit Kräutern der Provence angerichtet wird, denn da ist ebenfalls Thymian drinnen.

Thymian hat antiseptische, keimtötende, schleimlösende, erwärmende und krampflösende Eigenschaften. Das schaffen seine ätherischen Öle, allen voran der Hauptwirkstoff Thymol, aber auch das Carvacrol, Borneol, Vymol, Pinen und Linalool. Darum haben viele Hustensäfte als Basis den Thymian. Darum trinkt man Thymian-Tee.

Und so wird der klassische Thymian-Tee zubereitet, der die Atemwege stärkt, aber auch gegen Magen- und Darm-Krämpfe eingesetzt werden kann:
1 gehäufter Teelöffel Thymian mit einem Viertelliter kaltem Wasser zustellen, zum Sieden erhitzen, dann zugedeckt 5 bis 10 Minuten zugedeckt ziehen lassen, durchseihen. Mit etwas Honig süßen.

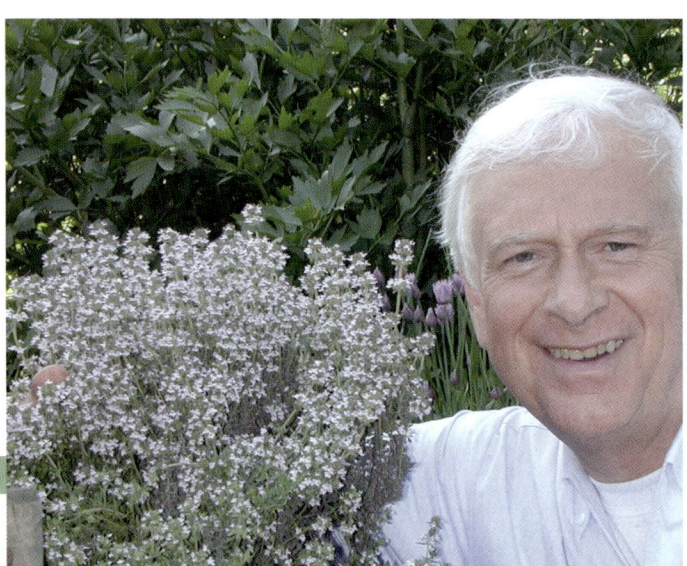

Schlagen Sie dem Heißhunger auf Süßes ein Schnippchen: Mit Vanille-Duft

Sie kennen das sicher alle: Man möchte im Frühling abnehmen. Man hält sich diszipliniert an die kalorienarmen Rezepte. Doch dann kommt plötzlich der Heißhunger, der in den meisten Fällen mit einem speziellen Appetit auf Süßes verbunden ist. Am liebsten würde man dann gierig eine ganze Tafel Schokolade oder eine Hand voll Schokolade-Bonbons verschlingen.

Bisher gab es keinen Trick dagegen. Man musste einfach unter Qualen standhaft bleiben. Nun aber hat eine Studie an der Universität von London ergeben: Wer Heißhunger auf Süßes hat, sollte nicht gleich zur Schokolade oder zu kalorienreichen Torten greifen, sondern zuerst intensiv Vanille-Duft schnuppern.

Eine verblüffende Lösung: Statt Süßes zu essen Vanille zu riechen: Man hat herausgefunden, warum das funktioniert. Allein durch das Riechen steigt im Gehirn das Glückshormon Serotonin stark an. Damit wird die Lust auf Süßes rasch befriedigt.

Man kann an einem Fläschchen Vanille-Öl riechen, an einem Säckchen mit Vanillezucker oder an einer Vanille-Schote.

Vanille gewinnt man aus dem Samen der Fruchtkapsel einer zarten Liane, die zur Familie der Orchideen gehört. Sie wächst in Mexiko sowie in Zentral- und Südamerika. Das süße Gewürz ist im 16. Jahrhundert nach der Eroberung des Aztekenreiches nach Europa gebracht worden. Da es zu den besonders teuren Gewürzen gehört, wird es seit 1874 auch synthetisch hergestellt.

Vanille enthält das äherische Öl Vanillin und 35 Duftstoffe.

Der Geruch von Vanille kann aber noch viel mehr als den Heißhunger auf Süßes bremsen: Die Magennerven werden gestärkt und die Nierenfunktion wird aktiviert.

 Hier ein fruchtiges Rezept für eine Vanille-Topfencreme:
Zutaten: *250 Gramm Magertopfen (Quark), etwas Milch, etwas Zucker, 2 Dotter, 2 Klar, 3/16 Liter Obers, 1 Packung Vanillezucker, Saft von ½ Orange und Zitrone.*
Zubereitung: *Dotter und etwas Zucker schaumig rühren und die Geschmacksstoffe dazugeben. Darunter mischt man den mit Milch glatt gerührten Topfen (Quark). Den steif geschlagenen Schnee und das steif geschlagene Obers werden leicht untergehoben. Mit frischen Früchten garnieren!*

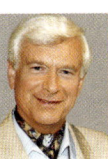

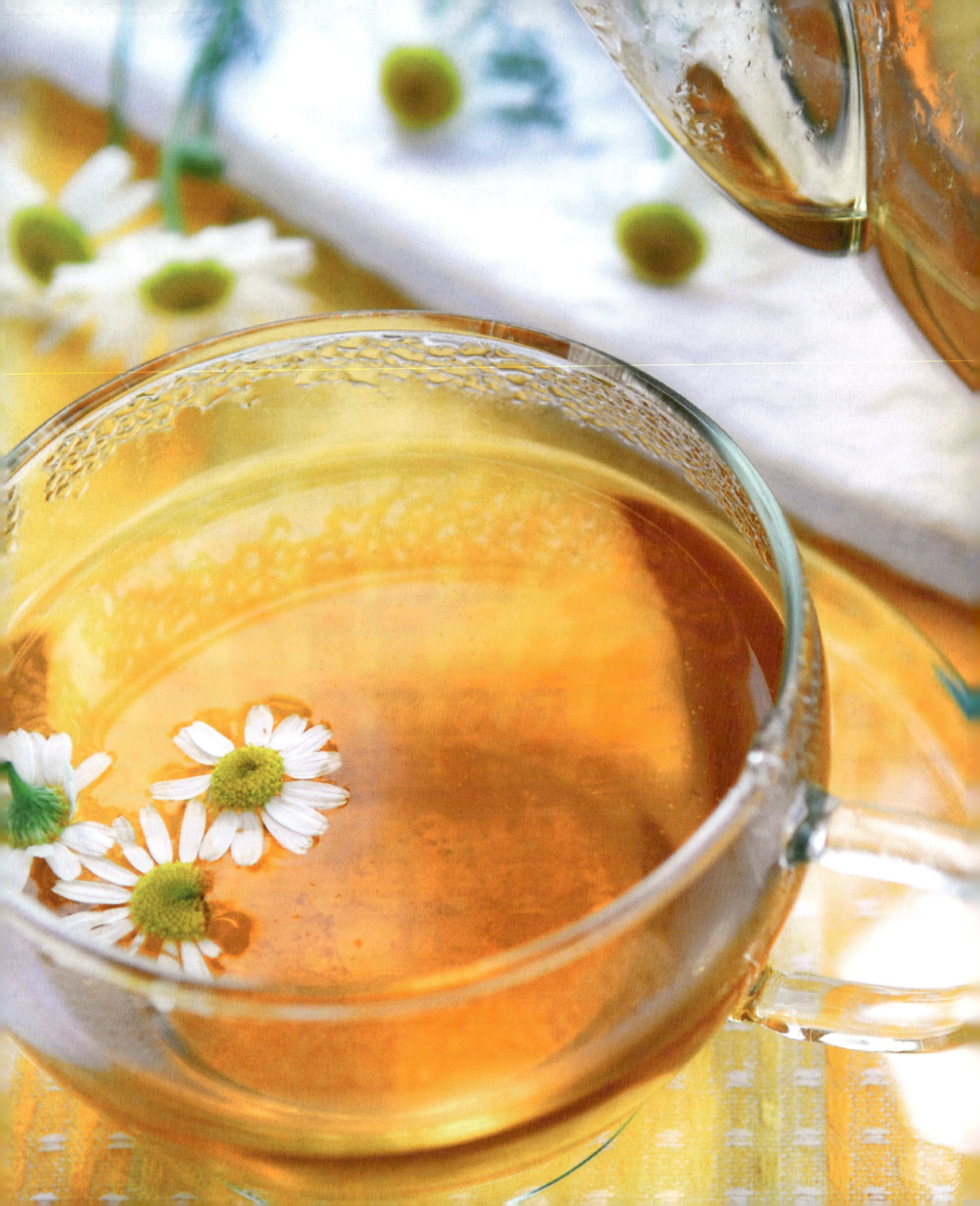

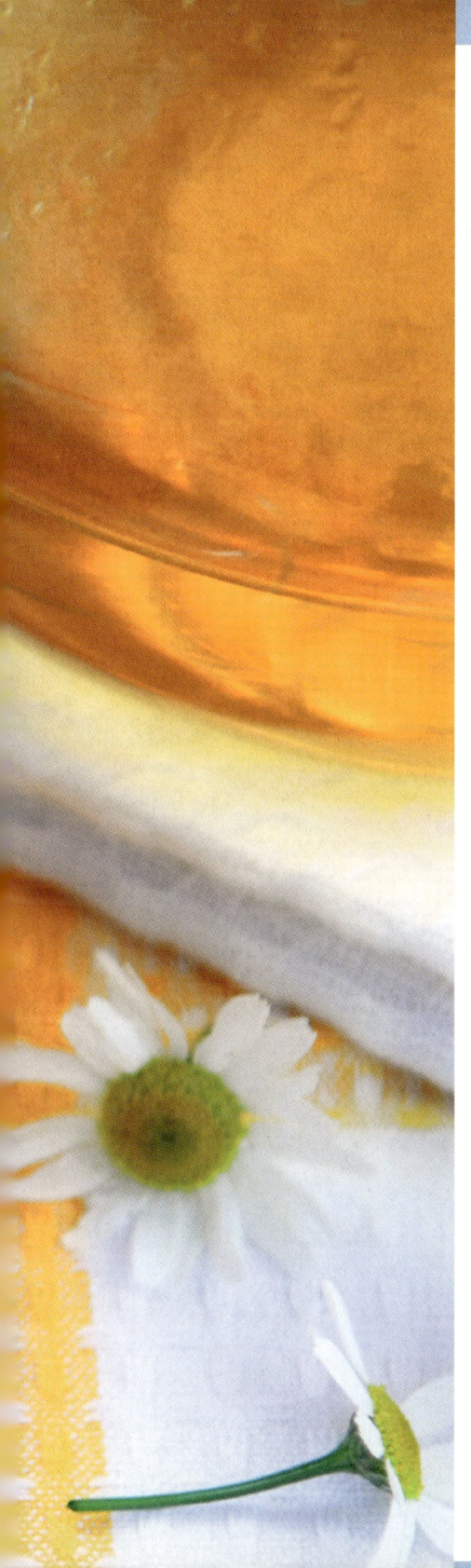

Wussten Sie, dass Bohnenkaffee das Risiko von Diabetes, Krebs und Parkinson senkt und das Gedächtnis der Frau verbessert oder dass es bestimmte Gemüsesorten, wie Auberginen, Blumenkohl (Karfiol) und Paradeiser gibt, mit denen es leichter fällt, sich das Rauchen abzugewöhnen? Ist Ihnen bekannt, dass Sie sich im Sommer auch mit der richtigen Nahrung – unter anderem grünen, knackigen Salaten, Karotten oder dunklen Trauben – vor den aggressiven Strahlen der Sonne schützen können?

NEUESTE ERKENNTNISSE ZUR GESUNDEN ERNÄHRUNG

Neu ist Ihnen wahrscheinlich auch, dass Sie mit Apfelessig den Kreislauf stärken können, Sodbrennen sich einfach wegessen lässt oder dass es möglich ist, mit Soja-Produkten, allen voran dem Tofu, die Qualen von

Ohrenschmerzen zu lindern. Wahrhaft unglaublich ist auch die Tatsache, dass man mit gewissen Küchenrezepten Ischiasschmerzen wegessen kann. Überzeugen Sie sich selbst!

Ganz besonders freuen wird natürlich alle Naschkatzen, dass die dunkle Schokolade von Europas führenden Kardiologen als ernst zu nehmendes Herz-Kreislauf-Mittel angesehen wird. Sie wirkt sich auch positiv auf Bluthochdruck und Cholesterin aus und wird bereits als „süßes Aspirin" bezeichnet. Und das von uns im Sommer so heiß geliebte Speiseeis wirkt gegen Stress! Also, in diesem Sinne, ist das Naschen – in Maßen, erlaubt!

Ich möchte Ihnen in diesem Kapitel die neuesten Erkenntnisse zur gesunden Ernährung vorstellen, die teilweise verblüffende Einsichten geben, wie unser Essen als „Medizin" wirken kann.

Naschen in Maßen erlaubt: Dunkle Schokolade, das süße Aspirin

Wenn die Forschungen rund um die Schokolade so weitergehen, wird man sie bald in der Apotheke kaufen müssen. Europas führende Kardiologen jubeln: Für sie ist dunkle Schokolade ein ernst zu nehmendes Herz-Kreislauf-Mittel. Ausschlaggebend dafür ist eine wissenschaftliche Studie von Prim. Doz. Dr. Roberto Corti an der Klinik für Kardiologie am Universitäts-Krankenhaus Zürich. Die wertvollen Flavonoide in der Schokolade mit einem Kakaoanteil von 70 bis 80 Prozent sind derart aktiv, dass sie gleich mehrere Risikofaktoren entschärfen. Diese Erkenntnis lässt Kardiologenherzen höher schlagen.

Die dunkle Schokolade hat wertvollere Schutzstoffe, die das Altern und Krankwerden bremsen, als Obst und Gemüse. Eine halbe Tafel Zartbitter-Schokolade von 50 Gramm entspricht, was den Gehalt an Antioxidantien-Schutzstoffen betrifft, 6 reifen Äpfeln und 15 Gläsern Orangensaft.

Damit erfüllt die dunkle Schokolade nachweislich folgende Aufgaben:

- Sie senkt zu hohen Blutdruck und reduziert auch das böse, schädliche LDL-Cholesterin.

- Sie verhindert für mehrere Stunden das Zusammenkleben von Blutplättchen.

- Sie erhöht das gute, schützende HDL-Cholesterin.

- Sie bremst eine vorzeitige Arteriosklerose und sie beugt Ablagerungen in den Gefäßen vor. Das wurde am Vorderarm mittels eines hoch auflösenden Ultraschalls gemessen.

- Speziell bei Rauchern – ergab die Studie – verbessert sich durch die dunkle Schokolade die Blutzufuhr zum Herzen.

- Da das Blut hervorragend flüssig und schnell fließend erhalten wird, nennen die Schweizer Kardiologen die dunkle Schokolade das „süße Aspirin".

- Sie empfehlen Patienten nach einer Herztransplantation die dunkle Schokolade in den Speiseplan einzubauen.

Und die Vorzüge der dunklen Schokolade lassen sich noch fortsetzen: Weitere Studien an der italienischen Universität von Aquila haben ergeben:

- Der regelmäßige Genuss von dunkler Schokolade wirkt sich positiv auf den Blutdruck aus und schützt vor Bluthochdruck.

- Die Schokolade wirkt aber auch – so unglaublich es klingt – Diabetes entgegen.

- Und sie hält unsere Zellen jung, wartet somit mit einem klaren Anti-Aging-Effekt auf.

- Die Studien haben aber auch gezeigt: Die dunkle Schokolade wirkt nicht nur präventiv, sondern auch therapeutisch. Sie kann zu hohen Blutdruck senken und auch die Insulin-Sensibilität verbessern.

Prof. Dr. Claudio Ferri und sein Ärzte-Team verabreichten einem Teil der Probanden jeden Tag 100 Gramm dunkle Schokolade, die 500 Milligramm Polyphenol, einen wertvollen Bioaktivstoff enthält. Die andere Gruppe erhielt weiße Schokolade, die gar kein Polyphenol enthält.

Dabei stellte sich heraus: Wer dunkle Schokolade genießt, kann Zucker besser abbauen. Das ist für Diabetiker von großer Bedeutung. Außerdem zeigte sich deutlich ein Absinken von zu hohem Blutdruck.

Die Wunderwirkungen der Schokolade ließen sich nur bei dunkler Schokolade mit einem Kakaoanteil von 70 bis 80 Prozent, nicht bei weißer oder Milchschokolade beobachten.

Da dunkle Schokolade mit einem Kakaoanteil von 70 bis 80 Prozent das Blut hervorragend flüssig und schnell fließend erhält, nennen Schweizer Kardiologen sie auch das „süße Aspirin".

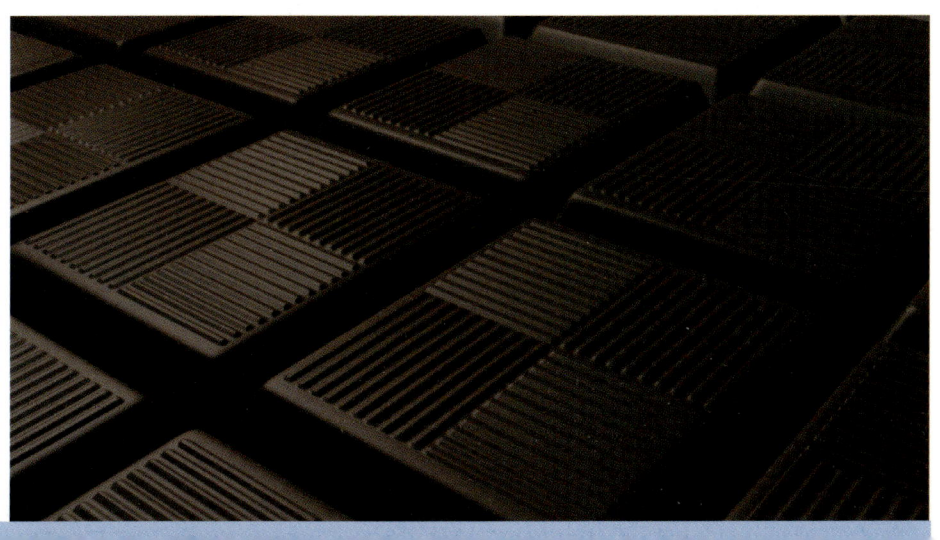

Dennoch sollte man – trotz der euphorischen Meldungen der Studien – auch die dunkle Schokolade in Maßen genießen, denn sie hat viele Kalorien und liefert auch Fett.

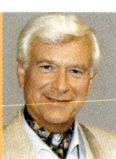

Zwei Hände voll Obst und Gemüse gegen Herzinfarkt

Ärzte und Ernährungsfachleute aus den USA und aus Europa betonen schon seit Jahren: „Five a day" – 5 Mal am Tag Obst und Gemüse in allen Farben – sind ein ernsthafter Schutz speziell gegen Magen-und Darmkrebs, Lungenkrebs sowie Brust- und Prostata-Krebs.

Doch kürzlich wurde am Europäischen Kardiologen-Kongress in Wien eine interessante Studie der Universität Athen präsentiert: Sie besagt:

2 bis 3 Portionen Obst oder Gemüse pro Tag haben eine enorme präventive Kraft. Man kann damit das Risiko für akute Herzerkrankungen – im Speziellen für einen Herzinfarkt – um 70 Prozent senken. Jeder, der täglich nur eine Portion dieser gesunden Nahrungsmittel verzehrt, verringert die Erkrankungsgefahr bereits um 10 Prozent.

Die europäischen Kardiologen empfehlen daher zwischen 3 und 5 Portionen Obst und Gemüse gegen den Herzinfarkt.

Viele werden natürlich jetzt fragen: „Wie viel ist eine Portion Obst oder Gemüse?" Die Antwort: Das ist exakt soviel, wie in eine Hand hineinpasst.

Während zur Vorsorge gegen eine Reihe von Krebserkrankungen in erster Linie wichtig ist, dass es sich um reifes Obst und Gemüse in möglichst vielen Farben handelt, sollte man zur Verhinderung eines Herzinfarktes Naturprodukte einbauen, die besonders interessante Mengen von den Mineralstoffen Magnesium, Kalium und Calcium enthalten.

Für eine Anti-Infarkt-Diät eignen sich Bananen, Äpfel, Orangen, Mandarinen, Grapefruits und Zitronen, wobei bei den Zitrusfrüchten sehr wichtig ist, dass man auch die weiße, schwammige Masse zwischen Schale und Fruchtfleisch mitisst, weil sich darin Flavonoide befinden, die Herz und Kreislauf stärken und schützen.

Diese Gemüsesorten eignen sich für eine Anti-Infarkt-Diät: Tomaten, Gurken, Brokkoli, Avocado, Kartoffeln Kohlrabi, Sellerie, Erbsen, Kohl, Kopfsalat, Spinat.

Durch die neue Studie aus Athen wird es jetzt noch wichtiger, jeden Tag Obst und Gemüse zu genießen. Es geht nicht nur allein um die Vorbeugung von Krebs, sondern auch ganz konkret um das Verhindern von Herzinfarkt.

Mit Rauchen aufhören: Essen Sie „Nikotin-Gemüse"!

Eine Studie der Weltgesundheitsorganisation (WHO) hat ergeben: 60 Prozent der Raucher wollen von ihrem Laster loskommen. Aber sie schaffen es nicht, weil es ein schwerer Schritt ist.

Das Problem: Da der Zigaretten-Konsum eine Sucht ist, löst das Fehlen des Nikotins im Blut körperliche, nervliche und seelische Beschwerden aus. Ja, in manchen Fällen kann es zu einem Nikotin-Mangelschock kommen.

Daher sollte man, wenn man sich das Rauchen abgewöhnen möchte, den Arzt zu Rate ziehen. Er wird entscheiden, ob es besser ist, eine Gruppen-Therapie, Akupunktur oder andere Maßnahmen zu setzen.

Damit sich der Betreffende langsam vom Nikotin verabschieden kann und von den Schadstoffen der Zigarette nicht mehr gefährdet wird, gibt es den Nikotin-Kaugummi sowie das Nikotin-Pflaster. Sie geben in immer kleiner werdenden Mengen Nikotin ab, bis der Raucher nicht mehr nikotinabhängig ist.

Nun hat man an der Berkeley Universität in Kalifornien, USA, herausgefunden: Man kann das Rauchen auch wegessen! Es gibt ganz bestimmte Gemüse-Sorten, die Nikotin in kleinsten Mengen enthalten. Zu diesen Gemüsesorten gehören Auberginen, Tomaten, Kartoffel und Blumenkohl. Sie tun dasselbe, wie das Pflaster und der Kaugummi.

Damit niemand befürchten muss, dass diese Gemüse-Sorten gefährlich sind, ein Vergleich: Ein Kilo Auberginen enthält etwa soviel Nikotin wie eine halbe Light-Zigarette. Die Studie an der Berkeley Universität hat ergeben: Wer regelmäßig diese Gemüse-Sorten in seinen Speiseplan einbaut, tut sich leichter, den „Glimmstängel" endlich aufzugeben!

Wer sich das Rauchen dauerhaft abgewöhnen möchte, sollte Gemüse-Sorten wie Auberginen, Kartoffeln, Tomaten und Blumenkohl in seinen Speiseplan einbauen!

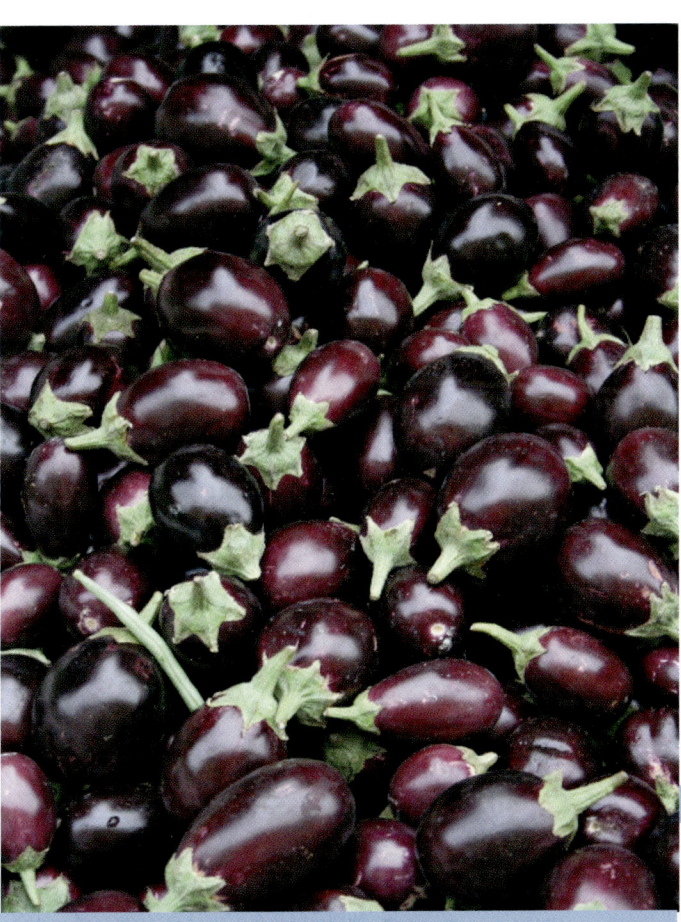

Ei, ei: Lecithin im Ei bremst das Cholesterin

Wer gerne weiche oder hartgekochte Eier genießt, aber sich vor zu hohen Cholesterinwerten fürchtet, kann aufatmen: Neuere Studien haben ergeben: Das Ei bremst sogar das eigene Cholesterin. Und man weiß auch, wie das funktioniert.

Jahrzehntelang sah man im Ei den Hauptschuldigen für zu hohe und ansteigende Cholesterinwerte im Blut. Dann hat man erkannt: Im Körper eines gesunden Menschen steigen nach regelmäßigem Eier-Konsum die Cholesterinwerte kaum an und werden vom Organismus sofort reguliert. Ernährungsexperten kamen zu dem Schluss: Wirklich gefährlich für die Cholesterinwerte sind die tierischen Fette.

Nun aber hat man an der Kansas State University in den USA im Rahmen einer aktuellen Studie eine sensationelle Entdeckung gemacht: Bei den meisten Menschen kommt es nach häufigem Eier-Konsum deswegen zu keinem nennenswerten Anstieg des Cholesterins im Blut, weil das Eigelb reich an dem Fettstoff Lecithin ist. Und dieses Lecithin senkt die Aufnahme des Ei-Cholesterins im Darm.

Zuständig dafür ist die Lecithin-Substanz Phosphodyl-Cholin. Sie bremst oder verhindert jenen Mechanismus, der in der Darmwand für die Aufnahme des Cholesterins verantwortlich ist.

Bei den meisten Menschen kommt es nach häufigem Eier-Konsum zu keinem nennenswerten Anstieg des Cholesterins im Blut, weil das Eigelb reich an Lecithin ist und dieser Stoff dafür sorgt, dass das nicht aufgenommene Cholesterin über den Darm wieder ausgeschieden wird.

Die Folge: Das nicht aufgenommene Cholesterin wird über den Darm wieder ausgeschieden und kann im Organismus keinen Schaden anrichten.

Man weiß, dass das bei 80 bis 85 Prozent der Bevölkerung funktioniert. Patienten mit einem sehr hohen Cholesterinspiegel sollten allerdings die Menge ihrer erlaubten Eier mit dem Arzt besprechen. Ein gesunder Mensch hingegen kann bedenkenlos und mit Genuss Eier essen.

Zusammen sind sie besonders stark: Brokkoli mit Tomaten, die Anti-Krebs-Power für Männer

Amerikanische Wissenschaftler haben im Rahmen einer Studie herausgefunden, dass die absolute Super-Kraft für gute Prostata-Werte bei Männern ein spezieller Gemüse-Mix aus Brokkoli und Tomate bringt. Jede dieser Gemüsearten für sich allein ist reich an krebshemmenden Substanzen. Und zwar sind es ganz verschiedene Schutzstoffe, die in unterschiedlicher Weise wirken. Gemeinsam aber werden sie zur absoluten Anti-Krebs-Power, speziell für die Prostata des Mannes.

Die Kombination von Brokkoli und Tomaten – in erhitzter Form – bremst das Wachstum von Prostata-Tumoren mehr, als wenn man beide Gemüsesorten getrennt konsumiert. Wenn Brokkoli und Tomaten in einer Speise gemeinsam verzehrt werden, ist der Schutzeffekt nach Ansicht der Wissenschaftler beeindruckend.

Wie kann diese Beobachtung der Medizin jeder Mann für sich persönlich nützen? Ganz einfach: Wenn er 3 Mal in der Woche eine Kombination aus Brokkoli und Tomaten konsumiert.

Das geht ganz einfach: Man legt ein paar Brokkoli-Röschen und geschälte Tomaten in einen Topf mit Boden oder in ein Dampfgar-Gerät und erhitzt das Gemüse gemeinsam im heißen Dampf. Dann auf einem Teller anrichten, mit Salz, Pfeffer oder kleingehackten, frischen Kräutern anrichten und genießen.

Eine zweite Möglichkeit wäre:
Man genießt zu Beginn einer Mahlzeit eine Tomatensuppe und isst gleich danach schonend gedünstete Brokkoli.

Es geht auch umgekehrt:
Zum Auftakt Brokkoli-Cremesuppe, anschließend in Olivenöl geschälte, geschmorte Tomaten. In den USA wird seit kurzer Zeit in Lokalen, wo überwiegend Männer verkehren, Brokkoli-Suppe mit Ketchup angeboten.

Nun weiß man, wie gesund Milch wirklich ist!

Der regelmäßige Konsum von Milch und Milchprodukten ist zur Vorbeugung von Osteoporose, der gefürchteten Knochenentkalkung, von großer Bedeutung. Denn fast nur mit Milchprodukten schafft man die notwendige Menge vom Mineralstoff Calcium, der als „Baumaterial" für unsere Knochen so wichtig ist, nämlich 800 Milligramm pro Tag.

Nun aber hat eine aktuelle Studie an der Universität von Minnesota, USA, nachgewiesen: Das Calcium schützt die Frauen außerdem vor Darmkrebs.

Zwischen Darmkrebs und der Calcium-Zufuhr gibt es für das Darmkrebs-Risiko einen direkten Zusammenhang. Jene Probandinnen der Studie, die jeden Tag mehr als 800 Milligramm Calcium mit der Nahrung aufgenommen

Männer sollten – als Schutz vor Prostata-Krebs – dreimal in der Woche eine Kombination aus Brokkoli und Tomaten genießen! Das Gemüse am besten schonend im Dampf garen.

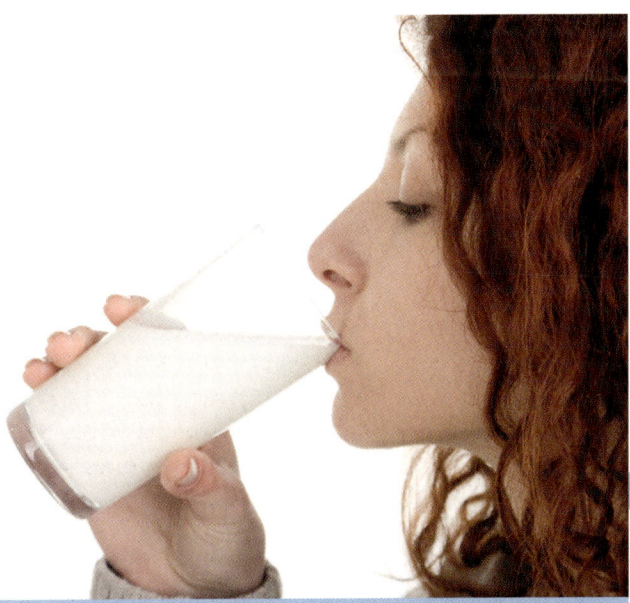

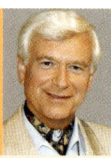
hatten, erkrankten 26 Prozent seltener an Darmkrebs als Frauen, die pro Tag unter 400 Milligramm Calcium konsumierten. Da die Obergrenze der Calcium-Aufnahme bei 1200 Milligramm liegt, sind auch keine negativen Nebenwirkungen zu erwarten.

Warum Calcium vor Darm-Krebs schützt, erklären die Ärzte der Universität von Minnesota so: Calcium neutralisiert die sekundären Gallensalze im Darminneren, die für die Krebs-Entstehung verantwortlich gemacht werden. Calcium löst aber noch eine Reihe anderer biochemischer Schutz-Mechanismen aus.

Die Studie hat aber auch deutlich gezeigt: Der Schutz vor Darmkrebs mit 800 Milligramm Calcium täglich kommt nur den Frauen zugute. Für Männer darf man diese Empfehlung nach dem letzten Stand der Wissenschaft nicht aussprechen. Es gibt nämlich ernst zu nehmende wissenschaftliche Arbeiten, die darauf hinweisen: Eine sehr hohe Calcium-Zufuhr kann bei vielen Männern zu einem erhöhten Risiko für Prostata-Krebs führen.

Männer ab dem 50. Lebensjahr sollten daher eine ständige, extrem hohe Calcium-Zufuhr eher meiden. Täglich 1 Joghurt, 1 Glas Milch und etwa Käse bewegen sich allerdings im völlig gefahrlosen Rahmen. Das Calcium dieser Produkte ist für die Knochen des Mannes sehr wichtig.

Sonnenschutz, den man essen kann!

Sommer, Sonne, Freizeit: Wer das alles richtig genießen möchte, der darf nicht vergessen, dass wir uns vor der Sonne schützen müssen. Ihre aggressiven Strahlen können die Haut alt und krank machen. Eine der wichtigsten Voraussetzungen ist am heimischen Badesee und am Meer das Eincremen mit einem entsprechenden Sonnenschutzmittel. Doch man kann auch über die Nahrung für die Haut einen wertvollen Sonnenschutz aufbauen:

- Grüne, knackige Salate sind reich am Farb- und Bioaktivstoff Chlorophyll. Dadurch können sie angegriffene Hautzellen reparieren.

- Da auch unsere Augen vom grellen Sonnenlicht gefährdet sind, sollten wir im Sommer regelmäßig Spinat konsumieren. Er liefert den Augen Carotinoide, aber auch die beiden Substanzen Lutein und Zeaxanthin, die wir speziell für das färbige Sehen brauchen.

- Auch Karotten (Möhren) schützen unsere Haut vor Sonnenstrahlen. Ihr Beta-Carotin lagert sich in den oberen Hautschichten ein und wehrt aggressive Schadstoffe ab, die bei der Sonneneinwirkung entstehen. Optimal wirkt das Gemüse, wenn es gedämpft oder gekocht verzehrt wird. Da wird das Beta-Carotin von der Haut besser aufgenommen.

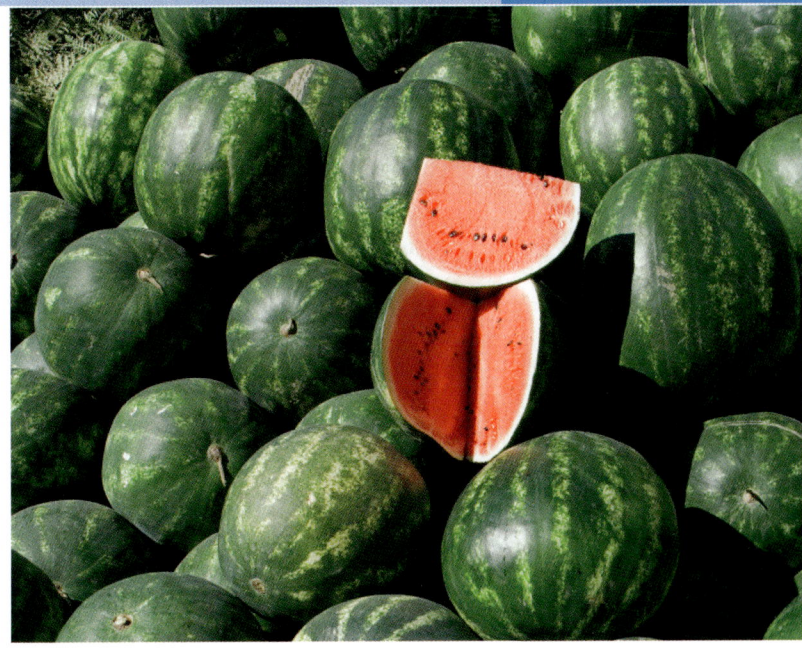

- Dunkle Trauben schützen die Haut mit ihren Wirkstoffen Quercetin, Katchein und Epikatechin. Diese Substanzen senken in gewisser Weise sogar das Hautkrebsrisiko.

- Das tut auch der grüne Tee, in großen Mengen getrunken, also 2 Liter am Tag. Das haben japanische Studien ergeben.

- Sehr sinnvoll ist es, an sonnenreichen Tagen gedämpften Brokkoli zu konsumieren. Sein Wirkstoff Sulforophan sorgt dafür, dass aggressive, schädliche Stoffe, die durch die Sonnenbestrahlung entstehen, rasch wieder aus der Haut abtransportiert und neutralisiert werden.

- Auch Vitamin E schützt die Haut vor dem gefährlichen Einfluss von übertriebenem Sonnengenuss. Setzen Sie deshalb Olivenöl, Weizenkeimöl und Rapsöl in der Küche ein und kauen Sie täglich 5 Walnüsse. Olivenöl baut einen deutlichen Lichtschutzfaktor in der Haut auf.

- Frische und getrocknete Feigen sowie Birnen stellen einen indirekten Sonnenschutz für die Haut dar. Sie liefern Phenolsäuren, und die sorgen dafür, dass wir bei weniger Sonnenbestrahlung schneller gebräunte Haut bekommen und dass diese Bräune auch lange anhält.

- Auch Heidelbeeren und Brombeeren schützen die Haut vor Zellschä-den, die durch die Sonne entstehen. Dafür sind die dunklen Anthocyan-Farbstoffe verantwortlich.

- Der zweifelsohne wichtigste Sonnenschutz in der Haut wird durch Tomaten und Wassermelonen aufgebaut. Beide enthalten den roten Farbstoff Lycopin, der nachweislich das Krebsrisiko senken kann. Vor allem Speisen, die Tomatenmark enthalten, erhöhen den UV-Schutz der Haut. Das hat eine Studie des Institutes für Physiologische Chemie der Düsseldorfer Heine-Universität ergeben. Das Lycopin der Tomaten baut binnen 10 Wochen einen Lichtschutzfaktor von 2 bis 3 auf. Daher haben im Sommer Tomatensuppe, Tomatensaft, Tomaten auf der Pizza und Ketchup mit wenig Zucker oder ohne Zucker als Sonnenschutz große Bedeutung.

Genießen Sie im Sommer Tomaten in Hülle und Fülle, als Saft, Suppe, auf der Pizza oder Ketschup mit wenig Zucker, sowie die erfrischenden Wassermelonen! Durch den roten Farbstoff Lycopin, den beide enthalten, erhöht man nachweislich den UV-Schutz seiner Haut

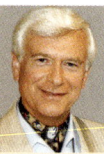

Ob Fleisch und Wurst: Hier sollten Sie unbedingt Ihren Senf dazu geben!

Zu einem gelungenen Sommer-Essen im Garten oder zu einer Grill-Party gehören schönes Wetter, gute Laune, saftiges Fleisch von bester Qualität und jede Menge Senf, den man mit gutem Recht als gesunden, würzigen Begleiter bezeichnen kann. Denn während Mayonnaise oder Sauce Tartar bei Ernährungsmedizinern wenig Begeisterung hervorrufen, gehört der Senf zu den gesundheitsfördernden Beigaben jeder Mahlzeit.

Senf ist eine wunderbare Verdauungshilfe. Das Angebot an verschiedenen pikant-würzigen Senfsorten ist sehr groß. Man hat im Supermarkt die Qual der Wahl. Die beste Lösung: Man probiert nach und nach alle Varianten aus, bis man seinen Lieblingssenf gefunden hat.

Man kann jedoch sicher sein: Alle Senf-Sorten sind in der Ernährung ein wertvoller Beitrag für die Gesundheit. Die interessantesten und wichtigsten Inhaltstoffe sind die Bioaktivstoffe mit Namen Glucosinolate. Aus ihnen wird das ätherische Senföl gebildet, das dem Senf den typischen, scharfen Geschmack gibt.

Die Glucosinolate wirken antibakteriell und fördern die Durchblutung. Sie regen die Produktion des Magensaftes, des Speichelflusses und somit der gesamten Verdauung an.

Doch die entzündungshemmenden Senföle können noch viel mehr. Neueste Forschungen von Prof. Dr. Friedrich Hoppichler in Salzburg haben ergeben: Die aromatischen Scharfmacher wirken sich positiv auf die Cholesterin- und Triglyzerid-Werte aus. Außerdem haben sie eine gewisse krebsvorbeugende Wirkung, weil sie zum Tod von Krebszellen beitragen können.

Egal, ob ein Senf süß, mild oder scharf ist: die gesundheitsfördernden sekundären Pflanzenstoffe sind in jeder Variante enthalten. Die verschiedenen Schärfegrade entstehen durch eine Mischung unterschiedlicher Senfsaaten und durch Beigabe von Gewürzen und Kräutern. So wird Delikatess-Senf aus gelben, milden Senfkörnern hergestellt, während der scharfe Dijon- oder englische Senf ausschließlich aus braunen, scharfen Senfsaaten produziert wird, die zusätzlich noch geröstet und mit braunem Zucker versetzt werden, damit der Senf auch einen Karamell-Geschmack bekommt.

Senf kann ein echter Schutz gegen giftige Stoffe in der Nahrung sein: Eine große Portion Senf zu einer gebratenen oder gerillten Wurst oder zu gebratenem Fleisch entschärft die Röststoffe an der Oberfläche.
Senf kann auch ein bewährtes Hausmittel sein. Wer Probleme mit dem Kreislauf hat, sollte eine Scheibe Vollkornbrot dick bestrichen mit Senf essen. Langsam gut kauen. Das bringt wieder neuen Schwung in den Körper.

Wir brauchen sie wie die Butter aufs Brot: Butter, das „weiße Gold der Kuh"!

Seitdem man weiß, dass die tierischen Fette die Hauptschuld an zu hohen, gefährlichen Cholesterin-Werten tragen, steht seit Jahren auch die Butter immer wieder im Mittelpunkt von Diskussionen. Kein Wunder, dass viele im Supermarkt total verunsichert sind: Sollen Sie zu einer der zahllosen Butter-Varianten oder zu einer Margarine greifen?

Ernährungsfachleute brechen in jüngster Zeit wieder mehr und mehr eine Lanze für die Butter. Sie hat inzwischen von ihrem einstigen Ansehen wieder viel zurück gewonnen. Am Institut für Lebensmittelchemie und Technologie an der Universität Graz, Österreich, wurde soeben die jüngste europäische Studie dazu durchgeführt. Sie hat ergeben:

- Das natürliche, tierische Fett der Butter wird gut verdaut, belastet nicht den Magen und wird vom Körper rasch aufgenommen. Butter enthält Glycosphin-Golipide. Sie schützen Magen und Darm vor Erkrankungen. Nicht zu vergessen: Butter ist natürliches Fett, das ohne Zusätze und Konservierungsmittel hergestellt wird und keine Farbstoffe enthalten darf.

- In 2 Kilo Butter stecken die wertvollen Inhaltstoffe von 23 Liter Milch. Daher nennt man Butter auch das „weiße Gold der Kuh". Butter liefert

Vitamin A und Betacarotin für Seh- und Immunkraft, Vitamin D für Knochen und Zähne, Vitamin K für die Blutgerinnung sowie Vitamin E fürs Jungbleiben.

Allerdings muss man wissen: Butter liefert Cholesterin und hat viele Kalorien. Daher gilt die Regel in der Ernährung: Butter ja, aber wenig Butter. Mit 20 Gramm pro Tag ist der Bedarf an tierischen Fetten abgedeckt. Alles darüber macht dick und erhöht den Cholesterinspiegel. Daher sollten Cholesterin-Patienten auf Butter verzichten. Sie sollten zu Spezial-Margarinesorten oder zu Halbfett-Butter greifen, die zusätzlich Rapsöl enthält.

Butter ist auch die Grundlage für einige wirksame Hausmittel:

- Bei beginnendem Schnupfen ist es sinnvoll, etwas gesalzene Butter in die Nase zu streichen.

- Bei Husten reibt man Brust und Rücken mit Butter ein.

- Bei Heiserkeit lässt man ein kleines Stück Butter langsam im Mund zergehen.

Butter ist ein natürliches Fett, das wertvolle Vitamine liefert, aber auch viele Kalorien hat, darum sollte man nur wenig Butter zu sich nehmen. „Das weiße Gold der Kuh" eignet sich aber hervorragend als Hausmittel bei Erkältungen.

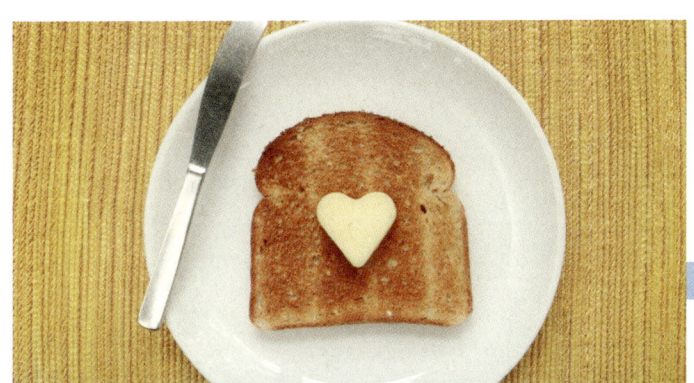

Ohren auf: Soja kann Ohrenschmerzen lindern!

Bekommen Sie bei Stress, Nervosität oder zum Start einer Erkältung Ohrenschmerzen? Es handelt sich meistens um einen druckartigen Schmerz beim Kauen und Schlucken. Wer genau weiß, dass dieses Problem immer wieder auftaucht, der kann vorbeugend mit gezielter Ernährung etwas tun.

Da es sich bei derartigen Ohrenschmerzen fast immer um eine Entzündung handelt, sollte man Naturprodukt zu sich nehmen, die ganz bestimmte Gewebshormone in unserem Körper aktivieren, die dann hemmend auf Entzündungen wirken. Dazu gehören in erster Linie Soja-Produkte, allen voran Tofu, zudem Mais, Avocados, Walnüsse und Oliven.

Wichtig sind auch alle grünen Blattsalate. Sie liefern den Farbstoff Chlorophyll. Und auch dieser wirkt Entzündungen entgegen. Nicht vergessen sollte man

Bei entzündlichen Ohrenschmerzen helfen Soja-Produkte, allen voran der Tofu, aber auch Mais, Avocados, Walnüsse und Oliven

zur Vorbeugung von Ohrenschmerzen die Omega-3-Fettsäuren. Sie sind in erster Linie in den Meeresfischen Lachs, Hering und Makrele enthalten.

Wenn man Ohrenschmerzen verhindern möchte, dann sollte man auch Produkte in den Speiseplan einbauen, welche die überaus sensible Myelin-Schutzschicht der Ohren-Nervenzellen stärken. Das gilt vor allem für neuralgische Ohrenschmerzen.

Diese Aufgabe erfüllen alle jene Lebensmittel, die reichlich B-Vitamine liefern, wie die Hülsenfrüchte Bohnen, Erbsen und Linsen, dazu Kartoffeln und Naturreis, aber auch Bananen und sämtliche Vollkornprodukte. Auch die Lecithin-Substanz Cholin kräftigt die Myelin-Schutzschicht der Ohren-Nervenzellen. Das Cholin kommt aus der Sojabohne. Ein weitere Grund, Sojaprodukte zu konsumieren.

Wichtig sind aber auch Früchte, die im Ohrbereich antibakteriell wirken. Und das sind alle Laucharten: Schnittlauch, Knoblauch, Porree und Zwiebel.

Diese kulinarische Hilfe zur vorbeugenden Hilfe gegen oft auftretende Ohrenschmerzen ersetzt niemals die Behandlung von bestehenden Ohrenschmerzen durch den Arzt. Wenn Ohrenschmerzen länger als zwei Tage andauern, wenn es im Ohrbereich zu einer Schwellung kommt, dann muss der Arzt zu Rate gezogen werden.

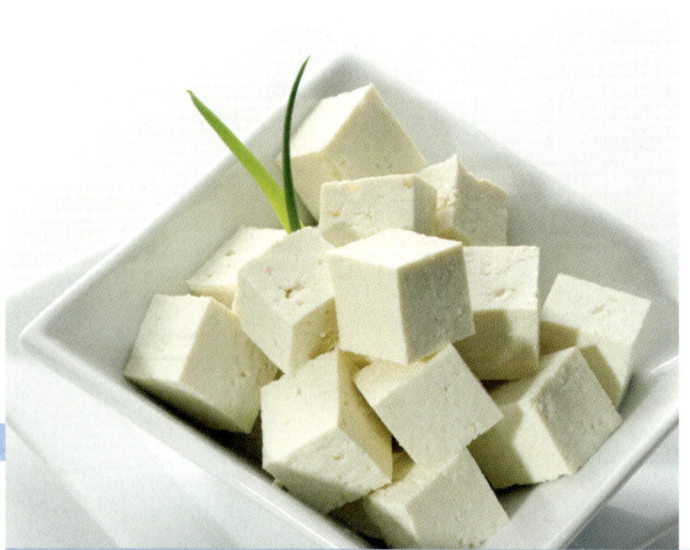

Jetzt stößt uns nichts mehr sauer auf: So kann man Sodbrennen einfach wegessen

Unsere Speiseröhre ist dazu da, dass Nahrung in den Magen gelangen kann. Sie sollte eine Einbahn sein. Mitunter aber fließt ein Teil der Magensäure in die umgekehrte Richtung. Die Schmerzen, die dabei entstehen, nennt man Sodbrennen. 8 Prozent der Deutschen und viele Österreicher leiden darunter.

Viele greifen sofort zu entsprechenden Medikamenten. Das ist aber nicht notwendig und oft zu voreilig, man kann nämlich leichtes Sodbrennen einfach wegessen. Man muss nur wissen, mit welchen Speisen das funktioniert.

Die Grundidee dabei lautet: Fett einsparen, denn Fett mag die Speiseröhre ganz und gar nicht. Fett macht sie schlapp und schwächt die Eingangs-Klappe, die normalerweise verhindert, dass Speisebrei und Magensäure zurückfließen.

- Wenn Sie gerne Spaghetti mit Soße essen, dann streuen Sie keinen Parmesan darüber. Sondern reiben Sie Mozzarella darauf.

- Grillen Sie statt Würsten Frikadellen aus magerem Hackfleisch.

- Verzichten Sie beim Frühstück auf fetten Streichkäse aufs Brot. Bestreichen Sie es ganz dünn mit Butter und legen Sie Radieschenscheiben oder in Streifen geschnittene Paprikaschoten drauf.

- Verzichten Sie mittags auf Rinder- oder Thunfisch-Steak, sondern wählen Sie Putenbrust.

- Knabbern Sie beim Fernsehen statt Kartoffelchips besser Kürbiskerne. Köstlich schmecken auch Apfelchips, nicht zu verwechseln mit den weichen Apfelringen, die nicht sonderlich schmecken.

- Wenn in eine Soße vor dem Servieren saure Sahne eingerührt werden sollte, dann verzichten Sie drauf und ersetzen Sie sie durch Naturjoghurt mit 1 Prozent Fett.

- Wenn Sie unbedingt einen Nachtisch haben wollen, dann vergessen Sie die übliche Eiscreme. Entscheiden Sie sich für frische Beeren, die durchaus auch aus der Tiefkühltruhe kommen können.

Zusätzlich zu diesen Aktiv-Maßnahmen gegen Sodbrennen sollten Sie noch einige Passiv-Maßnahmen beachten: Gehen Sie sparsam mit Alkohol, Bohnenkaffee und Schwarztee um und reduzieren Sie Süßigkeiten.

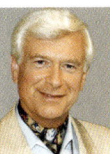

Prof. Bankhofers Spezial-Tipp

Wenn Sie unter Sodbrennen leiden, sparen Sie Fett ein, denn Fett mag die Speiseröhre ganz und gar nicht.

Frühlingskur mit Olivenöl: Ihre Leber und Galle werden es Ihnen danken!

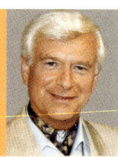

Prof. Bankhofers Spezial-Tipp

Beginnen Sie jede Mahlzeit, wie im Mittelmeerraum üblich, mit einem kleinen Teller Olivenöl, in das Sie ein Stück Weißbrot tauchen und essen!

Nach der kalten Jahreszeit sollten wir unseren Organismus einer Frühjahrs-Kur unterziehen. Leber und Galle müssen aktiviert werden. Dazu eignet sich ganz hervorragend kalt gepresstes Olivenöl: Nehmen Sie 14 Tage lang jeden Morgen auf nüchternen Magen 1 Esslöffel Olivenöl. Mit ein paar Tropfen Zitronensaft schmeckt es besser.

Aber allein, wenn Sie Salate und Teigwaren regelmäßig mit Olivenöl anrichten und servieren, leisten Sie einen wertvollen Beitrag für die Gesundheit: Man kann mit Olivenöl Bluthochdruck senken, der Arteriosklerose vorbeugen. Man kann das Brustkrebs-Risiko senken und rheumatische Beschwerden lindern. Man kann mit 2 Esslöffeln Olivenöl die Schmerzen einer Gallenkolik lindern, sogar den Abgang von Gallensteinen fördern und Sodbrennen bekämpfen. Vor allem aber kann man mit Olivenöl zu hohe Cholesterinwerte senken.

Das Wertvolle am kalt gepressten Olivenöl sind neben den Vitaminen A, B 1, B2, B 6, Pantothensäure, Folsäure, Vitamin C, Magnesium, Kalium, Phosphor, Eisen und Cholin die ungesättigten Fettsäuren. Das sind die guten Fette, mit denen wir das gefährliche LDL-Cholesterin senken und das schützende HDL-Cholesterin anheben und somit Herz und Kreislauf schützen und stärken können. Das Interessante am Olivenöl: Es hat einen extrem hohen Anteil an einfach ungesättigten Fettsäuren. Und die sind besonders wertvoll.

Im Jahr 1998 hat die Kreta-Studie nachgewiesen: Auf der griechischen Insel Kreta, wo fast ausschließlich Olivenöl als Fett verzehrt wird, sind die Herz-Kreislauf-Erkrankungen im Vergleich zu Mitteleuropa verschwindend gering. Und Prof. Dr. Amadeo Santarelli von der Universität Rom hat nachgewiesen: Olivenöl schützt vor Herzinfarkt und Schlaganfall.

Und so genießen Sie Olivenöl am besten: Beginnen Sie jede Mahlzeit, wie es am Mittelmeer üblich ist, mit einem kleinen Teller Olivenöl, in das Sie ein Stück Weißbrot tauchen und essen. Oder rösten Sie eine Scheibe Brot, beträufeln Sie es mit Olivenöl und legen eine zerdrückte Knoblauch-Zehe darauf.

Damit Sie lange ein hochwertiges Olivenöl genießen können: Bewahren Sie es licht- und luftgeschützt bei mittlerer Temperatur auf, auf keinen Fall im Kühlschrank. Kaufen Sie wenig und brauchen Sie es bald auf. Gutes Olivenöl muss dickflüssig und gelb bis dunkelgrün sein. Man muss das fruchtige Aroma der Oliven spüren.

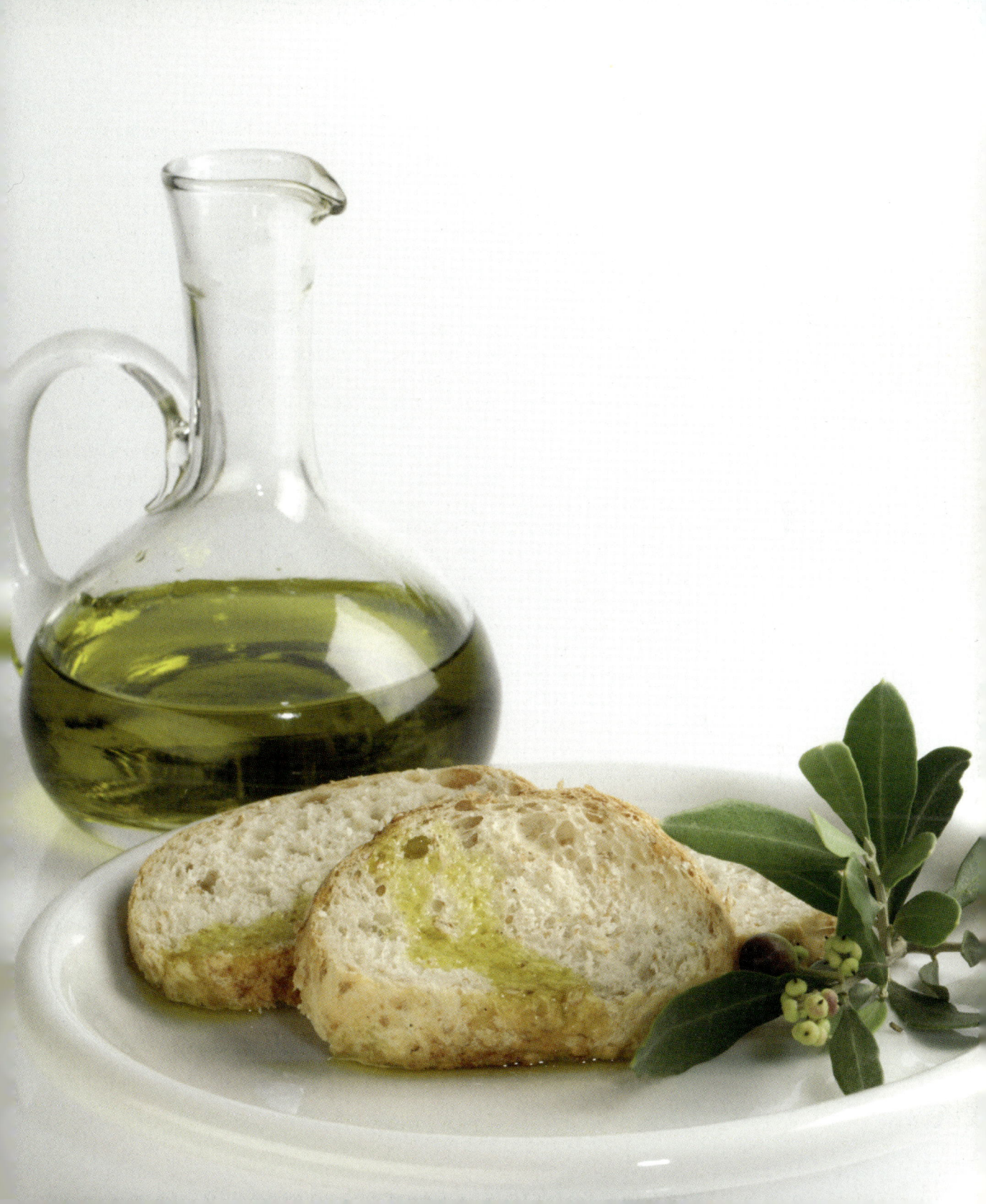

Gesundheit, die wohlig durch den Magen und die Seele geht: der Kaffee

Das Lieblingsgetränk der Österreicher und Deutschen ist und bleibt der Bohnenkaffee. Viele haben beim Kaffeegenuss aber ein schlechtes Gewissen und fragen sich: Kann der Kaffee der Gesundheit schaden? Oder bringt er gesundheitliche Vorteile?

Neue Studien der letzten Zeit haben ergeben: Kaffee – in Maßen getrunken – stellt keine Gefahr für die Gesundheit dar. Allein schon, weil er den Lebensgenuss fördert. In Maßen heißt: 3 bis 4 Tassen pro Tag. Wenn jemand allerdings sehr nervös und gestresst ist, wenig schläft und viel Ärger hat, ist es sicher sinnvoll, auf Kaffee zu verzichten.

Am Institut für Sozialmedizin hat man eine Bilanz der aktuellen Studien gezogen: Kaffeetrinken bringt eine Reihe von positiven Wirkungen: Das Koffein fördert die Konzentration, hilft kurzfristig Müdigkeit zu überwinden und kann die Leistung steigern. Es hat eine anregende Wirkung auf den Kreislauf, auf die Atemwege und auf das Zentralnervensystem. An der Harvard Universität in Boston, USA, hat man nachgewiesen: Kaffee senkt das Risiko für Diabetes Typ 2, für Parkinson und Karies.

Allen Gerüchten zufolge verursacht Kaffee beim gesunden Menschen nicht Bluthochdruck. Nur der Patient mit hohem Blutdruck muss vorsichtig sein.

Wenn Kaffee im Filter zubereitet oder zu Instant-Pulver verarbeitet wird, enthält er nicht mehr die beiden Sustanzen Cafestol und Kahweol, die den Cholesterinspiegel anheben.

Neurologen am Weizmann Institut in Rehovot, Isreal, haben festgestellt: Koffein erhöht im Gehirn die Calcium-Konzentration um 33 Prozent. Dadurch schaffen Gehirnzellen neue Verbindungen, was zu einer deutlichen Verbesserung der geistigen Leistungen führt. Kaffee kann Kopfschmerzen bekämpfen. Und die Kaffeesäure im Kaffee senkt das Risiko für Magen- und Darm-Krebs.

Wer das Koffein entschärfen möchte, sollte nicht Milch, sondern Kaffeeobers beigeben. Ein gewisser Fettgehalt ist nämlich wichtig.

Bohnenkaffee kann ganz entscheidend das Gedächtnis und die Gehirnarbeit der Frauen verbessern. Bei Männern ist das nicht der Fall. Das ist das Ergebnis einer umfassenden wissenschaftlichen Studie, die im französischen Montpellier 4 Jahre lang mit 4.100 Frauen und 2800 Männern durchgeführt wurde.

Es ist allgemein bekannt, dass Kaffee binnen kurzer Zeit wach macht, die Konzentration schärft und auch die geistige Reaktionsfähigkeit verbessert. Das ist bei Frauen und Männern gleich. Diese Wirkung lässt allerdings bereits nach 30 bis 40 Minuten wieder nach. Sie ist darauf zurückzufüh-

Das Koffein im Kaffee kann Kopfschmerzen vertreiben, senkt das Risiko von Magen-Darm-Krebs, Parkinson und Diabetes – und verbessert bei Frauen das Gedächtnis!

ren, dass das Koffein die Adenosin-Rezeptoren im Körper blockiert, die uns müde machen. Was man bisher aber nicht wusste: Wie wirkt sich regelmäßiger Kaffeegenuss auf längere Sicht auf das Gehirn aus?

Das Ergebnis der französischen Studie ist verblüffend:

Frauen, die täglich mehr als eine Tasse Kaffee trinken – im Durchschnitt 3 Tassen – zeigten im Laufe der Jahre eine weitaus bessere Gehirnleistung als jene Frauen, die nur eine Tasse oder gar keinen Kaffee trinken.

◆ Frauen, die regelmäßig Kaffee trinken, bleiben in späteren Jahren geistig besonders fit. Allerdings wird

damit nicht das Risiko für eine Demenz-Erkrankung gesenkt.

◆ Bei Männern ist keine Verbesserung der geistigen Qualitäten zu beobachten, auch wenn sie noch soviel Kaffee konsumieren.

Parallel zur französischen Studie haben Untersuchungen in den USA ergeben:

◆ Kopfschmerzen und Migräne können in vielen Fällen mit einer Tasse Kaffee gelindert werden. Man muss aber auch wissen: Kaffee-Entzug kann Migräne-Anfälle auslösen.

◆ Kaffee ist auch gut für die Zähne. Das Koffein mit der Chlorogen-

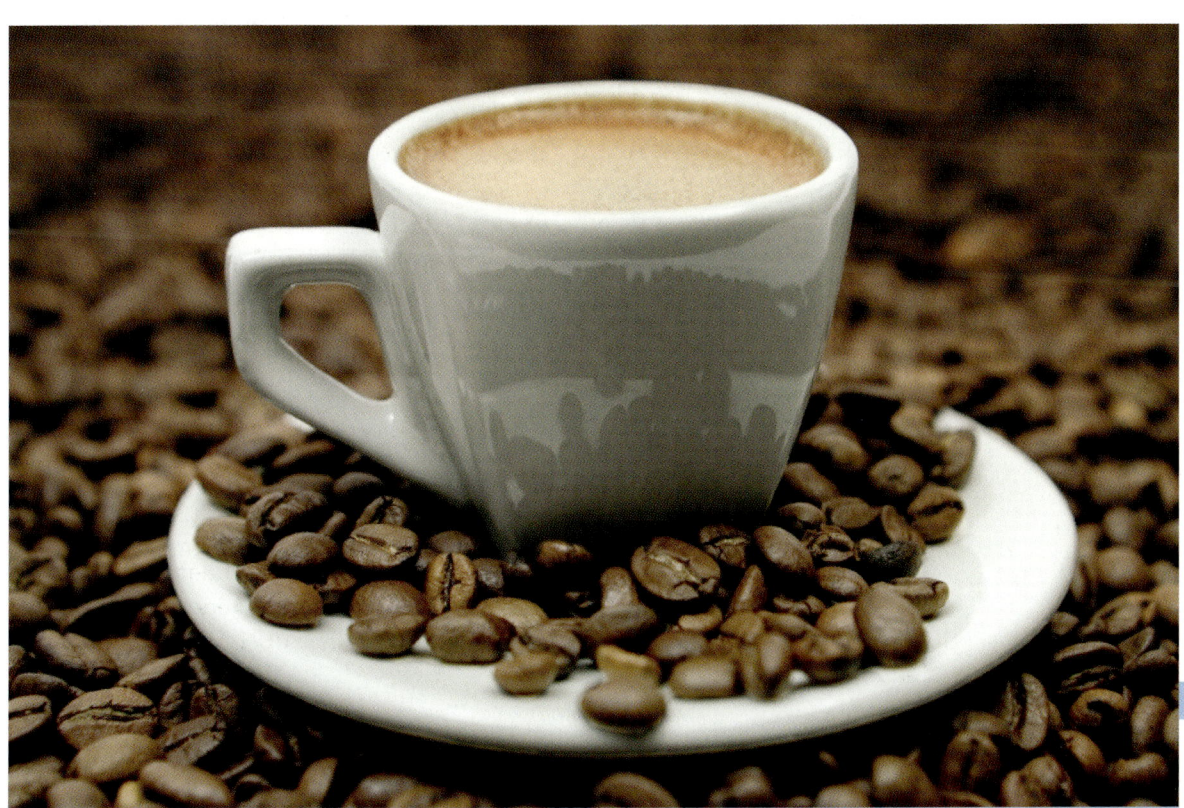

Wenn Sie Obst und Gemüse in allen Formen und Farben essen, Vollkornprodukte genießen, nur doch dreimal wöchentlich Fleisch konsumieren und Ihre Speisen mit pflanzlichen Ölen zubereiten, können Sie sich vor Darmkrebs schützen.

säure, der Nikotinsäure und dem Trigonellin tötet Bakterien im Mund ab und bremst und verhindert die Bildung von Plaques und Karies. Allerdings ist der Kaffee niemals ein Ersatz für die Zahnbürste.

◆ Neu ist auch die Erkenntnis: Regelmäßige Kaffee-Trinker erkranken 5 Mal seltener an der Parkinson-Krankheit. Das Koffein kann nämlich die Aktivität jener Nervenzellen deutlich ankurbeln, die bei Parkinson ihre Aktivität einstellen.

So senken Sie beim Essen das Risiko für Darmkrebs

Bei der Entstehung von Darmkrebs spielen verschiedene Faktoren eine Rolle, die wir nicht beeinflussen können. Dazu zählt zum Beispiel die Erbanlage. Doch beim Lebensstil kann man sehr wohl das Risiko für diese Krankheit senken.

Und da kann man bei der Ernährung mit der täglichen Auswahl der Lebensmittel sehr viel erreichen. Das belegt die europaweite EPIC-Studie mit über 500.000 Teilnehmern, die unter strenger Kontrolle seit 1992 läuft.

Hier die wichtigsten Fakten, die wir uns täglich vor Augen halten sollten:

• Nehmen Sie aus Obst und Gemüse mehr Ballaststoffe auf. Bei täglich 35 Gramm Ballaststoffen sinkt das

Darmkrebsrisiko um bis zu 40 Prozent. Die meisten nehmen täglich nur 10 bis 15 Prozent Ballaststoffe auf.

• Das Darmkrebs-Risiko steigt pro 100 Gramm täglich verzehrtem, rotem Fleisch – Schwein, Rind, Wild und Lamm – um 49 Prozent. Bei Wurst, Speck oder Fleischkonserven steigt das Darmkrebsrisiko bei täglichem Konsum um bis zu 70 Prozent.

• Die Omega-3-Fettsäuren von Fischen hingegen schützen den Darm. 100 Gramm Fisch pro Tag halbieren das Erkrankungsrisiko.

• Auch Alkohol in zu großen Mengen macht den Darm anfälliger für Krebs.

Und so sollte unsere Ernährung aussehen, die den Darm vor Krebs schützt:

Essen Sie reichlich Obst und Gemüse und treiben Sie regelmäßig Sport. Essen Sie das Obst und Gemüse in allen Farben. Sie nehmen dann eine breite Palette an Bioaktiv-Stoffen auf, die wieder das Krebsrisiko senken. Ziehen Sie Vollkorn-Produkte den Weißmehl-Produkten vor. Die pflanzlichen Faserstoffe des vollen Korns binden Gifte und Schadstoffe im Darm und beschleunigen den Abtransport aus dem Körper.

Essen Sie Fleisch nur mehr 3 Mal in der Woche und verwenden Sie zur Zubereitung der Speisen nur mehr pflanzli-

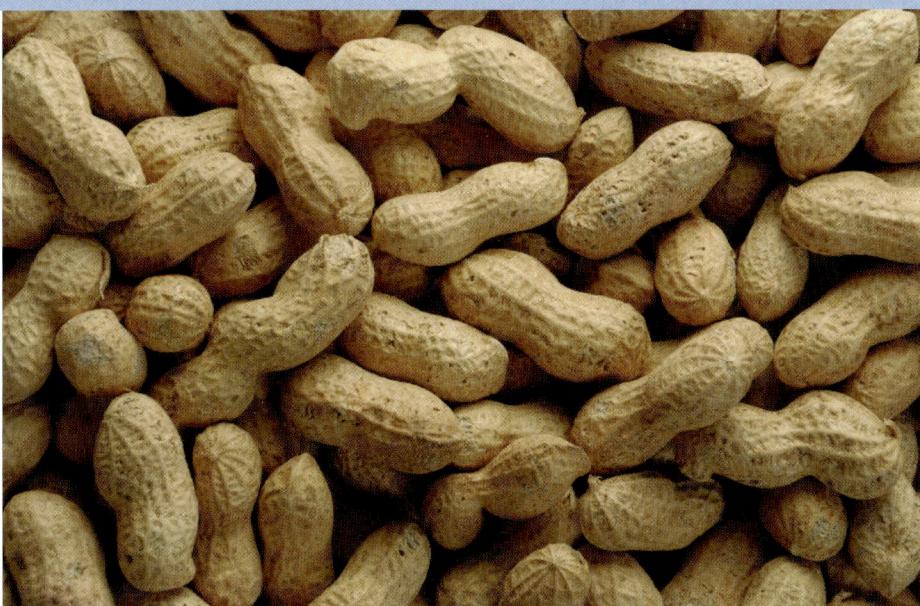

che Öle. Bauen Sie Gemüse-Tage in den Speiseplan ein. Der Darm freut sich ganz besonders über ein Müsli am Morgen: Mit aufgeweichten Kornflocken, Trockenfrüchten, Nüssen und Obst der Saison.

Eines aber müssen Sie wissen: Man darf seine Ernährung nicht mit Brachialgewalt umstellen, sondern muss seinen Darm langsam und sanft mit der neuen Krebsschutz-Nahrung vertraut machen.

Hüllen Sie Ihre Gelenke in das Spurenelement Schwefel, damit Sie gesund bleiben!

Haben Sie schon einmal darüber nachgedacht, was unsere Gelenke alles leisten müssen? Kein Wunder, dass sie bei übertriebenem Sport, bei belastenden beruflichen Arbeiten oder als Folge von Abnützungs-Erscheinungen im Alter Probleme machen, Schmerzen verursachen und nicht mehr so funktionieren wie früher. Dagegen kann man allerdings etwas tun. Wir sollten unseren Gelenken, solange sie gesund und fit sind, jene Nährstoffe zuführen, die sie brauchen. Und da gibt es ein Spurenelement, das speziell für Gelenke unerlässlich ist. Der Schwefel. Er ist am Aufbau der Gelenk-Schmiere und der Gelenk-Kapseln beteiligt.

Der Schwefel, den unsere Gelenke brauchen, kann aus der täglichen Nahrung aufgenommen werden. Es handelt sich biochemisch genau um Sulfat in aktivierter Form.

◆ Essen Sie regelmäßig Knoblauch. Er liefert Schwefel in einer Form, die vom menschlichen Organismus leicht, schnell und intensiv aufgenommen werden kann. Es sollten allerdings 3 Knoblauchzehen pro Tag sein.

♦ Bauen Sie – so oft es geht – Zwiebel und Lauch in den Speiseplan ein.

♦ Der absolute Hit unter den schwefelhaltigen Nahrungsmitteln sind Erdnüsse. 100 Gramm liefern 380 Milligramm Schwefel.

♦ Gleich danach kommt der Parmesan. Er ist reich an schwefelhaltigem Eiweiß.

♦ Meerrettich – das Penicillin aus dem Garten – eine hervorragende Waffe gegen Erkältungen – hilft auch den Gelenken fit zu bleiben.

♦ Wir alle sollten zum Frühstück öfter Haferflocken essen: im Müsli oder in einer Suppe. Haferflocken sind ideale Schwefel-Lieferanten für unsere Gelenke.

♦ Und genießen Sie Ihr Frühstücks-Ei. Auch daraus tanken wir Schwefel für die Gelenke.

♦ Auch Nüsse sind wichtig für unsere Gelenke. Auch sie sind eine Schwefel-Tankstelle.

♦ Es gibt auch Kräuter, die unsere Gelenke mit Schwefel versorgen. Zum Beispiel: die Kresse. Ihr scharfer Geschmack kommt von schwefelhaltigen Senfölen.

♦ Auch Naturreis und Linsen sind wertvolle Schwefel-Lieferanten.

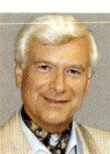

Prof. Bankhofers Spezial-Tipp

Der absolute Hit unter den schwefelhaltigen Nahrungsmitteln sind Erdnüsse, 100 Gramm liefern 380 Milligramm Schwefel, gleich danach kommt Parmesan, auch Haferflocken, Linsen und Naturreis sind wichtig für unsere Gelenke.

Appetit auf warme Hände und warme Füße? Das müssen Sie essen!

Kalte Füße und kalte Hände im Herbst und Winter: Das ist nichts Außergewöhnliches. An warmen Frühlings- und heißen Sommertagen ist das bedenklich. Da sollte man dagegen etwas unternehmen, denn kalte Füße und Hände können – unbehandelt – zu Unterleibserkrankungen, zu verstärkter Pilz-Anfälligkeit, Kopfschmerzen und zu Verdauungsstörungen führen. Man muss also etwas gegen kalte Hände und kalte Füße tun. Man kann diese gesundheitliche Störung wegessen.

Und das sind die „Therapie-Möglichkeiten" über die Ernährung:

• Bauen Sie so oft wie möglich Knoblauch in Ihren Speiseplan ein. Er sorgt für eine rasche optimale Durchblutung der Gefäße in Händen und Füßen. Sie müssen aber jeden Tag mindestens 3 frische Knoblauchzehen konsumieren.

• Ein klassisches Essen gegen kalte Hände und Füße ist das Gericht Spaghetti alio & olio. Spaghetti mit Knoblauch und Olivenöl. 30 Minuten nach dem Essen spürt man, wie Füße und Hände warm werden. Das kann jeder nach dem Besuch im italienischen Restaurant selbst testen.

• Nach der Chinesischen Medizin bekommt man warme Hände

und Füße, wenn man regelmäßig reichlich Karotten, Paprikaschoten, Lauch, Nüsse und Kürbis in den Speiseplan einbaut.

- Dafür sollte man nicht zuviele Kiwis, Äpfel, Zitronen oder Ananas essen. Sie fördern nach der Chinesischen Medizin kalte Füße und kalte Hände.

- Ganz wichtig zum Schutz gegen kalte Hände und Füße: Trinken Sie nicht zuviel Kaffee und hören Sie mit dem Rauchen auf. Koffein in großen Mengen und Nikotin bereits in kleinen Mengen verengen die Blutgefäße und stören dadurch ganz gewaltig die Durchblutung in Händen und Füßen.

- Trinken Sie in einem Viertelliter-Glas morgens und nachmittags Sanddornsirup (Reformhaus) 1 zu 6 mit Wasser verdünnt. Während Orangensaft kalte Hände und Füße fördert, werden sie von Sanddornsaft bekämpft. Sanddorn wärmt, die Orange kühlt.

- Ein Superrezept gegen kalte Füße ist Tanzen: Besonders geeignet sind dazu Foxtrott- oder Walzer-Melodien.

- Kalte Hände kann man relativ rasch erwärmen, wenn man die Handflächen für einige Zeit auf den Bauch legt. Und wenn man zwischendurch immer wieder in die Hände klatscht.

Bauen Sie nach der Chinesischen Medizin viele Karotten, Lauch, Nüsse, Paprikaschoten und Kürbis in Ihren Speiseplan ein und tanzen Sie Walzer oder Foxtrott – so werden Ihre Hände und Füße warm!

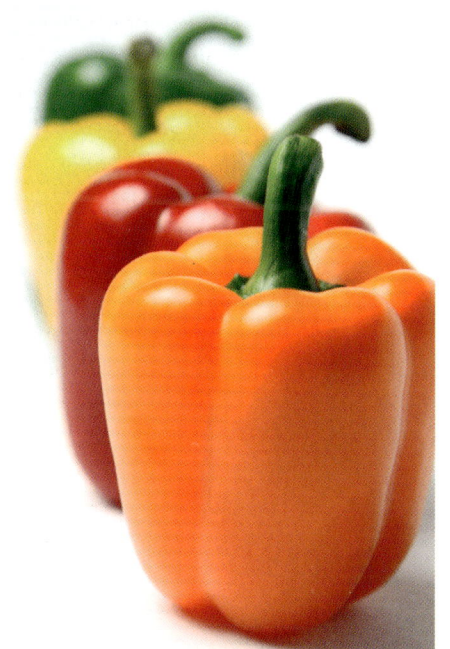

Das ist ja zuckersüß: In Maßen kann man Süßes genießen!

Die meisten von uns naschen sehr gerne und da stellt sich die Frage: Wie viel Süßes ist im Rahmen einer gesunden, ausgewogenen Ernährung überhaupt erlaubt?

Man kann das genau beobachten: Schon das Baby verzieht beglückt und verklärt den Mund, wenn es Süßes auf der Zunge verspürt. Doch was den Kleinen bereits so wohl tut, bereitet den Wissenschaftlern und Ärzten Kopfschmerzen: der Zucker-Konsum. Kaum ein anderes Lebensmittel bereitet dem Menschen einen derartigen

Geschmacks-Genuss und bringt jede Menge Gefahren für die Gesundheit: Karies, Übergewicht, Süß- und Heißhunger, Stoffwechsel-Störungen. Wer sich in großen Mengen mit kalorienreichen, aber inhaltsarmen Süßigkeiten vollstopft, gibt seinem Körper weniger Chancen, lebenswichtige Nährstoffe aufzunehmen. Es kommt zu Mangelerscheinungen.

Man muss aber den Zucker nicht voll und ganz aus dem Speiseplan verbannen. Zuckerverbot für Kinder ist nicht sinnvoll. Doch man sollte auch beim Zucker dem Spruch des Paracelsus befolgen: „Die Dosis macht's!"

Nicht mehr als 10 Prozent der täglichen Kalorien-Ration sollte Süßes ausmachen. Das bedeutet: Eine junge Frau mit einem Energie-Bedarf von etwa 2.200 Kalorien pro Tag darf ein Stück Sahne-Kuchen, 200 Gramm Erdbeer-Eis oder 50 Gramm Trauben-Nuss-Schokolade ohne Reue genießen.

Für Kinder sind pro Tag nicht mehr als 150 bis 200 Kilokalorien in Form von Süßigkeiten erlaubt. Das sind etwa 6 Bonbons, 30 Gramm Gummi-Bärchen oder 2 Rippen Schokolade.
Bei solchen Mengen wird die Gesundheit nicht aufs Spiel gesetzt, wenn mit der restlichen Nahrung ausreichend Nähr- und Vitalstoffe aufgenommen werden. Das Problem mit Karies lässt sich leicht lösen: Nach jeder süßen Mahlzeit muss man einfach die Zähne putzen.

Und greifen Sie, wenn möglich, eher zur dunklen Schokolade mit 70 bis 80 Prozent Kakao-Anteil, da diese, wie Sie vorher schon gelesen haben, durchaus gesund ist.

Ein eiskaltes Vergnügen, das uns glücklich macht: Speiseeis

Der Besuch im Eissalon gilt vielfach als „Sünde" in Sachen gesunde Ernährung. Nun haben zwei Wissenschaftler an der Universität Wien in einer hoch wissenschaftlichen Studie nachgewiesen: Speiseeis ist sogar sehr sinnvoll für unsere Gesundheit. Es macht nämlich glücklich und ist ein hervorragendes Mittel zum Abbauen von Stress.

Die beiden österreichischen Hirnforscher und Psychologen Dr. Herbert Bauer und Dr. Peter Walla betonen:

- Speiseeis lässt die Stimmung des Menschen steigen. Er ist besser drauf, vor allem, wenn er Himbeer-Zitrone oder Vanille-Schoko geschleckt hat.

- Eis schafft eine weit bessere Laune als Schokolade oder Fruchtjoghurt.

- Vor allem aber kann man mit Eis-Essen hervorragend Stress abbauen, Stressfolgen vermeiden. Und man kann sich im Vorfeld an einem anstrengenden Tag vorbeugend mit Eis stressfest machen.

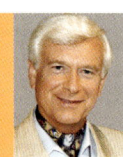

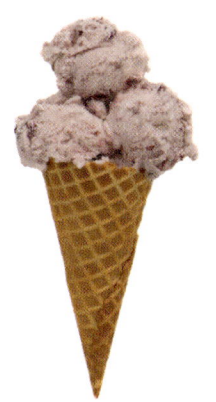 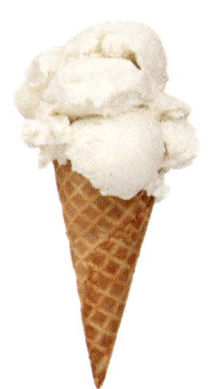 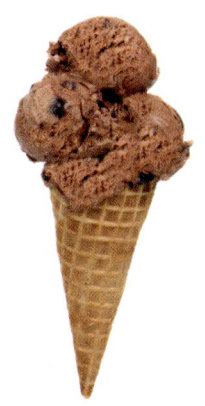

Dazu kommen noch einige andere Vorteile von Speiseeis:

◆ Da heute fast alle Eissorten mit hochwertiger Sahne (Schlagobers) hergestellt werden, nimmt man wertvolles Calcium für die Knochen auf. Das ist vor allem für jene wichtig, die keine oder nur wenig Milch oder Milchprodukte konsumieren.

◆ Wenn man Früchteeis genießt, das aus frischen Früchten hergestellt wurde, nimmt man mit der köstlichen „Sünde" wertvolle Mineralstoffe, Spurenelemente und Bioaktiv-Stoffe auf.

◆ Vor allem Vanille-Eis wirkt sich positiv auf die Seele aus, weil Vanille-Geruch und Geschmack die Produktion von Glückshormonen ankurbelt.

◆ Wenn man der Kalorien-Gefahr durch Eis aus dem Weg gehen will, dann sollte man eine Portion nicht zwischen zwei Mahlzeiten, sondern anstelle einer Mahlzeit konsumie-

ren. Außerdem bringen in dieser Saison mehrere Eis-Erzeuger Eissorten mit nur 2,5 Prozent Fett auf den Markt. Und sie schmecken sogar wie Eis.

Mit Magermilch und Fisch gegen Rheuma und Gicht

War man in der Medizin vor Jahrzehnten der Meinung war, dass man mit der Ernährung gegen Rheuma nichts ausrichten kann, so weiß man heute: Spezielle Nahrung lindert Schmerzen und wirkt wie eine Arznei.

Man kann mit Essen die Entzündungs-Vorgänge von Rheuma und Gicht positiv, aber auch negativ beeinflussen. Dabei kommt einer ganz bestimmten mehrfach ungesättigten Fettsäure eine Schlüsselrolle zu: der Arachidon-Säure. Sie ist die Basis für viele Botenstoffe, die im Körper zahllose wichtige Aufgaben haben. Der Körper an sich stellt nur soviel Arachidon-Säure her, wie für die Funktion der Zellen benötigt wird.

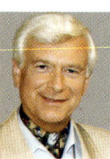

Wer an Rheuma und Gicht leidet, sollte nur zweimal in der Woche Fleisch und Wurst essen, mehr Magermilchprodukte konsumieren und viel Meeresfisch genießen.

Die Natur hat allerdings nicht damit gerechnet, dass der Mensch im Laufe der Zeit eine so enorm fleischreiche Ernährung haben wird. Mit Fleisch, tierischen Fetten und Fleischprodukten, wie etwa Wurst, aber auch mit fetter Milch, werden dem Organismus über die Nahrung große Mengen an Arachidon-Säure zugeführt. Damit befindet sich mehr im Körper, als gebraucht wird. Die Folge: Die Säure wird in den Zellwänden eingelagert.

Wenn nun bei Rheuma oder Gicht entzündliche Prozesse in Gang kommen, werden aus der Arachidon-Säure entzündungsfördernde Botenstoffe hergestellt, und diese verschärfen die Situation.

Die Lösung des Problems:
Man muss die Zufuhr von Arachidon-Säure entscheidend reduzieren.
Und das sieht in der Praxis so aus:

• Essen Sie nur zweimal in der Woche Fleisch oder Wurst.

• Konsumieren Sie grundsätzlich Magermilch oder fettarme Milchprodukte.

• Sehr sinnvoll ist es, Meeresfisch zu essen, in erster Linie Lachs, Makrele oder Hering. Die Omega-3-Fettsäuren verdrängen die Arachidon-Säure aus dem Stoffwechsel. Im Kampf gegen Rheuma- und Gichtschmerzen wären täglich 200 Gramm Meeresfisch ideal.

• Verwenden Sie zum Zubereiten der Speisen Walnussöl, Rapsöl, Olivenöl, Weizenkeimöl und Leinöl. Sie sind reich an Alpha-Linolensäure, und die verhindert die Bildung von Arachidon-Säure. Setzen Sie weniger Sonnenblumen- und Distelöl ein.

• Auch mit Vitamin C und E kann man Rheuma- und Gichtschmerzen bekämpfen. Essen Sie viele Paprikaschoten, Petersilie, Zitrusfrüchte und Vollkornprodukte!

Auch wenn die Fastenzeit schon vorbei ist, sollte der Rheuma- oder Gicht-Patient weiterhin Fasten-Tage einhalten. Zwei Tage Fasten kann zu einer wesentlichen Verbesserung der Entzündungen und damit der Schmerzen führen. Doch auch die jeweils 2 Tage Fasten sollte man unbedingt mit dem Arzt besprechen.

Kartoffel-Sensation: „Pommes" beugen Krebs vor

Für alle Pommes Frittes-Liebhaber kommt eine ungewöhnliche, nahezu sensationelle Meldung aus Detmold: Der Wissenschaftler Dr. Norbert Haase von der Bundesforschungsanstalt für Ernährung und Lebensmittel hat herausgefunden: Wenn Kartoffel frittiert werden, bilden sie sogenannte Radikal-Fänger. Stoffe, die aggressive Schadstoffe binden und neutralisieren und unter anderem auch vorbeugend das Risiko für Krebs senken. Das ist im Grunde genommen ein „Freispruch" für die heißgeliebten Pommes.

Bislang lautete das Gebot in der Ernährungswissenschaft: Gesund sind einzig und allein Pellkartoffel.

Die Meldung aus Detmold kommt genau so überraschend wie die Erkenntnis der Forschungsanstalt für Lebensmittelchemie in Garching: Wenn Brot und andere Backwaren bei 150 bis 180 Grad Celsius gebräunt werden, enthält die Kruste ebenfalls Substanzen, die unsere Gesundheit fördern und uns damit auch jung erhalten.

Diese Substanzen werden Melanoidine genannt. Sie entstehen beim Backen, Braten und Rösten, wenn Kohlenhydrate und Eiweiß miteinander verschmelzen. Man spricht in der Biochemie von einer Maillard-Reaktion.

Was alles können diese Stoffe? Die Lebensmittel-Chemikerin Dr. Veronika Somoza, die stellvertretende Direktorin der Garchinger Forschungsanstalt für Lebensmittelchemie:

„Melanoidine unterstützen den Organismus beim Abbau von Giften. Sobald Keime, Viren oder Schadstoffe aus der Umwelt in den Körper gelangen, helfen die Substanzen aus der Kruste, dass wir diese Feinde schnell wieder loswerden, dass sie ausgeschieden werden."

Wenn nun auch plötzlich Pommes auch etwas Gutes an sich haben, so sollten wir sie doch nicht übertrieben genießen, weil sie viel Fett liefern, das dick macht. Und wer die Kartoffeln wegen seiner Vitamine C, B 1 und B 2 konsumieren möchte, sollte weiterhin den Pellkartoffeln vertrauen.

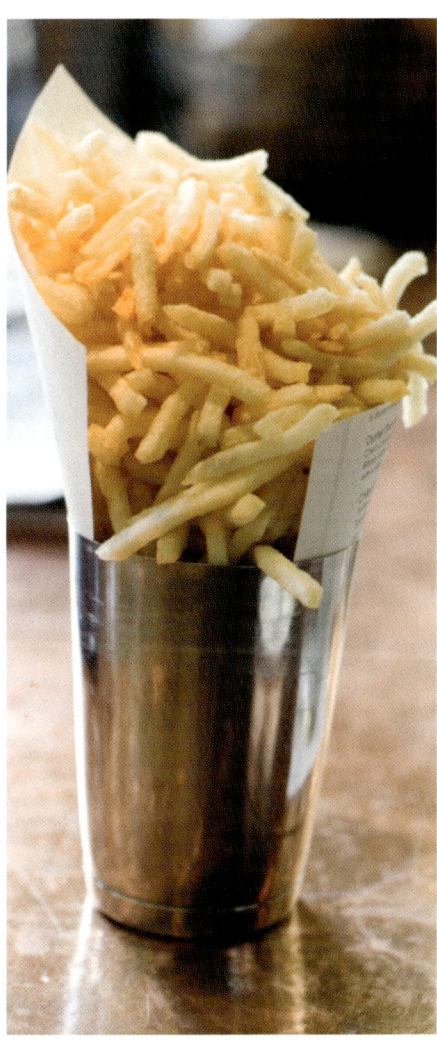

Freispruch für die heißgeliebten Pommes: Wenn Kartoffeln frittiert werden, bilden sie sogenannte Radikalenfänger, die aggressive Schadstoffe abwehren.

1+1 macht 2: Bei diesen Duos ist die Gesundheit dabei!

An der richtigen Kombination der Inhaltsstoffe liegt die echte Wirkung der gesunden Ernährung: Um die Knochen zu stärken, sollte man zu einem Glas Milch zum Beispiel Fisch, Eier oder Champignons essen.

Wir trinken ein Glas Milch und denken: „Jetzt habe ich Calcium für meine Knochen getankt!" Oder wir genießen eine gekochte Hähnchenbrust und sind davon überzeugt: „Jetzt habe ich wieder viel Eisen für meine Vitalität und für mein Blut aufgenommen!" Klingt überzeugend. Aber so einfach ist es nicht. Die echte Wirkung unserer Nahrung und ihrer Inhaltstoffe liegt in der Kombination.

Die Versorgung mit lebenswichtigen Vitaminen, Mineralstoffen, Spurenelementen und Enzymen ist mit einer großen Portion eines bestimmten Nahrungsmittels nicht gewährleistet. Unser Körper ist nämlich nicht immer in der Lage, die Nährstoffe problemlos aufzunehmen.

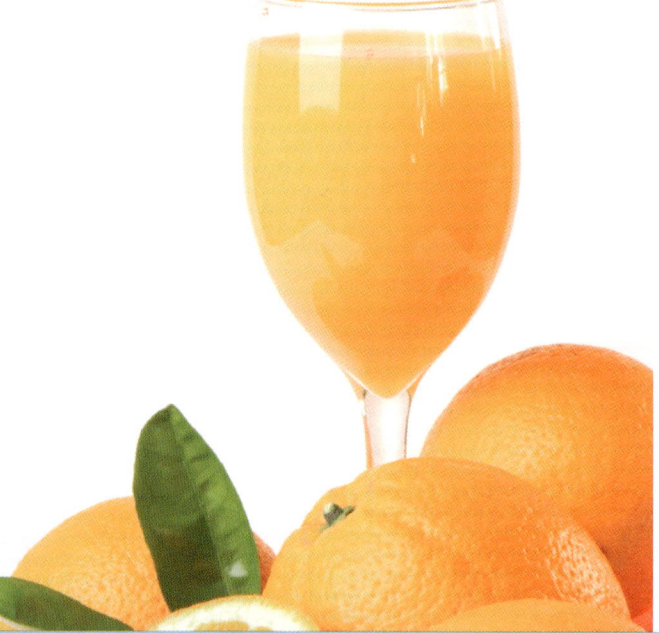

Hier ein paar konkrete Beispiele:

- Wer Betacarotin und Vitamin A für die Sehkraft, die Haut und für die Immunkraft aufnehmen will, der ist schlecht beraten, wenn er rohe Karotten knabbert. Betacarotin und Vitamin A sind fettlösliche Vitamine. Sie können vom Organismus nur dann verwertet werden, wenn man die Karotte mit ein paar Tropfen Öl beträufelt. Ideal, wenn man die Karotten in etwas Butter dünstet. Wer unbedingt eine rohe Karotte konsumieren will, sollte sie ganz klein raffeln und mit ein paar Tropfen Olivenöl versehen. Das ist besser als gut kauen.

- Calcium aus der Milch kann von den Knochen nur dann resorbiert werden, wenn gleichzeitig dem Körper auch Vitamin D zugeführt wird. Wer seine Knochen wirklich stark machen will, der sollte das Glas Milch zum Fisch, zu einem Gericht mit Eiern oder zu Champignons essen. Wer Milch mit Spinat oder Rhabarber kombiniert, stört die Calcium-Aufnahme.

- Wer aus Blattgemüse, Hähnchenfleisch und Hülsenfrüchten Eisen tanken möchte, der sollte dazu ein Glas Orangensaft trinken. Das Vitamin C verbessert die Eisen-Aufnahme, Schwarztee hingegen blockiert sie.

- Auch das Vitamin E kann im Körper nur durch Vitamin C stabilisiert werden. Ideales Beispiel: Richten Sie Ihren Sommer-Salat mit Weizenkeimöl

(Vitamin E) an und bereiten Sie die Marinade nicht mit Essig, sondern mit Zitronensaft (Vitamin C) zu.

Knackige Kraft aus Apfelessig stärkt den Kreislauf und senkt zu hohes Cholesterin

Neben Rotwein-Essig, Weißwein-Essig, Himbeer-Essig und Balsamico-Essig hat sich in den letzten Jahren in vielen Familien auch der Apfel-Essig aus dem Reformhaus durchgesetzt. Er wird aus heimischen, aromatischen Äpfeln, oft sogar aus Bio-Anbau, hergestellt. Die voll ausgereiften Äpfel werden mit Schale gepresst und anschließend zu Apfelmost vergoren.

Dem Apfelwein werden dann Essigsäure-Bakterien zugesetzt. Sie wandeln den Alkohol in Essigsäure und Wasser um. Bei der anschließenden Lagerung, die 6 Monate dauert, entwickelt sich das Aroma. Der beste Apfelessig enthält 5 Prozent Essigsäure und hat einen besonders milden-fruchtigen Geschmack. Man kann ihn naturtrüb, klar oder mit Honig kaufen.

Apfelessig ist für die Gesundheit so wertvoll, weil er außer der Essigsäure noch den Mineralstoff Kalium, sekundäre Pflanzenstoffe und B-Vitamine enthält. Daraus ergeben sich einige Wirkungen, die im Alltag sehr nützlich sind: die Nerven werden gestärkt, die Verdauung gefördert.

Es gibt aber ganz konkrete Naturrezepte mit Apfelessig, die ihn weit über seine Bedeutung für die Zubereitung von Speisen hervorheben:

◆ Wer morgens nicht gleich in Schwung kommt und Probleme mit dem Kreislauf hat, der sollte auf nüchternen Magen langsam in kleinen Schlucken ein 1/4 Liter Wasser mit 2 Esslöffel Apfelessig und 1 Teelöffel Honig trinken.

◆ Wer vor einer Mahlzeit 1/4 Liter Wasser mit nur 2 Esslöffeln Apfelessig konsumiert, kann zu hohe Cholesterinwerte senken.

◆ Wer morgens den Beginn einer Halsentzündung verspürt, sollte sofort mit 1/4 Liter warmem Wasser mit 3 Esslöffeln Apfelessig gurgeln.

◆ Wer sehr oft nach dem Essen unter Blähungen leidet, sollte vor der Mahlzeit 1 Glas Wasser mit 4 Esslöffeln Apfelessig trinken.

◆ Frauen und Mädchen, die an Eisenmangel leiden, sollten einmal am Tag 1/8 Liter Wasser mit 2 Esslöffeln Apfelessig konsumieren. Die Essigsäure verbessert im Dünndarm die Eisenaufnahme aus der Nahrung.

◆ Auch Übersäuerung im Körper kann abgebaut werden, weil der Apfelessig im Verdauungstrakt ein basisches Milieu schafft.

Mit Apfelessig kann man den Kreislauf ankurbeln, eine Halsentzündung wirksam im Keim ersticken, eine Übersäuerung im Körper verhindern, die Nerven stärken und die Verdauung fördern.

Der Alkohol, der Alkohol, tut nur in kleinen Maßen wohl!

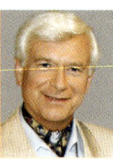

Prof. Bankhofers Spezial-Tipp

Alkohol schadet in großen Mengen nicht nur der Leber und dem Hirn, er hat außerdem viele Kalorien und stört vor allem zu Mittag den Biorhythmus gewaltig.

Vor 10 Jahren hat man in den USA nachgewiesen, dass im Rotwein wertvolle Bioaktiv-Stoffe enthalten sind, die Herz und Kreislauf stärken, zu hohes Cholesterin senken und der Arteriosklerose vorbeugen können. Der bekannteste Bioaktiv-Stoff ist das Resveratrol. Vor 8 Jahren hat man dann nachgewiesen, dass die Flavonoide im Weißwein die Atemwege stärken. Bei all diesen Erkenntnissen sollten wir aber bedenken, dass größere Mengen Alkohol dem Hirn und der Leber schaden.

In diesem Zusammenhang sollte man mit einem weiteren Märchen aufräumen. Sie kennen das alle: Man lehnt sich nach einer üppigen, fetten Mahlzeit zurück und trinkt genüsslich einen scharfen Schnaps mit der Begründung, dass damit das Fett schneller verbrannt und die Verdauung entlastet wird!

Leider ist das Gegenteil der Fall: So ein Schnäpschen hat viele Nachteile für unsere Gesundheit:

- Alle alkoholischen Getränke liefern große Mengen an Kalorien. 1 Gramm Alkohol hat 7 Kilokalorien. 1/4 Liter Wein zum Beispiel versorgt uns mit der stattlichen Anzahl von 200 Kalorien.

- Neueste Untersuchungen in Schweden haben ergeben: Alkohol fördert nicht den Fettabbau, wie viele glauben, sondern bremst und verzögert diesen sogar. Das bedeutet: Mit ein bis zwei Schnäpsen nach dem üppigen Essen bleibt das Fett länger im Körper und man hat noch zusätzliche Kalorien dazubekommen.

- Das bedeutet speziell für Menschen, die schlank bleiben oder schlank werden wollen: Sie müssen auf Alkohol komplett verzichten. Er wird ganz besonders bei der Gewichtsreduktion zum Problem.

- Außerdem kann durch Alkohol bei Menschen, die am Abnehmen sind, eine zusätzliche unangenehme Nebenwirkung entstehen: Bei fettarmer Ernährung können alkoholische Getränke nämlich Sodbrennen auslösen. Dadurch wieder entsteht ein heftiges Heißhunger-Gefühl. Und das verleitet zum Essen.

Die vernünftigste Lösung für alle, die schlank bleiben und schlank werden wollen: Trinken Sie zum Essen Wasser mit etwas frischgepresstem Zitronensaft. Oder Apfelsaft mit Wasser in einer Mischung von 1/3 Saft und 2/3 Wasser. Und wenn Sie ganz besonders raffiniert vorgehen wollen, dann sollten Sie ein Glas Apfelsaft oder Wasser mit Zitronensaft vor dem Essen trinken.

Zudem hat das Internationale Schlafforschungs-Zentrum in London eine neue Studie veröffentlicht. Darin warnen die Ärzte und Wissenschaftler: Vor-

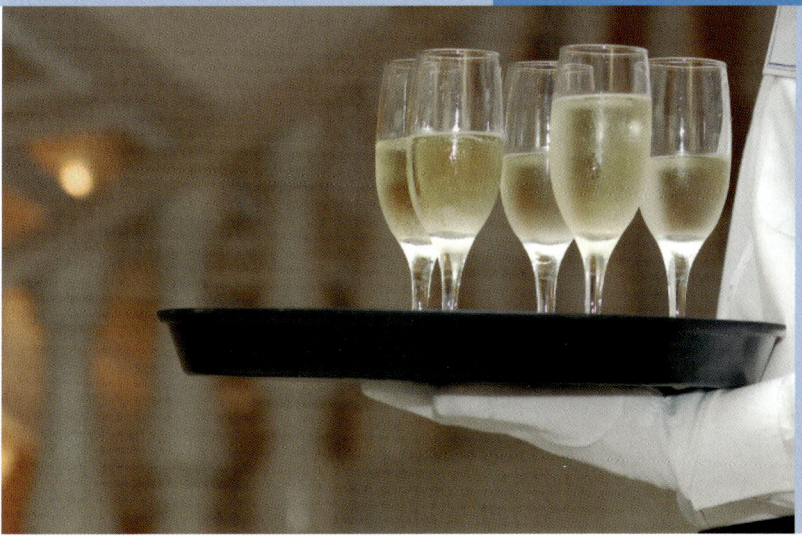

sicht, wenn Sie mittags Alkohol trinken wollen. Schon die geringsten Mengen können die Fahrtauglichkeit am Steuer eines Autos sowie die Konzentration am Arbeitsplatz einschränken. Wer mittags Alkohol trinkt, hat damit viele Stunden Probleme, wenn es um den geistigen Einsatz geht.

Die Erklärung: Alkohol in der Mittagszeit stört gewaltig den Biorhythmus und man ist am Nachmittag nicht mehr voll einsatzfähig, hat auch keinen Spaß an der Arbeit.

Hingegen kann ein Gläschen Bier oder Wein abends daheim mithelfen, den Stress des Tages abzubauen und das Einschlafen zu erleichtern.

Mit welcher Ernährung sich Raucher schützen können

Es gibt sie: Jene Raucher, die es entweder nicht schaffen, vom Nikotin loszukommen, oder jene, die gar nicht von der Zigarette Abschied nehmen wollen. Sie sollten aber wissen: Sie leben gefährlich. Im Zigarettenrauch einer Zigarette befinden sich rund 4.000 chemische Substanzen. 50 davon haben nachweislich eine krebserregende Wirkung, das bedeutet: Wer mit dem Rauchen nicht aufhört, der muss zumindest die Gefahr der Verbrennungsstoffe im Tabak reduzieren, die Atemwege stärken und Vitalstoff-Defizite, die durchs Rauchen entstehen, ausgleichen:

◆ Jeder Raucher braucht 3 Mal mehr Vitamin C als Schutz gegen Erkältungen und Stress als der Nichtraucher. Ideal für den Raucher: Jeden Tag 1 Grapefruit, 2 Kiwis, 1 Orange, 1 Paprikaschote und 3 Gabeln voll Sauerkraut.

◆ Der Raucher sollte jeden Tag 1/4 Liter zimmerwarmen Tomatensaft oder eine reichlich mit Tomaten garnierte Pizza essen. Der rote Farbstoff aus der erhitzten und verarbeiteten Tomate reduziert das Krebsrisiko.

◆ Besonders wichtig: 2 Mal in der Woche am besten schonend gedünstete Brokkoli essen. Diese liefern den Bioaktiv-Stoff Sulforaphan. Er sorgt dafür, dass Schadstoffe und Gifte aus dem verbrannten Tabak rascher aus den Atemwegen abtransportiert werden und dass alle unsere Körperzellen vor den aggressiven Teerstoffverbindungen ein wenig Schutz bekommen.

Alle Raucher sollten dreimal soviel Vitamin C konsumieren wie Nichtraucher, dazu oft Brokkoli und erhitzte Tomaten zu sich nehmen und ihre Blutgefäße mit dunkler Schokolade schützen.

199

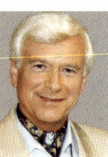

◆ Schweizer Kardiologen haben im Rahmen einer Studie nachgewiesen: Der Konsum von Bitterschokolade mit einem Kakao-Anteil von 70 bis 80 Prozent schützt die Blutgefäße von Rauchern vor frühzeitiger Arteriosklerose. Die rauchenden Studienteilnehmer wiesen nach dem Verzehr von täglich 40 Gramm schwarzer Schokolade mit einem Kakao-Anteil von 74 Prozent eine verbesserte Funktion der Gefäßinnenwände auf. Die Blutplättchen klebten viel weniger zusammen, als es sonst bei Rauchern üblich ist. Diese Wirkung hielt mehr als 8 Stunden an.

All diese Lebensmittel können allerdings die Gefahren des Rauchens reduzieren und mildern, aber niemals ausgleichen.

Schmerz lass nach: Das dürfen Sie essen!

Wer beispielsweise nach üppigen Feiertagen, wie Ostern oder Pfingsten verstärkt unter Schmerzen leidet, sollte nicht sofort und unbedacht zu starken Schmerzpillen mit erheblichen Nebenwirkungen greifen. Man kann die Schmerzen mitunter wegessen.
Die richtigen Lebensmittel können oft Medikamente ersetzen:

• Bei Magen- und Leber- Beschwerden nach üppigen Gerichten genügt es oft, ein paar Tage Artischocken zu genießen. Der Wirkstoff Cynaridin stärkt angegriffene Leberzellen, fördert den Gallenfluss, senkt aber auch zu hohes Cholesterin.

• Wenn man sich eine Blasenentzündung zugezogen hat, helfen Preiselbeer-Kompott, Preiselbeer-Konfitüre oder Preiselbeersaft (Reformhaus). Die roten Pro-Anthocyan-Farbstoff-Moleküle setzen sich auf die Koli-Bakterien, die den Blasenkatarrh auslösen, darauf und machen sie inaktiv.

• Wenn eine Frau am prämestruellen Syndrom leidet, dann sollte Sie schon Tage davor Bananen essen. Sie liefern das Vitamin B 6. Und genau das fehlt vielen Frauen zu dieser Zeit. 3 Bananen am Tag können sehr oft die Schmerzen wegzaubern.

• Wer zu viel und üppig gegessen und zu wenig Bewegung gemacht hat, der hat oft Kreislaufprobleme. Da können Hülsenfrüchte helfen: Bohnen, Linsen, Erbsen.

• Wer schwache Nerven, Kopfschmerzen und Gliederschmerzen hat, der sollte Käse genießen. Das Calcium und Zink im Käse können Abhilfe schaffen.

• Gegen Schmerzen in den Beinen sollte man Honigmelonen essen. Vitamin C, Niacin, Vitamin B 3 sowie Magnesium und Kalium aus der Frucht stärken die Venen.

- Hat man zu Ostern oder Pfingsten beispielsweise zu viel Fleisch und zu viel Süßes gegessen, hat man oft Magenbeschwerden, weil die Darmflora, die Welt gesundheitsfördernder Darm-Bakterien geschwächt und gestört ist. Essen Sie regelmäßig Natur-Joghurt, Buttermilch oder Kefir.

- Wenn Sie sich einen Darmkatarrh zugezogen haben, dann trinken Sie jeden Tag 1/4 Liter Heidelbeer-Muttersaft (Reformhaus) ohne Wasser und Zuckerzusatz. Der blaue Farbstoff der Heidelbeeren wirkt als natürliches Antibiotikum.

Viele Körnchen Gesundheit: Reis

Reis ist ein wertvolles Nahrungsmittel, ja sogar eine Naturarznei, mit der man Krankheiten vorbeugen, aber auch bestimmte gesundheitliche Störungen erfolgreich bekämpfen kann.

- Man kann mit einer Reis-Früchte-Diät zu hohen Blutdruck senken. Dazu raten viele niedergelassene Ärzte. Man sollte dafür an 3 Tagen in der Woche – am besten Freitag, Samstag und Sonntag – jeden Tag 250 bis 300 Gramm Reis mit 1000 Gramm Obst genießen, am besten aufgeteilt in 5 Portionen.

- Reis stärkt die Leber und senkt zu hohe Cholesterinwerte.

- Durch den hohen Anteil an B-Vitaminen stärkt Reis schwache Nerven und ist ein gutes Anti-Stress-Mittel.

- Das Niacin im Reis macht stark gegen Allergien.

- Reis enthält kein Gluten, ist daher eine ideale Alternative für alle, die keine Getreidesorten wie Weizen und Gerste vertragen.

- Da Reis viel Kalium enthält, hat er eine stark entwässernde Wirkung. Das wird noch dadurch verstärkt, dass Reis wenig Natrium enthält.

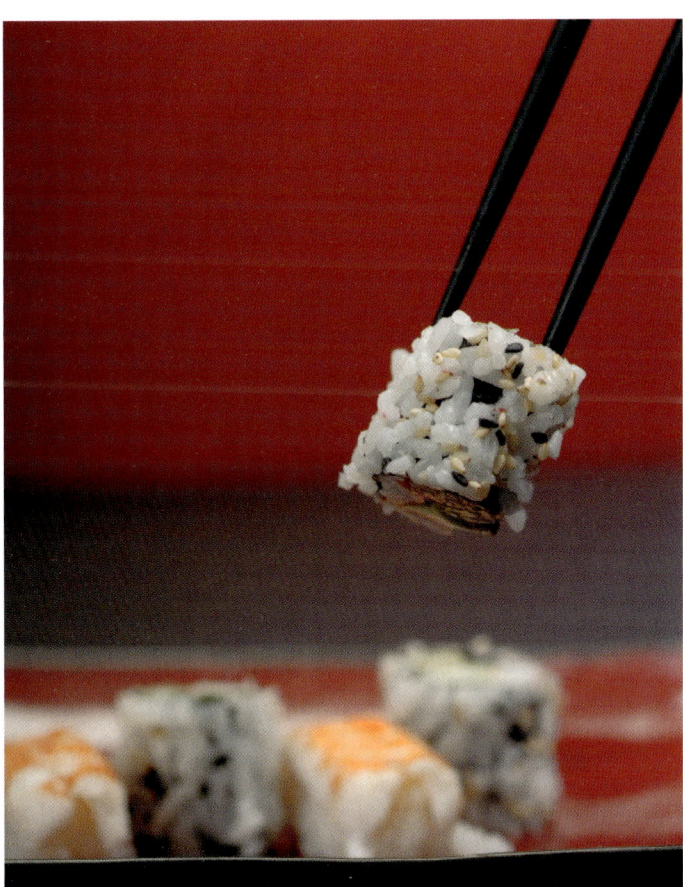

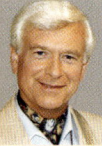

Mit der Reis-Früchte-Diät kann man wirksam hohen Blutdruck senken. Dazu an drei Tagen ca. 250 bis 300 Gramm Reis essen sowie 1000 Gramm Früchte, aufgeteilt in fünf Portionen.

Dadurch wird wenig Wasser in der Zelle zurückbehalten.

◆ Reis stärkt Magen und Darm. Mit Reisschleim kann man Durchfall und einen Darmkatarrh behandeln. 15 Gramm Reis werden in 1 Liter Wasser verkocht und dann gegessen.

◆ All diese gesundheitlichen Wirkungen erbringt natürlich in erster Linie der Naturreis, in dessen Silberhäutchen alle Vitalstoffe enthalten sind. Im geschälten, weißen Reis sind nur mehr 20 Prozent der Vitamine, ein Drittel Magnesium und eine knappe Hälfte der Ballaststoffe.

◆ Fast so wertvoll wie Naturreis ist der Paraboild-Reis. Bevor er geschält wird, werden die Vitamine und Mineralstoffe unter Wasserdampf aus der Schale in das Korn hinein gepresst.

◆ Sehr viele Mineralstoffe liefert der Basmati-Reis, auch in geschältem Zustand. Er wächst im Vorgebirge des Himalaja und bezieht daher seine Vitalstoffe aus dem Flüssen und Seen des Hochgebirges. Darum hat er auch so ein starkes Aroma.

Sehr erfreulich: Die Vereinten Nationen fördern sehr den biologischen Anbau von Reis.

So hinterlassen Sie eine gesunde Spur: Spurenelemente gleichen Mangelerscheinungen aus

In der kalten Jahreszeit sind wir alle mehr gefährdet, krank zu werden, weil wir verstärkt von Viren, Bakterien und Pilzen angegriffen werden. Bei ganz bestimmten Erkrankungen und Beschwerden steckt ein deutlicher Mangel an bestimmten Mineralstoffen und Spurenelementen dahinter.

Wer also gesund durch die kalten Monate kommen will, sollte diese speziellen Vitalstoffe, die als Bausteine des Lebens gelten, aus bestimmten Nahrungsmitteln gezielt aufnehmen. Man kann dann eine Reihe von Krankheiten oder auch von Befindlichkeitsstörungen verhindern.

• Wer ständig unter Schlafproblemen leidet, kann davon ausgehen, dass in vielen Fällen ein Mangel an Magnesium die Ursache ist. Vor allem, wenn der Betroffene parallel dazu auch unter nächtlichen Wadenkrämpfen leidet. Daher kann man das Problem lösen, wenn man gezielt Weizenkeime, Naturreis, Erdnüsse, Bananen, Grünkohl und Trockenfrüchte in den Speiseplan einbaut. Da aber auch Jodmangel sehr oft an Einschlaf- und Durchschlaf-Problemen schuld sein kann, ist es sinnvoll, auch Erbsen, Bohnen, Kabeljau, Seelachs und Spinat zu essen.

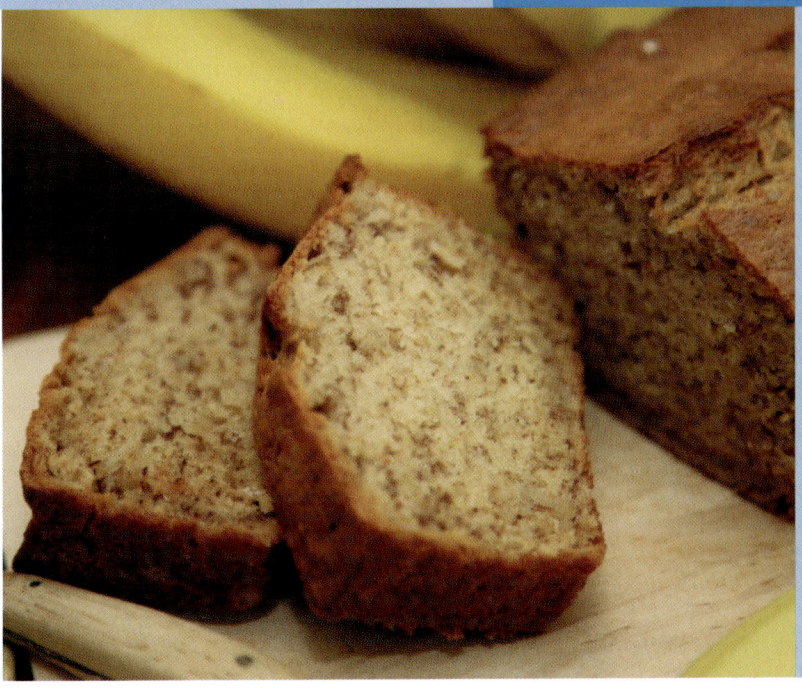

- Die schmerzhaften Tage vor den monatlichen Tagen der Frau haben oft ihren Ursprung in einem gravierenden Mangel am Mineralstoff Calcium. Sehr oft geht den betroffenen Frauen und Mädchen besser, wenn sie regelmäßig Käse, Joghurt und Milch zu sich nehmen. Da aber auch hier ein Magnesium-Mangel mit im Spiel sein kann, helfen oft täglich 2 Bananen.

- Wer immer erschöpft ist, hat mit Sicherheit einen Mangel an Eisen. Die Lösung bietet ein Speiseplan mit reichlich Linsen, Bohnen, Erbsen und mit magerem Rindfleisch.

- Wer eine erhöhte Infektanfälligkeit aufweist und bei jeder Gelegenheit aufs Neue erkältet ist, sehr schnell einen grippalen Infekt oder eine Virusgrippe bekommt, der hat sehr oft einen Mangel am Spurenelement Zink, das für die Immunkraft so wichtig ist. Zink liefern uns Haferflocken, Brokkoli, Eigelb, Nüsse, Gouda-Käse, Austern und Schweineleber. Man sollte Alkohol und Fastfood meiden. In beiden Fällen wird viel Zink verbraucht.

- Wer dauernd an Verstopfung leidet, der hat fast immer einen Mangel am Mineralstoff Kalium. Das erfordert verstärkte Kalium-Zufuhr, am besten mit geschälten Kartoffeln, Bananen, weißen Bohnen, Trockenfrüchten und mit viel Grüngemüse wie zum Beispiel mit knackigen Blattsalaten.

Die Erfahrung zeigt, dass man sich am besten vor Krankheiten schützt, wenn man einen Mangel an Mineralstoffen und Spurenelementen von vornherein meidet. Das bedeutet: Man sollte grundsätzlich eine ausgewogene Ernährung mit viel Gemüse und Obst, mit Vollkornprodukten, Fisch und wenig Fleisch wählen.

Unglaublich: Küchenrezepte gegen Ischias-Schmerzen

Die meisten von uns haben das schon erlebt: Plötzlich hat man heftige Kreuzschmerzen, die an der Oberschenkel-Rückseite über die Wade bis in den Fuß weitergeleitet werden: Der Ischias-Nerv spielt verrückt. Manche von uns haben das immer wieder. Es klingt unglaublich, wird aber von vielen Medizinern

Wer einen Mangel an Mineralstoffen und Spurenelementen von vornherein vermeiden sollte, wählt am besten eine ausgewogene Ernährung mit viel Gemüse und Obst, Vollkornprodukten, Fisch und wenig Fleisch!

bestätigt: Man kann über die Ernährung den Ischias-Beschwerden vorbeugen. Und wenn sie bereits da sind, kann man sie mit einfachen Küchen-Rezepten bekämpfen und lindern.

Vorbeugend muss man Naturprodukte in den Speiseplan einbauen, welche die Muskeln gleichzeitig stärken und entspannen. Außerdem sollte man Speisen zu sich nehmen, die durchblutungsfördernd wirken.

Gut für die Muskeln sind Vollkornprodukte, Sauerkraut, Nüsse, Naturreis, viel frisches Obst und Gemüse. Wertvoll für die Durchblutung sind Knoblauch, Zwiebel, Lauch, Schnittlauch, Schalotten.

Diese Produkte haben noch einen enormen Vorteil im Kampf gegen den Ischias-Schmerz: Sie wirken entzündungshemmend, weil sie die Produktion des Entzündungsstoffes Prostaglandin im Körper bremsen.

Und so kann man mit Essen einen vorhandenen Ischias-Schmerz positiv beeinflussen und besiegen:

◆ Mit Soja-Produkten, Bohnen, Oliven, Mais – am besten Polenta –, mit Weizenkeimen und Sonnenblumenkernen kann man den quälenden Entzündungs-Schmerz zum Abklingen bringen.

◆ Verstärkt wird diese entzündungshemmende Wirkung, wenn man die Speisen mit dem Wirkstoff Capsaicin würzt. Er ist in Paprika, Pepperoni und im Pfeffer enthalten. Capsaicin entzieht dem Muskelgewebe den Schmerzstoff Prostaglandin.

◆ Da es beim Ischias-Schmerz zugleich immer auch zu einem Ausstoß des entzündungsfördernden Hormonstoffes Histamin kommt, ist auch der Einsatz von Vitamin C wichtig und interessant. Vitamin C ist ein natürliches Antihistaminikum. Bei Ischias-Schmerzen helfen Orangen, Mandarinen, Grapefruits, Kiwis, Mangos, Papayas.

Essen Sie ein paar Tage kein Fleisch, keine Wurst. Der Schmerzstoff Prostaglandin wird in unserem Körper nämlich aus der Arachidonsäure produziert. Und die liefern Fleischwaren.

Knochenhart: So stärken Sie Ihre Knochen

Schon in der Schule hat man uns gesagt: Wer starke Knochen haben will und sich vor Osteoporose schützen möchte, der muss regelmäßig Milch trinken. Denn unsere Knochen brauchen Calcium. Das stimmt natürlich. Calcium ist der eigentliche Baustoff unserer Knochen. Ist zu wenig Calcium vorhanden, kann keine Knochenmasse aufgebaut werden.

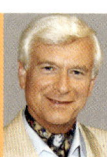

Doch im Laufe der Jahre ist die Wissenschaft auf zusätzliche wichtige Details gestoßen:

- Soviel Calcium im Körper auch zur Verfügung steht, ohne Vitamin D 3 kann nur ein Bruchteil davon verwertet werden, nämlich nur ein Fünftel. Vitamin D 3 liefern Fisch, Avocados, Champignons.

- Eben so wichtig ist aber auch die Zufuhr von Fluor in niedriger Dosierung. Fluor aktiviert die für die Knochenbildung zuständigen Zellen und gibt erst den entscheidenden Impuls zum Aufbau neuer Knochenmasse. Fluor tanken wir aus Käse, Schwarztee und Fisch, vor allem Lachs und Brathering.

- Doch die Knochen müssen elastisch, belastbar und bruchfest sein und bleiben, dürfen nicht spröde werden. Dafür ist eine sorgfältig abgestimmte Zufuhr des Spurenelements Kupfer notwendig. Kupfer finden wir in Weizenkeimen, Austern, vor allem aber in Kakao-Pulver, sodass man sagen kann: Auch Schokolade mit einem hohen Kakao-Anteil von etwa 70 Prozent aufwärts ist wertvoll für unsere Knochen.

- Zur Stabilisierung des Calciums in den Knochen ist auch Vitamin E wichtig, zu finden in Olivenöl, Weizenkeimöl und Mandeln.

Ganz wichtig für alle, die wenig Milch trinken, keine Milch vertragen oder nicht so sehr mögen. Verabschieden Sie sich von dem Gedanken, dass unsere Knochen das Calcium nur über die Milch bekommen. Sehr wertvolle Calcium-Quellen in unserer täglichen Ernährung sind Ölsardinen mit Haut und Gräten, Sesamkörner, Grünkohl, Fenchel, Brokkoli, Mangold und Petersilie.

Sehr wertvolle Calcium-Quellen für unsere tägliche Ernährung sind – neben der Milch – Ölsardinen mit Haut und Gräten, Sesamkörner, Fenchel, Brokkoli und Mangold.

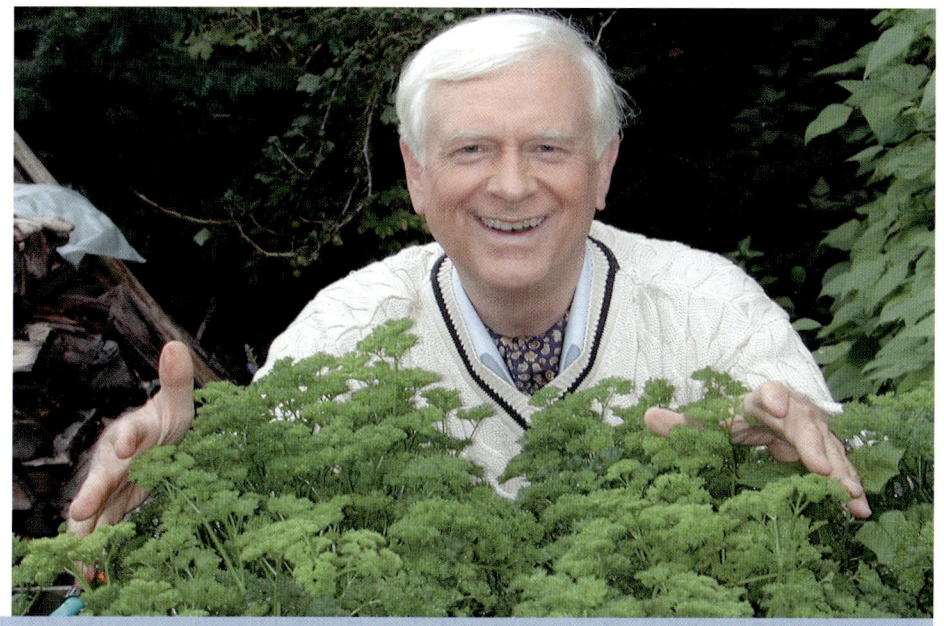

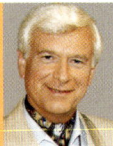

Besonders wirksam gegen Pollenallergie ist Perlweizen, den man vier bis fünf Stunden zu einem Brei kocht. Man kann ihn mit Ingwer und Zwiebeln, oder wenn man lieber Süßes mag, mit Zimt und Gewürznelken zubereiten.

Hier blüht Ihrer Pollenallergie ein gesundes Gegenmittel!

Wenn es mit Riesenschritten der schönen Jahreszeit entgegengeht, hat für 25 Prozent der Bevölkerung eine qualvolle Zeit begonnen. Sie leiden an der Pollen-Allergie.

Es gibt viele medizinische Behandlungs-Möglichkeiten. Doch der Allergiker hat auch die Chance, mit ganz bestimmter Nahrung seine Lebensqualität zu verbessern. Er kann sich mit speziellen Naturprodukten stark machen gegen seine Allergie-Anfälligkeit. Vor allem, wenn es sich um einen allergischen Schnupfen, um Asthma oder um entzündete Augen handelt.

Die Erfahrungen dazu kommen aus der chinesischen Medizin und Ernährungslehre:

- Sehr sinnvoll ist es, während der Pollenzeit regelmäßig Hühnersuppe zu essen. Besonders wirksam gegen die Allergie ist Perlweizen. Bereiten Sie daraus eine Anti-Pollenallergie-Speise zu. Der Perlweizen wird 4 bis 5 Stunden zu einem Brei gekocht. Man muss dabei immer wieder Wasser nachgießen. Würzen muss man mit frischem Ingwer, den man in den Brei reibt. Wer keinen Ingwer mag, der kann auch Zwiebeln verwenden. Wer den Perlweizen-Brei süß haben möchte, der kann ihn mit Zimt und Gewürznelken zubereiten.

- Scharfe Nahrungsmittel lösen bei allergischem Asthma den Schleim in den Bronchien und stärken die Lunge. Als Gewürze sollte man auch da frischen Ingwer, Jungzwiebel, grünen Pfeffer, Schnittlauch, Knoblauch, Rettich, Radieschen, geriebenen Meerrettich einsetzen. Man darf das nicht, wenn der Betroffene bei seinen allergischen Anfällen ein rotes Gesicht bekommt und unangenehme Hitze auf den Lippen und auf der Zunge verspürt.

- Sehr hilfreich gegen die Pollenallergie ist Kohlgemüse.

- Wenn im Zuge der Allergie die Augen entzündet sind und brennen, dann sollte man Zucchini, Mungobohnen, Wassermelonen, Kakis und Bananen essen.

- Wenn der Pollenallergiker erschöpft und müde ist, sollte er niemals rohe Produkte essen, immer nur gedünstet oder gekocht.

- Grundsätzlich sollen Pollenallergiker nach der chinesischen Ernährungslehre folgende Nahrungsmittel meiden: Pfirsiche, Knollensellerie, Bier, Bambussprossen, Tofu, Papayas, Kresse, Orangen, Eiscreme, sehr kalte Getränke. Nicht zu empfehlen sind außerdem Muscheln, Schnittlauch, Chili, Alkohol und zu heiße Speisen.

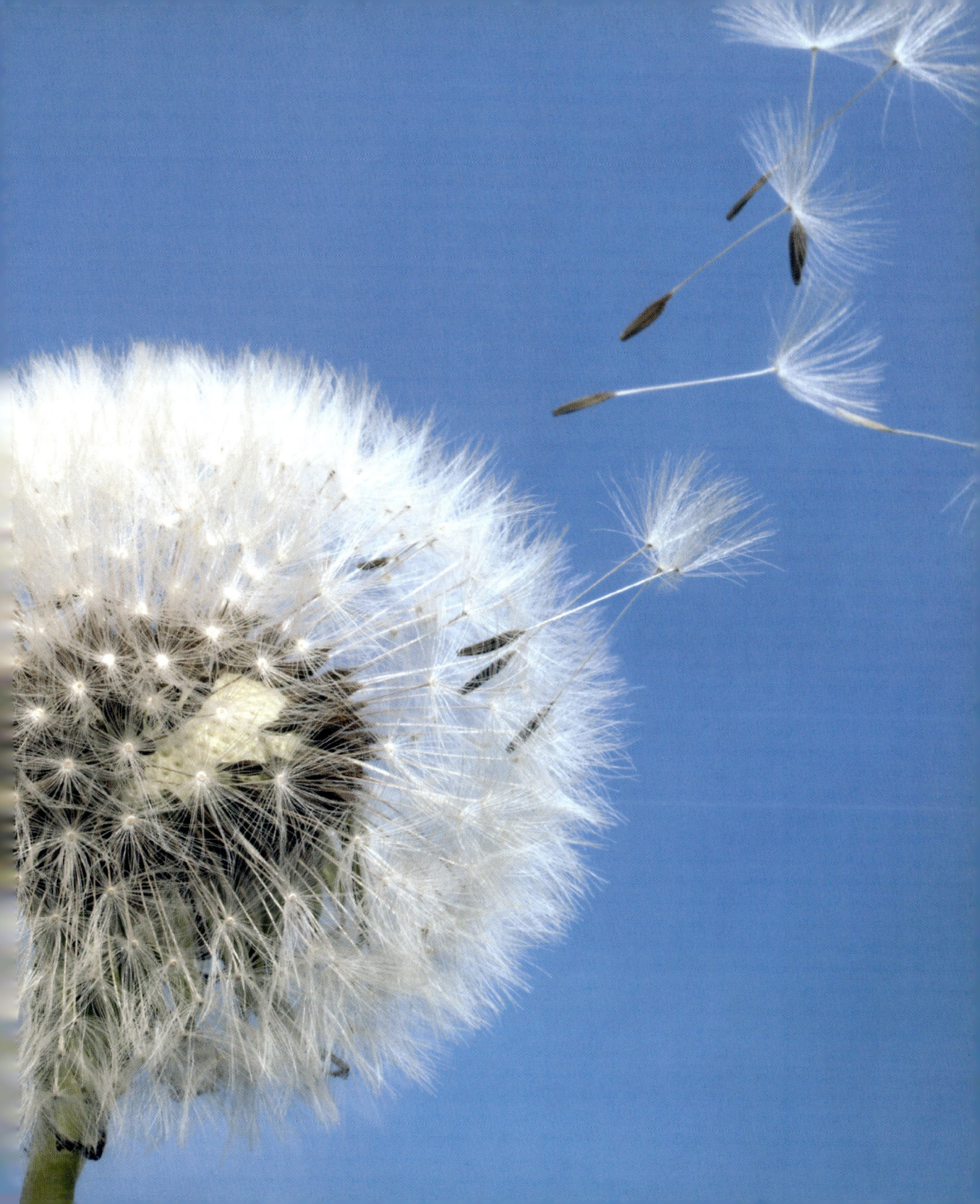

Man darf sich von diesen Ernährungs-maßnahmen keine Wunder erwarten. Doch man kann beim Kontakt mit Pollen die Ausschüttung der Histamin-Hormone bremsen und dabei viele Allergie-Symptome entschärfen.

In aller Munde: Diese Lebensmittel helfen uns gegen Übersäuerung

Das große Thema in der Ernährung in den letzen Jahren ist der Kampf gegen die Übersäuerung des Organismus: Im Körper eines gesunden Menschen sollten 70 Prozent basische Elemente und 30 Prozent saure Elemente vorhanden sein. Bei den meisten von uns ist es umgekehrt: 70 Prozent Säuren und 30 Prozent Basen. Das ist schlecht, weil sich Säuren nur mit Hilfe von Basen abbauen können, sich in den Gelenken und im Bindegewebe absetzen, die Versorgung der Zellen mit Vitalstoffen, aber auch die Entsorgung von Giften und Stoffwechselmüll behindern. Daher kann durch Übersäuerung im Laufe vieler Jahre eine Reihe von Krankheiten und Alltagsbeschwerden entstehen.

Wenn die Situation besonders belastend ist, wird der Arzt zur Aufnahme eines so genannten Basenpulvers aus

Mineralstoffen raten. Viel sinnvoller aber ist es, über die Ernährung die Harmonie zwischen Basen und Säuren wiederherzustellen.

Dazu gibt es eine Faustregel: Die Säuren liefern der Zuckerbäcker, der Fleischermeister und der Stress. Die Basen liefert der Obst- und Gemüsehändler.

Und da gibt es eine Hitparade der Früchte, die besonders helfen, ein basisches Milieu im Körper zu schaffen:

- Kartoffeln regulieren ganz wunderbar den Basen-Säuren Haushalt, weil sie reich an Kalium, Magnesium und Kupfer sind. Das gilt aber nur für geschälte Kartoffeln, Chips und Pommes bilden Säuren.

- Bananen sind klassische Basenbildner, weil sie viel Kalium und Magnesium liefern.

- Kohl in allen Sorten – gekocht oder als Sauerkraut – fördert die Darmflora und wird im Körper basisch.

- Es ist kaum zu glauben: Die sauren Zitronen schaffen im Körper ein basisches Milieu und bauen Säuren ab. Das ist auf das Magnesium zurückzuführen, das sie enthalten.

- Ein verlässlicher Basen-Bildner ist Mangold mit seinen beachtlichen Mengen an Kalium und Eisen.

Bauen Sie all diese basischen Lebensmittel so oft wie möglich in Ihren Speiseplan ein.

Wussten Sie, dass beispielsweise Bananen klassische Basenbildner sind, aber auch geschälte Kartoffeln, Kohl in allen Sorten, Mangold – und die saure Zitrone?

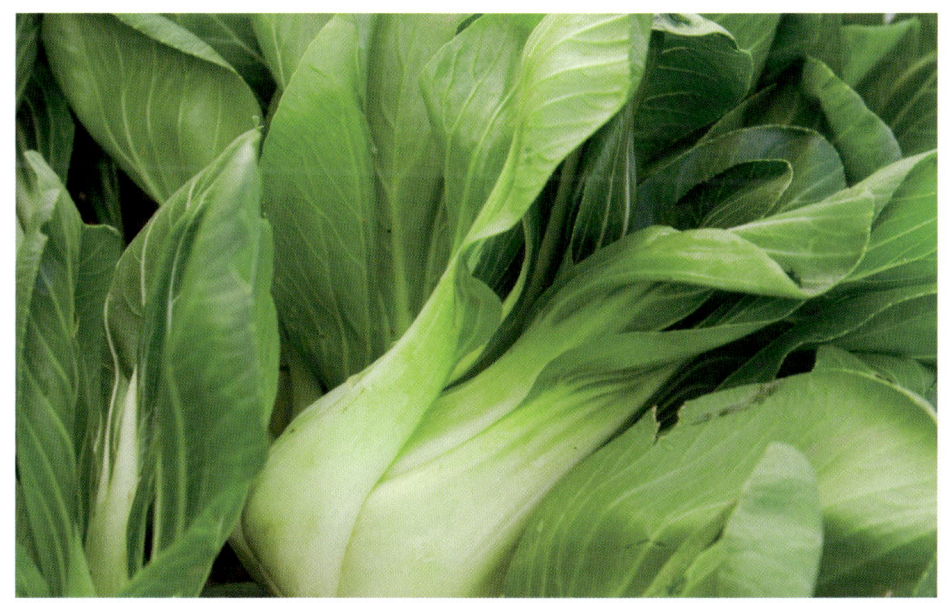

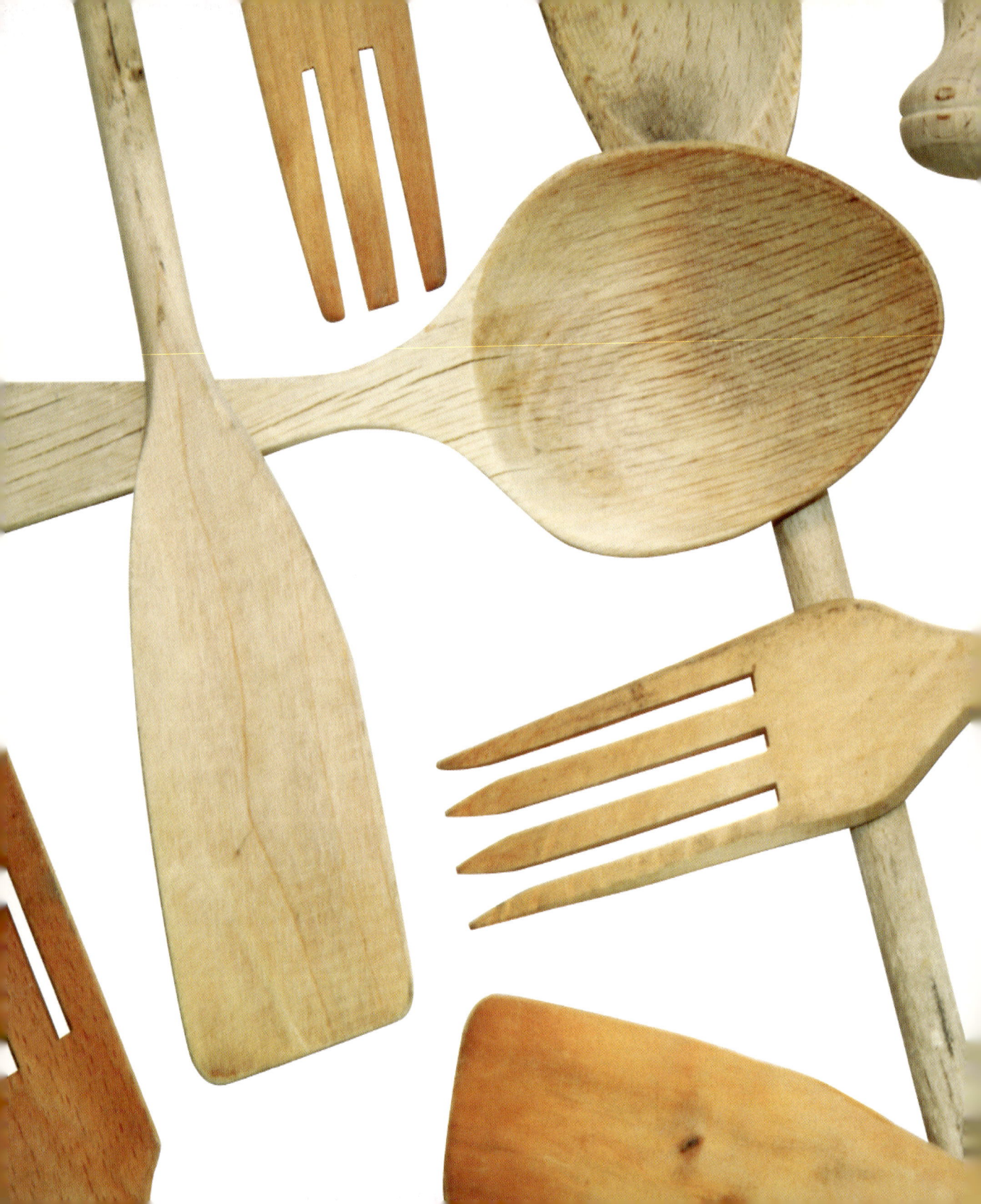

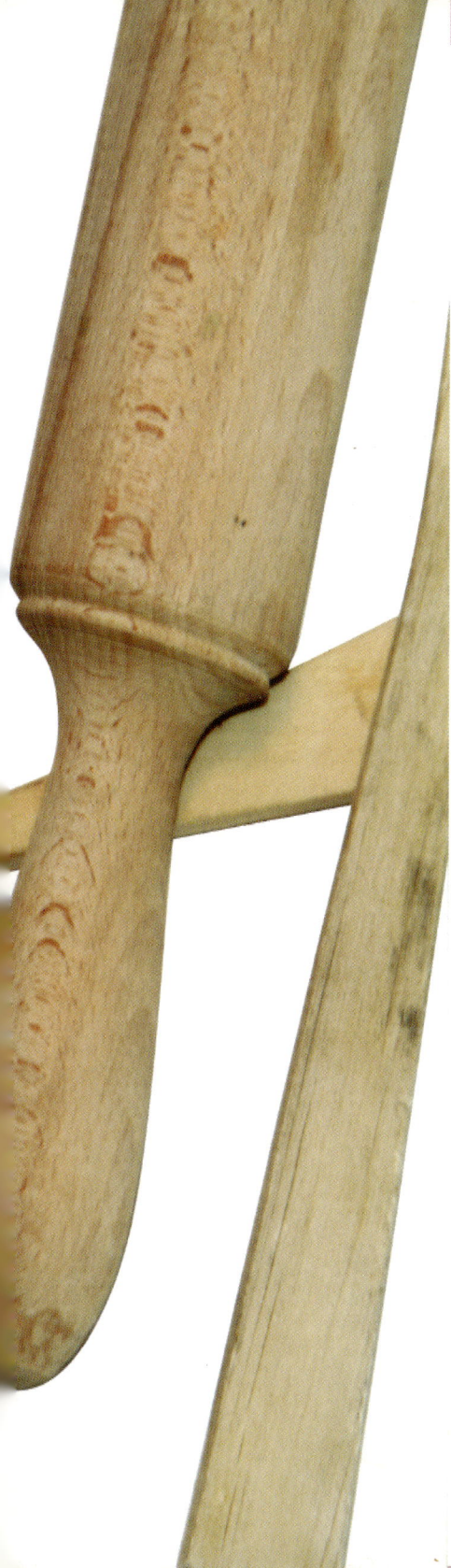

Sie haben in den letzten Kapiteln erfahren, wie viel „Gesundheit" in Obst und Gemüse, in Fleisch und Fisch, in Gewürzen und Kräutern steckt und welche neuen und verblüffenden Einsichten es darüber gibt, wie die Ernährung als „Medizin" aus der Natur wirken kann.

GESÜNDER ZUBEREITEN — BESSER LEBEN

Wenn Sie wissen möchten, wie Sie sich Tag für Tag Gesundheit aus dem Kochtopf holen können, ist es auch wichtig zu erfahren, was man bei der Zubereitung der Speisen beachten muss, um die Vitamine und Nährstoffe in den Nahrungsmitteln möglichst optimal zu erhalten.

Im Folgenden möchte ich Ihnen dazu einige Tipps und Anregungen geben:

So machen Sie Vitaminen und Nährstoffen richtig „Dampf": Schonende Zubereitung der Speisen

So bleiben Naturprodukte beim Zubereiten wertvoll und schön

Es kommt im Interesse der Gesundheit nicht allein darauf an, dass Sie Naturprodukte von höchster Qualität kaufen. Es ist ebenso wichtig, dass Sie dann beim Zubereiten von Speisen richtig damit umgehen, damit diese Lebensmittel auch weiterhin wertvoll bleiben und schön aussehen. Dafür muss man einige Tricks kennen und sollte über so manche chemischen Reaktionen Bescheid wissen:

- Wenn man ein Hühnerei in heißes Wasser legt, kann kurz darauf die Schale aufplatzen. Sie bekommt einen Haarriss, weil sich die Luft in Inneren vom Ei ausdehnt. Die Folge: Das Eiweiß rinnt aus. Das kann man verhindern, indem man das Wasser salzt. Dann gerinnt nämlich das an der Naht gelegene Eiweiß und verstopft den Riss. Oder Sie stechen das Ei an der stumpfen Seite mit einer Eier-Nadel an. Dann kann die Luft entweichen.

- Damit Brokkoli beim Kochen in Salzwasser schön grün bleibt und damit das Chlorophyll nicht in einen anderen graubraunen Farbstoff

umgewandelt wird, wendet man einen Trick an: Der gekochte Brokkoli wird kurz in Eiswasser abgeschreckt. Dann wird jeder weitere Garvorgang im Gemüse unterbrochen.

- Wenn man Gemüse kocht, sollte man dem Wasser immer etwas Salz zufügen. Dadurch wird im Wasser eine isotonische Lösung erzeugt, die dafür sorgt, dass die Aroma- und Vitalstoffe im Gemüse erhalten bleiben. Ohne Salz werden die wertvollen Stoffe vom Wasser aufgenommen. Sie haben dann eine ideale Suppe.

- Damit Blaukraut oder Rotkraut auch auf dem Teller seine Farbe behält, sollte man beim Zubereiten Essig oder einen sauren geriebenen Apfel dazugeben.

- Wenn Sie einen besonders knackigen Salat haben wollen, dann sollten Sie ihn nach dem Waschen zuerst mit Olivenöl und dann erst mit Essig oder Marinade begießen. Das Öl schützt die Blätter gegen die Säure.

- Jeder kennt das: Man schneidet für einen Obstsalat Äpfel in Stücke, eine Banane in Scheiben. Schon bald aber sieht das Obst braun, unansehnlich und unappetitlich aus. Farbstoffe und Enzyme oxidieren so schnell. Sie können die Verfärbung verhindern: Entweder Sie beträufeln die Fruchtstücke mit Zitronensaft oder Sie stellen sie in den Kühlschrank.

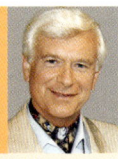

Prof. Bankhofers Spezial-Tipp

Wer Gemüse kocht, sollte dem Wasser immer etwas Salz beifügen. Dadurch wird im Wasser eine isotonische Lösung erzeugt, die dafür sorgt, dass die Aroma- und Vitalstoffe im Gemüse erhalten bleiben.

Roh oder gekocht: Wie ist Gemüse gesünder?

Die meisten von uns sind überzeugt: Es ist sehr wichtig, dass man oft rohes Gemüse isst. Die Rohkost ist für viele der beste Lieferant für Vitamine, Mineralstoffe, Spurenelemente, Enzyme und andere lebenswichtige Stoffe. Nach neuesten Erkenntnissen stimmt das nicht mehr ganz so.

◆ Nach wie vor ist richtig: Es gibt Gemüse-Sorten, die besonders gesundheitsfördernd sind, wenn man sie roh isst. Wenn man sie erhitzt, werden sie wertlos. Dazu gehören alle Salat-Sorten, Gurken, Radieschen, Rettich, Avocados, Sprossen und Keime.

◆ Eine Reihe von Gemüse-Sorten kann man sowohl gekocht als auch roh genießen. Sie sind meist erhitzt besser verdaubar: Sellerie, Zwiebeln, Rote Bete, Pilze, Paprika, Sauerkraut, Kohlrüben, Lauch, Spinat, Blumenkohl, Erbsen.

◆ Es gibt auch Gemüse-Sorten, die man nur gekocht essen darf. Das Parade-Beispiel : grüne Bohnen. Sie enthalten Giftstoffe, die erst nach 15 Minuten Kochen zu Grunde gehen. Sojabohnen, Artischocken und Schwarzwurzeln sind in rohem Zustand ungenießbar.

◆ Schließlich hat man in den letzten Jahren an der Tufts Universität in Boston und an der Universität von North Carolina in Chapel Hill, USA, herausgefunden: Der rote Farbstoff der Tomate, der nachweislich Herz und Kreislauf stärkt und das Krebsrisiko senkt, gelangt schneller in den Körper und wirkt dort intensiver, wenn die Tomate erhitzt wird. Ein ideales Rezept: 5 Tomaten in kleine Stücke schneiden, mit einem Esslöffel Olivenöl in einem Topf bei kleiner Hitze 10 Minuten schmoren lassen.

◆ Brandneu ist eine Studie von der Universität von Arkansas in Fayetteville. Sie besagt: Auch Karotten (Möhren) und gelbe Rüben sind gekocht gesünder als roh. Beim Erhitzen bilden sich enorm viele Phenol-Verbindungen, Schutzstoffe gegen Umweltgifte und andere belastende Substanzen.

Die beste Lösung für gesunde Ernährung: eine sinnvolle Mischung aus rohem und gekochtem Gemüse.

Neueste Studien zeigen, dass der rote Farbstoff der Tomate, der nachweislich Herz und Kreislauf stärkt und das Krebsrisiko senkt, im Körper intensiver wirkt, wenn die Tomate erhitzt wird.

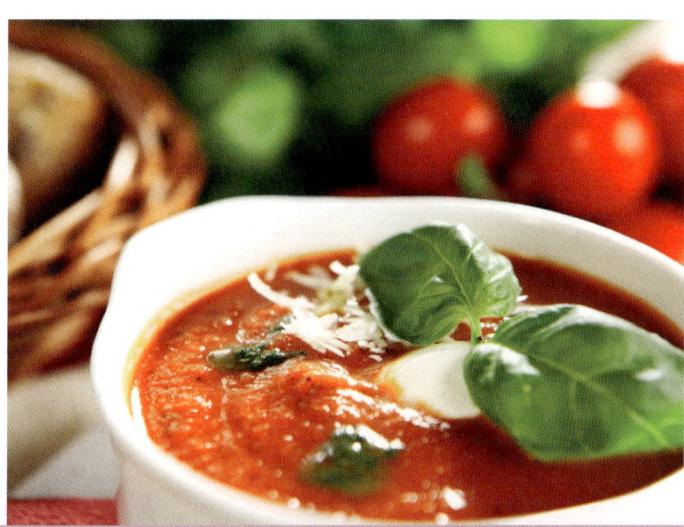

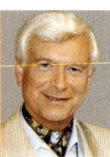

Wenn man Gemüse schonend dämpft und davor ganz kurz in heißes Wasser einlegt, dann geht nur rund 10 Prozent des wertvollen Vitamin C verloren.

So können Sie in der Küche wertvolle Vitamine retten

Es ist uns allen längst bekannt, wie wichtig es ist, sich ständig mit wertvollen Vitaminen aus der Nahrung zu versorgen. Da wir aber nicht ständig Rohkost zu uns nehmen, gehen nicht nur bei der Lagerung, sondern auch bei der Zubereitung von Naturprodukten viele Vitamine verloren. Hier einige Anregungen, wie Sie die großen Vitamin-Gefahren ausschalten können:

- Frisches Gemüse muss man immer im Kühlschrank aufbewahren und so rasch wie möglich verwenden. Wenn Sie frischen Spinat bei 20 Grad Celsius lagern, kommt es in 2 Tagen zu einem Vitamin-C-Verlust von 75 Prozent. Im Kühlschrank gehen zum gleichen Zeitpunkt nur 33 Prozent verloren.

- Gemüse und Obst muss vor dem Zubereiten gewaschen werden. Wenn man die Ware roh und unzerkleinert kurz wäscht, kommt es zu keinen wesentlichen Vitamin-Verlusten. Wenn man Obst und Gemüse ins Wasser legt oder unter laufendem Wasser liegen lässt, sind bereits nach 110 Minuten 33 Prozent der Vitamine verloren.

- Wenn man vitaminreiche Lebensmittel in sehr kleine Stücke schneidet, dann werden die Vitamine durch verstärkte Enzym-Aktivitäten sehr schnell abgebaut. Kleingeschnitten verlieren Chinakohl, Kraut und Äpfel bei Zimmertemperatur in 2 Stunden fast 70 Prozent ihrer Vitamine. Wenn man Essig oder Zitronensaft darüber gießt, kann man den Prozess deutlich bremsen.

- Beim langen Kochen von Naturprodukten gehen 50 Prozent und mehr vom Vitamin C verloren. Beim Dämpfen sind es nur 15 Prozent. Und wenn man Gemüse schonend dämpft, dann gehen nur 10 Prozent Vitamin C verloren. Daher sollte Sie – wenn möglich – Gemüse immer nur dämpfen und davor ganz kurz in heißes Wasser einlegen. Die meisten Vitamine werden beim Warmhalten von Speisen zerstört.

Grundsätzlich gehen Vitamine in Wurzel- und Knollen-Gemüse weniger rasch verloren als in Blattgemüse. Und die empfindlichsten Vitamine sind das Vitamin C und alle B-Vitamine.

Diese „Werkzeuge" brauchen Sie für die schlanke Küche

Wenn die warme Jahreszeit naht, haben viele von uns den Wunsch, ein wenig abzunehmen. Es ist logisch, dass man damit in der Küche bei der Zubereitung der Speisen beginnen muss. Viele wissen aber nicht recht, wie sie mit der „schlanken Küche" starten sollen. Vor allem stellt sich die Frage: Was brauche ich fürs gesunde Kochen zum Abnehmen für Utensilien?

Wenn Sie gesund und fettarm kochen wollen, brauchen Sie unbedingt eine beschichtete Pfanne für das fettlose Dünsten und Braten. Ideal ist auch ein asiatischer Wok für die Zubereitung von raffinierten, kalorienarmen Gemüsegerichten. Fürs fettlose Schmoren hat sich sehr der klassische Römertopf bewährt. Fürs fettlose Backen und Braten im Herd sollte man Backfolien und beschichtete Backformen bereit haben.

Es ist sinnvoll, sich einen Dampfeinsatz zum Garen von Kartoffeln und Gemüse anzuschaffen. Sie sollten auch eine Küchenmaschine besitzen, in der Sie größere Mengen an Gemüse zerkleinern können, wenn Sie zum Beispiel Suppen oder Gemüse-Frikadellen zubereiten wollen.

Ebenso wichtig ist ein Mixstab oder ein Stand-Mixer zum Pürieren von köstlichen, kalorienarmen Gemüsecreme-Suppen.

Schaffen Sie sich für eine sparsame Dosierung einen Öl-Sprüher an. Etwa beim Anrichten von Salaten.

Und das sind die wichtigsten Zutaten, die Sie für die schlanke, gesunde Küche brauchen:

◆ Magermilch für Müsli, Pudding, Kuchen. Vorsicht: Sie brennt besonders leicht an.

◆ Magerjoghurt statt Sauerrahm und Sahne für Suppen und Soßen. Lassen Sie das Joghurt 15 Minuten in einer Filtertüte. Dann kann Wasser abtropfen. Es hat dann eine bessere Konsistenz.

◆ Magerkäse, zum Beispiel Bierkäse, zum Überbacken und Gratinieren. Er lässt sich besser reiben, wenn er kurze Zeit im Tiefkühlfach war.

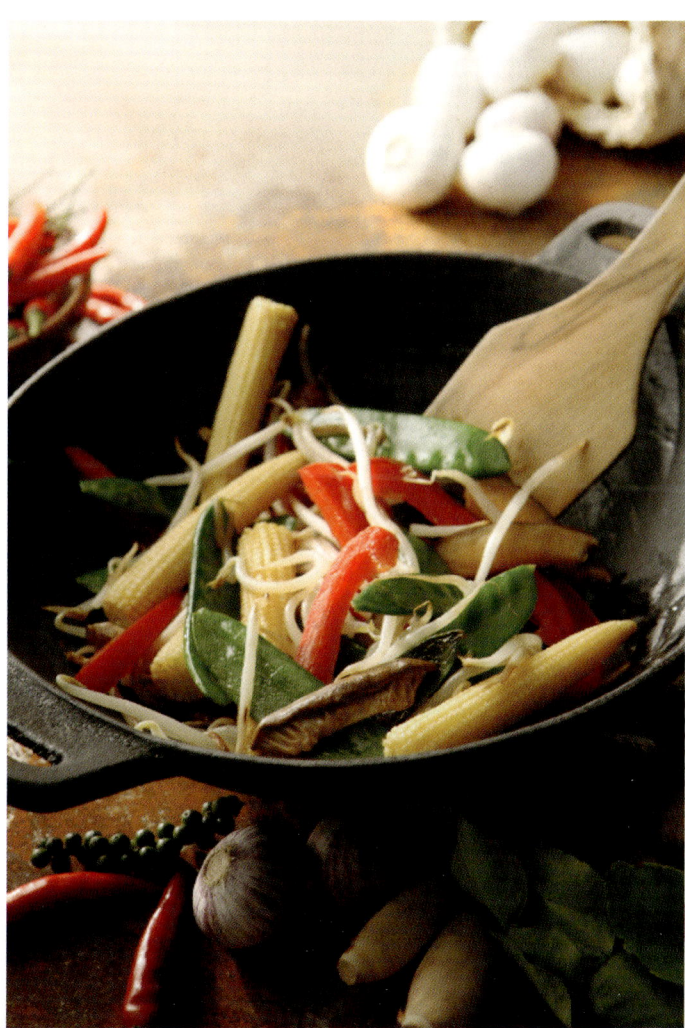

Wenn Sie gesund und fettarm kochen wollen, brauchen Sie unbedingt eine beschichtete Pfanne für das fettlose Dünsten und Braten oder einen asiatischen Wok.

◆ Magertopfen (Quark) für Brot-Aufstriche. Oder statt Schlagsahne als Kuchenfüllung.

◆ Naturreis und Vollkorn-Teigwaren als Beilagen.

◆ Reichlich frisches Gemüse und Obst für Hauptmahlzeiten, aber auch für den kleinen Hunger zwischendurch.

◆ Hochwertige Pflanzenöl: Olivenöl, Rapsöl, Sonnenblumenöl, Maiskeimöl, Distelöl und Kürbiskernöl für nicht erhitzte Speisen. Fürs Braten und Backen am besten Rapsöl, das – siehe Flaschenaufschrift – dafür geeignet ist.

Heiße Suppe und heißer Braten – davon wird abgeraten!

Wenn Sie regelmäßig die Suppe, den Braten – also Gekochtes und Gebratenes – unter zu großen Temperaturen zubereiten und es dann auch essen, werden Sie schneller alt und erhöhen das Risiko für Diabetes. Diese Erkenntnis beruht auf jüngsten Forschungen und Messungen von Wissenschaftlern der Universitäten Leipzig, Giessen, Mannheim, Düsseldorf und der Mount Sinai School of Medicine in New York. Das sollte Ihnen bei Ihrer Arbeit in der Küche zu denken geben.

Sie wissen, dass beim Erhitzen von Nahrungsmittel der Nährwert sinkt. Es gehen Vitamine, Mineralstoffe, Spurenelemente, Enzyme und Bioaktiv-Stoffe zugrunde. Eiweiß wird verändert, Aromastoffe gegen verloren.

Jetzt weiß man aber: Wenn Speisen besonders heiß zubereitet werden, was meist beim Grillen, Frittieren, Braten und beim Suppenkochen geschieht, entstehen außer dem Acrylamid die AGE-Substanzen, die wie Giftstoffe auf unsere Körperzellen wirken und ein vorzeitiges Altern aktivieren. Die Bezeichnung AGE ist die Abkürzung des Begriffes: „Advanced Glycation End-Products".

Diese AGE-Substanzen, die bei hoher Zubereitungs-Hitze entstehen, binden sich im Körper an Proteine, Phospholipide und an die Zellkernsubstanz DNS und dringen in die verschiedensten Körpergewebe ein. Und dort richten sie verschiedene Schäden an:

• Sie irritieren damit den Zellstoffwechsel, sie erhöhen das böse, bedrohliche LDL-Cholesterin und fördern die vorzeitige Arteriosklerose, schwächen Herz und Kreislauf. Damit wird ein vorzeitiges Altern des Körpers eingeleitet.

• Die AGE-Substanzen kann man im Blut nachweisen. In New York hat man beobachtet, dass Diabetiker und Patienten mit den Diabetes-Folgen Nieren-, Arterien- und Augen-Leiden einen sehr hohen AGE-Spiegel im Blut haben.

- In Düsseldorf hat man bei gesunden Menschen festgestellt, dass die AGE-Substanzen aus heiß zubereiteten Speisen erst nach 24 Stunden mit dem Urin ausgeschieden werden. Den Forschern macht es Sorge, was diese Substanzen in dieser Zeit im Körper alles anrichten. So kommt es nach einer „AGE-reichen" Mahlzeit zu einer Verschlechterung der Elastizität der Arterien.

- In Leipzig hat man Hinweise darauf gefunden, dass diese AGE-Stoffe aus sehr heiß zubereiteten Speisen mitschuldig an der Entstehung von Alzheimer sein könnten.

- Die gute Nachricht: In Giessen und Mannheim hat man beobachtet: Mit Vitamin E, Vitamin B 1 und Folsäure in der Begleitnahrung oder als Nahrungsergänzungen kann man die akuten Effekte dieser Giftstoffe abfangen.

Die wichtigste Erkenntnis aus allen den Studien für uns aber ist: Wir sollten überwiegend Speisen bei niedrigen Temperaturen schonend zubereiten. Wir sollten besser dünsten statt kochen und braten. Damit sind wir in jedem Fall auf der sicheren Seite.

Keine Panik wegen Nitraten: So schützen Sie sich davor

Sicher hatten Sie damit auch schon ein Problem: Wann immer man über die Gefahren unserer täglichen Ernährung liest und hört, fällt ein Wort, das vielen Angst und Schrecken einjagt: Nitrate. Man weiß: Nitrate gelangen aus dem Boden in unsere Nahrung, vor allem ins Gemüse. Und wenn wir diese Nahrung zu uns nehmen, dann werden die Nitrate zu Nitriten und werden weiter in Nitrosamine verwandelt. Und das sind krebserregende Substanzen. Be-

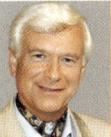

Prof. Bankhofers Spezial-Tipp

Wenn Sie Ihre Speisen überwiegend bei niedrigen Temperaturen schonend zubereiten, also dünsten, sind Sie in jedem Fall „auf der sicheren Seite".

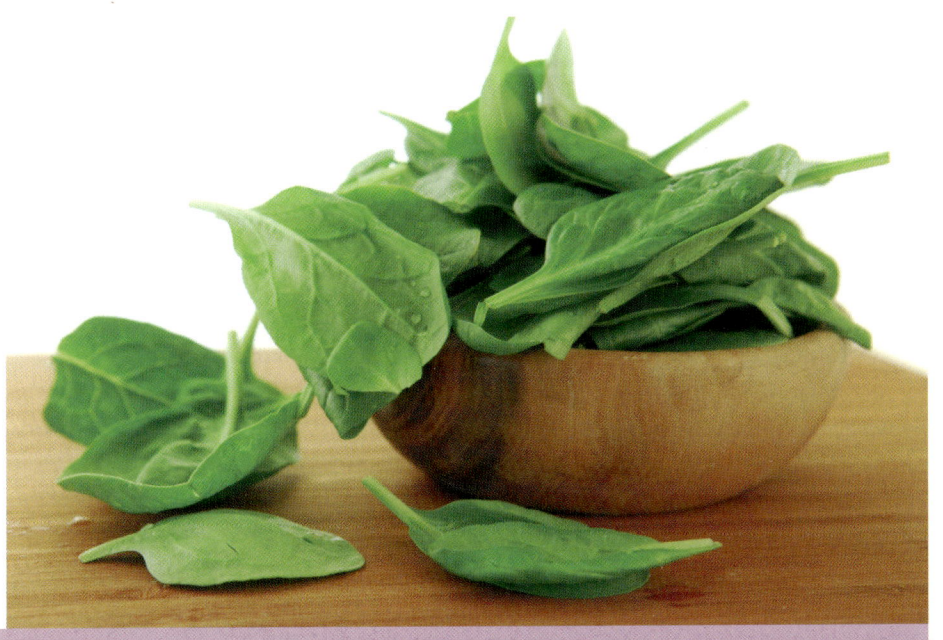

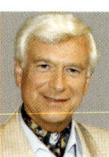
deutet das nun, dass es gefährlich ist, sich überwiegend von Gemüse zu ernähren?

Damit Sie nicht in falsche Angst verfallen und Panik vor Gemüse bekommen, sollten Sie wissen: Sie können sich vor den Nitraten schützen. Und die Natur hilft dabei ganz erheblich. Sie müssen nur wissen, wie Sie mit den Nitraten umgehen. Dann sind sie nur halb so gefährlich:

- Nitrate sind Salze und salzähnliche Verbindungen aus der Salpetersäure. Sie werden im Gemüse auf dem Feld durch die einstrahlende Sonne zu einem Großteil abgebaut. Darum sind im Glashausgemüse viel mehr Nitrate enthalten.

- Nicht alle werden im Körper zu krebserregenden Nitrosaminen umgewandelt. Nur ein Bruchteil macht die Veränderung zu Nitriten durch. Und von denen wird wieder nur ein Bruchteil – durch eine Verbindung mit Eiweißprodukten – zu Nitrosaminen.

- Vitamin C und Lycopin, der rote Farbstoff der Tomate, verhindern, dass sich die Umwandlung zu krebserregenden Substanzen vollzieht. Wir können somit Einfluss darauf nehmen, wenn wir zum Beispiel den Salat mit Zitronensaft anrichten, wenn wir viele Tomaten essen.

- Besonders hohe Nitrat-Werte haben Spinat, rote Rüben (rote Bete), Radieschen, Bleichsellerie und Kohlrabi. Vor allem Kinder sollten nicht täglich davon essen. Bei nitratreichem Gemüse sollte man immer die äußeren Blätter entfernen. Das Kochwasser sollte weggeschüttet werden. Durch Blanchieren und Kochen kann der Nitratgehalt oft bis zu 70 Prozent gesenkt werden.

- Bio-Gemüse ist nicht frei von Nitraten, enthält aber meist weniger, weil es weniger nitrathaltigen Dünger bekommt.

- Wurst, Räucher- und Pökel-Fleisch werden mit Nitratsalzen hergestellt. Beim Erhitzen werden daraus gefährliche Nitrosamine, die wir dann beim Essen direkt aufnehmen. Darum haben diese Fleischwaren auf dem Grill nichts zu suchen.

Wer einen eigenen Garten hat, sollte sein Gemüse abends ernten, denn dann ist der Nitratgehalt am niedrigsten.

Dampfgaren: die gesündeste Form, Mahlzeiten zuzubereiten

Nicht nur die Qualität der Produkte ist für unsere Gesundheit, Fitness und Vitalität entscheidend, sondern auch, wie man in der Küche damit umgeht, damit die Qualität bis auf den Teller erhalten bleibt.

Zahllose Studien beweisen es: Unser Körpergewicht, unsere Fitness, Vitalität und unsere Gesundheit stehen in einem engen Zusammenhang mit unserer Ernährung. Die meisten von uns essen zu viel, zu fett, zu süß und kochen viele wertvolle Produkte zu Tode. Wer sich vor Herz-Kreislauf-Erkrankungen schützen möchte, wer frühzeitige Arteriosklerose verhindern und einen frühen Alterungsprozess bremsen möchte, der muss genau darauf achten, was er Tag für Tag isst.

Eine gesunde Ernährung ist aber nicht allein dadurch gewährleistet, dass man Naturprodukte von bester Qualität, vielleicht sogar von Bio-Qualität kauft. Das ist eine wichtige Voraussetzung, aber nicht alles. Wir brauchen jeden Tag aufs Neue zum Schutz vor Umwelt- und Stoffwechsel-Schadstoffen, zum Schutz vor Alter und Krankheit ein Teamwork von Vitalstoffen: Vitamine, Mineralstoffe, Spurenelemente, Enzyme und Bioaktivstoffe.

Das bedeutet: Wir müssen unsere hochwertigen Lebensmittel, die all diese wertvollen Nährstoffe enthalten, entsprechend verarbeiten, damit diese Stoffe möglichst ohne Verlust erhalten bleiben und unserem Organismus zur Verfügung stehen.

Was nützt das nährstoffreichste Gemüse, wenn es in einer riesigen Menge Wasser in viel zu langer Garzeit gekocht wird? Da sind am Ende fast alle Vitalstoffe kaputt. Was nützt das hochwertigste Fleisch, der teuerste Fisch, wenn wir beim Braten all die guten Lebensmittel in heißem, gesundheitsschädlichem Fett tränken? Ganz abgesehen davon, dass damit aus gesunden Naturprodukten Kalorien-Bomben werden.

Die Devise heißt: Wer sich gesund ernähren möchte, der muss Naturprodukte von bester Qualität so schonend wie möglich zubereiten, damit die Qualität erhalten bleibt. Dazu benötigt

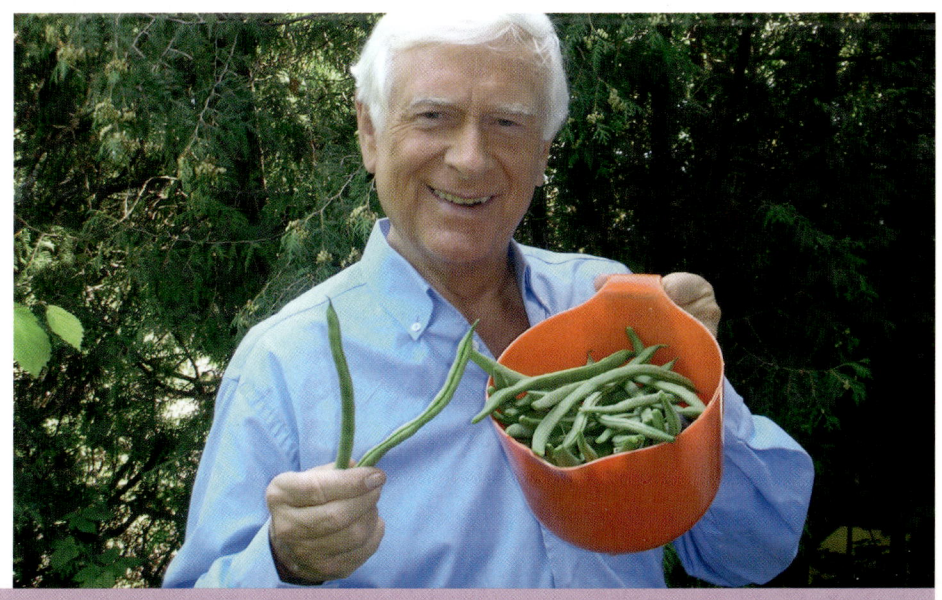

man aber nicht bloß den guten Willen, sondern auch entsprechende Küchengeräte, die uns dabei helfen.

Berufsköche haben das längst erkannt und arbeiten mit der besten und gesündesten Gar-Methode, die es gibt. Es ist das Dampfgaren. Man kann auf diese Weise Gemüse, Fleisch und Fisch zubereiten.

Was versteht man unter Dampfgaren? Ganz einfach: Gemüse, Eier, Fleisch und Fisch werden in heißem Wasserdampf gegart. Ohne Fett und nicht im Wasser. Wer das einmal ausprobiert hat, der kann es bestätigen:

◆ Das Essen schmeckt auch ohne Öl und Butter köstlich. Mehr noch: Der Geschmack vom Gemüse, vom Fleisch und vom Fisch ist intensiver, voller, weil das Eigenaroma der einzelnen Naturprodukte erhalten bleibt. Dadurch wird das gesunde Essen auch zu einem optimalen Genuss. Und nur wenn Gesundes gut schmeckt, kann man die Menschen von gesunder Ernährung überzeugen.

◆ Alle Lebensmittel, die unter Einfluss von Wasserdampf gegart werden, sind besser verdaulich.

◆ Vitamine, Mineralstoffe, Spurenelemente, Enzyme und die Bioaktiv-Stoffe bleiben weitgehend erhalten.

Hier ein paar Beispiele: Die Bedeutung von Gemüse liegt auch im hohen Anteil am Mineralstoff Kalium, der einen gesunden Blutdruck garantiert, den Muskeln und Nerven Kraft gibt. Beim Dampfgarer bleibt das Kalium fast zur Gänze im Gemüse erhalten.

Wenn man Brokkoli im Wasser auf einem Elektroherd 23 Minuten kocht, bleiben 50 bis 58 Prozent Vitamin C erhalten. Beim Garen in einem herkömmlichen Dampfgerät sind es 70 Prozent, in einem modernen Dampfgerät 86 Prozent.

Ähnlich ist es bei den B-Vitaminen, die für unsere Nerven und unsere gute Laune so wichtig sind. Beim Kochen in Wasser bleiben 60 Prozent erhalten, beim modernen Dampfgaren 100 Prozent. Das bedeutet: Sämtliche B-Vitamine bleiben erhalten.

Besonders beeindruckend ist der Verlust bei den Bioaktivstoffen – also bei den Farben aus dem Gemüse: Beim Kochen in Wasser bleiben nur 40 bis 42 Prozent erhalten, beim modernen Dampfgaren sind es 91 Prozent.

Vitacuisine – eine neue Form des gesunden Dampfgarens und Erlebnis für die ganze Familie

Was bedeutet nun „modernes Dampfgaren"? Da kommt ein Schlagwort aus Frankreich zu uns. Eine neue Form des gesunden Dampfgarens: Vitacuisine. Das Dampfgargerät befindet sich nicht in der Küche im Herd oder neben dem Herd eingebaut. Das Dampfgargerät steht mitten auf dem Tisch. Man befüllt den Untersatz mit Wasser für den Dampf. Dann verteilt man in 2 Körben und in einer flachen Schale die verschiedenen Lebensmittel – Gemüse, Kartoffel, Eier, Fleisch oder Fisch – und kann zusehen, wie die Mahlzeit binnen 20 bis 30 Minuten in höchster Qualität gegart wird. Ein Erlebnis für die ganze Familie.

Mit vielen Vorteilen: Kinder, die oft schwer fürs Gemüse zu gewinnen sind, greifen begeistert zu. Alle in der Familie essen mehr Gemüse als früher. Und statt einer fettreichen Zubereitung kommen vor dem Essen nur ein paar Tropfen kalt gepresstes Olivenöl oder Rapsöl darauf, damit die fettlöslichen Vitamine optimal aufgenommen werden. Mit dem modernen Vitacuisine-Dampfgaren zieht neue Esskultur ins Haus ein.

Ein Tipp am Rande: Wer einen noch nicht so ausgeprägten Geschmackssinn fürs Gemüse hat, kann den ungeheuren Qualitäts-Unterschied des Dampf-garens trotzdem schnell erkennen: Kochen Sie ein Würstchen in einem Topf im Wasser, und garen Sie eines parallel im modernen Tisch-Dampfgarer. Und dann probieren Sie von beiden. Sie werden erstaunt über die Geschmacksintensität sein. Nach diesem Erlebnis wird jeder zum Vitacuisine-Fan.

Unglaublich für alle Genießer: Es gibt sie wirklich, die gesunden Pommes frites!

Hunderttausende Kinder und Erwachsene in Österreich und Deutschland lieben Pommes. Bisher kamen diese als Kalorien-Bomben aus einem heißen Fettbad.

Nun habe ich die Idee des Jahres aus Paris mitgebracht …

Wenn Sie zu jenen Menschen gehören, die großen Wert auf gesunde Ernährung legen, dann sind vermutlich Pommes frites schon seit Langem tabu. Allein beim Wort „Pommes" sieht man riesige Mengen von heißem Fett vor sich, in dem die Kartoffel-Stücke erhitzt werden und aus dem sie dann voll gesaugt herausgenommen und gegessen werden. Das sind nicht nur Kalorienbomben. Wir haben mit solchen Pommes bisher gefährliche Killerfette konsumiert. Schlecht für die Figur, schlecht für Herz und Kreislauf.

Prof. Bankhofer empfiehlt das Vitacuisine-Dampfgargerät aus Frankreich: Es steht direkt auf dem Tisch und bereichert die Esskultur der ganzen Familie! Und das Wichtigste: Die Vitamine, Spurenelemente und Bioaktivstoffe wertvoller Nahrungsmittel bleiben weitestgehend erhalten!

Mit dem neuen Actifry-Küchengerät, ein Verdienst der Tefal-Forschung aus Frankreich, lassen sich nicht nur gesunde Pommes frites herstellen, die man nicht mehr als Kalorien- und Killerfettbomben bezeichnen muss, sondern auch Geflügelfleisch, Shrimps oder Tintenfisch-Ringe – und das alles mit extrem wenig Fett!

Pommes frites waren bisher die größte Transfett-Bombe. Eine dänische Studie im Jahr 2006 hat nachgewiesen: Eine Portion Pommes in der Tüte hat bereits 17 Gramm Transfette. Und nur 5 Gramm Transfett täglich erhöht das Herzinfarktrisiko um bis zu 25 Prozent.

Kein Wunder, wenn gesundheitsbewusste Eltern gegen Pommes waren. Dann kamen die Backofen-Pommes aus der Tiefkühltruhe. Auf den ersten Blick viel gesünder, viel besser, weil sie ja nicht in einem Pott mit heißem Fett frittiert werden und daher auch nicht mit Fett voll gesogen werden können.

Was wenige wissen oder zumindest nicht bedenken: Tiefkühl-Pommes für den Backofen werden vor dem Schockfrieren in einem erhitzen Ölbad vorgekocht.

Und jetzt, bitte, aufgepasst: Es gibt 100 Gramm frische Pommes aus rohen Bio-Kartoffeln mit nur 3 Gramm Fett. Ich weiß: Das klingt unglaublich. Aber es ist so. Die beste Nachricht für Millionen Kinder und Erwachsene, die Pommes lieben und bisher damit nicht sehr gesund gelebt haben.

Man kann mit gutem Gewissen sagen: Es gibt jetzt gesunde Pommes, die unseren Fettstoffhaushalt nicht belasten, die man nicht mehr als Kalorien- und Killerfett-Bomben bezeichnen muss.

Das ist ein Verdienst der französischen Tefal-Forschung. Das Zauberwort in diesem Zusammenhang heißt: Actifry. Es handelt sich dabei um ein spezielles Gerät für die Küche, in dem das Wunder „gesunde Pommes" geschieht. Ein Kilo Pommes aus frischen, rohen Kartoffeln, die man selbst schneidet, sind nur mehr mit 3 Prozent belastet, weil man für dieses Kilo Kartoffel zur Herstellung von knusprigen Pommes bloß 1 Messlöffel Pflanzenöl benötigt. Das ist etwa die Menge von 1 bis 1 ½ Esslöffel.

Ich habe dieses faszinierende Gerät erstmals in Paris entdeckt, habe es mit nach Hause genommen, getestet und war begeistert. Ich habe alle Hebel in Bewegung gesetzt, dass es dieses Gerät so rasch wie möglich auch bei uns gibt.

Dass die Idee aus Frankreich kommt, ist logisch. Die Franzosen sind- wie die Belgier – die „Könige" im Pommes-Verzehren. Und darum haben auch französische Wissenschaftler solange geforscht und getestet, bis die Actifry-Zubereitung entwickelt werden konnte und es möglich wird, Pommes frites mit extrem wenig Fett zuzubereiten. Das ist eine wertvolle Hilfe im Kampf gegen Übergewicht und Herzkreislauferkrankungen.

Wo ist nun der Trick? Wie ist es möglich, aus rohen, frischen Kartoffeln gesunde Pommes auf den Teller zu zaubern? Dahinter steckt im Grund genommen eine einfache Idee, und man fragt sich, warum nicht schon vorher jemand draufgekommen ist. Das ist das Geheimnis der Actifry-Methode: Im Mittelpunkt steht ein rundes Gerät, das mit einem Klappdeckel geschlossen werden kann. Es ist innen mit Tefal beschichtet.

Man muss jetzt nichts anderes tun, als frische, rohe Kartoffeln – am besten aus biologischem Anbau – zu waschen, zu schälen und in schmale Pommes-Streifen zu schneiden. Man kann aber auch Kartoffeln vierteln. 1 Kilo Kartoffeln gehen in das Gerät.

Und nun kommt die entscheidende Handlung, die uns zu gesunden Pommes verhilft: Man nimmt einen Messlöffel hochwertiges Pflanzenöl und verteilt diese kleine Menge auf die Kartoffelstücke oder rohen Pommes-Stifte. Jetzt schließt man das Gerät, stellt es auf 25 Minuten ein und muss nur mehr warten, bis das Läuten signalisiert: Die gesunden, außen knusprigen Pommes sind fertig.

Es ist jedes Mal ein Erlebnis, wenn man diese köstliche Kartoffel-Zubereitung genießt und sich bewusst wird. Da sind nur 1,4 cl Pflanzenöl zum Frittieren verwendet worden. Daher ist die Bezeichnung Frittieren eigentlich völlig fehl am Platz.

Wieso ist das möglich, dass 1 Kilo Kartoffeln mit so wenig Öl außen knusprig und innen zart werden und den Original-Pommes-Geschmack mitbringen? Der beschichtete Einsatz im Gerät, in

dem sich die Kartoffelstücke befinden, dreht sich während der ganzen Garzeit permanent. Dadurch werden die Kartoffeln mit dem wenigen Öl benetzt. Und das genügt. Sie müssen nicht in riesigen Mengen von heißem Öl getränkt werden. Das wenige Öl wird keiner extremen Hitze ausgesetzt.

Man kann jedes hochwertige Öl wählen. Ideal aber ist Rapsöl, weil es einen sehr neutralen Geschmack hat und daher das Kartoffelaroma unterstreicht.

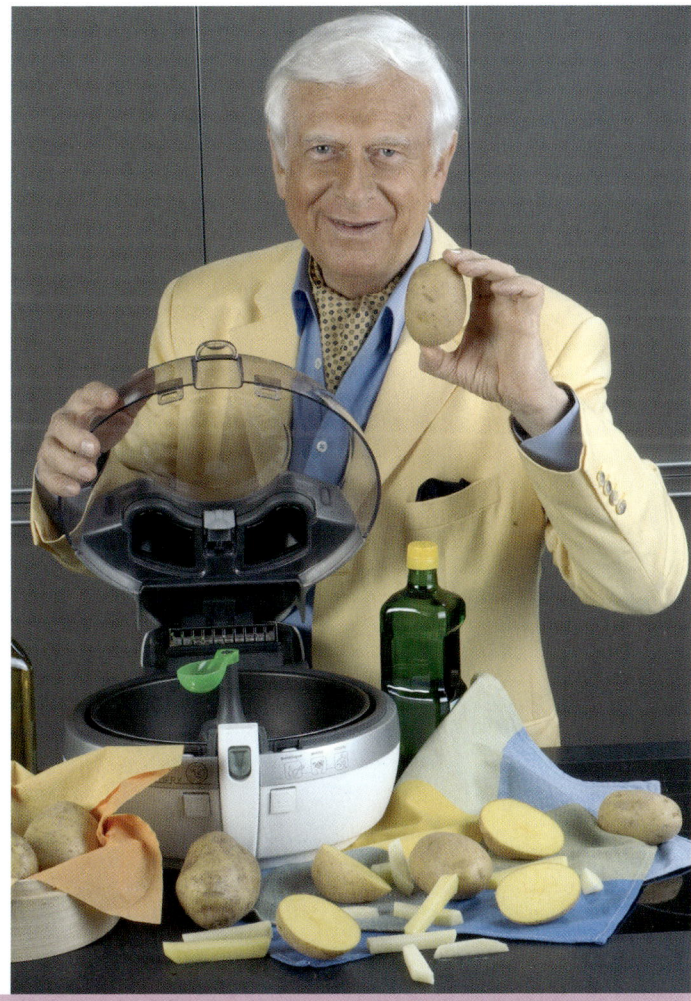

Sollten Sie aus Zeitgründen doch einmal in die Lage kommen, dass Sie tiefgekühlte Pommes in das Gerät geben, dürfen Sie nicht vergessen, dass diese bereits mit Fett vor gebacken sind. Daher sollten Sie überhaupt kein Öl mehr dazu geben.

Das Actifry-Verfahren beschränkt sich nicht nur auf gesunde, fettarme Pommes. Man kann in dem Gerät auch andere Köstlichkeiten nach demselben Prinzip mit extrem wenig Fett zubereiten: kleine, zarte Hühnerschenkel, Hühnerflügel, klein geschnittene Lammkoteletts, Schweine-Rippchen, Hackfleischbällchen, aber auch Tintenfisch-Ringe, Shrimps, Gambas. Man muss auch nicht immer aus den rohen Erdäpfeln Pommesstangen schneiden.

Man kann die Erdäpfeln vierteln, achteln oder in Scheiben schneiden. Dann sehen sie aus wie Großmutters Bratkartoffel, allerdings viel gesünder mit einem Hauch von Fett. Köstlich schmecken auch ganz kleine, runde Bio-Erdäpfel, gemeinsam mit 2 Ästen Rosmarin gegart.

Durch diese vielen Möglichkeiten einer fettarmen Zubereitung gibt es Familien, bei denen dieses neue Gerät nahezu täglich zum Einsatz kommt. Das Fettspar-Gerät Actifry ist ein wunderbares Geschenk für alle, die sich gesund ernähren, aber dennoch genießen möchten...

Rund um das Brot: Wir backen selbst Brot und genießen zahlreiche Brotrezepte

Was gibt es Schöneres, als wenn das eigene frisch gebackene Brot duftet und man es dann, noch warm, mit seinen Lieblingsaufstrichen genießen kann? Brot sollte immer im Mittelpunkt einer gesunden Ernährung stehen. Lassen Sie sich inspirieren: Ich stelle Ihnen hier Rezepte für das Brotbacken und für köstliche Aufstriche und Brotbeläge ebenso vor wie ganz besonders kreative „Brotideen" – von der Brotsuppe über den Brotpudding oder das gesunde mediterrane Brot.

Tanken Sie Kraft: Kornbrot mit Nüssen

Zutaten für 1 Stück: 250 g Roggenmehl, 250 g Buchweizenmehl, 20 g Walnüsse grob gehackt, 20 g Leinsamen, geschrotet, 20 g Sesam, etwas Koriander gemahlen, etwas Fenchel gemahlen, Salz, 2 ½ Teelöffel Zucker, 1 Würfel frische Germ (Hefe), 1 Packung Trockengerm (Trockenhefe), 450 g lauwarmes Wasser, 2 ½ Teelöffel flüssige Margarine.

Zubereitung: Tontopf gut wässern. Alle Zutaten (außer der Margarine) gut zusammenmischen und langsam verkneten.

Flüssige Margarine untermengen. In den Tontopf geben und ca. 30 Minuten gehen lassen. Im Rohr bei 180 Grad ca. 60 Minuten backen.

Dinkelbrot

Zutaten für 1 Wecken (1,5 kg):
40 Gramm Germ (Hefe), 300 Gramm Milch, 1 Esslöffel Salz, 300 Gramm Wasser, 1 kg sehr fein gemahlener Dinkel.

Zubereitung: *Die Germ (Hefe) in der Milch und das Salz im Wasser auflösen. Beide Flüssigkeiten zum Mehl geben und zu einem Teig kneten, ca. zehn Minuten gehen lassen. Den Teig zwei- bis dreimal zusammenkneten und wieder aufgehen lassen.*

Einen Wecken formen und mit dem Teigschluss in einem Weckensimperl (Korb) zugedeckt gehen lassen. Auf eine bemehlte Arbeitsfläche stürzen und auf das Blech setzen. Behutsam etwas Mehl mit einem Mehlbesen abkehren, die typische Struktur eines Weckens soll jedoch erhalten bleiben. Im Rohr ca. 25 Minuten bei 230 Grad anbacken und 30 Minuten bei 180 Grad ausbacken. Das Brot sofort mit kochendem Salzwasser bestreichen, damit es glänzt.

Eine köstliche Variante ist das Dinkel-Walnuss-Brot: Mischen Sie unter den Grundteig „Dinkelbrot" 200 Gramm grob gehackte Walnüsse und 1 Esslöffel Birnendicksaft. Dann 2 Laibe formen und wie oben beschrieben backen.

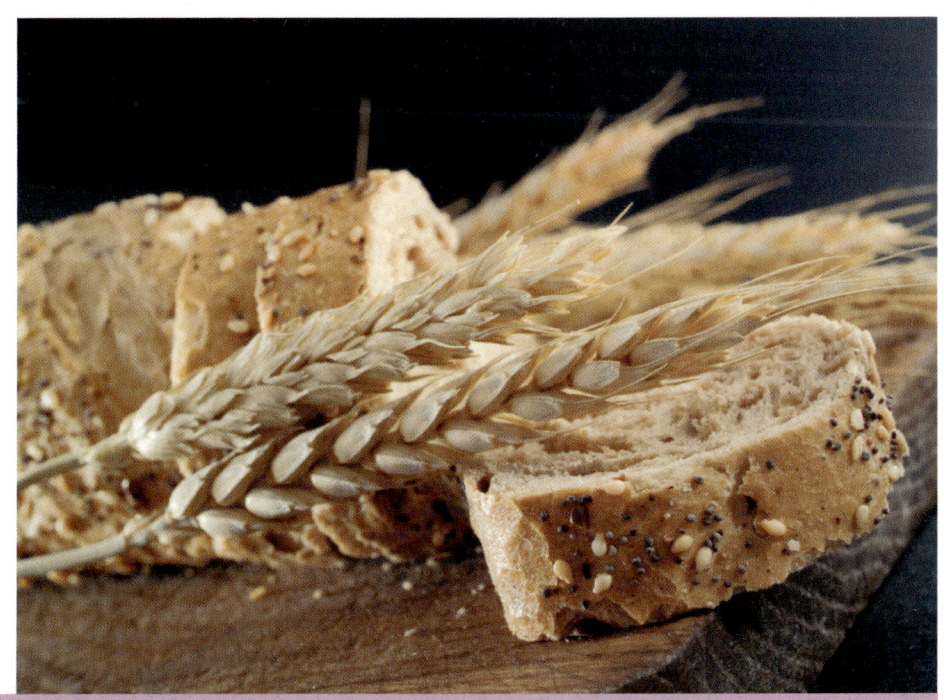

Kompositionen, die Gaumen und Herz erklingen lassen: Schnelle, gesunde Brotaufstriche

Wer unverhofft Gäste bekommt oder wer für sich selbst wenig Zeit hat, eine Mahlzeit zuzubereiten, der kann mit einfachen Brotaufstrichen ganz schnell wahre Köstlichkeiten auf den Teller zaubern. Die Basis dazu ist Brot, welches auch immer. Sie können natürlich fertige Aufstriche aus der Dose oder aus dem Glas kaufen. Aber viel reizvoller ist es natürlich, selbst zu komponieren. Hier ein paar Beispiele, mit denen Sie bei Ihren Gästen oder Familienangehörigen Begeisterung auslösen werden.

Märkisches Käsebrot:
1 Scheibe Landbrot oder Bauernbrot mit Butter und Meerrettich aus dem Glas bestreichen, ein paar Scheiben von kalten Pellkartoffeln und Gurkenscheiben drauflegen und salzen.

Bauern-Tartar:
250 Gramm Harzer Käse mit einer Gabel zerdrücken und mit 80 Gramm Butter vermischen. 2 kleine Zwiebeln fein hacken und 1 Teelöffel mittelscharfen Senf, 2 Eigelb, 1/2 Teelöffel Paprikapulver, etwas Kümmel, 1 Esslöffel klein geschnittenen Schnittlauch unterrühren. Auf eine Scheibe Vollkornbrot streichen – ganz dick – und 4 Zwiebelringe drauflegen.

Tomaten-Rührei auf Bauernbrot:
2 Esslöffel klein geschnittenen Schnittlauch und ebenso viel Liebstöckel mit 1 rohem Ei, etwas Mineralwasser mit Kohlensäure, Salz und Pfeffer verrühren, in einer Pfanne mit ein paar Tropfen Öl stocken lassen, 1 Tomate häuten, in kleinen Stücken dazugeben. Dann auf eine Scheibe Bauernbrot verteilen.

Champignon-Brot:
Auf eine Scheibe Vollkornbrot eine dünne Scheibe Räuchertofu geben,

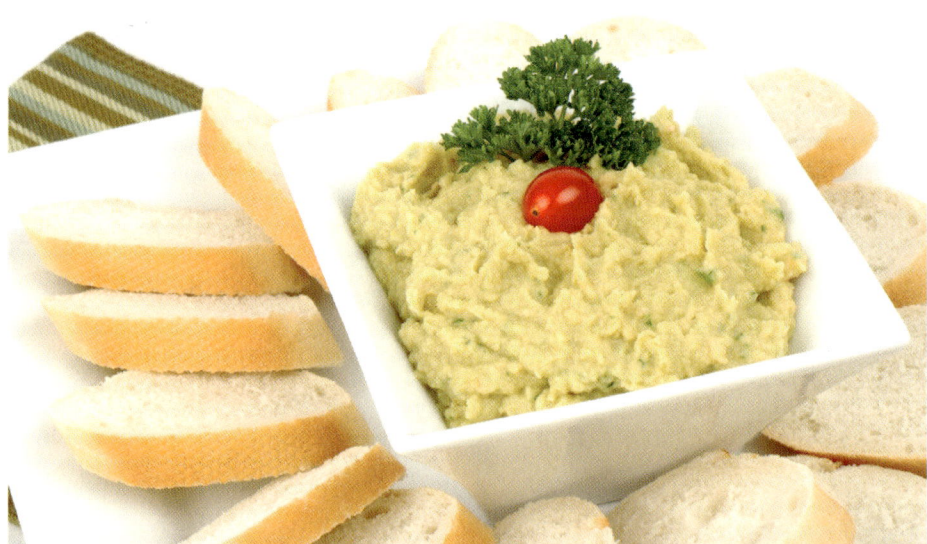

darauf eine Mischung aus frischen, rohen Champignons und Schnittlauch, beides klein geschnitten, legen.

Puten-Brötchen:

Ein weißes Brötchen in zwei Hälften schneiden, mit süßem Senf bestreichen, dünne Schnitten einer frisch gebratenen Putenbrust und eine dünne Scheibe einer frischen Ananas drauflegen.

Thunfisch-Toastbrot:

Thunfisch aus der Dose mit ein paar Kapern und 2 Esslöffel Mascarpone verrühren und auf ein heißes Toastbrot legen und etwas Pfeffer draufgeben.

Bananen-Erdbeer-Brot:

Eine Scheibe helles Brot mit Sonnenblumenkernen oder eine Scheibe Mischbrot werden mit folgendem Frucht-Aufstrich versehen: Zerdrücken Sie eine reife, weiche Banane und etwas Topfen (Quark) zu einem Mus. Streichen Sie es aufs Brot und geben Sie einen Klacks Erdbeer-Konfitüre drauf.

Roastbeef-Brot:

Eine Scheibe Roggenmischbrot mit Mayonnaise bestreichen, 2 dünne Roastbeef-Scheiben drauflegen und mit 1 Esslöffel Meerrettich garnieren

Mittelmeer-Baguette:

2 bis 3 Scheiben Baguette toasten. Und dann mit einer Mischung aus 2 gehäuteten Tomaten und 1/8 Zwiebel, alles in kleinen Stücken, Salz und Pfeffer würzen und 1 Esslöffel Olivenöl belegen.

Seemanns-Brot:

1 Scheibe Vollkornbrot mit etwas Butter bestreichen, mit 3 Sardinen ohne Haut und Gräten aus der Dose belegen und mit 5 Zwiebelringen garnieren.

Brot mit Heringsbutter:

1 Hering wird entgrätet, durch den Fleischwolf gedreht mit 1 fein gehackten Gewürzgurke, Zwiebel und Schnittlauch in flaumig geschlagene Butter eingerührt. Damit bestreicht man 1 Scheibe Vollkornbrot oder Pumpernickel.

Topfen (Quark)-Brot:

1/8 Kilo Topfen, 1/16 Kilo Butter werden mit Salz und Kümmel gut abgetrieben. Damit bestreicht man eine Scheibe Mischbrot.

Liptauer-Brot:

1/8 Kilo (Topfen) Quark wird mit 1/16 Kilo Butter und etwas Gervais verrührt und mit fein gehackter Zwiebel, 1 Esslöffel mildem Paprikapulver edelsüß, Schnittlauch, Kümmel, einigen Kapern, etwas Senf, Salz vermischt. Bestrichen werden damit am besten Scheiben vom Vollkorn-, Roggen-, oder Mischbrot. Wer es gern schärfer hat, mischt 1 Prise Cayennepfeffer dazu.

Sardellenbutter-Brot:

2 Sardellen werden passiert und mit Butter verrührt. Der Aufstrich muss eiskalt sein und schmeckt köstlich auf einer Scheibe Weißbrot.

Wenn Gäste kommen oder Sie ein einfaches, aber köstliches Abendessen für Ihre Lieben zubereiten wollen, machen Sie Ihre Brotaufstriche selbst: Ob süß, sauer, deftig oder mager: Hier finden Sie zahlreiche Anregungen.

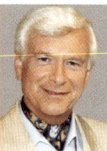

Lachsbutter-Brot:
Räucherlachs wird passiert und mit Butter, Zitronensaft und Worcestersoße vermischt. Kalt stellen. Man bestreicht damit eine Scheibe Weißbrot oder die beiden Hälften des in zwei Teile geschnittenen weißen Brötchens (einer aufgeschnittenen Semmel).

Brot nach „Mittelmeer-Art" stärkt Herz und Kreislauf

Es wird heutzutage viel zu wenig Brot gegessen. Dabei ist das Brot ein Grundnahrungsmittel. Wir sollten es daher viel mehr in unsere tägliche Ernährung einbinden. Nicht nur als belegtes Brot. Der Phantasie sind da keine Grenzen gesetzt.

Mein Vorschlag: Genießen Sie doch öfters Brot nach Mittelmeer-Art, also mediterranes Brot, als Vorspeise anstelle einer Suppe. Das Rezept ist ganz einfach:

Kaufen Sie Weißbrot – am besten ein Baguette – und brechen Sie es in Stücke.

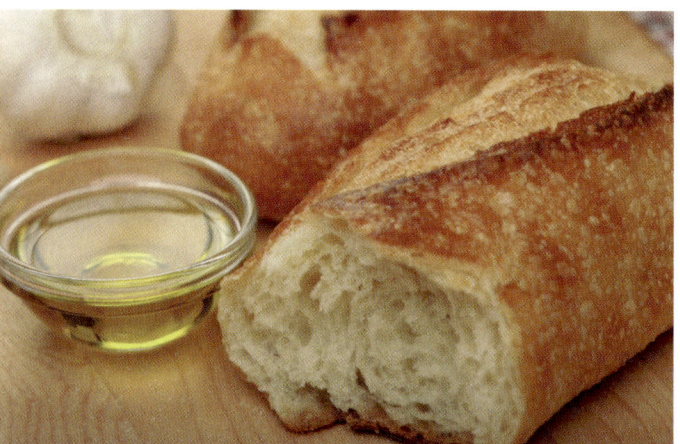

- *Besorgen Sie kalt gepresstes Olivenöl und Kräutersalz.*

- *Gießen Sie pro Person auf einen kleinen Teller 2 bis 3 Esslöffel Olivenöl, salzen Sie es ganz wenig.*

- *Und nun brechen Sie kleine, mundgerechte Stücke vom Brot ab, tauchen diese kurz ins Olivenöl und kauen diese gut.*

Das Olivenöl ist reich an einfach ungesättigten Fettsäuren, bremst die Arteriosklerose, stärkt Herz und Kreislauf. Das Weißbrot ist leicht verdaulich und liefert wertvolle Mineralstoffe.

Guten Appetit.

Zur Suppe, zur Suppe: Brotsuppe als wohlschmeckende Hauptmahlzeit!

Wie schon gesagt: Leider drohen heute viele einfache, aber sehr köstliche Rezepte unserer Groß- und Urgroßmütter in Vergessenheit zu geraten. Wir sollten das verhindern und das eine oder andere Gericht wieder in unsere tägliche Ernährung aufnehmen.

Wissen Sie eigentlich noch, was eine Brotsuppe ist? Sie sollten sie einmal ausprobieren. Brot ist ein hervorragendes Naturprodukt für die Zubereitung einer Suppe.

Hier das Rezept für 3 bis 4 Personen:

- Schneiden Sie 150 Gramm Weißbrot und 100 Gramm dunkles Brot in dünne Scheiben.

- Kochen Sie diese in 1 Liter Gemüsebrühe (Reformhaus), Rinderbrühe oder Hühnerbrühe weich.

- Dann nehmen Sie das Brot heraus, passieren es und kochen das Ganze noch einmal kurz auf.

- Würzen Sie die Suppe mit Salz, Muskat, Kümmel. Rühren Sie 1 Esslöffel Butter und 5 Esslöffel Sauerrahm ein.

- Vor dem Servieren streuen Sie auf jeden Teller fein gehackten Schnittlauch. Das ist eine komplette Mahlzeit mit wenigen Kalorien.

Brotsoße – ein ausgezeichneter Begleiter zu Fisch!

Sie essen doch sicher auch gern immer wieder Fisch. Wenn Sie ihn einmal nicht panieren, sondern in Weißwein dünsten, dann wüsste ich eine köstliche Beilage dazu: nämlich eine exquisite Brotsoße. Vielleicht kannten Sie die Speise bisher gar nicht.

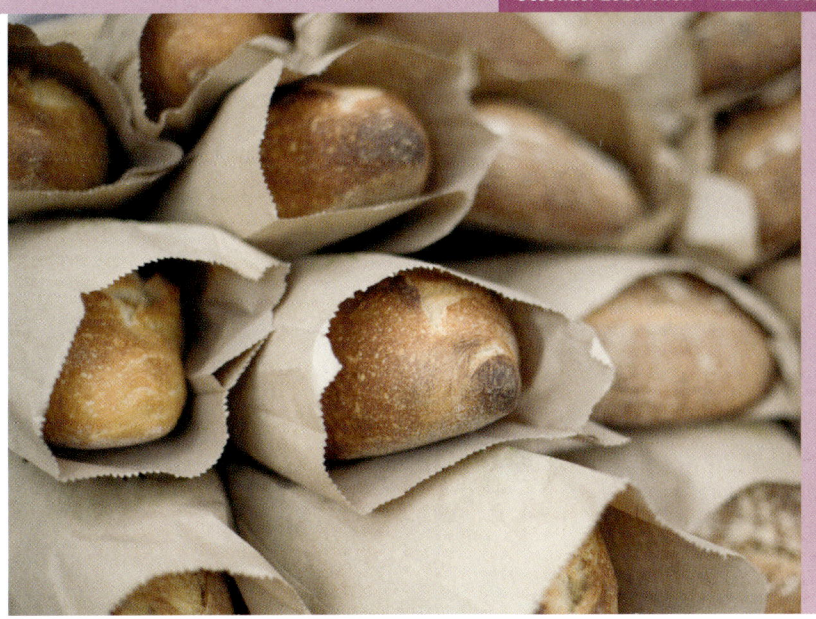

 Probieren Sie dieses besondere Rezept:

- Schälen Sie eine Zwiebel, reiben Sie sie ganz fein und schwitzen Sie sie in Butter an.

- 75 Gramm zerkrümeltes Weißbrot und 75 Gramm zerkrümeltes Mischbrot mit 1/4 Liter Milch und 1/4 Liter Fleisch- oder Gemüsebrühe verrühren und aufkochen. Geben Sie Salz, Pfeffer und einen Spritzer Worcestersoße dazu.

- Die Soße muss unter ständigem Umrühren 10 Minuten kochen, bis sie so richtig sämig ist. 1 Eidotter mit etwas Soße verrühren und in die gesamte Soße einrühren. Die komplette Zubereitung braucht 25 Minuten. Wie gesagt: Eine ideale Beilage zum gedünsteten Fisch.

Brot ist ein hervorragendes Naturprodukt für die Zubereitung einer Suppe. Ein Rezept aus der Generation unserer Großmütter und Urgroßmütter, das köstlich schmeckt!

Für alle Naschkatzen – die süße Variante: herrlicher Brotpudding

Viele Rezepte aus alter Zeit gehen deshalb verloren, weil sie keiner mehr zubereitet. Dazu gehört auch zum Beispiel der Brot-Pudding.

 Hier das Rezept:

• Weichen Sie 6 Scheiben Weißbrot ohne Rinde in 1/4 Liter Milch ein. Zerlassen Sie in einem Küchentopf 75 Gramm Margarine, geben das eingeweichte Brot dazu und erwärmen es.

• Nehmen Sie den Topf von der Kochstelle und lassen Sie die Brotmasse etwas abkühlen. Nun rühren Sie 3 Eidotter langsam unter. Danach geben Sie 1 Esslöffel Zucker oder Honig, 100 Gramm ungeschwefelte Rosinen, die abgeriebene Schale einer Bio-Zitrone und 2 geschälte und gemahlene Mandeln dazu.

• Nächster Schritt: Schlagen Sie das Eiweiß der 3 Eidotter zu Schnee und ziehen Sie es unter die Masse. Füllen Sie alles in eine gut gefettete Auflaufform. Im vorgeheizten Backrohr (Elektroherd 200 Grad, Gasherd Stufe 4) 30 Minuten backen.

Das ist kein Käse: Käse-Fondue mit Sandwich-Würfel

Überraschen Sie doch Ihre Gäste beim nächsten Mal mit einem Käse-Fondue. Dabei spielt Brot eine sehr wesentliche Rolle.

Wussten Sie, dass man Brot nicht nur mit süßen Marmeladen oder Honig, sondern auch als Pudding genießen kann? Dieser Brotpudding wird allen „Leckermäulchen" sicher schmecken!

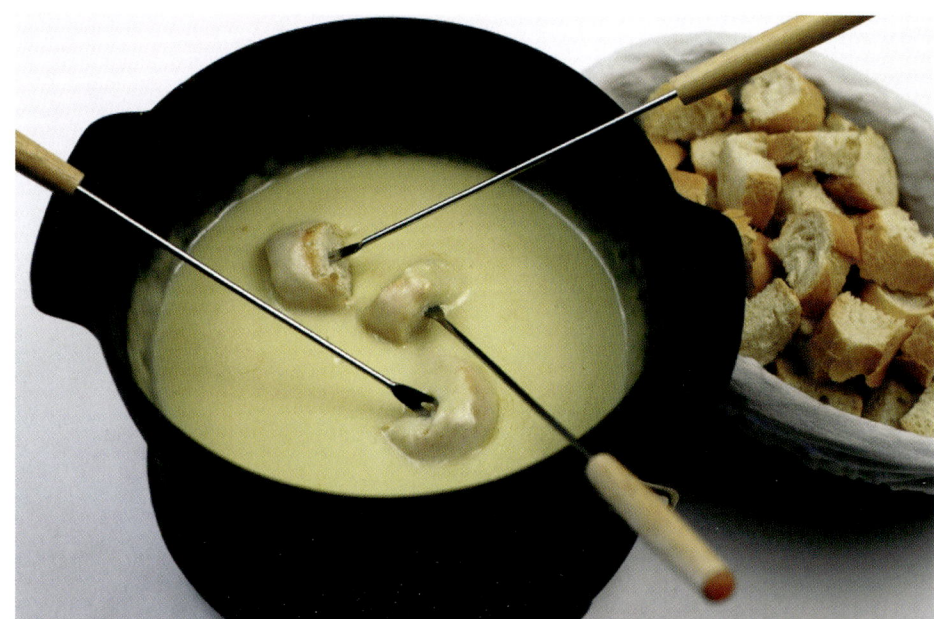

• Der erste Schritt für das Fondue-Essen: Schneiden Sie einen Französischen Sandwich in kleine Würfel und rösten Sie diese in einer beschichteten Pfanne. Die knusprigen Würfel werden in einer Schüssel oder in einem Brotkorb – mit Serviette ausgelegt – serviert.

• Reiben Sie einen Fondue-Topf mit einer in 2 Hälften geschnittenen Knoblauchzehe aus. Dann gießen Sie 1/4 Liter Weißwein in den Topf und erhitzen ihn bis zum Siedepunkt.

• Jetzt rühren Sie – und zwar unter ständigem Umrühren – 1/2

Kilo grob geriebenen, nicht zu jungen Goudakäse ein, bis eine dicke Masse entsteht. Danach kommt noch 1 Esslöffel Speisestärke – mit etwas Wein verrührt – dazu. Danach kann man mit Pfeffer und frisch geriebener Muskatnuss würzen.

• Nehmen Sie anschließend den Fondue-Topf vom Herd und stellen Sie ihn auf einem beheizten Untersatz in die Mitte des Tisches. Die Sandwich-Würfel werden nun nach und nach auf die Fondue-Gabeln aufgesteckt, in die heiße Käse-Masse eingetaucht und gegessen.

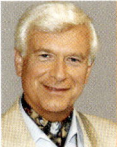

Prof. Bankhofers Spezial-Tipp

Wenn Sie Gäste erwarten, überraschen Sie diese doch mit einem köstlichen Käse-Fondue, in das kleine Würfel von einem Französischen Sandwich getaucht werden!

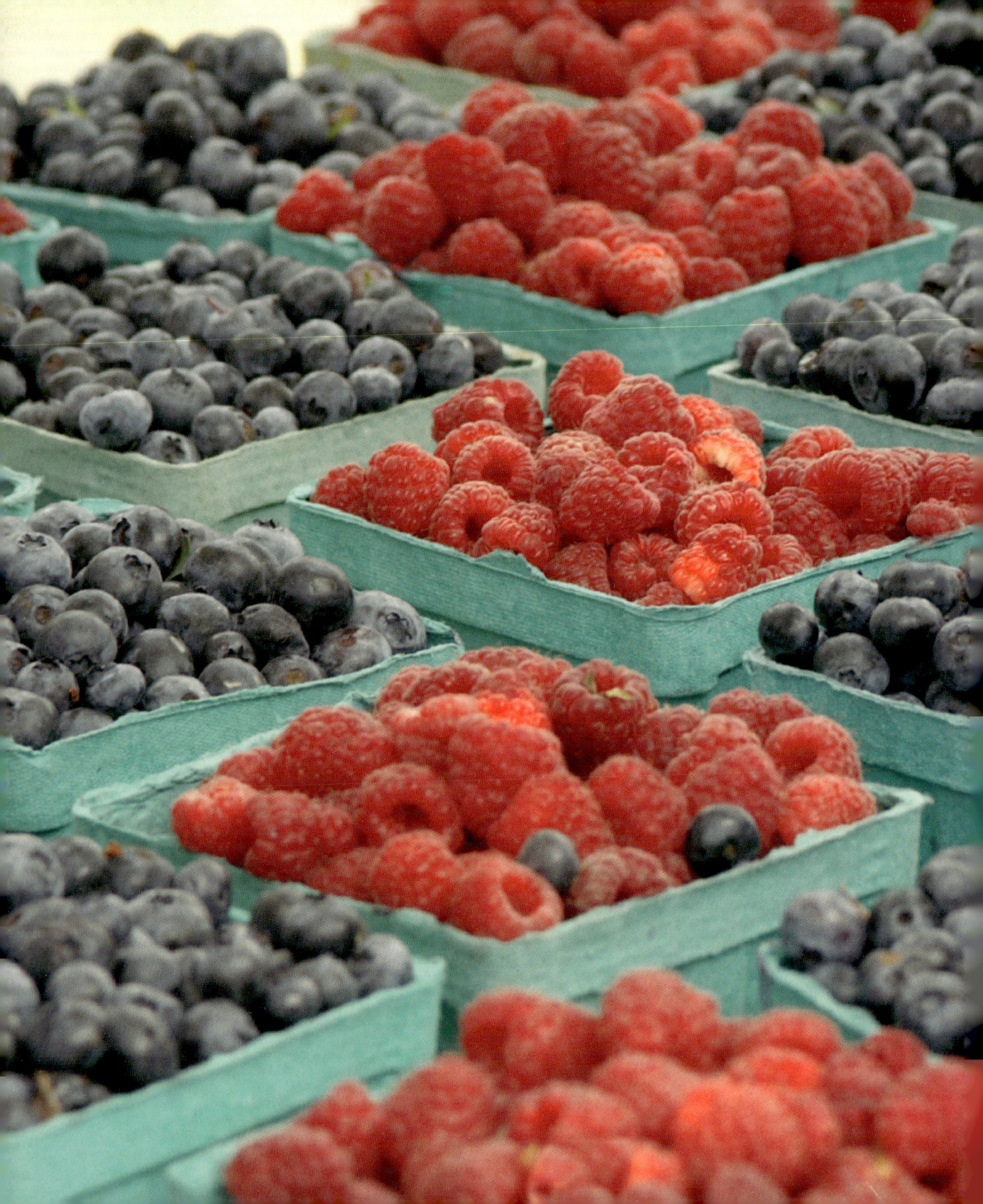

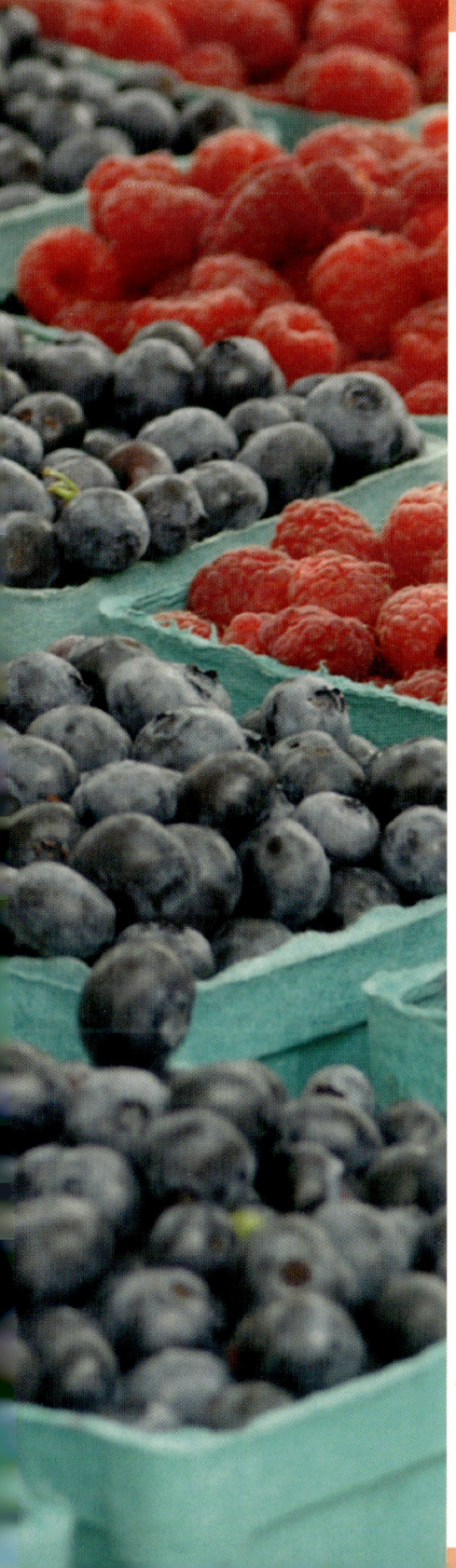

Nahrung, die uns jung hält, schlank macht, unser Immunsystem stärkt und uns fröhlich macht

In Kapitel 6 haben Sie darüber gelesen, welche Nahrungsmittel Sie am besten konsumieren sollten, um sich beispielsweise vor Darmkrebs, Bluthochdruck, Diabetes, der im Frühjahr und Sommer so unangenehmen Pollenallergie zu schützen oder um Beschwerden der Frau in den Wechseljahren zu lindern. Sie haben erfahren, dass es Sonnenschutz gibt, den man essen kann und dass die dunkle Schokolade mit 70 bis 80 Prozent Kakaoanteil bereits als „süßes Aspirin" bezeichnet wird, weil sie gegen Herz-Kreislauferkrankungen schützt, Cholesterin und Blutdruck senkt.

ESSEN ALS MEDIZIN

Wie Sie jung, vital und fit bleiben, sich mit strahlend schöner Haut zeigen, wie Sie mit der richtigen Ernährung den kleinen „Speckröllchen an den Hüften und am Bauch" zu Leibe rücken können, um sich im Sommer von Ihrer schlanksten Seite zu präsentieren, wie Sie „Anti-Aging" mit Messer und Gabel essen können oder wie Sie in Grippe- und Erkältungszeiten Ihr Immunsystem am besten schützen, das verrate ich Ihnen in diesem Kapitel.

Das „Geheimnis" des Spurenelements Zink: Vorsorgen ist besser als erkältet zu sein

Kann das Spurenelement Zink vor Erkältungen schützen? Das hat man am Institut für Sozialmedizin an der Universität Wien untersucht. Die Ernährungs-Wissenschaftlerin Dr. Ingrid Kiefer betont: „Wissenschaftliche Studien haben belegt, dass bei Erkältungen und Fieber der Zinkspiegel im Körper des Betroffenen dramatisch sinkt. Daher gehen Forscher davon aus, dass in dieser Situation erhöhter Bedarf besteht. Wenn im Rahmen der Studien an Erkältung erkrankte Menschen ausreichend mit Zink versorgt wurden, hatten sie weniger lang Husten, Kopfschmerzen und Schnupfen. Und sie waren weniger erschöpft und müde!"

Der vorbeugende Effekt wurde ebenfalls untersucht, auch bei Kindern. Und es stellte sich heraus: Wer sich mit Zink vorsorgt, ist besser gegen Infektionen geschützt.

Wie viel Zink braucht man in Erkältungszeiten? Frauen wird die tägliche Aufnahme von 7 Milligramm, Männern die tägliche Aufnahme von 10 Milligramm empfohlen.

Welche Nahrung liefert nun interessante Mengen an Zink? Das ist einfacher als man vielleicht denkt. Ideale Zink-Quellen sind Weizenkeime und Weizenkeimöl, Mohn, Sesamsamen, die grünen weichschaligen Kürbiskerne, Haferflocken, Leber, Hühnerbrust-Fleisch, Vollkornbrot, Eier, Milch, Käse, Meeresfisch, Austern und Karotten.

Wie beim Eisen, so kann auch Zink aus pflanzlichen Lebensmitteln deutlich weniger genutzt werden. Im Getreide ist es einzig und allein in den Randschichten des Vollkorns zu finden.

Daher ist und bleibt Großmutters Hausrezept gegen Erkältungen eine optimale Lösung: jeden Tag 1 Teller Hühnersuppe mit dem Fleisch der Hühnerbrust.

Die Versorgung mit Zink hat noch andere Vorteile:

Zinkmangel kann zu Durchfall, Haarausfall, Hautstörungen, zu Ängsten und Depressionen führen.

Obstsorten als Schutzpolizei für unser Immunsystem

Wenn es im Frühling oder Sommer zu Temperaturschwankungen kommt oder es im Herbst dann deutlich kühler oder sogar kälter wird, ist unser Immunsystem enorm gefordert. Es braucht vielfach sogar Schutz und Hilfe. Und genau da können zahllose Obstsorten für

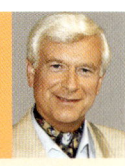

Prof. Bankhofers Spezial-Tipp

Großmutters Hausrezept gegen Erkältungen ist die optimale Lösung, das Spurenelement Zink ausreichend zu sich zu nehmen: Jeden Tag 1 Teller Hühnersuppe mit dem Fleisch der Hühnerbrust!

uns besonders wertvoll sein. Sie agieren, wenn wir sie oft essen, als Schutzpolizei gegen Erkältungen und andere Infektionen.

- **Bananen** sind positiv für Herz und Kreislauf, Magen, Darm und Nerven. Sie senken einen zu hohen Cholesterinspiegel, bekämpfen Müdigkeit, helfen bei Gastritis.

- **Melonen** stärken Knochen und Muskeln, schützen vor Nieren- und Blasenleiden, helfen bei Gicht und Arthritis.

- **Birnen** unterstützen ebenfalls Herz und Kreislauf, sie senken zu hohes Cholesterin, machen das Gehirn fit. Zu viele Birnen können aber Durchfall verursachen.

- **Grapefruits** bauen unser Immunsystem gezielt auf, weil sie sehr viel Vitamin C liefern. Sie bekämpfen aber auch Entzündungen.

- **Orangen** unterstützen vor allem dann die körpereigenen Abwehrkräfte, wenn man die weiße, schwammige Masse zwischen Schale und Fruchtfleisch mitisst, weil da drinnen die meisten Schutzstoffe enthalten sind. Orangen senken aber auch zu hohen Blutdruck, entwässern. Sie können allerdings, was wenige wissen, bei Migräne-Patienten Anfälle auslösen, wenn man zu viel davon isst.

- **Ananasfrüchte** wirken gezielt auf das Immunsystem, stärken aber auch Herz und Kreislauf. Sie wirken mit ihrem Enzym Bromelain gegen Entzündungen im Körper.

- **Kiwis** bauen die körpereigenen Abwehrzellen auf, sind gleichzeitig ein Kosmetikum für Haut, Haare und Nägel.

- **Weintrauben** stärken Knochen, Muskeln und Immunsystem. Sie helfen aber auch, die Qualität des Blutes zu verbessern. Am besten sind natürlich Bio-Trauben, weil etwaige Spritzgifte den Körper belasten.

- **Äpfel** stärken das Herz, senken mit dem Wirkstoffe Pektin zu hohe Cholesterinwerte und stabilisieren das Immunsystem. Das Pektin schafft auch Gifte aus dem Körper.

- **Mangos** senken ganz massiv das Ansteckungsrisiko vor Erkältungen. Und sie pflegen Haut und Haare. Empfindliche Menschen sollten die Schale nicht essen, weil sie Verdauungsbeschwerden auslösen kann.

Wenn Sie mit zahlreichen hustenden und verschnupften Menschen zusammentreffen, sollten Sie zu Mangos greifen. Diese Früchte senken ganz massiv das Ansteckungsrisiko vor Erkältungen.

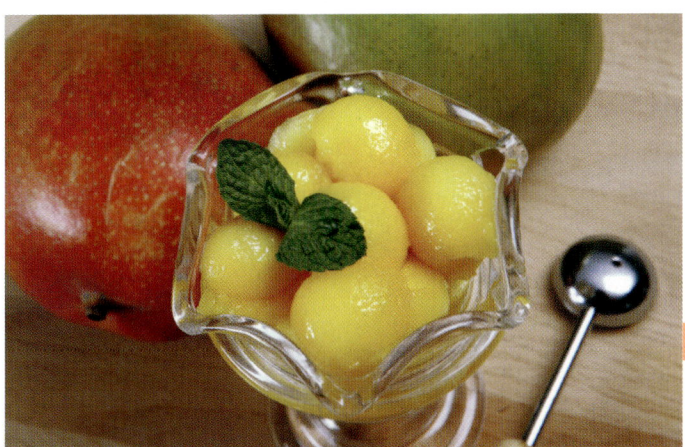

- Zitronen stärken die Immunkraft, weil sie antibakteriell wirken und Entzündungen bekämpfen. Außerdem stärken sie die Leber und die Bauchspeicheldrüse.

Nützen Sie in Erkältungszeiten die Kraft der Eberraute, deren Heilwirkung bereits von Kaiser Karl dem Großen gelobt wurde. Als Tee getrunken, ein „Wundermittel" gegen starken Schnupfen und Husten.

Gesundheit, die man trinken kann!

15,6 Millionen erlebten bei einer der beliebten „Wetten-dass" Shows von Thomas Gottschalk wie dieser – schwer grippekrank – trotzdem meisterhaft seine Show moderiert hat. Sein Geheimnis: Er hat sich mit Eberraute-Tee gesund getrunken, der einige Jahre lang in Vergessenheit geraten war, nun aber wieder entdeckt wurde.

Es handelt sich bei der Eberraute um einen Halbstrauch, der bis zu 1,5 Meter hoch wird und im Mittelmeerraum sein Zuhause hat. Die Pflanze riecht stark nach Zitrone und trägt vom Juli bis Oktober kleine, gelbe Blüten, die in fast kugeligen Körbchen stecken, die sehr beweglich sind und sich in alle Richtungen drehen können. Ist der Sommer kalt, trägt die Eberraute keine Blüten. Am reichsten wächst die Heilpflanze in den Ländern des ehemaligen Jugoslawiens. Daher war es einige Jahre besonders schwer, von dort den Tee zu bekommen. Das ist jetzt anders.

Man hat schon immer gewusst, dass man mit der Eberraute die natürlichen Abwehrkräfte stärken kann. Der Eber-raute-Tee galt im Mittelalter als Kraftspender für Bauern, Wanderarbeiter und Bergleute. Er wird auch in dem legendären Heilpflanzenbuch „Capitulare de Villis" von Karl dem Großen beschrieben und für seine Heilkraft gelobt. Man hat den Tee gegen Infekte getrunken, hat ihn auch gegen die Pest eingesetzt.

Das getrocknete oder frische Kraut hat man ebenfalls zum Schutz vor Krankheiten genützt. So hat man zum Beispiel in England zu Beginn des 19. Jahrhunderts links und rechts von Häftlingen auf der Anklagebank vor Gericht gebündeltes Eberraute-Kraut hingelegt, damit alle anderen vor dem gefürchteten „Gefängnisfieber" beschützt werden konnten. So nannte man damals den Paratyphus. Das ist bereits ein Hinweis auf die antiinfektiöse Wirkung der Heilpflanze.

Was macht die Eberraute so wertvoll? Die gesamte Pflanze ist reich an dem Hauptwirkstoff und ätherischem Öl Eberrautin, zudem an Bitterstoffen, Gerbstoffen, Rutin, Cumarin und Abrothin. Besonders inhaltsreich sind die Blattspitzen und Triebe.

An der Universität Köln wollte man wissen, ob dieses Eberrautin mit den anderen Stoffen tatsächlich wirkt. Man hatte bei der Studie prominente Probanden zur Verfügung: 27 Eishockey-Spieler, die berühmten Kölner Haie. Sie litten beim Training immer unter Erkältungen. Binnen 3 Monaten konnte mit dem Trinken des Tees die Infektanfälligkeit während der harten Trainingszeit erheblich gesenkt werden.

Die Sportler waren nicht mehr so oft erkältet. Die Killerzellen im Blut wurden verdoppelt. Der Kräutertee entpuppte sich als wertvolles Natur-Therapeutikum, das für alle jene Menschen wichtig ist, die zu Beginn der kalten Jahreszeit geschwächte Abwehrkräfte haben.

So wird der Eberraute- oder Eberrautin-Tee (Apotheke) zubereitet:

1 Teelöffel von der getrockneten Trieben und Blattspitzen wird mit 1 Tasse heißem, aber nicht mehr kochendem Wasser übergossen (wie beim grünen Tee), 3 bis 5 Minuten ziehen lassen, dann durchseihen. Man trinkt 2 bis 4 Tassen pro Tag, ungesüßt. Die Anwendung sollte mindestens 8 Wochen erfolgen, damit man infektfest wird. Den Eberrautin-Tee gibt es jetzt wieder in der Apotheke, weil er nicht mehr wild gesammelt, sondern biologisch in Plantagen angebaut wird.

Ob Mensch oder Bär: Ein Glas Honig muss her!

Sicher haben Sie ein Glas Honig in der Küche. Und Sie wissen vermutlich gar nicht, was Sie da für eine wertvolle Naturarznei im Haus haben. Allerdings müssen Sie dazu auch wissen, wie Sie damit umgehen müssen, damit Sie seine Wirkstoffe optimal nützen können.

◈ Nur wenigen ist bekannt, dass der Frucht- und Traubenzucker im Honig zu den Einfachzuckern gehören, die harmonisch und langsam vom Organismus aufgenommen, dann aber ganz rasch und unkompliziert den Muskeln und dem Gehirn zugeführt werden. Weißer Haushaltzucker hingegen muss erst chemisch im Körper umgewandelt

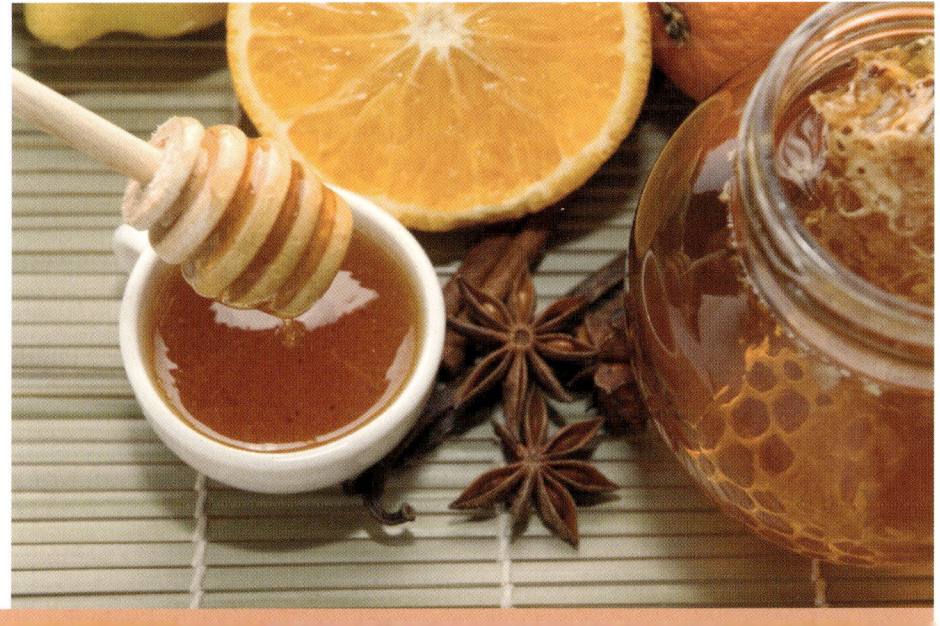

Wussten Sie, dass die wertvollen Inhaltsstoffe der Naturmedizin Honig beim Erhitzen über 40 Grad verloren gehen? Deshalb den Honig nie in heißem, sondern nur in warmem oder lauwarmem Tee auflösen!

werden, bis er verwertbar ist. Dabei entstehen Gärstoffe, was beim Honig nicht der Fall ist.

◆ Honig liefert große Mengen an B-Vitaminen, wichtig für die Nerven im Kampf gegen Stress.

◆ Honig enthält viele Mineralstoffe, je dünkler der Honig ist, desto mehr. Daher sollte man die Honigsorten oft wechseln.

◆ Honig liefert pflanzliche Hormonstoffe, die uns gute Laune vermitteln und die Immunkraft stärken.

◆ Honig enthält Inhibine, Stoffe, die uns vor Erkältungen schützen. Ein altes Rezept: Kauen Sie ein Stück Bienenwabe, das in Honig getaucht wurde. Man bekommt oft Honig mit einer Wabe im Glas zu kaufen.

◆ 1 Teelöffel Honig langsam im Mund zergehen lassen: Das stärkt die Nerven, gibt Kraft und vertreibt Müdigkeit. Man kann damit aber auch wunderbar Schluckauf stoppen.

◆ 1 Esslöffel Honig in 1/4 Liter Molke stärkt die Leber.

◆ 1 Esslöffel Honig in lauwarmer Milch fördert den Schlaf.

◆ Gegen Erkältungen trinkt man 1 Tasse Melissentee mit 2 Teelöffel Honig und 1 Teelöffel Melissengeist.

Vergessen Sie aber nicht: Diabetiker müssen auf Honig verzichten. Aber auch Pollen-Allergiker, denn in jedem Honig sind Pollenreste nachzuweisen. Ganz wichtig: Erhitzen Sie Honig niemals über 40 Grad Celsius, sonst gehen alle wertvollen Stoffe verloren. Also niemals Honig in heißem Tee auflösen, nur in warmem oder lauwarmem Tee.

Die Superkraft: Sanddorn ist Erkältungen „ein Dorn im Auge"

Speziell in der kalten Jahreszeit ist Sanddorn für uns eine wertvolle Naturarznei, denn sie hat eine Super-Schutzkraft gegen Erkältungen.

Sanddorn-Früchte liefern Vitamin A und das Provitamin A Betacarotin zur Stärkung der natürlichen Abwehrkräfte. Sie sind reich an allen B-Vitaminen für Nerven, Herz und Kreislauf, aber auch an Farb- und Duftstoffen, die uns vor Umweltschadstoffen schützen.

Das Bedeutendste an den Sanddorn-Früchten ist die enorme Menge an Vitamin C, das uns vor Erkältungen schützt und stark gegen Stress macht.

Wir denken bei Vitamin C in erster Linie an Zitrusfrüchte. Das ist ungerecht. Sanddorn-Beeren haben 10 Mal soviel Vitamin C. Mit 100 Gramm Sanddorn-Früchten tanken wir 900 Milligramm Vitamin C. Und mit 1000 Milligramm täglich ist man über alle Maßen in Er-

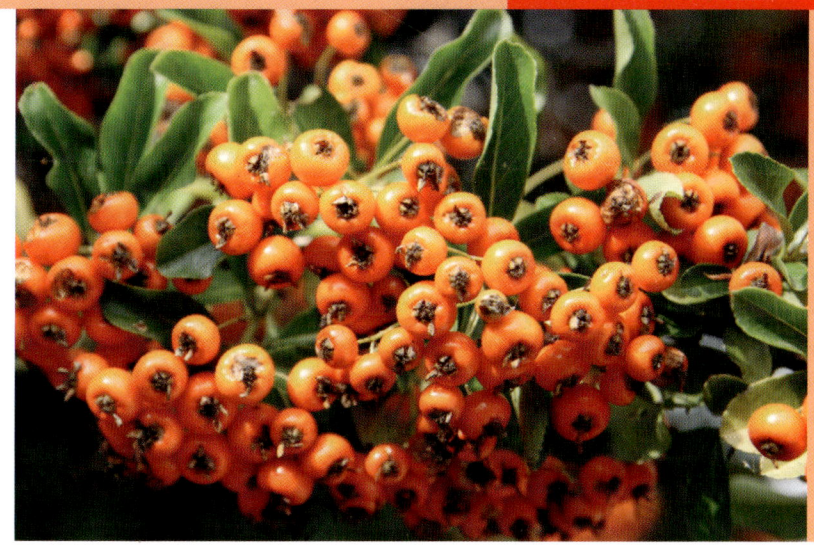

kältungszeiten geschützt. Gleichzeitig sind die Beeren auch Muntermacher und liefern Vitalität.

Es gibt mehrere Möglichkeiten, die Kraft des Sanddorns zu nützen: Man kann die reifen Früchte kauen. Sie schmecken allerdings sehr sauer und herb. Man kann im Reformhaus einen Sanddorn-Vollfrucht-Sirup kaufen und mischt ihn 1 zu 6 mit Wasser zu einem Saft, der sehr gut schmeckt und den vor allem auch Kinder – mit etwas Honig gesüßt – mögen. Man kann aber vom Sirup 2 Mal am Tag jeweils 1 Esslöffel auch pur einnehmen oder ins Joghurt rühren.

Es gibt im Reformhaus auch Sanddorn-Mus, Sanddorn-Marmelade und Sanddorn-Vollfruchtsaft mit Honig oder mit Fruchtzucker.

 Hier 2 Sanddorn-Rezepte für stressreiche Tage:

• *Mischen Sie zu gleichen Teilen Sanddorn-Vollfrucht-Sirup und braunen Rohrohrzucker. Davon nehmen Sie 1 Teelöffel und lassen ihn langsam im Mund zergehen.*

• *500 Gramm Mager-Topfen (Quark) werden in einer Schüssel mit 1 Bio-Ei, 5 Esslöffel Ahorn-Sirup, 3 Esslöffel Schlagsahne (Schlagobers), 2 Messerspitzen Zimt-Pulver und 150 Gramm Sanddorn-Mark (Reformhaus) verrührt.*

So ernähren Sie sich bei einer Erkältung richtig

Jetzt ist sie wieder da: die Zeit der Erkältungen. Wohin man kommt: Überall trifft man Menschen, die niesen, schnäuzen oder husten. Und wenn man selbst krank ist – egal, ob es sich um einen Schnupfen oder einen grippalen Infekt handelt – fragt man sich oft: Was soll ich essen und trinken, damit ich meinen Organismus nicht unnötig noch mehr belaste und das Gesund werden fördere?

Wenn Sie keinen Appetit haben, dann zwingen Sie sich nicht zum Essen. Lassen Sie es bleiben. Essen ist nicht so wichtig. Viel trinken ist von Bedeutung: Wasser oder Kräutertee. Die Getränke dürfen nicht kalt, aber auch nicht zu warm sein. Am besten lauwarm. Mit viel Flüssigkeit und wenig fester Nahrung können Gifte und Krankheitserreger besser aus dem Körper ausgeschieden werden.

Eine wunderbares Rezept für stressreiche Tage: Mischen Sie zu gleichen Teilen Sanddorn-Vollfrucht-Sirup und braunen Rohrohrzucker. 1 Teelöffel langsam im Mund zergehen lassen!

Wenn Sie Fieber haben und sich erfrischen wollen, hier ein Rezept für den Apfelschalentee: Die Schalen von 5 Bio-Äpfeln oder 2 in Scheiben geschnittene Bio-Äpfel werden mit ½ Liter Wasser kurz aufgekocht. Dann durchseihen!

Wenn man bei einer Erkältung friert oder Schüttelfrost hat, dann sind schweißtreibende Tees sinnvoll. Zum Beispiel: Holunderblütentee oder Lindenblütentee. Bei Gliederschmerzen Weidenrindetee.

Wenn Sie kein Fieber haben und sich erfrischen wollen, dann ist Apfelschalentee zu empfehlen. Die Schalen von 5 Bio-Äpfeln oder 2 in Scheiben geschnittene ganze Bio-Äpfel werden mit ½ Liter Wasser kurz aufgekocht. Dann durchseihen.

Wenn Sie reichlich Vitamin C tanken wollen, trinken Sie Hagebuttentee.

Wichtig: Trinken Sie bei einer Erkältung keine Milch. Sie fördern damit die Verschleimung der Bronchien.

Und das sind die Speisen, die bei einer Erkältung den Organismus nicht sehr belasten, leicht verdaulich sind und Kraft geben: lauwarme Gemüsebrühe ohne Einlage, Haferflockensuppe, Apfelmus oder ein geriebener Apfel, Kartoffelpürree. Eine Banane geht immer.

Fleisch und Wurst sollte man vorübergehend meiden, weil aus ärztlicher Erfahrung Husten und Bronchitis länger dauern. Das hat eine Studie in Schweden ergeben. Man hat aber meist ohnehin keinen Appetit darauf. Es gibt allerdings eine Ausnahme: das alte Hausrezept Hühnersuppe aus dem 14. Jahrhundert. Heute weiß man, warum die Suppe gut gegen Erkältungen ist. Im Hühnerfleisch ist das Spurenelement Zink enthalten, das die Immunkraft stärkt.

Wer nach dem Angriff von Viren auch noch zusätzlich eine bakterielle Infektion bekommt und Antibiotika bekommt, der muss blähende Speisen meiden und Joghurt, Kefir oder Brottrunk konsumieren, damit die gestörte Darmflora schnell wieder aufgebaut wird.

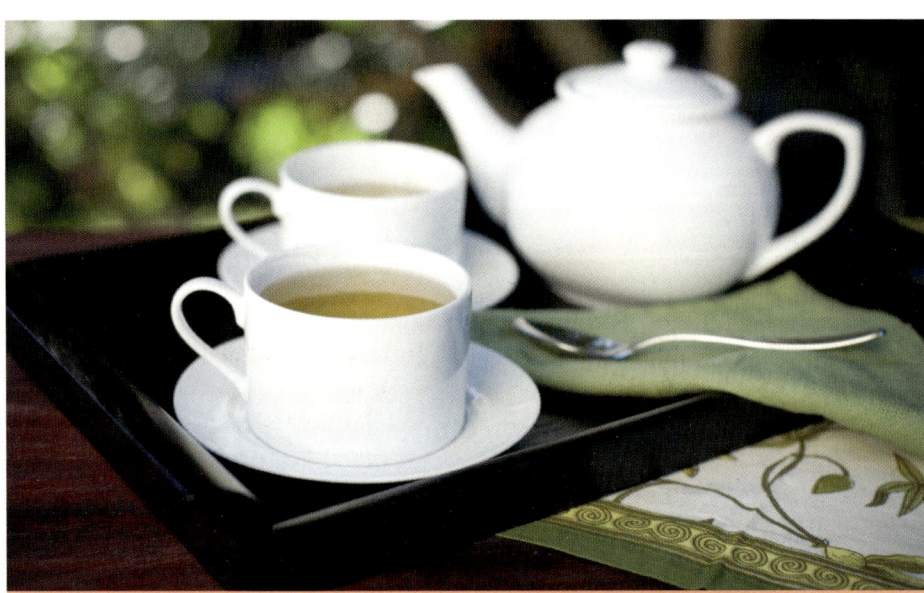

Sehr viel Vitamin C liefert Sanddorn-Sirup 1 zu 6 mit Wasser verrührt. Kraft liefert Traubensaft, Karottensaft stärkt die Atemwege und Rote (Rübe) Bete Saft blockiert Viren und Bakterien.

Gusto auf mehr Fitness? Mit Nüssen und Apfelmus die Erschöpfung „wegessen"

Wer ständig unter Erschöpfung und Müdigkeit leidet, hat in den meisten Fällen ein Defizit an Eisen und Chrom. Kein Problem: Sie können sich durch die tägliche Ernährung wieder fit machen. Am einfachsten, man führt diese beiden Spurenelemente über die tägliche Nahrung gezielt zu.

Eisen liefern uns alle Innereien, vor allem Leber und Herz. Ein idealer Eisen-Lieferant ist die Blutwurst. Aber auch Zunge und Muskelfleisch versorgen uns gut mit Eisen. Eine weitere interessante Eisen-Quelle sind Muscheln.

Doch man muss nicht unbedingt Fleisch konsumieren, um sich mit Eisen zu versorgen. Was wenige wissen: Apfelmus liefert Eisen. Kürbis und Kürbiskerne sind reich an Eisen. Ebenso frische Petersilie und frische, zarte Brennnesselblätter. Sämtliche Vollkornprodukte enthalten Eisen. Und dann sämtliche Hülsenfrüchte, allen voran Bohnen, Erbsen und Linsen.
Chrom ist ebenfalls in allen Vollkornprodukten enthalten, zudem in Lebergerichten, in Pilzen und in allen reif geernteten, saftigen Obstsorten, ganz besonders in Beeren. Wer jeden Tag 5 Rosinen kaut, versorgt sich gut mit Chrom. Auch täglich eine Hand voll Kresse – auf dem Brot oder im Salat – erfüllt diese Aufgabe. Weiters liefern uns Walnüsse, Haselnüsse und Sonnenblumenkerne Eisen. Ja, und dann ist es sinnvoll, Bierhefe zu konsumieren und Getränke mit Zuckerrüben-Melasse zu süßen oder Melasse zum Frühstück aufs Brot zu streichen.

Müdigkeit nach dem Essen ade ... Was Sie genießen dürfen und was Sie besser lassen sollten!

Sie haben das vielleicht auch schon erlebt: Man genießt eine Mahlzeit und ist danach entsetzlich müde, fühlt sich wie gerädert und hat – egal ob zuhause oder im Restaurant – nur einen Wunsch: sich hinzulegen und zu schlafen. Besonders oft passiert das an warmen oder heißen Sommertagen. Genau aus diesem Grund halten die Spanier nach dem Mittagessen ihre Siesta. Britische Forscher haben jetzt herausgefunden, warum wir nach dem Essen so müde sind.

Jahrelang hat ein Ärzte-Team unter der Führung von Prof. Dr. Denis Burdakov an der Universität von Manchester die Essgewohnheiten von rund 1.000 Menschen beobachtet und das Befinden nach dem Essen dokumentiert. Sie haben dabei entdeckt: Es gibt ganz be-

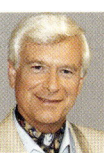

Prof. Bankhofers Spezial-Tipp

Wer häufig müde und erschöpft ist, hat vermutlich ein Defizit an den Spurenelementen Eisen und Chrom. Essen Sie viel Apfelmus, Kürbis und Kürbiskerne, Hülsenfrüchte, aber auch Vollkornprodukte sowie Walnüsse und Haselnüsse.

Wenn Sie nach dem Mittagessen voller Energie sein wollen, verzichten Sie auf Zucker und fette Speisen in Kombination mit Kohlenhydraten – Essen Sie Gemüse, knackige Salate oder frisches Obst!

stimmte Zellen im Gehirn, die für unser Wach- und Aktivsein verantwortlich sind. Genau diese Gehirnzellen werden sehr oft nach einer üppigen Nahrungsaufnahme blockiert. Das macht dann so träge.

Im Detail läuft im Menschen folgender Mechanismus ab:

- Spezielle Neuronen im Gehirn produzieren den Eiweiß-Stoff Orexin. Dieses Protein hat viele Aufgaben. Eine davon: Es sorgt dafür, dass wir wach sind und fit durch den Tag gehen

- Zucker in der aufgenommenen Nahrung liefert dem Körper Glukose, die sofort vom Hirn benötigt wird. Allerdings entsteht dadurch auch ein Problem. Die Glukose stört die Neuronen bei der Produktion von Orexin.

- Die Folge: Es entsteht in kurzer Zeit nach dem Essen ein enormer Orexin-Mangel. Und das macht uns müde. Der Wunsch nach einem Mittagsschläfchen ist daher für viele ein berechtigtes, echtes Bedürfnis.

Man kann allerdings mit einem wohlüberlegten Mittagessen diesen Oraxin-Mangel verhindern oder zumindest bremsen. Was muss man da bedenken?

Essen Sie mittags keine Speisen, die besonders viel Zucker enthalten. Verzichten Sie auf ein Dessert, und geben Sie in den Kaffee, der Sie ja wach ma-

chen soll, keinen Zucker. Aber auch fette Speisen in Kombination mit Kohlenhydraten regen diese Neuronen-Blockade an. Ein typisches Beispiel: Schweinebraten mit Knödel (Klößen).

Wer nach dem Mittagessen von der Müdigkeit verschont bleiben will, der darf nur knackige Salate, schonend gedünstetes Gemüse oder frisches Obst essen.

Anti-Stress-Ernährung, wenn Sie Urlaubsvertretung machen müssen!

Während die einen derzeit irgendwo an einem südlichen Strand, an einem heimischen See oder in den Bergen ihren Urlaub genießen, haben die anderen in der Rolle der Urlaubsvertretung jede Menge Stress. Das ist speziell in der heutigen Zeit oft der Fall, weil in vielen Firmen mit weniger Personal mehr Arbeit geleistet werden muss.

Dieser Stress sollte aber kein Problem sein. Man kann ihn wegessen. Es gibt jetzt im Sommer jede Menge Naturprodukte, die uns dabei helfen. Wichtig ist, dass man im Laufe des arbeitsreichen Tages zu bestimmten Zeiten Anti-Stress-Snacks zu sich nimmt:

- Zwischen 15 und 16 Uhr merkt man die Stress-Folgen ganz besonders. Man ist schlapp und kann sich schwer konzentrieren. Jetzt ist der richtige Zeitpunkt für einen Becher

Joghurt. Es erhöht in unserem Blut die Konzentration von Tryptophan und Tyrosin. Diese beiden Eiweiß-Bausteine vertreiben die Müdigkeit und steigern die Konzentrations-Fähigkeit. Außerdem werden die gestressten, gesundheitsfördernden Darm-Bakterien beruhigt, weil sie von den Joghurt-Bakterien Unterstützung bekommen.

◆ Sie können ins Joghurt frisches, klein geschnittenes Obst geben. Sie können das Obst aber auch separat genießen. Ideal sind Himbeeren, Erdbeeren, Heidelbeeren. Sie liefern reichlich Fruchtzucker, der das Gehirn bei der Bildung von Glückshormonen unterstützt.

◆ Wenn Sie nach der Arbeit vom Stress des Tages komplett fertig sind, sollten Sie zwischen 19 und 20 Uhr wieder Anti-Stress-Nahrung aufnehmen. Essen Sie 2 Bananen und 2 Scheiben von einer frischen Ananas. Die Banane fördert die Bil-

dung der Glückshormone Serotonin und Norpinephrin und beruhigt durch ihren Bioaktivstoff Katecholamin. Die Ananas liefert das Enzym Bromelain, das die Durchblutung fördert und den Blutdruck senkt.

Als Hauptgericht zum Abendessen: Vollkornspaghetti mit Basilikum-Soße. Die Spaghetti liefern langsame Kohlenhydrate, die Stress abbauen helfen, aber die Bauchspeicheldrüse nicht belasten. Im Basilikum gibt es die beiden Substanzen Eugenol und Estragol. Sie fördern die Gehirnarbeit und machen stressfest.

◆ Wenn Sie vor dem Einschlafen noch immer unruhig sind, trinken Sie eine Tasse lauwarmen Kamillentee. Er enthält ätherische Öle, die entspannend wirken, das überreizte Nervensystem beruhigen, Angstzustände und Schlafstörungen bekämpfen.

Sie machen gerade Urlaubsvertretung und sind total gestresst? Essen Sie am frühen Abend zwei Bananen und 2 Scheiben einer frischen Ananas und als Abendmahlzeit genießen Sie Vollkornspaghetti mit Basilikum-Soße!

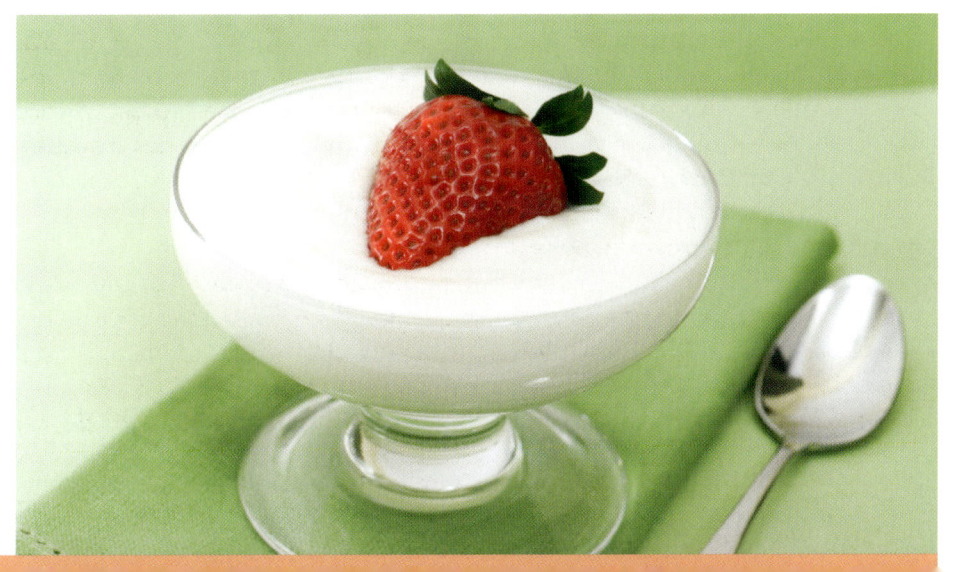

Wenn Sie den Darm hegen und pflegen, ist er für Ihre Immunkraft ein Segen!

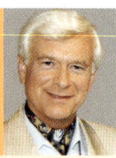

Prof. Bankhofers Spezial-Tipp

Trinken Sie morgens auf nüchternen Magen ein großes Glas warmes Wasser – es wirkt enorm anregend für die Verdauung!

Wenn es darum geht, die natürlichen Abwehrkräfte zum Schutz gegen Erkältungen und andere Infektionen aufzubauen, dann muss man in erster Linie den Darm hegen und pflegen. Das heißt: Man muss mit einer entsprechenden, gezielten Ernährung darauf achten, dass die Darmflora – die Welt der positiven, gesundheitsfördernden und schützenden Bakterien – gestärkt wird. Denn: 70 bis 80 Prozent unserer Immunkraft werden im Darm durch unsere „guten" Darmbakterien aktiviert und gefestigt.

Wie aber kann man das machen? Was muss man da essen? Es gibt sozusagen eine Liste von absoluten Darm-Freunden und Darmflora-Förderern, die dem Darm seine Arbeit erleichtern, sodass er Zeit hat, sich um die Abwehr von Krankheitserregern zu kümmern.

- Unsere Darmflora braucht Ballaststoffe. Das ist das Milieu, in dem sich die gesundheitsfördernden Darm-Bakterien wohlfühlen und schnell vermehren können. Interessante Mengen an Ballaststoffen liefern Vollkornbrot und andere Vollkorn-Produkte, alle Kohlgemüsesorten, Äpfel und Leinsamen. Die Ballaststoffe sorgen nicht nur dafür, dass unser Darm besonders leistungsfähig wird, sondern dass mehr verdauungsfördernder Schleim produziert und damit die Gleitfähigkeit der Verdauung gefördert wird. Die Fasern der oben genannten Nahrungsmittel massieren die Darmwände regelrecht.

- Unser Darm braucht aber auch Flüssigkeit, damit alle Ballaststoffe richtig aufquellen und den Darm auch zügig passieren können. Daher sollte man täglich 1 ½ bis 2 Liter Flüssigkeit zu sich nehmen. Ein wichtiger Tipp: Trinken Sie morgens auf nüchternen Magen ein großes Glas warmes Wasser. Das wirkt enorm anregend für die Verdauung.

- Unser Darm braucht als Unterstützung auch Milchsäure-Bakterien. Sie schützen den Darm vor Krankheitserregern. Sie finden Milchsäure-Bakterien in Sauerkraut, Brottrunk, Kefir-Milch und in probiotischen Joghurts.

Klugheit, die man essen kann: So bleiben Sie fit im Kopf

Wenn der Alltag harte Anforderungen an uns stellt – im Beruf, in der Schule, an der Uni – ist es wichtig, dass wir geistig fit sind. Dazu können uns aber keine dubiosen Tabletten verhelfen. Die Natur bietet so viele Möglichkeiten an.

- Unser Gehirn braucht Flüssigkeit, denn es besteht zu 70 Prozent aus

Wasser. Wer fit im Kopf sein will, muss mehrmals am Tag 1/4 Liter Apfelsaft mit Mineralwasser, 50 zu 50, trinken. Damit tankt das Gehirn die Menge an gelösten Mineralstoffen, die es braucht.

- Unser Gehirn braucht spezielle Nahrung. Essen Sie sich klug mit Karotten, Avocados, Datteln, Feigen, Haferflocken oder mit Studentenfutter. Damit tanken Sie die Spurenelemente Zink, Kupfer und Phosphor.

- Genießen Sie Salat, Spinat und Kräuter. Der grüne Farbstoff Chlorophyll sorgt dafür, dass der aufgenommene Sauerstoff länger im Gehirn bleibt. Kauen Sie oft Basilikum-Blätter: Die darin enthaltenen ätherischen Öle Eugenol und Estragol sind ein Super-Treibstoff fürs Gehirn. Ein ideales Essen fürs Denken: Mozzarella mit Tomaten und frischen Basilikumblättern.

- Holen Sie sich „Denk-Kraft" aus der Apotheke: Naturlecithin aus der Soja-Bohne. Kauen Sie 3 Mal täglich 1 Kompakt Faszikel – schaut aus wie ein Gummibärchen – oder nehmen Sie 3 Mal täglich 1 Esslöffel Lecithin-Granulat in Joghurt. Lecithin liefert dem Gehirn die Substanz Cholin.

Meiden Sie Folgendes: Rauchen stärkt zwar in den ersten Minuten die Konzentration, raubt aber dann dem Gehirn viel Sauerstoff und blockiert es. Wer viel Bohnenkaffee trinkt und dazu nichts isst, wird müde. Bananen beruhigen all zu sehr. Sie bremsen die geistige Arbeit.

Wie man die „freien Radikalen" durch Nahrung „milde" stimmt und sich vor Alter und Krankheit schützt

Wir wissen aus der Medizin-Forschung: Es gibt hochaggressive Umweltschadstoffe, aber auch Schadstoffe, die sozusagen als Stoffwechsel-Müll in unserem Körper anfallen. Man nennt sie „freie Radikale". Sie sind für uns deshalb Feinde, weil sie uns vorzeitig altern lassen und krank machen. Daraufhin hat man im Rahmen zahlloser

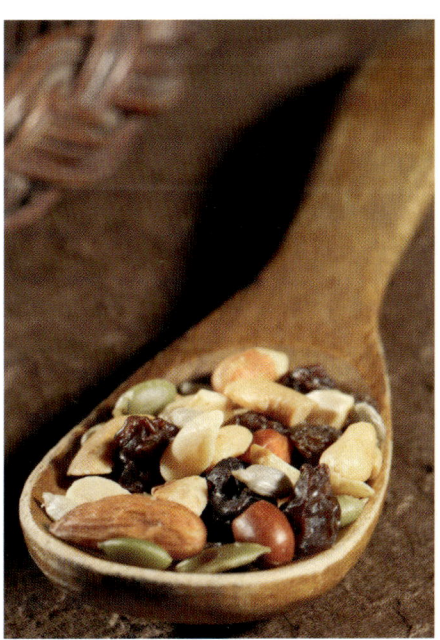

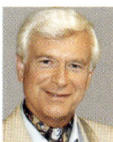

Ob Erdbeeren, Walnüsse, Artischocken, Kaffee, dunkle Schokolade oder gedünstete Karotten, Spargel und Brokkoli: Es gibt ein Füllhorn von Nahrungsmitteln, die uns mit ihren Antioxidantien vor den schädlichen Umweltschadstoffen, den „freien Radikalen", schützen.

Forschungen herausgefunden. Es gibt aktive Schutzsubstanzen gegen diese freien Radikale. Die nennt man Antioxidantien.

Nun hat man an der Berkeley Universität in Kalifornien nachgewiesen: Man muss diese Schutzstoffe nicht in Form von Kapseln und Tabletten einnehmen. Es gibt sozusagen eine „Hitparade" von Nahrungsmittel aus der Natur, die ein Füllhorn an Antioxidantien enthalten. Nahrungsmittel, die uns lange jung erhalten, vor frühzeitigem Altern und vor einer Reihe von Krankheiten schützen können.

Hier die 14 besten Speisen und Getränke der Analyse: Brombeeren, Erdbeeren, Walnüsse, Pecan-Nüsse, Cranberries und unsere heimischen Preiselbeeren, Himbeeren, Heidelbeeren, Artischocken, Kaffee, Gewürznelken, roter Traubensaft, dunkle Schokolade mit einem Kakaoanteil von 70 bis 80 Prozent, Sauerkirschen, Rotwein. Eine besonders Position nimmt der Granatapfel ein. Seine pflanzlichen Hormonstoffe gelten ja inzwischen als

Schutzstoffe gegen Wechseljahrbeschwerden der Frau und Prostatabeschwerden des Mannes.

Die höchste Konzentration an sogenannten Antioxidantien zum Schutz vor frühzeitigem Altern enthalten Gewürze und Kräuter, auch wenn man nur kleinste Mengen in der Küche einsetzt.

Die folgenden Naturprodukte entfalten ihre Schutzstoffe erst optimal, wenn sie erhitzt, am besten schonend gedünstet werden. Dazu gehören Karotten (Möhren), Spinat, Pilze – und da in erster Linie Champignons –, Spargel, Brokkoli, Kohl, Weißkohl, Paprika, Kartoffeln und Tomaten.

Messungen haben ergeben: Wenn man einen Apfel oder eine Gurke schält, reduziert sich die Menge der Schutzstoffe etwa um die Hälfte. Bei der Gurke ist es besonders spürbar: Sie bringt nämlich in der Schale auch all jene Stoffe mit, die das Verdauen der Gurke fördern. Darum bekommen viele Menschen vom Gurkensalat aus geschälten Gurken Magenschmerzen.

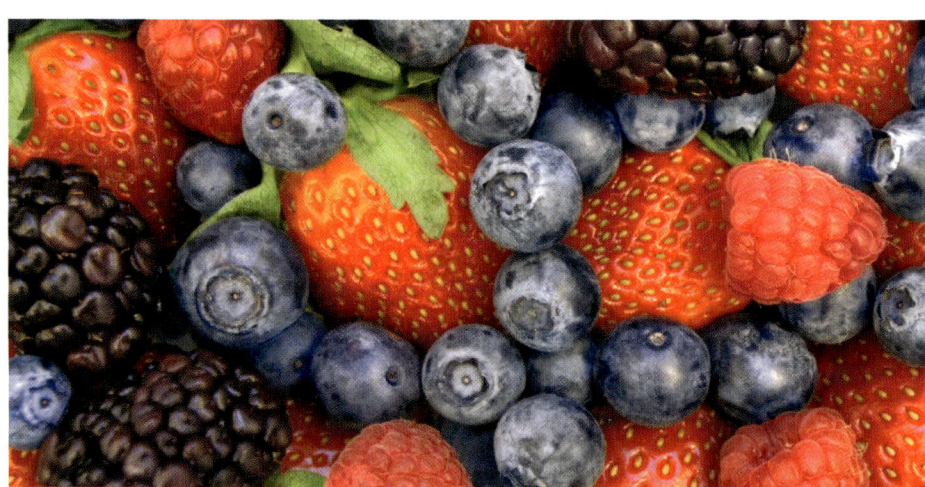

Ihr essbares Frühlings-Service für die Augen!

Speziell in den ersten Frühlingswochen klagen viele Menschen über Probleme mit den Augen. Das hat viele Gründe: Die trockene Luft in beheizten Räumen, aber auch das stundenlange Sitzen vor dem Computer und vor dem Fernsehapparat hat in der kalten Jahreszeit unseren Sehorganen sehr zugesetzt. Und jetzt weht der Frühlingswind auf den Straßen den staubigen Winter-Schmutz in die Augen und löst oft eine Bindehaut-Entzündung aus.

Es ist daher sehr sinnvoll, ein Frühlings-Service für die Augen durchzuführen. Dafür sollte man ganz bestimmte Naturprodukte essen:

- Sie sollten regelmäßig rohe Karotten knabbern oder das schonend gedünstete Gemüse in den Speiseplan einbauen. In beiden Fällen tanken wir Carotinoide und Carotene, Bioaktiv-Stoffe, die unsere Sehkraft stärken und die Produktion vom Seh-Pupur Rhodopsin fördern. Diese Flüssigkeit brauchen wir vor allem zum Erkennen von Farben.

- Zahllose Carotinoide liefern uns aber auch Papayas, Mangos und alle Arten von Melonen.

- Speziell die Carotinoide im Spinat sind wertvoll für die Augen. Sie schützen vor der gefürchteten Makula-De-generation, einer Augen-Krankheit, die zu Erblindung führen kann.

- Sehr wichtig ist jetzt auch der tägliche Konsum von 1/4 Liter Heidelbeer-Muttersaft aus dem Reformhaus. Muttersaft bedeutet: ohne Wasser- und Zuckerzusatz, der pure Saft der Früchte. Der blaue Farbstoff Anthocyan aus den Heidelbeeren stärkt die Netzhaut speziell für das Sehen in der Dämmerung und nachts, er schützt die Augen vor den Scheinwerfern entgegenkommender Fahrzeuge. Vor nächtlichen Fahrten in die Ferien sollte man Heidelbeersaft trinken.

- Es ist für die Augen auch wichtig, Vitamin C zuzuführen: mit Kiwis, Grapefruits, Paprikaschoten, Petersilie, Orangen. Mit Hilfe des Vitamin C wird Kollagen gebildet. Und das Kollagen stärkt die Augenmuskulatur, die eine gewisse mangelnde Sehschärfe ausgleichen kann.

- Wer seinen Augen etwas besonders Gutes tun möchte, sollte jeden Morgen 1 Teelöffel gemahlene Bienenblütenpollen (Apotheke) ins Müsli oder ins Joghurt rühren. Die pflanzliche Hormone und die Vitamine in den Pollen sind ein Jungbrunnen für die Augen. Und die vielen Aminosäuren geben der Sehkraft neue Impulse.

- Essen Sie 2 Mal in der Woche eine frische Ananas. Sie liefert alle Vitamine und Mineralstoffe, die unsere Augen brauchen.

Sehr wichtig für die Augen ist der tägliche Konsum von ¼ Liter Heidelbeer-Muttersaft (ohne Wasser- und Zuckerzusatz) aus dem Reformhaus.

Auch das gibt es: Hormonkur mit Messer und Gabel

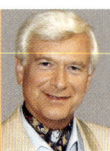

Frauen sollten zweimal am Tag einen Granatapfel essen. Er enthält große Mengen an Östrogen und lindert Wechseljahr-Beschwerden, aber auch Schmerzen an den monatlichen Tagen.

Wenn es um die Gesundheit, Schönheit und ums Jungbleiben geht, spielen heutzutage in der Medizin die Hormone eine große Rolle. Allerdings wollen Frauen und Männer keine künstlichen Hormone zugeführt bekommen. Seit einiger Zeit sind Naturarzneien mit pflanzlichen Hormonen sehr gefragt. Man kann es aber noch viel einfacher machen. Versuchen Sie doch einmal eine Hormon-Kur mit Messer und Gabel. Holen Sie sich Pflanzen-Hormone mit dem täglichen Essen auf Ihren Teller.

So wie man Vitamine, Mineralstoffe, Spurenelemente und Enzyme mit einer ausgewogenen Ernährung zuführt, so kann man auch Hormone tanken. Die pflanzlichen Hormone gehören in die Gruppe der sogenannten Bioaktiv-Stoffe oder der sekundären Pflanzenstoffe.

Darum ist es so wichtig, pflanzliche Hormone zu tanken:

◆ Nur wenn wir einen aktiven, starken Hormon-Haushalt haben, bleiben wir lange jung.

◆ Mit zunehmendem Alter lässt die körpereigene Produktion der Hormone nach. Also muss man sie unterstützen.

Und das sind die Möglichkeiten, die wir haben, wenn wir mit Messer und Gabel eine Hormon-Kur machen wollen:

• Genießen Sie Soja-Produkte: Teigwaren, Frikadellen oder Fleischersatz, aber auch Soja-Joghurt, Soja-Desserts. Sie nehmen damit Genistein auf. Diese Phyto-Östrogene produzieren im Körper des Menschen Anti-Krebs-Substanzen, die bei der Frau die Brust, beim Mann die Prostata schützen.

• Essen Sie Trauben. Sie liefern reichlich pflanzliche Hormonstoffe gegen Umwelt-Schadstoffe.

• Frauen sollten 2 Mal am Tag zwischendurch einen Granatapfel essen. Er enthält große Mengen an Östrogenen und lindert Wechseljahr-Beschwerden, aber auch Schmerzen an den monatlichen Tagen.

• Das schaffen auch die Phyto-Hormone mit dem Namen Lignane im Leinsamen. Sie sollten daher beim Kuchenbacken und beim Anrichten von Müsli immer wieder Leinsamen verwenden.

• Hormonstoffe im Hafer mit dem Namen Betaglukane können bei Mann und Frau zu hohe Cholesterinwerte senken.

• Ein Gläschen Bier ist ebenfalls eine kleine Hormon-Kur aus der Natur.

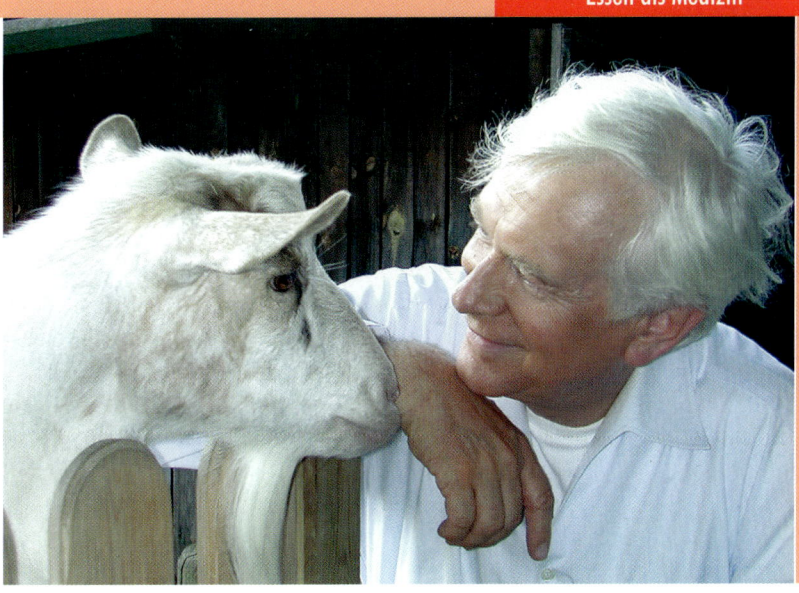

Der Hopfen fördert bei Frauen das positive Denken und strafft das Bindegewebe, besonders die Brust.

- Haferflocken in der Milch oder Haferbrei heben den Testosteron-Spiegel bei Mann und Frau: Sie wirken daher stimmungsaufhellend und gegen Schlafprobleme.

- Austern, Hummer und Garnelen liefern zwar selbst keine Hormone. Aber sie aktivieren unsere körpereigenen Hormone.

- Wer schlecht schläft, sollte das Schlaf-Hormon Melatonin fördern: Essen Sie Erdnüsse, Mandeln, Thunfisch, Emmentaler- und Hüttenkäse.

- Das körpereigene DHEA, das uns lange jung erhält, kurbeln Sie mit Melanzani, Lachs, Avocados, Kürbiskern-. Raps- und Olivenöl an. Eine Spezialität mit besonderer Kraft ist die Yams-Wurzel, die man auf Märkten bekommt. Sie regt zusätzlich das weibliche Geschlechtshormon Progesteron an.

Ich trinke die Milch der Ziege, weil ich dann keine Falten kriege!

Draußen auf dem Land sieht man in jüngster Zeit wieder mehr und mehr Ziegen. Und in vielen Supermarkt-Regalen kann man auch Ziegenmilch kaufen. Man soll nicht ausschließlich auf Ziegenmilch umsteigen. Aber man sollte mit Kuhmilch abwechseln. Denn Ziegenmilch bringt viele gesundheitliche Vorteile:

- Durch eine spezielle Eiweiß-Konstruktion und durch die Verteilung von Fett ist die Ziegenmilch leichter verdaulich als Kuhmilch. Sie enthält nämlich mehr einfach und mehrfach ungesättigte Fettsäuren, die den Cholesterinspiegel sehr positiv beeinflussen und einer frühzeitigen Arteriosklerose vorbeugen.

- Wie Kuhmilch liefert auch die Ziegenmilch reichlich Calcium für Knochen, Nägel und Zähne. Sie versorgt uns aber auch mit Selen und Zink für die Immunkraft.

- Besonders reich ist die Ziegenmilch an Niacin und an Vitamin D. Das ist wichtig für starke Nerven und für gute Laune.

Durch seinen hohen Gehalt an Orotsäure und Ubichinon wird Ziegenmilch zu einem Jungmacher. Sehr empfehlenswert ist die Ziegenmilch-Kur: 1 Woche lang pro Tag einen Liter Ziegenmilch trinken – Ihre Haut wird jugendlich glatt!

◆ Durch einen hohen Gehalt an Orotsäure und Ubichinon wird Ziegenmilch zu einem Jungmacher. Die rund 80 Billionen Zellen in unserem Körper leben länger, regenerieren sich schneller. Ziegenmilch vertreibt kleine Fältchen im Gesicht und verhindert die übertriebene Bildung neuer Falten.

Man kann das selbst testen: Schauen Sie sich morgens genau und sehr kritisch in den Spiegel. Kontrollieren Sie Ihre Falten, vor allem auch die Faltentiefe. Und dann trinken Sie im Rahmen einer Kur eine Woche lang jeden Tag 1 Liter Ziegenmilch über den Tag verteilt. Nach 7 Tagen werden Sie bei einem Blick in den Spiegel staunen, wie glatt und jugendlich Ihre Haut geworden ist.

Eines aber sollte man im Umgang mit Ziegenmilch beachten:

• Kuhmilch-Allergiker sollten vorsichtig testen, ob Sie Ziegenmilch vertragen. Das ist verschieden. Manche haben mit Ziegenmilch kein Problem, weil sich ihre Proteine von jenen der Kuhmilch gravierend unterscheiden.

• Als Säuglings-Nahrung hat Ziegenmilch ebenso wenig Berechtigung wie Kuhmilch. Bei Kleinkindern rät auch die Deutsche Gesellschaft für Kinderheilkunde und Jugendmedizin vom Einsatz von Ziegenmilch ab.

Schlank und fit: Mit Ziegen- und Schafkäse der Hit!

Greifen Sie öfter zu Schaf- oder Ziegenkäse: Beide Käsesorten haben zum Teil ganz andere und viel mehr Wirkstoffe als Kuhkäse-Sorten. Und sie sind Jungmacher.

Den Beweis dafür erbringen viele rüstige alte Menschen in Rumänien, Bulgarien und Griechenland, die regelmäßig diesen Käse essen. Außerdem: Schaf- und Ziegenkäse haben ein besonders leicht verdauliches Eiweiß, das vom menschlichen Organismus besonders rasch und gut aufgenommen werden kann.

Schafkäse ist reich an Vitamin A, Betacarotin, Vitamin B1, B 2 und B 12. Damit kann man hervorragend Augen und Nerven stärken. Schafkäse enthält Orotsäure in einer Menge, wie man sie sonst nirgends in der Natur findet.

Die Orotsäure hält alle unsere Körperzellen in Schwung, bremst den Alters-Verschleiß und senkt das Krebsrisiko. Aus der Orotsäure werden in unserem Körper Nukleinsäuren. Das sind wertvolle Treibstoffe für unsere geistige und körperliche Dynamik.

Ziegenkäse enthält neben den Vitaminen A, B 1, B 2, C und D besonders viele Mineralstoffe: Magnesium, Calcium, Kalium, Kupfer, Phosphor, Chrom. Diese Kombination wirkt sich sehr positiv auf die Atemwege aus. Darum war es auch in vergangenen Zeiten üblich, dass Lungenkranke Ziegenmilch-Kuren durchführen mussten. Man setzte Ziegenmilch auch als Naturmedizin bei Bronchitis und sogar bei Tuberkulose ein.

Man kann auf Grund dieser vielen Wirkstoffe mit dem Genuss von Ziegenkäse die Nerven stärken, kann sich stressfest machen.

Der Hauptwirkstoff im Ziegen-Käse aber ist das Ubichinon 50. Es handelt sich dabei um einen Schutzstoff, der darüber wacht, dass der Stoffwechsel in unseren Zellen ohne Missbildungen und Störungen abläuft. Die Zellen werden dadurch lange jung erhalten und vor frühzeitiger Alterung geschützt.

Besonders köstlich schmecken Schaf- und Ziegen-Käse mit ein paar Tropfen Olivenöl und einem Stück Weißbrot. Beide Käsesorten passen auch gut in einen Obstsalat.

Schafkäse gehört in den griechischen Bauernsalat. Ziegenkäse passt hervorragend zu Tomaten und Basilikum anstelle von Mozzarella.

Für alle, die schlank bleiben wollen: 100 Gramm Schafkäse liefern 97 Kalorien, 100 Gramm Ziegerkäse nur 58 Kalorien.

Von A wie Apfel – bis Z wie Zitrusfrüchte: Ernährungs-ABC für eine schöne Haut

Wenn es mit Riesenschritten auf den Sommer zugeht, braucht unsere Haut eine spezielle Ernährung, damit sie gepflegt, jugendlich und schön aussieht. Es gibt Naturprodukte, die große Mengen an Wirkstoffen für unsere Haut enthalten. Sie sollten in nächster Zeit verstärkt auf Ihrem Speisezettel auftauchen:

◆ **Äpfel** halten den Blutzucker-Spiegel konstant und vermeiden eine extreme Insulin-Produktion. Dadurch bleibt die Haut jung. Der Alterungs-Prozess wird gebremst.

◆ **Avocados** liefern viel Vitamin E. Das bekämpft Umweltschadstoffe, welche die Haut alt und krank machen. Vitamin E stärkt aus das Bindegewebe.

◆ **Milch** verfügt über das B-Vitamin Niacin. Und das kann Hautschäden reparieren.

Ein Tipp: Sie können den Ziegenkäse, der nur 58 Kalorien pro 100 Gramm hat, auch hervorragend zu Tomaten und Basilikum anstatt Mozzarella genießen.

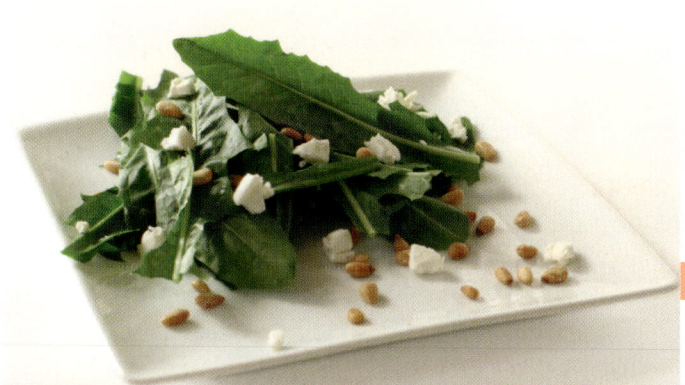

- **Fenchel** ist reich am Mineralstoff Kalium. Dadurch können die Hautzellen besser und länger Wasser aufnehmen. Und das macht die Haut jung.

- **Hühnerfleisch** liefert wertvolles Eiweiß, das unser Körper für die Herstellung bestimmter Schönheits-Hormone braucht.

Genießen Sie Früchte in Hülle und Fülle: Ihre Haut wird es Ihnen danken!

- **Grüner** Tee senkt das Risiko für Hautkrebs und stoppt frühzeitige Alterungsprozesse der Haut.

- **Knoblauch** entschlackt und entgiftet die Haut mit seinem Wirkstoff Allicin. Außerdem fördert er die Durchblutung der kleinen, feinen Blutgefäße in der Haut.

- **Lachs** – aber auch Hering und Makrele – enthalten Omega-3-Fettsäuren. Auch sie verzögern das Altwerden der Haut.

- **Olivenöl** schützt mit seinen einfach und mehrfach ungesättigten Fettsäuren die Haut vor schädlichen Entzündungen. Außerdem stärkt es die Hornschicht der Haut.

- **Spinat** liefern uns B-Vitamine, die das Bindegewebe der Haut festigen. Spinat ist daher wichtig gegen Cellulite.

- **Tomaten** zeichnen sich durch den roten Farbstoff Lycopin aus. Er schützt die Haut vor den schädlichen UV-Strahlen der Sonne, vor Zigarettenrauch und Umweltgiften.

- **Weintrauben** enthalten Fruchtsäuren, welche die Faltenbildung hemmen.

- **Wasser** ist wichtig für die Hautzellen. Es hilft, Nährstoffe in die Zellen zu liefern und Stoffwechsel-Abfälle zu entsorgen.

- **Zitrusfrüchte** – vor allem Grapefruits und Mandarinen – sind reich an dem Bioaktivstoff Rutin, und der stärkt das Bindegewebe und erhält die Haut lange glatt.

Frische Frucht- und Gemüsemasken: So verwöhnen Sie Ihren Teint!

Hier einige Rezepte, wie Sie mit Masken aus frischem, saftigem Obst und Gemüse Ihre Haut „von außen" verwöhnen können:

- **Zitronen** enthalten die Vitamine A, C, B 1, B 2 und B 3. Sie können damit unreine Haut wieder attraktiv machen. Mischen Sie in einem Schälchen 1 Teelöffel frisch gepressten Zitronensaft mit dem Eiweiß von einem Ei. Schlagen Sie das Ganze steif, streichen Sie die Masse auf die Haut und lassen Sie sie 8 bis 10 Minuten einwirken. Danach mit Wasser abwaschen.

Wenn Sie die Haut glätten und porentief reinigen wollen, dann sollten Sie die Kraft der Papaya-Frucht einsetzen. Sie ergibt sich aus der Kombination des Enzyms Papain mit Vitamin C. Schneiden Sie eine Papaya in 2 Hälften und schaben Sie mit einem Esslöffel die Kerne heraus. Dann schälen Sie die Frucht, pürieren das Fruchtfleisch. Verrühren Sie es mit dem Saft einer halben Zitrone. Tragen Sie die cremige Masse aufs Gesicht auf und lassen Sie sie 15 Minuten einwirken. Danach mit lauwarmem Wasser abwaschen, abtrocknen und eine Feuchtigkeits-Creme auftragen.

Damit die Haut der reifen Frau länger jung bleibt, sollte man eine Avocado-Maske einsetzen. Die Avocado ist reich an Vitaminen und Aminosäuren. Schälen Sie eine Avocado und zerdrücken Sie das Fruchtfleisch der halben Frucht mit einer Gabel. Rühren Sie ein etwas geschlagenes Eigelb und einen Esslöffel Bienenhonig dazu. Die Mischung wird für 25 Minuten aufs Gesicht aufgetragen, danach mit nassen Wattebauschen abgewischt.

Wenn Sie die groben Hautporen kleiner und feiner machen wollen, nützen Sie die Wirkung von Methyl-Salicylsäure, Kieselsäure und den Vitaminen B, C, E und K. Sie finden alles in der reifen Erdbeere. Zerdrücken Sie 2 bis 3 Erdbeeren mit einer Gabel und mischen Sie das steif

geschlagene Eiweiß von einem Ei darunter. 10 Minuten auf die Haut einwirken lassen.

Ehe Sie so eine Fruchtmaske auflegen, sollten Sie testen, ob Sie etwa darauf allergisch reagieren.

Das geht ganz einfach: Tragen Sie ganz wenig von der Masken-Mixtur auf der Innenseite des Unterarmes auf. Wenn nach einiger Zeit Rötungen und Juckreiz auftreten, sollten Sie auf eine äußerliche Behandlung mit Früchten verzichten. Zeigt die Haut keine Reaktion, dann können Sie die Frucht-Maske anwenden.

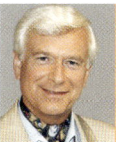

Prof. Bankhofers Spezial-Tipp

Wer grobe Hautporen feiner machen will, sollte 2 bis 3 reife Erdbeeren zerdrücken und das steif geschlagene Eiweiß von einem Ei darunter mischen. Dann 10 Minuten auf die Haut auftragen.

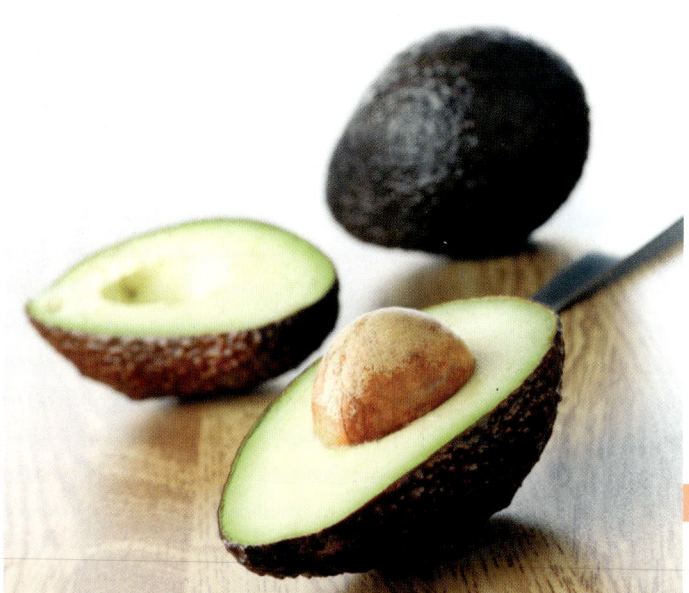

Welche Nahrungsmittel jetzt Ihre „Hautsache" sein sollten, um Sommerschäden zu reparieren

Wenn der Sommer zu Ende geht, dann zeigen sich bei vielen von uns etliche kosmetische Schäden, die von der Hitze, der Sonne, der trockenen Luft, dem Meerwasser und vom Sand verursacht wurden.

Mit diesen Lebensmitteln können Sie Sommerschäden wieder reparieren:

- Wasser. Wer reichlich trinkt, kann Falten glätten und der Haut neue Spannkraft geben.

- Avocados liefern der Haut natürliches Vitamin E und stoppen den frühzeitigen Alterungsprozess, den die Sonne eingeleitet hat.

- Die frische, reife Ananas macht die Haut geschmeidig, weil das Vitamin C und das Enzym Bromelain entscheidend am Aufbau des Kollagens beteiligt sind.

- Lachs und Makrele liefern der Haut Eisen, Selen und Vitamin D, wichtige Nährstoffe für Haut und Haare.

- Vollkornprodukte versorgen die Haut mit Kieselsäure. Sie baut den Säureschutzmantel auf. Die Ballaststoffe des vollen Korns im Darm entgiften die Haut von innen her.

- Bananen liefern reichlich Kalium und schützen die Haut vor Cellulite, weil sie das Bindegewebe festigen.

- Der blaue Farbstoff in den Heidelbeeren hat auf die Haut eine große Anti-Aging-Wirkung, weil Schadstoffe, welche die Haut krank und alt machen, ausgeschaltet werden.

- Brokkoli steuern den Wasserhaushalt der Haut und sorgen, dafür, dass sie lange jung bleibt.

- Eier liefern der Haut den Fettstoff Lecithin. Es ist der Gegenspieler vom Cholesterin. Enthält die Haut des Menschen mehr Lecithin als Cholesterin, bleibt die Haut lange faltenfrei. Überwiegt das Cholesterin, dann altert die Haut schneller.

- Kartoffeln schaffen in der Haut ein basisches Milieu und bauen Säuren ab. Basisches Klima macht die Haut stark gegen Cellulite.

- Kiwis sind ein wichtiger Zündfunke für das Kollagen. Und nur Kollagen kann die Haut elastisch und jung erhalten.

- Grüne Bohnen stärken die Immunkraft der Haut durch ihren hohen Gehalt an Zink, Cystein und Calcium.

- Der dunkle Farbstoff der schwarzen Johannisbeeren beugt Krampfadern und blauen Äderchen vor.

- Kohlgemüse – vor allem Grünkohl und Sauerkraut – sorgen für eine optimale Hauterneuerung und schützen vor Akne und anderen Hautunreinheiten.

- Rote Rüben (rote Bete) bekämpft Entzündungen in der Haut und hilft Akne bekämpfen.

- Leber liefert Eisen, Kupfer, Selen, Vitamin A und B 12: Das sind wertvolle Grundstoffe für gesunde Haut, starke Nägel und feste, glänzende Haare.

- Sonnenblumenkerne schützen die Haut vor Trockenheit und Schuppenbildung.

- Papayas verhindern Wasser-Ansammlungen im Bindegewebe der Haut.

- Weizenkeime und Weizenkeimöl schützen die Haut vor dem Trockenwerden. Damit helfen sie aber auch Falten vorzubeugen.

- Paprikaschoten, vor allem die roten, stärken die Nägel, verhindern trockene, rissige Haut und schützen vor Haarausfall.

Wie man sich löffelweise verbrauchte Energie zurückholt

Wer schwere geistige oder körperliche Arbeit geleistet hat und vielleicht noch ausgehen möchte, fragt sich: Wie kann ich die verbrauchte Energie möglichst schnell wieder zurückholen? Es gibt eine Reihe von Naturprodukten, die uns über den Teller wieder Kraft geben.

- Nützen Sie den „Hormon-Kick" und essen Sie genüsslich eine Banane oder einige Stücke einer frischen Ananas, am besten mit Kefir-Milch. Sie alle liefern uns das Gute-Laune-Hormon Serontonin, das zugleich aber auch Kraft gibt.

- Wählen Sie den „grünen Weg": Basilikum, Pfefferminze und Petersilie sind verlässliche Energie-Lieferanten.

- Machen Sie es wie viele Menschen in den arabischen Ländern: Essen Sie einige Datteln. Gut kauen. Damit sind Sie schnell wieder fit.

- Essen Sie eine Portion Fisch: Lachs, Hering oder Makrele. Die Omega-3-Fettsäuren aus dem Fischöl geben Power. Wer keinen Fisch mag, sollte

Ob Wasser, Bananen, Heidelbeeren, Papayas, Leber, Vollkornprodukte, Weizenkeime oder Paprikaschoten: Es gibt 20 Lebensmittel, mit denen man wirkungsvoll die durch Sonne, Meer und Hitze entstandenen Hautschäden reparieren kann.

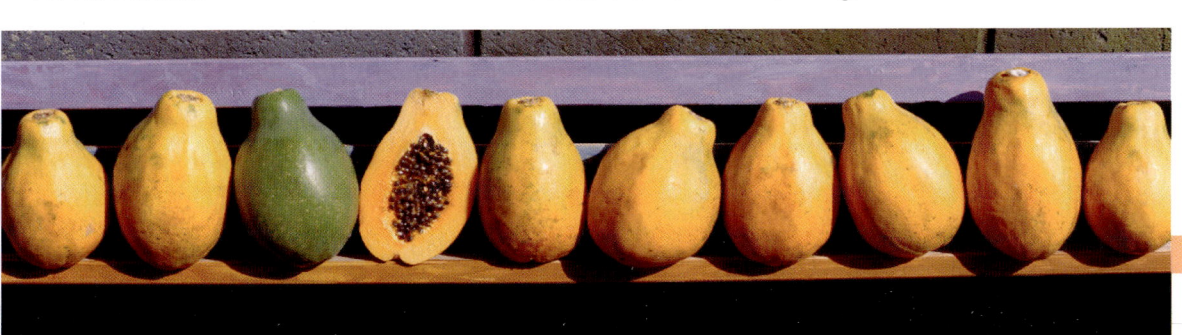

Wenn Sie schnell verbrauchte Energie zurückgewinnen wollen, hier ein Geheimtipp: Ein Glas Holunderbeersaft aus dem Reformhaus langsam in kleinen Schlucken trinken.

Leinsamen ins Müsli geben oder mit Olivenöl den Salat anrichten. Die einfach ungesättigten Fettsäuren aus dem Öl sind Kraftspender.

◆ Genießen Sie einen Obst-Mix: eine Kiwi, eine Hand voll Trauben und zum Abschluss Grapefruit mit rosa oder rotem Fruchtfleisch.

◆ Kauen Sie einen Esslöffel voll grüne weichschalige Kürbiskerne. Die machen vor allem die Nerven stark.

◆ Eine sehr gute Möglichkeit, schnell wieder zu Kräften zu kommen: Setzen Sie das gute, alte Studentenfutter ein und essen Sie eine Mischung aus Haferflocken, gehackten Nüssen und Trockenfrüchten.

◆ Wer seine Energie verbraucht hat, der muss Eiweiß nachliefern. Daher ist es sinnvoll, ein Glas Milch zu trinken, einen Becher Joghurt zu löffeln oder ein Stück gekochte Hühnerbrust zu essen.

◆ Besonders wirksam zum Aufbau neuer Energie ist ein Soja-Joghurt oder ein Drink mit Sojamilch. Besonders Frauen profitieren davon, weil sie mit Sojaprodukten auch pflanzliche Hormonstoffe aufnehmen, die ebenfalls fit und vital machen.

◆ Als Geheimtipp für alle, die es eilig haben, gilt ein Glas Holunderbeersaft (Reformhaus), langsam in kleinen Schlucken getrunken.

◆ Ein wertvoller Energie-Lieferant ist auch Ingwer-Tee: 3 bis 4 dünne Scheiben von einem saftigen, frischen Ingwer in eine Tasse legen, kochendes Wasser darauf gießen, zugedeckt 8 Minuten ziehen lassen, mit etwas Honig süßen, langsam trinken, so warm wie möglich.

Appetit auf Anti Aging!

In jüngster Zeit befassen sich viele Ärzte und Wissenschaftler mit dem Thema „Anti Aging". Sie wollen ergründen, was man tun kann, um möglichst lange jung zu bleiben. Dabei zeigt sich: Man muss nicht Pillen schlucken oder sich unters Messer eines Schönheitschirurgen legen. Man kann auch mit der täglichen Ernährung Einiges tun, um das Altern zu bremsen.

• Ganz wichtig ist die Zufuhr von Omega-3-Fettsäuren, enthalten in Meeresfischen, besonders in Lachs, Makrele, Hering, Sardinen. Sie er-

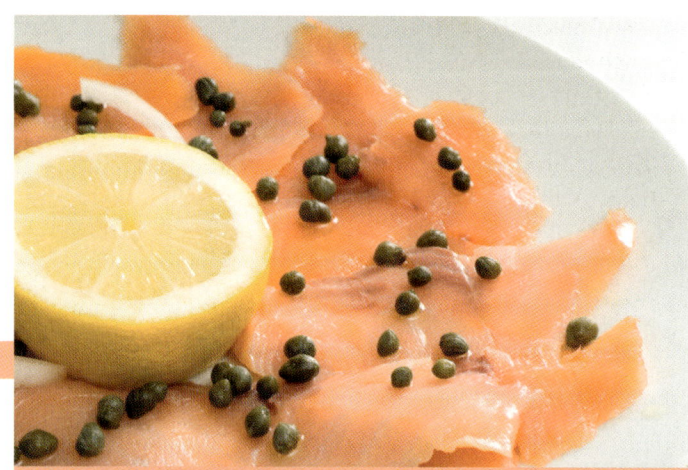

weitern die Gefäße, senken zu hohen Blutdruck und zu hohe Cholesterinwerte, bremsen die Arteriosklerose, stärken das Gehirn und wirken entzündungshemmend. Lauter Kriterien fürs Jungbleiben.

- Zu jenen Obstsorten, die das Altwerden bremsen, gehören Äpfel und dunkle Trauben. Sie enthalten Schutzstoffe – sogenannte Antioxidantien –, die uns gegen freie Radikale – aggressive Schadstoff-Moleküle – schützen. Und die machen uns alt und krank. Besonders wertvoll: der Polyphenol-Schutzstoff Resveratrol in den Trauben.

- Beim Gemüse zählen zu den Top-Jungmachern Brokkoli und Paradeiser. Der Bioaktivstoff Sulforaphan in den Brokkoli und der rote Farbstoff Lycopin in den Paradeisern senkt das Krebs-Risiko, stärkt Herz und Kreislauf.

- Bauen Sie immer wieder Sojaprodukte in den Speiseplan ein. Die pflanzlichen Hormonstoffe in der Sojabohne senken bei der Frau das Risiko für Brustkrebs, beim Mann für Prostatakrebs. Außerdem liefert die Sojabohne Lecithin fürs geistige Jungbleiben.

- Ziehen Sie pflanzliche Fette den tierischen vor: Greifen Sie vor allem zu Olivenöl und Rapsöl. Beide haben einen enorm hohen Gehalt an einfach ungesättigten Fettsäuren. Das sind absolute Jungbrunnen-Öle.

- Sehr sinnvoll ist es, 3 Mal in der Woche „Dinner Canceling" durchzuführen: um 16 Uhr die letzte Mahlzeit des Tages, danach nur mehr ungesüßte Kräutertees. Damit aktiviert man die Produktion der beiden Hormone Somatropin und Melatonin. Sie stärken das Immun-System und senken die Körper-Temperatur. Der Organismus arbeitet dann die ganze Nacht auf Sparflamme. Alle Organe regenerieren sich im Schlaf und altern nicht so schnell.

Sein wahres Alter man schon bald vergisst, wenn man sehr viel Knoblauch isst

Es gibt so viele Speisen, die durch Knoblauch erst so richtig köstlich schmecken. Die Knoblauch-Fans sind in den letzten Jahren in unserem Land immer mehr geworden. Auch viele junge Leute bekennen sich zu der „tollen Knolle", auch wenn sie eine penetrante Geruchsausdünstung nach sich zieht. Das Wichtigste dabei: Knoblauch-Essen ist sehr gesundheitsfördernd.

- Der Hauptwirkstoff Allicin im Knoblauch entsteht erst, wenn das Allicin durch Zerschneiden oder Kauen mit Sauerstoff in Berührung kommt. Dieses Allicin wirkt gegen einige Bakterien besser als manche chemischen Antibiotika, und obendrein ohne Nebenwirkungen, wenn man vom Geruch absieht.

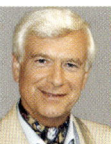

Prof. Bankhofers
Spezial-Tipp

Wer dreimal in der Woche „Dinner Canceling" durchführt und ab 16 Uhr nur noch ungesüßte Kräutertees zu sich nimmt, dessen Organismus arbeitet dann die ganze Nacht auf Sparflamme, die Organe regenerieren sich im Schlaf und altern nicht so schnell.

*Die ideale Varian-
te, frischen Knob-
lauch zu genießen:
Schneiden Sie 2 bis
3 Knoblauchzehen
in dünne Scheiben
und legen Sie diese
auf eine Schnitte
Vollkornbrot mit
Schinken.*

◆ Knoblauch kann erhöhte Choles-
terin- und Blutdruck-Werte senken.
Wichtig ist dabei zu wissen: Da sich
das Cholesterin im menschlichen
Organismus vorwiegend nachts
aufbaut, sollte man Knoblauch
nachmittags oder abends essen.
Am Morgen hat das wenig Sinn.

◆ Knoblauch stärkt Herz und Kreislauf
und beugt einer vorzeitigen Arteriosklerose vor. Am Institut für Herz-
Kreislauf-Forschung in Mainz hat
Prof. Dr. Gustav Belz nachgewiesen:
Wer regelmäßig Knoblauch isst, hat
um 10 bis 15 Jahre jüngere, elastischere Gefäße.

◆ Und Prof. Dr. Günter Siegel von der
Freien Universität Berlin hat herausgefunden: Knoblauch kann das Risiko für Schlaganfall senken.

◆ Da Knoblauch auch Viren bekämpfen kann, ist er ein gutes Begleit-
Gewürz bei einer Erkältung. Man ist
schneller wieder gesund.

◆ Eine interessante Wirkung hat der
Knoblauch auf Magen und Darm.
Er aktiviert die Verdauungs-Drüsen
und bekämpft erfolgreich Blähungen, Verdauungsstörungen, aber
auch Durchfall. Selbst bei Darminfektionen und bei Pilzbefall im
Magen ist der Knoblauch eine sinnvolle Unterstützung der ärztlichen
Behandlung.

**Die ideale Variante, frischen
Knoblauch zu genießen:**
*Schneiden Sie 2 bis 3 Knob-
lauch-Zehen in dünne Scheiben
und legen Sie sie auf eine
Schnitte Vollkornbrot mit Schinken. Und wenn Sie danach
den Geruch besser in den Griff
bekommen wollen, dann kauen
Sie etwas Majoran und Kümmel, oder trinken Sie ein Glas
Milch.*

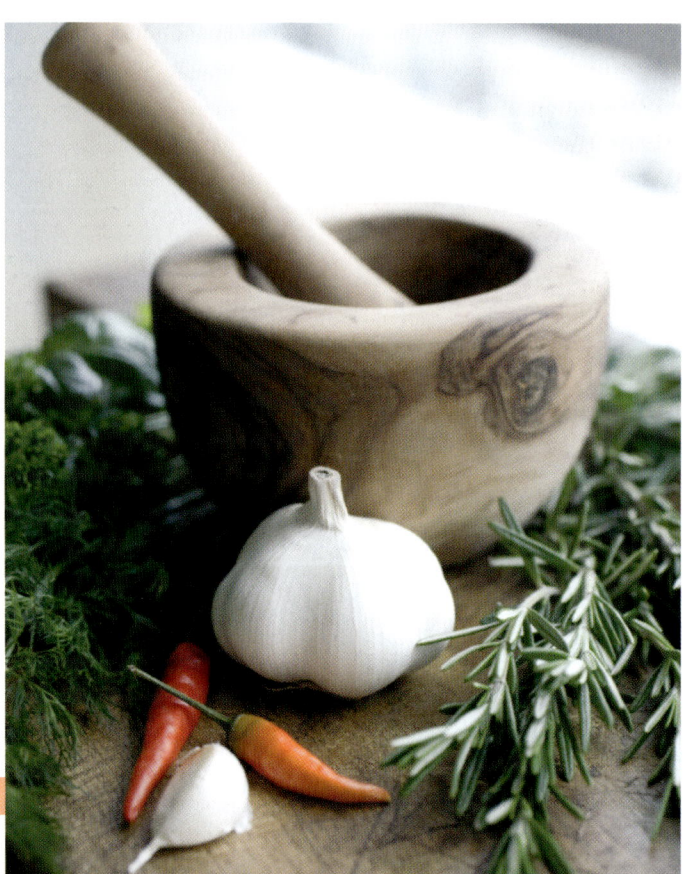

Packen Sie die Vitalität an der richtigen Wurzel: Jungbrunnen Yams-Wurzel

Jeder von uns möchte möglichst lange geistig und körperlich fit und vital bleiben. Wir träumen immer wieder von einem Jungbrunnen. Es gibt ihn in Form eines Gemüses, das aus Afrika und Ostasien stammt und besonders beliebt in der Türkei und in den ehemaligen jugoslawischen Ländern ist: die Yams-Wurzel, oft auch Yam-Wurzel genannt.

Sie wird auch auf unseren Märkten angeboten. Es gibt 600 Yams-Arten. Am beliebtesten ist die Kartoffel-Yams-Wurzel. Sie ist länglich, hat eine braune, flaumige Schale und innen ein weißes Fruchtfleisch. Wenn Sie die Yams-Wurzel kaufen, muss sie fest und makellos sein und darf keine weichen Stellen haben.

Die Yams-Wurzel liefert reichlich Kalium für Muskeln und Nerven, Vitamin C gegen Stress und Erkältungen, B 1 für starke Nerven, B 6 und Folsäure fürs Herz, Phosphor und Kupfer für geistige Fitness.

Das Besondere an der Yams-Wurzel: die Substanz Diosgenin. Sie ist in der Struktur dem Progesteron ähnlich. Diosgenin ist der Roh- und Grundstoff, aus dem unser Körper sein körpereigenes Hormon DHEA herstellt. DHEA ist das Hormon, welches das Altern bremst und uns länger jung erhält.

Aus diesem Grund besorgen sich manche auf obskuren Wegen künstlich erzeugtes DHEA und nehmen es ein. Ärzte warnen davor. Man kennt noch nicht die Nebenwirkungen. Der einfachere und ungefährliche Weg: Bauen Sie regelmäßig die Yams-Wurzel in Ihren Speiseplan ein. Da gibt es kein Risiko, keine Nebenwirkungen.

Die Yams-Wurzel wird wie Kartoffeln zubereitet: mit wenig Wasser dämpfen. Man kann die Wurzel auch schälen, in Würfel schneiden, in Suppen einkochen oder mit anderen Gemüsesorten zu einem Eintopf verarbeiten. Man kann die Knolle frittieren oder auch zu Yams-Püree – wie Kartoffel-Püree – verarbeiten.

Im Geschmack ist die Yams-Wurzel der Süßkartoffel – auch Topinambur genannt – ähnlich, nur weniger süß und weniger erdig.

Wenn Sie die Yams-Wurzel auf dem Markt gekauft haben und nicht gleich verkochen, dann sollten Sie sie an einem dunklen, kühlen und luftigen, aber trockenen Ort aufbewahren. Auf keinen Fall in einem Kunststoffbeutel. Da setzt sie schnell Schimmel an.

Was Sie heute essen müssen, um morgen Alzheimer zu verhindern

Wer sein Gehirn schützen möchte, sollte Lebensmittelzusatzstoffe, künstliche Farben in Nahrungsmitteln und den Geschmacksverstärker Glutamat meiden, der in vielen Fertiggerichten enthalten ist.

Bei vielen jungen Leuten ist die Angst vor Alzheimer vor allem dann sehr groß, wenn es in der Familie so einen Fall gibt. Oder wenn Alzheimer schon öfter aufgetreten ist. US-Forscher betonen: Jeder kann selbst dazu beitragen, um sein Alzheimer-Risiko zu senken. Man muss dem Gehirn einfach über die tägliche Ernährung bestimmte Vitalstoffe zuführen, die es braucht, um sich vor Alzheimer zu schützen. Und damit kann man nicht früh genug anfangen.

- Eine Frucht, die dem Gehirn den nötigen Treibstoff liefert, ist die Banane. Besonders gut fürs Gehirn: der Bananen-Milchshake.

- Wer reichlich Heidelbeeren und Brombeeren genießt, stärkt mit dem Farbstoff Anthocyan das Gehirn.

- Das tägliche Ei ist sinnvoll, um Alzheimer vorzubeugen. Es liefert Lecithin. Daraus nimmt das Gehirn Cholin auf und produziert daraus selbst Acetylcholin, den wichtigsten Botenstoff für geistige Fitness.

- Das Curry-Gewürz macht das Gehirn stark. Der Wirkstoff Kurkumin verstärkt die geistige Aktivität. Curry verbessert die Fähigkeit jener Immunzellen im Körper, welche die Bildung von Alzheimer-Plaques verhindern oder zumindest bremsen.

- Unser Gehirn braucht, wenn es gesund bleiben soll, Omega-3-Fettsäuren aus Meeresfisch, Leinöl und Rapsöl. Damit wird das Risiko für geistige Störungen verringert.

- Auch mit dem häufigen Einsatz von Olivenöl kann man zur Vorbeugung von Alzheimer beitragen.

- Das Koffein vom Bohnenkaffee schützt vor Alzheimer und Parkinson. Amerikanische Forscher vermuten, dass das auch beim Schwarztee und beim Grünen Tee möglich ist.

- Unser Gehirn braucht ständig Wasser. Es besteht – wie unser Körper – zu 70 Prozent aus Flüssigkeit und kann nur im flüssigen Milieu stark sein. Bekommt das Gehirn nicht genügend Wasser, sinkt sofort seine Leistung.

- Die wertvollen Fette und die Folsäure in Walnüssen, Haselnüssen und Mandeln werden von der Wissenschaft als wichtiger Schutz vor Alzheimer angesehen. Das ist einer der Gründe, warum Studentenfutter geistig fit macht.

- Hin und wieder ein Glas Rotwein fördert die Sauerstoffversorgung des Gehirns und bremst obendrein eine frühzeitige Arteriosklerose.

Wer sein Gehirn schützen möchte, der muss auch wissen, was er nicht essen sollte. Dazu gehören Lebensmittelzusatzstoffe, künstliche Farben in Nahrungsmitteln und der Geschmacksverstärker Glutamat, der in so vielen Fertiggerichten enthalten ist. Glutamat an sich ist ein wichtiger Nervenbotenstoff. Ist allerdings zu viel im Körper vorhanden, wird die Reizweiterleitung gestört.

Wer abspecken möchte, sollte beim Geschirr „blau machen"

Gehören Sie zu jenen Menschen, die zwar fest vorhaben, abzunehmen, die es aber nicht schaffen, was immer Sie dafür auch tun? Prof. Dr. Kenneth R. Fehrmann an der Universität von San Francisco hat das Rätsel gelüftet. Er sagt: „Die meisten Menschen umgeben sich bei der Mahlzeit mit den falschen Farben. Diese Farben beeinflussen das Ess-Verhalten. Gelb und Orange fördern den Heißhunger, regen den Appetit an. Wer zunehmen möchte, sollte gelbe und orangefarbene Tischtücher auflegen, am besten auch die Teller in dieser Farbe wählen. Auch wer zum Start einer Mahlzeit eine Orange genießt, schafft damit die Voraussetzung für einen guten Appetit.

Was sollen all jene tun, die endlich abnehmen wollen? Vorerst einmal Orange und Gelb beim Essen meiden. Und dann gezielt die Farbe des Schlankbleibens und Schlankwerdens wählen. Und das ist – wie Forschungen in San Francisco ergeben haben – Blau.

Wer von blauen Tellern speist, aus blauen Tassen trinkt und den Tisch mit einem blauen Tuch bedeckt, der hat nicht viel Hunger, wird bald satt. Blautöne hemmen ganz mächtig den Appetit.

Ebenso wichtig aber ist, dass man beim Essen sehr helles Licht zur Verfügung hat. Bei schummrigem Licht isst man deutlich mehr.

Außerdem empfiehlt Prof. Dr. Fehrmann: Wählen Sie im Restaurant einen Tisch, in dessen Nähe sich ein Spiegel befindet. Und auch zuhause sollten Sie sich beim Essen im Spiegel sehen. Auch das ist ein Umfeld, in dem man weniger konsumiert und viel bewusster seinen Teller belegt.

Wenn sich diese Botschaften herumsprechen, werden blaue Teller, Tassen und Tischtücher sowie Spiegel fürs Speisezimmer in nächster Zeit reißenden Absatz finden.

Forschungen zeigen: Wer aus blauen Tellern speist und den Tisch mit einem blauen Tuch bedeckt, wird bald satt. Blautöne hemmen nämlich den Appetit!

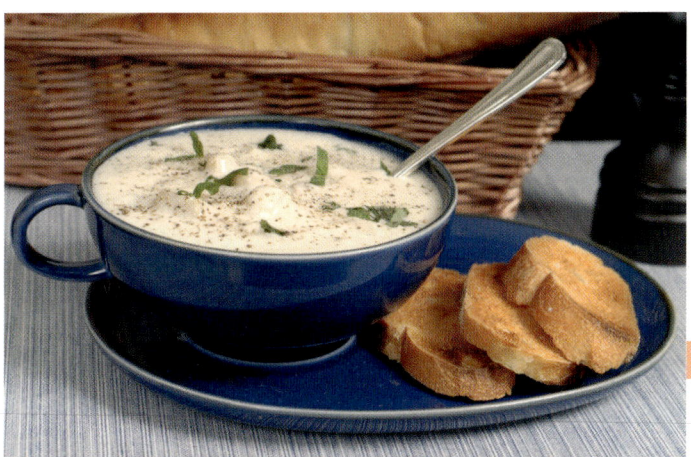

Hier redet niemand Topfen: Topfen ist der Super-Schlankmacher für den Start in den Frühling!

Topfen (Quark) ist nicht nur supergesund und enthält viele Vitamine und Spurenelemente, er ist auch ein wunderbarer Schlankmacher: 100 Gramm Mager-Topfen haben nur 73 Kilokalorien.

Wenn jemand von einem anderen behauptet: „Der redet lauter Topfen!" dann ist das eine schwere Beleidigung. Für wen? Natürlich für den Topfen (Quark). Denn es handelt sich dabei um ein wertvolles Nahrungsmittel und zugleich um eine Naturarznei. Topfen und die daraus erzeugten Frischkäse sind vor allem aber auch Super-Schlankmacher für den Frühling.

Topfen entsteht – kurz und einfach erklärt – durch die natürliche Säuerung der Milch. Dieser Vorgang wird durch ein spezielles Enzym – das Labferment – eingeleitet. Käse-Eiweiß – auch Kasein genannt – und das Fett werden von einer Flüssigkeit getrennt. Und diese Flüssigkeit ist die Molke. Darum spricht man auch bei der Topfen-Herstellung von einer „Entmolkung" der Milch. Der Roh-Topfen wird durch Schleudern in einer Zentrifuge von der Molke getrennt und danach fein passiert. Dadurch entsteht zartcremiger Speise-Topfen. Der normale hat 40 Prozent Fett, der halbfette 20 Prozent, und der Mager-Quark hat 2 Prozent Fett.

Topfen ist leicht verdaulich und liefert wertvolles Eiweiß, das uns zum Beispiel vor Stress schützt und uns mit Energie versorgt. Auch das Milchfett im Topfen ist leicht verdaulich und daher besonders bekömmlich. Der Milchzucker im

Topfen stärkt die Darmflora, die Welt der positiven, gesundheitsfördernden Bakterien. Die Milchsäure ist entscheidend für den Geschmack des Topfens. Weiters liefert Topfen Vitamin A und Betacarotin für die Sehkraft, die Atemwege und die Immunkraft, weiters alle B-Vitamine für starke Nerven, Vitamin E für Vitalität und Vitamin D als Helfer des Calciums für die Knochen. Topfen versorgt uns aber auch mit Kalium, Magnesium, Zink, Eisen und Mangan. Und das alles bei geringster Kalorien-Menge. 100 Gramm Mager-Topfen haben nur 73 Kilokalorien.

 Dazu ein einfaches Schlank-Rezept:
Schneiden Sie Vollkornbrot in kleine Stück, legen Sie auf jedes eine dicke Scheibe einer rohen Gurke und geben Sie 2 Esslöffel Topfen drauf. Würzen Sie mit etwas rotem, mildem Paprikapulver.

Aus Topfen werden viele beliebte Frischkäse-Sorten hergestellt. Dafür wird dem fein passierten Topfen je nach gewünschter Fettstufe Sahne beigemischt. So entstehen Rahmfrisch-, Doppelrahm-Frischkäse, Mozzarella, Ricotta, Mascarpone. Wird der Topfen über 50 Grad Celsius erwärmt, zieht er sich zu Körnern zusammen. Das ist dann der Hüttenkäse.

Topfen ist aber auch ein gutes Hausmittel gegen Halsschmerzen: Streichen Sie zimmerwarmen Topfen messerrückendick auf ein schmales Leinentuch und drücken Sie damit den Topfen an den Hals, binden ein trockenes Wolltuch darüber. 2 Stunden einwirken lassen, dann abwaschen.

Wer unter Milchzucker-Unverträglichkeit leidet, weil ihm das Enzym Laktase fehlt oder weil dieses Enzym zu wenig aktiv im Körper ist, der muss auf Topfen verzichten. Sonst kommt es zu Blähungen, Durchfall und Bauchkrämpfen. Eine gute Alternative ist dann Naturjoghurt, weil es sehr, sehr wenig Milchzucker enthält.

Topfen und Frischkäse aller Art sind ideale Frühlings-Köstlichkeiten, die man mit gehackten, frischen Kräutern aufwerten kann.

Schlank und vital, mit diesen Lebensmitteln wird Abnehmen nicht zur Qual!

Wenn es draußen jetzt endlich warm wird, wollen wir doch alle in leichter Kleidung gute Figur zeigen. Doch wer hat jetzt vor dem Urlaub Geld, Zeit und Lust, in einem Kurzentrum eine Schlankheitskur zu absolvieren?

US-Wissenschaftler vom United State Department of Human Nutrition in Boston, der weltweit bedeutendsten Ernährungs-Forschungsgesellschaft, haben die besten Lebensmittel eruiert, mit denen man ohne viel Anstrengung schlank und zugleich auch vital werden

kann, wenn man sie konsequent in den Speiseplan einbaut:

- Grüngemüse wie zum Beispiel Spinat und Salate. Sie bremsen den Alterungsprozess, behindern Fettablagerungen, stärken die Sehkraft, die Atemwege und die Immunkraft.

- Vollkornprodukte: Sie binden Fett und führen es über den Darm ab. Und sie stören den Körper beim Ablagern von Fettpolstern. Die wertvollsten Körner fürs Schlankbleiben und Schlankwerden: Haferflocken, die gleichzeitig auch viel Kraft geben.

- Kaltgepresste Öle wie Olivenöl und Rapsöl: Sie stärken mit ihren einfach ungesättigten Fettsäuren das Immunsystem und wirken gegen Fettleibigkeit und zu hohe Cholesterinwerte.

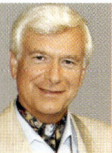

Prof. Bankhofers Spezial-Tipp

Wenn Sie Kaffee trinken und unmittelbar danach Wandern, Nordic Walking betreiben oder Joggen, wird das Abspecken beschleunigt!

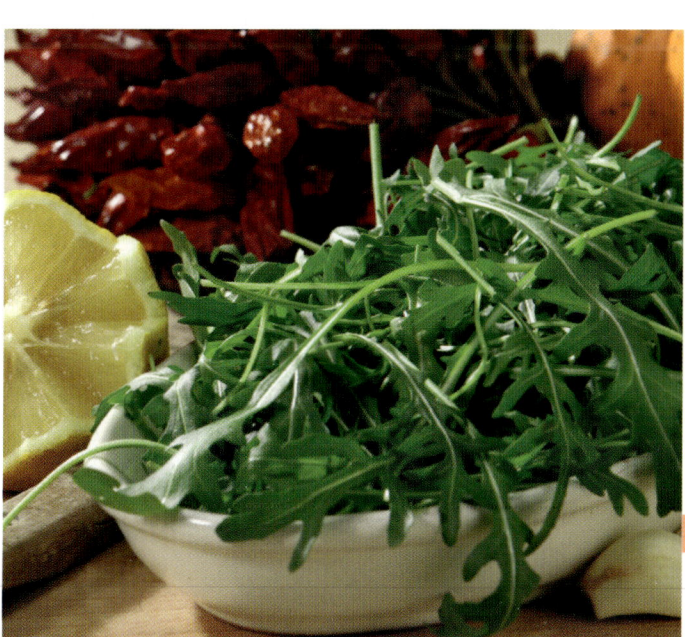

- Hülsenfrüchte fördern gleichzeitig die Fettverbrennung und den Muskelaufbau.

- Eier senken mit ihrem hohen Lecithin-Anteil im Eigelb zu hohes Cholesterin und blockieren Fettansammlungen an vielen Körperstellen.

- Nüsse in kleinen Mengen verhindern gefährliche Heißhunger-Attacken und helfen, Fette in Muskeln zu verwandeln.

- Milchprodukte fördern nicht nur den Knochenaufbau, sondern auch den Abbau von gesundheitsschädlichen Fetten. Das geschieht durch das Zusammenspiel von Calcium, Vitamin B 12, Riboflavin, Vitamin A, Phosphor und Kalium.

- Beeren: Der rote und blaue Farbstoff von Johannisbeeren, Heidelbeeren, Himbeeren und Brombeeren macht schnell satt, bremst den Hunger und wirkt gegen Übergewicht.

- Fettarmes Fleisch wie etwa Pute und Huhn bremsen Fettansammlung, bauen Muskeln auf und machen schlank.

- Der Geheim-Tipp Nr. 1: Wasser. Zu jeder vollen Stunde ein Glas mit etwas Zitronensaft füllt den Magen kalorienfrei und nimmt den Hunger, transportiert aber auch Fettmoleküle und Stoffwechselmüll ab.

- Würzen Sie die Speisen mit Ingwer, Pfeffer, Chili und Curry. Damit fördern Sie die Fettverbrennung.

- Viele wissen das nicht: Wenn Sie Kaffee trinken und unmittelbar danach Wandern, Nordic Walking oder zum Joggen gehen, dann wird das Abspecken beschleunigt. Das Koffein setzt das in den Zellen gespeicherte Fett frei und spaltet es in Fettsäuren, die der Körper dann beim Sport verbrennen kann.

Vorsicht Fettfalle: Hände weg von heimlichen Dickmachern

Sommerliche Temperaturen und Badewetter erwecken in uns den Wunsch, gute Figur in leichter Kleidung zu zeigen. Wir wollen schlank sein, schlank bleiben oder schlank werden.

Doch da gibt es rund um uns in der täglichen Ernährung ganz gemeine Feinde, raffinierte Fettfallen, die sich

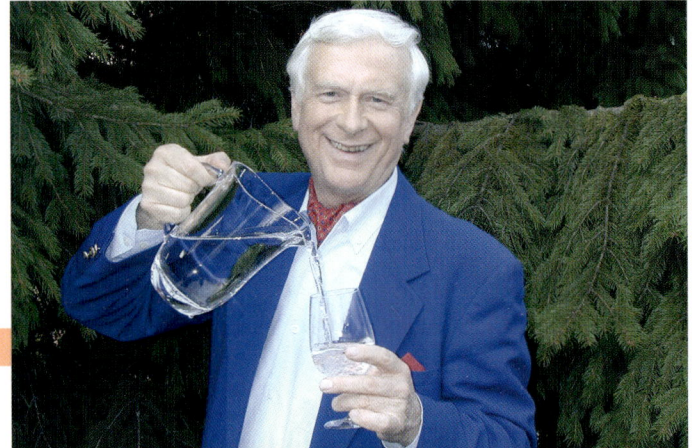

als heimliche Dickmacher an uns heranmachen. Wir müssen sie kennen, damit wir ihnen ausweichen können:

- Joghurt ist gesund und schmeckt gut. Ganz besonders köstlich finden viele von uns ein Sahnejoghurt. Kein Wunder: Fett ist ein Super-Geschmacksträger. Fettes schmeckt einfach besser. Und mit so einem Sahnejoghurt nehmen wir 15 Gramm Fett zu uns.

 Die Alternative:
1/4 Liter Buttermilch mit nur 1 Gramm Fett.

- Hätten Sie gedacht, dass ein kleines, zartes Croissant eine Fettfalle darstellt? Es versorgt uns mit 12 Gramm Fett. Wenn es – was oft der Fall ist – mit Marzipan gefüllt ist, dann werden es noch mehr.

 Die Alternative:
1 Toastbrot liefert nur 1 Gramm Fett. Man könnte also anstelle des Croissants 12 Scheiben Toastbrot essen.

- 1 Schnitte von einem leckeren Obstkuchen bringt 14 Gramm Fett.

 Die Alternative:
1 Portion Obstsalat aus frischem Obst hingegen belastet uns nur mit 1 Gramm Fett.

- Manche lieben Salami auf dem Brot. Aber Vorsicht: Salami ist die fetteste

Wurst und enthält pro Portion – das sind 30 Gramm – 10 Gramm Fett.

 Die Alternative:
30 Gramm gekochter Schinken ohne Fettrand liefert nur 1 Gramm Fett. Das hätten Sie sicher nicht gedacht.

- Walnusskerne sind sehr gesund, weil sie hochwertige Fette enthalten. Doch sie machen dick. Mit 5 Walnuss-Kernen tankt man 12 Gramm Fett so nebenher.

 Die Alternative:
Kauen Sie besser fettarme Trockenfrüchte wie Apfelringe, Feigen, Datteln.

- Wenn Sie für den Hunger zwischendurch einen Hot Dog – ein Brötchen mit einem heißen Würstchen – genießen, so nehmen Sie damit gleich 30 Gramm Fett auf.

 Die Alternative:
Greifen Sie zu einem Laugen-Brezel. Das liefert nur 3 Gramm Fett.

Sie sollten sich immer vor Augen halten: Der Mensch braucht täglich 80 Gramm Fett. Doch wir nehmen ein Vielfaches zu uns.

Nur wer diese Fettfallen in der Nahrung meidet, kann schlank durch den Sommer gehen.

Es gibt „gemeine" Feinde für Ihre Figur, die „Fettfallen". Ein Croissant liefert uns beispielsweise 12 Gramm Fett, 1 Toastbrot nur 1 Gramm! Ein Hot Dog sogar 30 Gramm Fett, ein Laugenbrezel dagegen nur 3 Gramm – die gesunde Alternative!

So schön wie sanfte Träume: Das richtige Essen, wenn Sie im Schlaf abnehmen wollen

Viele von uns wollen in diesen Tagen für den Badestrand abnehmen, damit sie gute Figur zeigen können. Das geht nicht so leicht. Aber immerhin gibt es eine interessante wissenschaftliche Botschaft aus den USA: Der Schlaf kann zu einer idealen Fett-Verbrennungsanlage werden. Man kann die Nachtruhe zum Abspecken verwenden. Doch man darf dabei nichts falsch machen.

Das beginnt schon bei der Länge des Schlafes. Wer nachts 7 Stunden schläft, kann bei reduzierter Kost weit besser abnehmen als jemand, der nur 4 oder 5 Stunden schläft. Da versucht nämlich der Organismus den fehlenden Schlaf durch verstärken Appetit auszugleichen. Wer wenig schläft, isst mehr.

Es kommt auch sehr darauf an, was man abends vor dem Zubettgehen isst, wenn man im Schlaf Fett verbrennen möchte. Ideal ist eiweißreiche Kost.

Vor dem Schlafengehen sollten Sie, um die Fettverbrennung anzukurbeln, Eiweiß zu sich nehmen: mageres Fleisch, gedünstetes Gemüse, Tofu, Eier oder Fisch!

Sie leitet genussvoll den ersehnten Schlank-Schlaf ein. Reine Eiweißkost 3 Stunden vor dem Zubettgehen aktiviert den nächtlichen Fettabbau.

Ideal auf dem Abendbrot-Teller sind zu diesem Zweck: mageres Fleisch – am besten Geflügel ohne Haut –, schonend gedünstetes Gemüse, wunderbar aus dem Dampfgarer, Eier, gegrillter, gut gewürzter Tofu, Fisch.
Wer nachts im Schlaf abnehmen will, darf keine Kohlenhydrate zuführen. Dafür ist dann der Morgen die besser geeignete Zeit. Also: Teigwaren, Reis, Kartoffeln, gekochte Karotten, süßes Obst und Hülsenfrüchte sind abends tabu.

Ein kleiner Trick am Rande:

Wer abends reichlich Eiweiß konsumiert und damit nachts die Fettverbrennung ankurbelt, der sollte am nächsten Morgen Laufen oder Radfahren. Diese beiden Sportarten sind ideal, denn dabei kann der Körper noch die nächtliche Fett-Verbrennungsphase nützen. Zum Frühstück kann man dann mit Kohlenhydraten dem Organismus jene Energie zur Verfügung stellen, die er dann tagsüber braucht, um leistungsstark zu sein. Vollkornbrot mit Gurken- oder Tomatenscheiben, Müsli mit Obstsaft, besser keine Wurst, kein Käse, keine Eier und keine Milchprodukte. Jetzt am Morgen ist Eiweiß tabu.

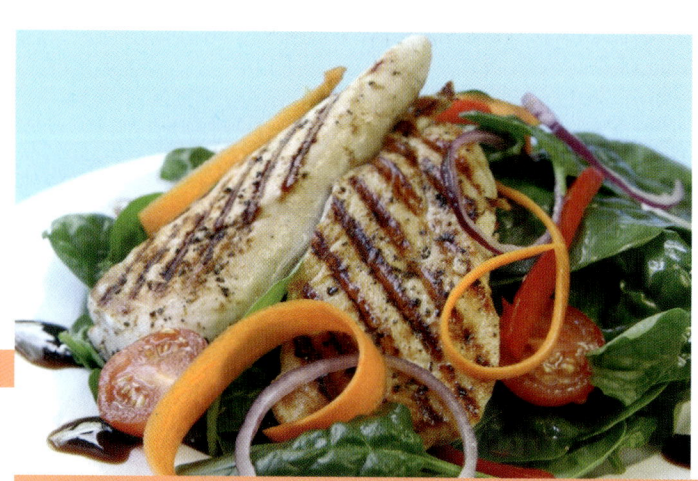

Schön, gesund und Nerven schonend abnehmen: Die Molke-Diät

Die Molke, die bei der Herstellung von Käse als Nebenprodukt entsteht, ist plötzlich in den Mittelpunkt des öffentlichen Interesses gerückt, was das Abspecken im Frühling betrifft: Die Ernährungswissenschaftlerin Dr. Marion Flechtner-Mors von der Abteilung Innere Medizin I an der Universität Ulm hat eine Molke-Kur entwickelt und im Rahmen einer Studie nachgewiesen: Man kann damit ohne Belastung des Organismus in 4 Wochen bis zu 20 Pfund abnehmen.

Die Molke ist damit zum idealen Abnehm-Getränk avanciert. Sie liefert wertvolles Eiweiß mit den lebenswichtigen Aminosäuren, Milchzucker für die Darmflora, die Vitamine B 1, B 6, B 12, Biotin und Patothensäure, weiters die Mineralstoffe Calcium für die Knochen und Kalium für den Blutdruck und die Nerven. Mit all diesen wertvollen Inhaltsstoffen regt die Molke den Stoffwechsel an, belastet nicht den Cholesterin-Spiegel, liefert kaum Fett, beruhigt die Nerven, macht stressfest und beugt der Osteoporose vor.

Es hat sich herausgestellt: Die Molke-Kur ist so effektiv wie eine Null-Diät, aber ohne Risiko für die Gesundheit. Und so wird die Kur durchgeführt: Man trinkt 4 Wochen lang täglich 1 Liter Molke, zusätzlich aber auch Wasser und ungesüßte Kräutertees, also ka-lorienfreie Getränke. Die Philosophie ist ein wenig dem Fasten abgeschaut: Keine feste Nahrung, nur flüssige Nahrung. Damit es nicht langweilig wird, trinkt man Molke mit Fruchtgeschmack. Es gibt dazu idealerweise im Handel 1-Liter-Familien-Packungen mit Fruchtgeschmack von Orangen, Erdbeeren und Apfel.

Die Studie an der Uni Ulm hat bewiesen, dass bei dieser Molke-Diät 70 Prozent des Gewichtsverlustes auf Kosten der Fettdepots im Körper und nicht der Muskeln geht. Das ist auch das Geheimnis, warum Body-Builder Molke so sehr lieben. Das ist auf das Molke-Protein mit seinen Aminosäuren zurückzuführen.

Das Allerwichtigste bei der Molke-Diät: Die Abspeck-Kandidaten hatten an der Uni Ulm niemals Hunger. Sie waren satt. Dadurch konnten alle während der Molke-Diät ihrem Beruf nachgehen.

Man kann mit Molke auch ganz schnell sein Gewicht regulieren. Hat man einmal zu sehr beim Essen gesündigt, legt man einfach einen Molke-Tag ein. Damit hat man 2 bis 3 Kilos ganz schnell wieder los.

Und noch ein Trick für alle, die schlank bleiben und nicht zunehmen wollen: Trinken Sie vor jeder Mahlzeit zum Auftakt 1 Glas Molke. Das bremst den Appetit.

Neben der Molke-Diät über 4 Wochen, gibt es auch eine Blitz-Kur für alle, die zu sehr gesündigt haben: Legen Sie einen Molketag ein: Über den Tag verteilt 1 Liter Molke trinken. Ebenfalls erlaubt: Wasser und ungesüßte Kräutertees.

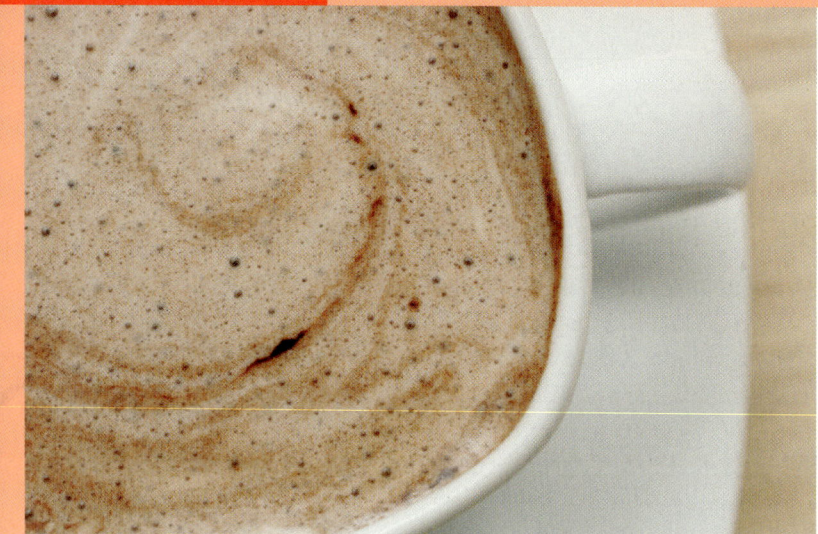

Sie sorgen dafür, dass das Blut flüssig bleibt und flott durch die Adern fließt. Sie bekämpfen Stress und fördern im Gehirn die Bildung von Glückshormonen. Dafür ist das Phenyl-Ethyl-Amin im Kakao-Pulver zuständig.

Es gibt jede Menge fertiger Kakao-Getränke auf dem Markt. Da die meisten aber viel zu viel Zucker enthalten, sollten Sie Ihren Kakao auch wieder mal selbst zubereiten:

Verrühren Sie 2 bis 3 Esslöffel Kakao-Pulver mit 1 bis 2 Esslöffel Rohrohr-Vollzucker in etwas kaltem Wasser so lange, bis alle Klumpen aufgelöst sind. Danach rühren Sie das Kakao-Konzentrat in heißes Wasser oder in heiße Milch, lassen das Ganze einmal kurz aufkochen.

Sie können nun den Kakao warm trinken. Sie können daraus aber auch ein erfrischendes Getränk für heiße Tage machen. In diesem Fall stellen Sie den Kakao für eine Stunde in den Kühlschrank und trinken ihn dann. Sie können das Getränk aber auch mit 5 Eiswürfeln in den Mixer geben und gut aufschäumen.

Da Kakao Stress reduziert, das Wohlbefinden und die Konzentration stärkt, eignet er sich hervorragend als Getränk für Schulkinder.

Machen Sie sich glücklich: Trinken Sie wieder Kakao

Sie haben das sicher auch schön öfter bemerkt: Am Nachmittag spüren Sie eine geistige und körperliche Ermüdung. Es fehlt Ihnen an der nötigen Konzentrationsfähigkeit. In so einer Situation sollten Sie sich an ein Getränk erinnern, das Sie vermutlich regelmäßig in Ihrer Kindheit serviert bekommen haben: Kakao.

Jüngste Studien des United State Departments of Human Nutrition in Boston, USA, der größten Ernährungs-Behörde der Welt, haben ergeben: 1 Tasse Kakao macht glücklich, schafft gute Laune, versorgt zugleich aber auch Geist und Körper mit neuer Energie.

Verantwortlich für die positiven Wirkungen sind die sogenannten Flavonoide. Das sind Stoffe, die man in der dunklen Schokolade mit 70 bis 80 Prozent Kakaoanteil nachgewiesen hat.

Wussten Sie, warum uns Kakao glücklich macht? Verantwortlich dafür sind die so genannten Flavonoide: Sie sorgen dafür, dass das Blut flüssig bleibt, bekämpfen Stress und fördern die Bildung von Glückshormonen.

So essen Sie sich den Wetterfrust von der Seele

Ganz ehrlich: Das Wetter ist nie so, wie wir es uns vielleicht gerade wünschen. Einmal zu warm, einmal zu kalt, zu wenig Sonne, zu viel Regen… Besonders aber belasten die sonnenarmen Phasen und jene im Herbst mit kühlem, nasskaltem Wetter unsere Seele und die gute Laune.

Da ist es gut, wenn man weiß: Es gibt Nahrungsmittel, die können uns helfen, den Wetterfrust in uns zu besiegen, Wohlfühl- und Glücks-Hormone in uns zu aktivieren. Essen Sie also die Schlechtwetter-Laune von der Seele.

Ein tägliches Frühstücks-Ei liefert Lecithin im Eigelb. Dieser fettähnliche Stoff umhüllt die Nerven mit einem Schutzpolster und fördert innere Entspannung.

Bio-Kartoffeln – am besten mit der Schale gedämpft und gegessen – stärken ebenfalls die Nerven und bauen Frust ab. Sie liefern in der kalten Jahreszeit viel Vitamin C. Und dieses Vitamin ist, was wenige wissen, ebenfalls für bessere Laune zuständig.

Kohlrabi eignet sich für Schlechtwetter-Perioden bestens. Dieses Gemüse macht optimistisch, weil es Gute-Laune-Signale im Gehirn aussendet.

Überwinden Sie sich und essen Sie, so oft es geht, das „Armeleute-Essen" aus alten Zeiten: die Hirse. Bereiten Sie Hirse-Frikadellen, Hirse mit Erbsen und geben Sie Hirseflocken als Einlage in die Suppe. Es gibt nicht nur den Hirsebrei. Man nannte die Hirse schon im Mittelalter das „fröhliche Getreide", weil die Menschen nach einem Hirse-Gericht besser drauf waren. Heute weiß man, dass Hirse beim Wachsen besonders viel Sonnen-Energie speichern und konservieren kann. Mit Hirse genießt man somit Sonnen-Energie. Und die hilft uns bestens über den Wetterfrust hinweg.

Das Fruchtfleisch einer reifen Avocado baut im Menschen Aggressionen ab, schützt vor Nervosität und Stress. Und es hilft uns, wetterbedingte Depressionen zu meistern.

Sushi baut gute Laune im Menschen auf, weil wir damit aus den Algen und dem Fisch Jod zugeführt bekommen. Und das verbessert die Körper-Energie und allgemeine Vitalität. Die Schilddrüse wird aktiviert und verhilft uns zu guter Stimmung.

Ein Gemüse-Mix-Saft vertreibt Wetterfrust-Stimmung: Mischen Sie zu gleichen Teilen Rote Rüben-Saft, Gurkensaft, Selleriesaft, Karottensaft und Fenchelsaft. Die hohe Konzentration an Vitalstoffen kann binnen 15 Minuten einen schweren Wetterfrust vertreiben.

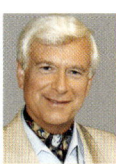

Prof. Bankhofers Spezial-Tipp

Mischen zu gleichen Teilen Roten-Rüben-Saft, Gurken-, Sellerie-, Karotten- und Fenchelsaft. Die hohe Konzentration an Vitalstoffen kann binnen 15 Minuten einen schweren Wetterfrust vertreiben.

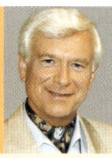
Keine Zeit für Urlaub? Machen Sie Ferien mit Messer und Gabel!

Machen Sie seit Jahren jeden Sommer Urlaub in fremden Ländern, haben aber diesmal keine Zeit, kein Geld und bleiben daheim? Dann sollten Sie zumindest Ferien auf dem Teller mit Messer und Gabel machen.

Das heißt in der Praxis: Trösten Sie sich zumindest mit kulinarischen Erlebnissen, die Ihre Erinnerungen an vergangene Ferien wachrufen und Sie für zwei, drei Stunden in eine andere Welt entführen.

Holen Sie sich entweder zuhause aus der eigenen Küche oder in einem Restaurant die besten Genüsse aus fremden Ländern auf den Tisch.

Sie können es ja ganz raffiniert machen:

- Frühstücken Sie auf Schweizer Art mit Müsli und danach ein paar Käse-Spezialitäten oder a la Karibik mit Ananas, Papayas, Mangos und Melonen. Wichtig ist, dass Sie nicht schnell frühstücken, sondern sich Zeit lassen und die fremden Spezialitäten genießen. Jedes Frühstück muss ein kleiner Urlaub fürs Gehirn und für den Gaumen sein. Dann wird es für den Organismus auch eine Erholung.

- Mittags machen Sie dann einen kulinarischen Kurz-Tripp nach Italien und verwöhnen sich mit Spaghetti und einer köstlichen Soße, dazu einen bunten, knackigen Salat. Sie können aber auch spanisch mit Fisch essen oder lassen sich nach

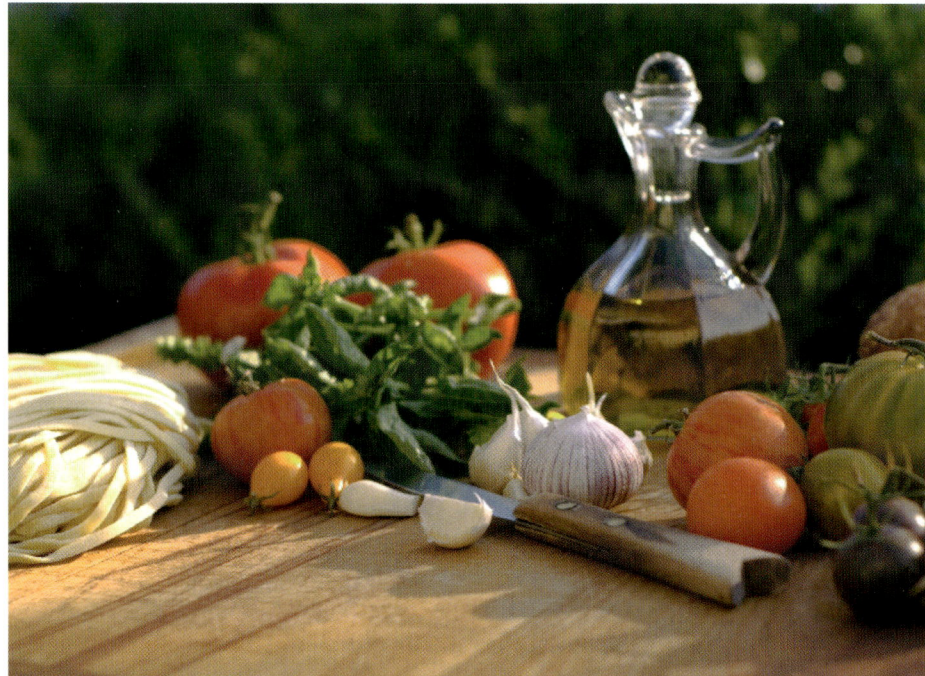

französischem Vorbild ein Baguette mit Tomaten, Käse und Kräutern der Provence schmecken. Wenn Ihnen der Sinn nach Griechenland steht, dann wählen Sie einen Salat mit Schafkäse, Olivenöl und Kräutern.

- Am Nachmittag ist es verlockend, einen Eissalon zu besuchen. Lassen Sie sich eine exotische Eis-Kreation servieren und fühlen Sie sich wie an einem Strand.

- Abends sollten Sie ausgehen: in ein japanisches, chinesisches, kroatisches, griechisches, türkisches oder italienisches Restaurant. Bei schönem Wetter unbedingt im Freien sitzen. Das verstärkt das Feriengefühl.

Dieser Urlaubs-Ausflug mit Messer und Gabel hat zwei enorme Vorteile: Im eigenen Land leiden Sie sicher nicht an „Montezumas Rache", am gefürchteten Reisedurchfall. Und wenn Sie Flugangst haben, sparen Sie den Stress eines langen Hin- und Rückfluges.

Aroma-Therapie mit Bier: So wertvoll wie Rosen-Duft

Biertrinker werden sich freuen: Prof. Dr. Dietrich Wabner, Präsident der internationalen Gesellschaft zur Erforschung der natürlichen ätherischen Öle sowie Ehrenmitglied der internationalen Vereinigung der Aroma-Therapeuten, hat an der Münchner Technischen Univer-

sität eine Studie durchgeführt, um jene Inhaltstoffe zu erforschen, die für den Geschmack und die Haltbarkeit des Bieres verantwortlich sind. Dabei stellte der Chemiker fest: Der Duft von Rosen und von Bier löst beim Menschen dieselben positiven, beglückenden Stimmungen aus. Es hat also etwas auf sich, dass man immer schon die Schaumkrone auf dem Glas Bier als „Blume des Bieres" bezeichnet hat.

Bier besteht aus etwa 7.000 bis 8.000 Inhaltsstoffen. Und das, obwohl es nur aus Hopfen, Wasser, Malz und Hefe beim Brauen hergestellt wird. Es hat sich herausgestellt: Die Leitsubstanz des Bieres ist das Hopfenöl. Es ist in erster Linie dafür verantwortlich, dass sich während des Brauprozesses diese Fülle von Geschmacks- und Geruchsstoffen entwickelt. Bier besitzt viele, viele Duftstoff-Klassen.

Die große Überraschung bei der Studie war: Man hat im Bier genau dieselben ätherischen Öle gefunden, die auch in Rosen, in Jasminblüten, in Grapefruit und in Muskateller-Salbei enthalten sind und die sogar für die Herstellung für Parfums verwendet werden. Wenn der Mensch diese Aromen riecht, löst das sofort über das Gehirn ein großes Wohlbefinden aus. Man muss sich das konkret so vorstellen: Wenn man den Bierduft oder den Rosenduft riecht, geht direkt ein Riechimpuls ins Limbische System im Gehirn, wo auch unsere Gefühle und Erinnerungen gespeichert sind.

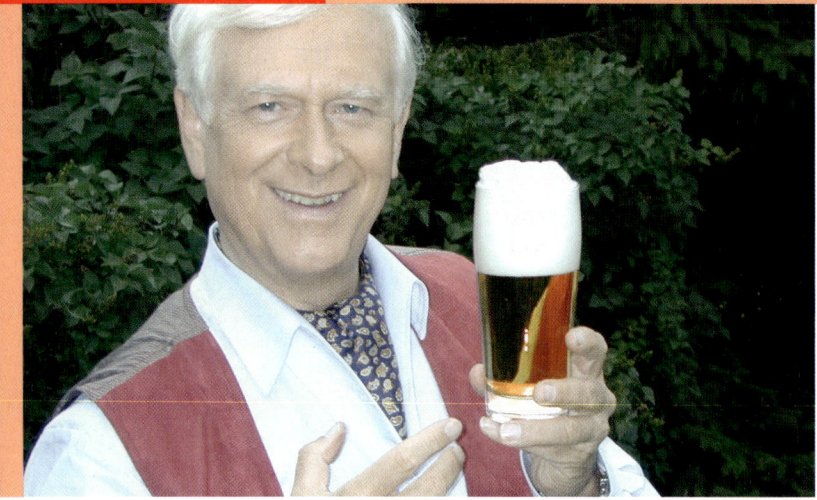

Manchmal schlägt das Wetter gerade im Sommer besondere Kapriolen: An einem Tag herrscht glühende Hitze. Dann stürzen die Temperaturen mit Regen auf 17 Grad Celsius und weniger. Wenn das Zick-Zack-Wetter den ganzen Sommer andauert, dann können wir mit speziellen Ernährungs-Tricks unseren Kreislauf dagegen stark machen:

- Essen Sie bei extrem wechselnden Temperaturen wenig und leicht. Keine fetten, blähenden Speisen, reichlich frisches Obst und schonend gedünstetes Gemüse. Beim Obst helfen besonders saftige Melonen, beim Gemüse sind es knackige Salate, mit Olivenöl oder Rapsöl angerichtet.

- Bei Erschöpfungszuständen ist es sinnvoll, eine Tasse warme Gemüsebrühe oder Fleischbrühe in kleinen Schlucken zu trinken. Sie gibt mehr Kraft als eine Tasse Bohnenkaffee.

- Da der Organismus beim Zick-Zack-Wetter für den Kreislauf einen Mehrbedarf am Spurenelement Chrom hat, sollten wir bei schnell wechselndem Sommerwetter Pilze, Beeren, Rosinen und Nüsse konsumieren.

- Speziell Frauen und Mädchen brauchen bei diesen Wetter-Kapriolen

Wussten Sie, dass Biertrinker nicht nur ihren Durst stillen, sondern mit den ätherischen Ölen des Getränks auch Wohlbefinden für Körper, Seele und Geist tanken?

Man verbindet daher mit bestimmten Gerüchen ganz bestimmte Erinnerungen. Eine frisch gemähte Wiese löst ein Sommergefühl aus. Der Duft von Tannennadeln erinnert an Weihnachten. So schütten die Duftstoffe vom Bier im Gehirn körpereigene Opiate aus, die unsere Erinnerung aktivieren. Wir denken an Feierabend, Entspannung, gemütliches Beisammensitzen, an nette Gespräche mit lieben Freunden.

Im Grunde genommen macht man nach einem stressreichen Tag beim Riechen eines Glas Bieres eine „Aroma-Therapie".

Bier-Genießer löschen nicht bloß den Durst. Sie nehmen die ätherischen Öle auf und konsumieren damit auch Wellness. Körper und Seele freuen sich über die beruhigende, nervenstärkende, mitunter sogar schmerzstillende Wirkung der ätherischen Öle im Bier, die vor allem vom Hopfen geliefert werden.

Eisen: Das liefern Apfelmus, Petersilie, Schnittlauch, grüne gedünstete Erbsen und grüne weichschalige Kürbiskerne.

- Sehr sinnvoll als Hauptmahlzeit: Pellkartoffeln, die im Topf gemeinsam mit einem Zweig Pfefferminze gedämpft worden sind. Dazu etwas Topfen (Quark).

- Am Institut für Ernährungs-Forschung in New York hat man eine kuriose Beobachtung gemacht: Wer unter dem Zick-Zack-Wetter leidet, kann den Kreislauf stärken und stabilisieren, wenn er ein Mal am Tag eine saure Gurke verzehrt oder eine Schnitte Vollkornbrot, dick mit Senf bestrichen. Die Mineralstoffe der Gurke und die Senföle im Senf geben Kraft.

- Auch Bitterstoffe haben sich sehr bewährt: Essen Sie Rucola- und Radiccio-Salat, aber auch Artischocken und Brokkoli.

- Trinken Sie an Tagen, an denen die Temperaturen absinken, genauso viel Wasser wie an extrem heißen Tagen: nämlich 2 bis 3 Liter über den Tag verteilt, am besten jeweils mit ein paar Tropfen Zitronensaft.

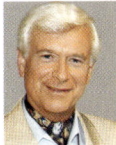

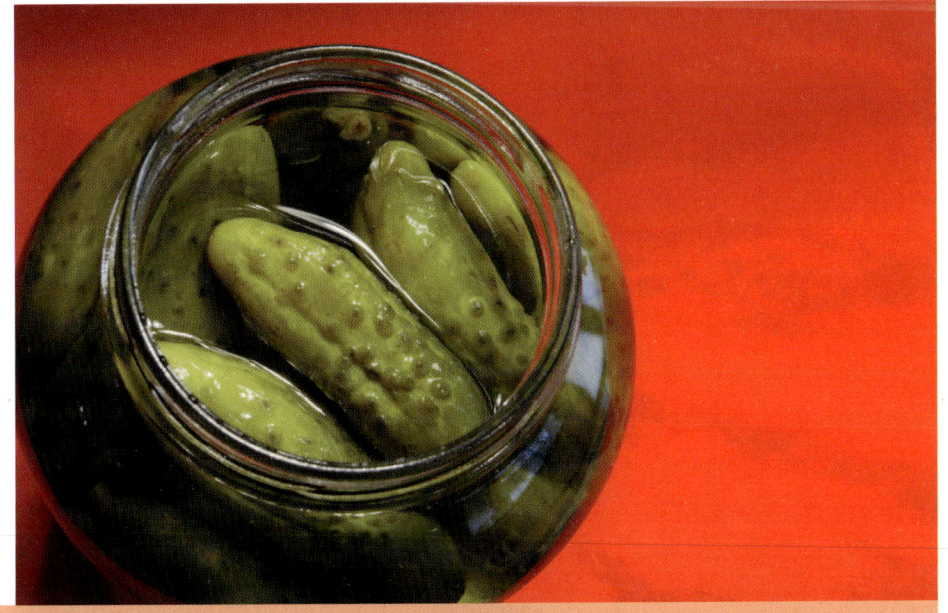

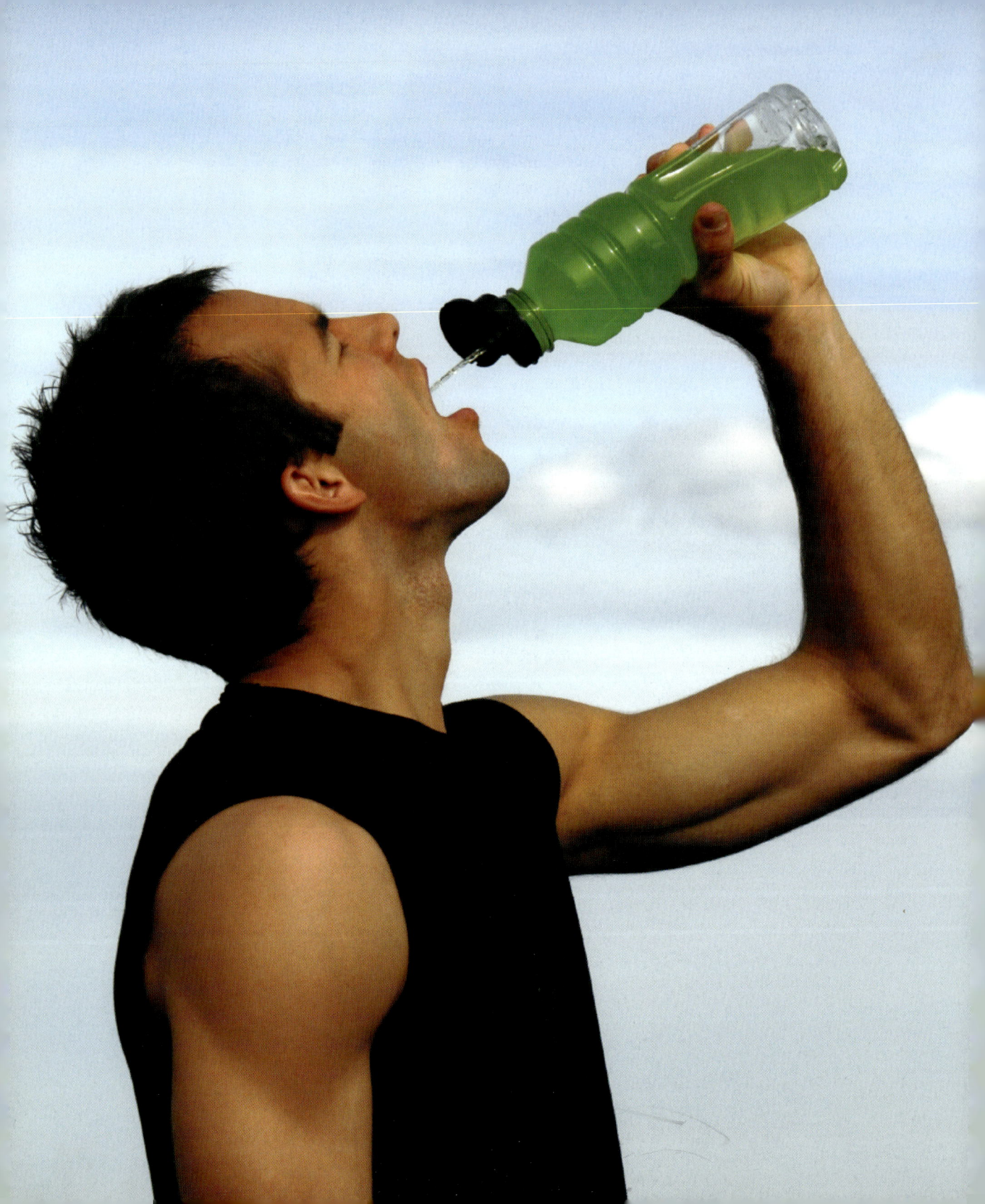

Nicht nur gesunde, vitaminstoff-
reiche Ernährung hält uns jung,
vital und fit – wir müssen uns auch bewegen.

„Sich Regen bringt Segen" sagt der
Volksmund und darin steckt sehr viel
Wahrheit. Denn Bewegung macht uns
schlank, glücklich, vital. Die gesunden
Abläufe in unserem Körper sind nur
dann garantiert, wenn dieser Körper
abwechslungsreich und regelmäßig in
Bewegung gehalten wird. Zudem wirkt
sich die körperliche Aktivität in unserer
Freizeit positiv auf unsere Psyche aus,
der Stress wird abgebaut, man wird
auch Stress resistenter.

DIE RICHTIGE ERNÄHRUNG FÜR FREIZEITSPORT

Es ist gar nicht notwendig, in seiner
Freizeit Spitzenleistungen zu vollbrin-
gen. Ein gesunder Ausgleich zum langen Sitzen bei Schreibtischarbeit sieht
ganz anders aus: Wer sich im Interesse
seiner Gesundheit bewegen möchte,
sollte diese als angenehm empfinden,

Die interessante Erkenntnis einer Studie: Sportliche Betätigung wirkt sich derart positiv auf den Körper des Menschen aus, dass sogar Essenssünden besser verkraftet werden können und die Gesundheit und Fitness nicht belasten.

Freude am Ausgleichsport haben.

Heute gibt es viele Möglichkeiten, die zu einem selbst am besten passende Bewegungsart zu finden: Ob Wandern, Radfahren, Nordic Walking oder Schwimmen im Sommer sowie Langlaufen im Winter: Es ist nie zu spät mit Bewegung zu beginnen.

Am Anfang sollte man aber vorsichtig trainieren, sich nicht überfordern. Und sehr wichtig: Regelmäßig trainieren, das Trainingsquantum langsam steigern, Überanstrengungen vermeiden.

Ich verrate Ihnen nun, wie Sie sich am besten ernähren, wenn Sie nun den Vorsatz gefasst haben, regelmäßig Freizeitsport zu betreiben.

Nach fettem Essen bitte sofort joggen

Speziell in der kalten Jahreszeit greifen wir ganz gern zu einem deftigeren und fettem Essen: Da lassen wir uns mitunter ganz gern von einem Schweinebraten mit Knödel, von Spaghetti mit üppiger Soße oder von eine riesigen Tüte Pommes verführen. Gesund ist es auf keinen Fall. Wissenschaftler der Indiana Universität in Bloomington, USA, haben gemessen: Nach so einem fetten Essen sehen die Arterien eines gesunden Menschen genau so aus wie die eines herzkranken Patienten.

Das bedeutet: Das fette Essen erhöht schlagartig das Risiko für frühe Arteri-

osklerose, für Herzinfarkt, Schlaganfall und andere Herz-Kreislauf-Erkrankungen. Doch das muss nicht sein. Man kann die Gefahr vom fetten Essen gewaltig entschärfen.

Die Lösung haben ebenfalls die Wissenschaftler der Indiana Universität gefunden. Und die klingt gut: Der Körper braucht unmittelbar nach dem fetten Essen körperliche Aktivität. Gemessen wurde es am Joggen. Nach dem Sport fließt das Blut wieder flott durch die Adern. Und die sehen sogar besser aus als vor dem Essen. Sie sind elastisch und gesund.

Die Studie wurde mit Probanden im Alter von 25 Jahren durchgeführt. Sie konsumierten ein deftiges Frühstück mit Rührei, Würstchen, Bratkartoffeln. Zur Abwechslung bekamen sie dann auch Gesundes serviert: Müsli, Magermilch, Orangensaft.

Und jetzt kommt eine interessante Erkenntnis: Wenn die Probanden nach dem fetten Essen eine Stunde Joggen waren, sahen ihre Gesundheitswerte und das Herz-Kreislaufsystem besser aus als an Tagen, an denen sie sich gesund ernährt hatten.

Das bedeutet: Sportliche Betätigung wirkt sich derart positiv auf den Körper des Menschen aus, dass sogar Essenssünden besser verkraftet werden können und die Gesundheit und Fitness nicht belasten.

Schwungvoll am Sattel mit der richtigen Ernährung

Wenn der Frühling ins Land zieht, lockt es viele Menschen ins Freie und das Wetter lädt zum Sport ein. Auch die Fahrrad-Saison beginnt wieder. Bei all jenen, die den ganzen Winter keine Bewegung gemacht haben, kommt es häufig zu Stürzen mit Prellungen, Zerrungen und anderen Verletzungen.

Diese Pannen geschehen sehr oft aus einem ganz banalen Grund: Viele, die sich in den Sattel schwingen, machen Fehler bei der Ernährung. Da gelten für den Radsport eigene Gesetze.

Die meisten Hobby-Radler glauben, dass man für einen ausgedehnten Rad-ausflug oder für eine längere Radtour ganz besonders auf gesundes Essen achten sollte. Sie haben zwar noch nie zuvor ein Müsli oder ein Vollkornbrot gegessen. Aber vor der Radtour tun sie es. Mit einem bösen Ergebnis: Sie haben Magenbeschwerden und leiden unter Blähungen.

Das ist kein Wunder: Da sie es nicht gewohnt sind, müssen sich Magen und Darm enorm anstrengen, die Vollwert-Nahrung zu verdauen. Bei der sportlichen Anstrengung fällt es dem Körper besonders schwer, das Ungewohnte zu verarbeiten. Das trifft sogar auf einen Energie-Riegel zu. Der Radfahrer sollte ihn nur dann verzehren, wenn er ihn auch wirklich bereits kennt und gewohnt ist.

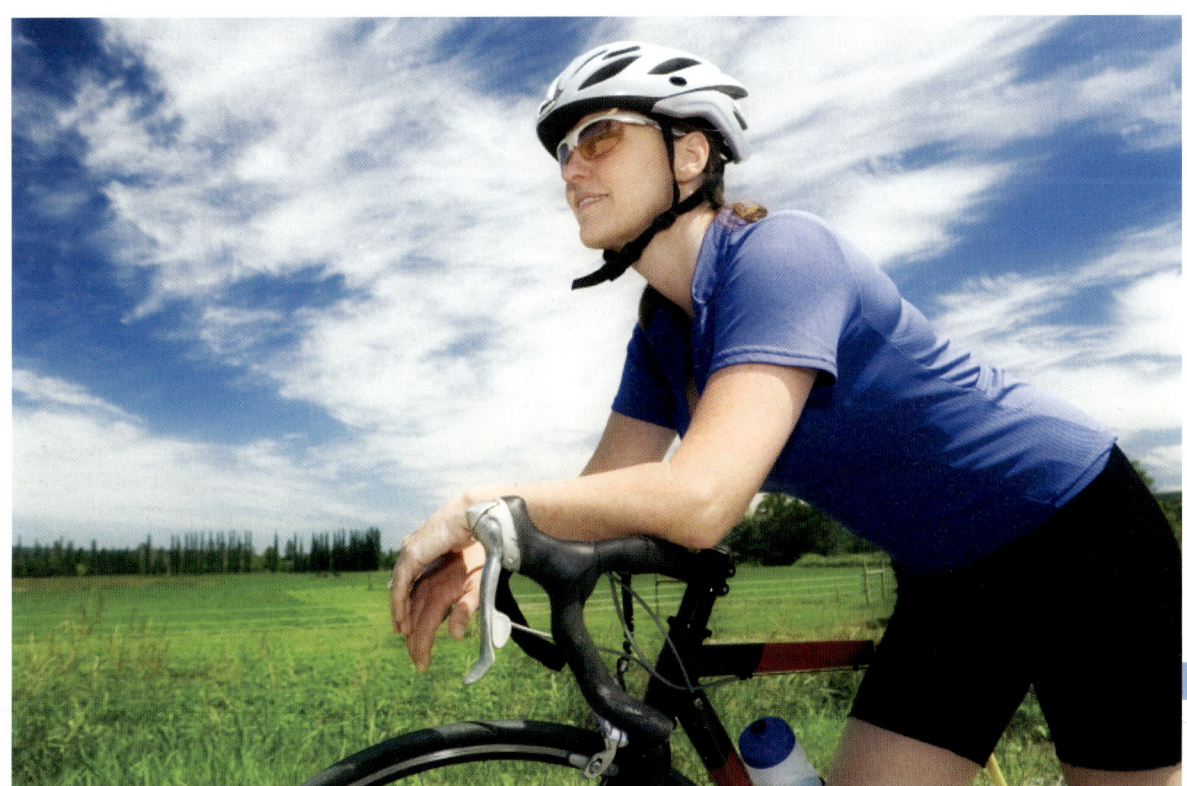

Wer sich aufs Fahrrad schwingt, sollte in Sachen Ernährung keine Experimente machen. Was also sollte der ganz normale Radfahrer essen?

- Am Vorabend sollte man kohlenhydratreich essen. Das ist wichtig für die Ausdauer und Leistung am nächsten Tag. Ideal sind Teigwaren oder Reis mit Gemüse, Kartoffelpüree, Folienkartoffel mit Kräuterquark, Lasagne mit Tomatensoße, Haferflocken oder Milchreis.

- Am Tag der Radtour sollte man zum Frühstück nicht zu viel und nichts Schweres essen. Ideal: fettarmer Joghurt, Brot mit etwas Butter und Honig, ein 4-Minuten-Ei, Haferflockenbrei oder Haferflocken-Suppe. Meiden Sie fette Speisen wie etwa Rührei, denn Fett macht träge.

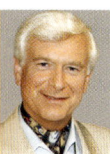

Hier drei köstliche, leichte Frühstücksrezepte (jeweils für eine Person)
2 Esslöffel Vollkornhaferflocken, 4 Esslöffel Milch, 1 Teelöffel Honig und 2 Esslöffel goldgelber Leinsamen, 1 Teelöffel gemahlene Haselnüsse und drei Orangen in Stückchen zu einem Müsli mischen.

60 Gramm Erdbeeren pürieren, mit 1 Teelöffel Honig, einem Becher Joghurt, 1/16 Liter Orangensaft und 1 Kiwi mixen. In einer Schale mit 1 Kiwi in Stücken und 3 Esslöffel Cornflakes servieren.

1/16 Liter Buttermilch mit 20 Gramm Müsliflocken, 10 Gramm gehackten Walnüssen, ½ geraspeltem Apfel, 15 Gramm aufgeweichten Dörrpflaumen, 1 Esslöffel Honig und ½ Banane in Scheiben mischen.

Ganz wichtig: Vor dem Radsport muss man ausreichend trinken. Magnesiumreiches stilles Mineralwasser, Apfelsaft und Wasser 50 zu 50 gemischt. Oder: Himbeersirup 1 zu 7 mit Wasser aufgegossen. Man kann auch verdünnte Obst- und Gemüsesäfte oder ungesüßte Früchtetees trinken.

Während des Radfahrens sollte man besonders leicht verdauliche Speisen zu sich nehmen: eine Banane, zwei Äpfel, Trockenfrüchte, Müsliriegel ohne Zucker, Popcorn ohne Salz und ohne Zucker, Joghurt. Und während der Radtour sollte man ständig trinken, sonst kann es zu Kreislaufbeschwerden und Schwindelanfällen kommen.

Wer nach dem Radfahren sehr müde ist, der sollte Spaghetti oder Haferbrei essen und Zitrusfrüchte genießen.

So essen und trinken Sie sich fit fürs Laufen

Die Lauf-Saison hat begonnen. Jede große Stadt, die etwas auf sich hält, veranstaltet einen Marathon. Und auch so drängen Millionen Menschen hinaus in die Natur, um in der Freizeit zu Joggen oder sich bei Power Walking zu fordern. Viele aber wissen nicht, wie man sich dafür richtig mit Essen und Trinken versorgt, um fit zu sein.

Vor dem Laufen und nach dem Laufen muss der Körper mit wertvollen Kohlenhydraten versorgt werden, die langsam und harmonisch vom Organismus aufgenommen werden. Dazu gehören Vollkornprodukte, Obst, Gemüse, fettarme Milch und Milchprodukte, 1 Mal die Woche Fisch, 2 Mal Fleisch, wenig Fett, keine tierischen Fette, wenig oder gar kein Zucker.

Die Kohlenhydrate werden in den Muskeln und in der Leber in Form von Glykogen gespeichert, sind Sprit für die Leistung. Daher muss man nach dem Laufen die Glykogen-Speicher wieder auffüllen.

Beim Eiweiß kommt es nicht auf die Menge, sondern auf die Qualität an. Kombinieren Sie Ihre Ernährung aus 50 Prozent pflanzlichem Eiweiß aus Getreide und Hülsenfrüchten, 50 Prozent tierischem Eiweiß aus Milch, Käse, Geflügel, Ei und Fisch. Vorsicht: Tierisches Eiweiß liefert auch Fett. Und Fett macht fürs Laufen träge.

Wer regelmäßig joggt, der muss viel trinken. Die idealen Getränke sind Apfelsaft 50 zu 50 mit Wasser vermischt, Himbeersirup mit Wasser aufgegossen, ungesüßter Früchtetee, mit Wasser verdünnte Obst- und Gemüsesäfte.

Wichtig ist: Vor dem Joggen viel trinken, nach 30 Minuten Joggen wieder trinken. Nicht erst trinken, wenn Sie Durst haben. Dann ist es zu spät. Sie schwitzen beim Joggen innerhalb einer Stunde bis zu 3 Liter Flüssigkeit aus. Wenn Sie die nicht nachfüllen, kann es zu Schwindel, Erbrechen und Muskelkrämpfen kommen. Hände weg von Kaffee und Schwarztee. Beide treiben viel Flüssigkeit aus dem Körper, fördern das Austrocknen.

1/2 Stunde vor dem Laufen nicht mehr essen. Besonders als Fitness-Nahrung geeignet, weil leicht verdaulich: eine Banane, Vollkornbrot mit wenig Butter, Honig, Naturreis, Haferflocken-Suppe, Dinkelgrießbrei.

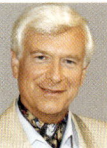

Prof. Bankhofers
Spezial-Tipp

Vor und nach dem Laufen sollten Sie wertvolle Kohlehydrate wie Vollkornprodukte, Obst, Gemüse, 2 Mal in der Woche Fisch und Milchprodukte zu sich nehmen.

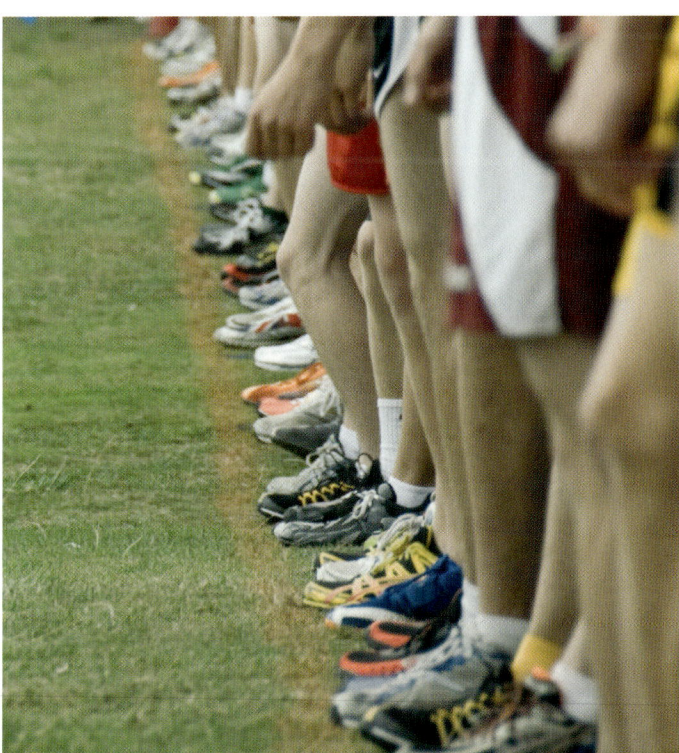

Eine runde Sache: Essen wie die National-Elf!

Heuer im Sommer steht die Uefa Euro 2008 in Österreich und der Schweiz auf dem Programm, ein Supersportevent, der alle Fußballherzen höher schlagen lässt!

Unsere Profispieler werden dabei im Scheinwerferlicht stehen. Das sollte für all jene, die nun Freizeitsport treiben, ein guter Anlass sein, sich die Ernährung unserer Fußball-Mannschaft zum Vorbild zu nehmen. Da können wir uns nämlich eine Menge abschauen.

Ganz ehrlich: Was essen Sie denn so an Tagen, an denen Sie Sport treiben? Nehmen wir einmal den Sonntag: Da gibt es mittags einen fetten Schweinebraten und zum Nachtisch vielleicht eine üppige Torte. Und dann machen wir uns – meist müde und erschöpft vom Essen – mit schwerem Magen bereit, um unsere Freizeit dem Radfahren, Wandern oder Nordic Walking zu widmen.

Wer beim Freizeitsport Spaß und Erfolg haben will, der muss sich wie die Sportprofis ernähren. Die Leistung geht nun einmal auch durch den Magen. Welche Grundregeln sollte man da beachten?

♦ Wer sich zu fett ernährt, kann den Sport nicht optimal ausführen. Fett macht müde und träge. Daher bekommen unsere National-Elf-Kicker

4 Stunden vor dem Spiel nur noch leicht verdauliche Speisen. Der Magen darf nicht mehr belastet werden. Also gibt es Weißbrot-Schnittchen, Joghurt oder trockenen Kuchen. Die liefern schnelle Kohlenhydrate und versorgen die Spieler nochmals mit Energie.

♦ Dafür aber gibt es Tage vor dem Spiel wertvolle Aufbau-Nahrung: Vor allem Kohlenhydrate wie Vollkorn-Teigwaren, geschälte Kartoffeln (Pellkartoffeln), Naturreis, viel frisches Gemüse und Obst.

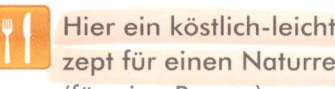 Hier ein köstlich-leichtes Rezept für einen Naturreissalat (für eine Person):

90 Gramm gedünsteter Naturreis, 1 Birne in Stücken, ½ Bund Radieschen und 50 Gramm Champignons in Scheiben aus der Dose. Darüber eine Marinade bestehend aus 2 Esslöffel Obstessig, etwas Pfeffer, Curry, Mineralwasser, Zitronensaft, Honig und gehacktem Schnittlauch geben.

♦ Ganz besonders wichtig ist das Frühstück der Spieler. So zum Beispiel setzt Heinz Imhof, Chefkoch der deutschen Fußball-Elf, auf Haferflocken-Müsli mit Nüssen, Bananen und geriebenen, süßen Äpfeln.

♦ Wichtig für Profisportler wie für Freizeitsportler ist der regelmäßige

Flüssigkeitskonsum. Auch während des Sports – vor allem beim Joggen und Radfahren – sollte man viel trinken, am besten alle 30 Minuten. Nicht warten, bis sich Durst einstellt. Dann ist es schon zu spät. Vergessen Sie nicht: Sie schwitzen beim Laufen, Wandern und Radfahren in 1 Stunde bis zu 3 Liter Flüssigkeit aus. Wenn Sie nicht nachfüllen, kann es zu Schwindel, Erbrechen und Muskelkrämpfen kommen. Hände weg vom Schwarztee oder Kaffee. Beide treiben zu viel Flüssigkeit aus dem Körper, fördern das Austrocknen. Die ideale Flüssigkeit: stilles Mineralwasser mit reichlich Magnesium oder Apfelsaft und stilles Wasser 50 zu 50 gemischt.

◆ Nach dem Sport ist die Eiweißzufuhr wichtig. Je anstrengender der Sport war, desto mehr Eiweiß wird im Organismus gebraucht. Ideal: Geschälte Kartoffeln (Pellkartoffel), Dinkelgrießbrei, Haferflockensuppe, Milchreis, Topfen (Quark), Joghurt, Reis mit Gemüse. Damit tankt man schnell verfügbare Kohlenhydrate und hochwertiges Eiweiß. Auch nach dem Sport ist ein Müsli mit frischen Früchten von Vorteil.

◆ Wichtig nach dem Sport ist auch die Zufuhr von Vitamin C in Form von Zitrusfrüchten, Zitronenlimonade oder Sanddorn-Sirup mit Wasser verdünnt.

Ebenso sollte man auf die Zufuhr von Eisen aus der Natur achten: mit Kresse, Schnittlauch, Kürbiskernen und Nüssen.

Nach dem Spiel können Sportler zu einem Milchreis als Hauptgericht greifen: So geht's:

Zutaten: *500 Gramm Naturreis, ¾ Liter Wasser, 1/8 Liter Schlagobers, 1/8 Liter Milch, 2 Teelöffel Zimt, 2 Esslöffel Honig.* **Zubereitung:** *Das Wasser zum Kochen bringen, den gewaschenen Reis einstreuen und zugedeckt auf kleiner Hitzestufe etwa 20 Minuten kochen. Die Milch und die Sahne (Schlagobers) hinzugeben und weitere 20 bis 25 Minuten kochen, bis der Reis weich ist. Mit Honig und Zimt würzen.*

Variationen: *Mischen Sie frisches Obst der Saison unter den Reis. Oder Sie nehmen Trockenfrüchte, die müssen allerdings 1 ½ Stunden vorher eingeweicht und das Einweichwasser mit zum Kochen verwendet werden.*

Ganz besonders wichtig für Freizeitsportler ist das Frühstück. Setzen Sie wie Heinz Imhof, Chefkoch der deutschen Fußball-Elf, auf Haferflocken-Müsli mit Nüssen, Bananen und geriebenen, süßen Äpfeln!

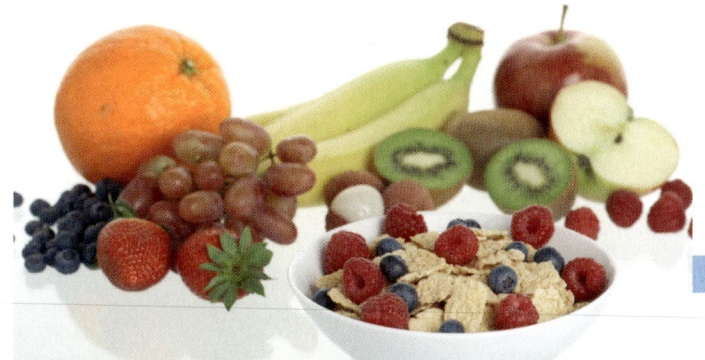

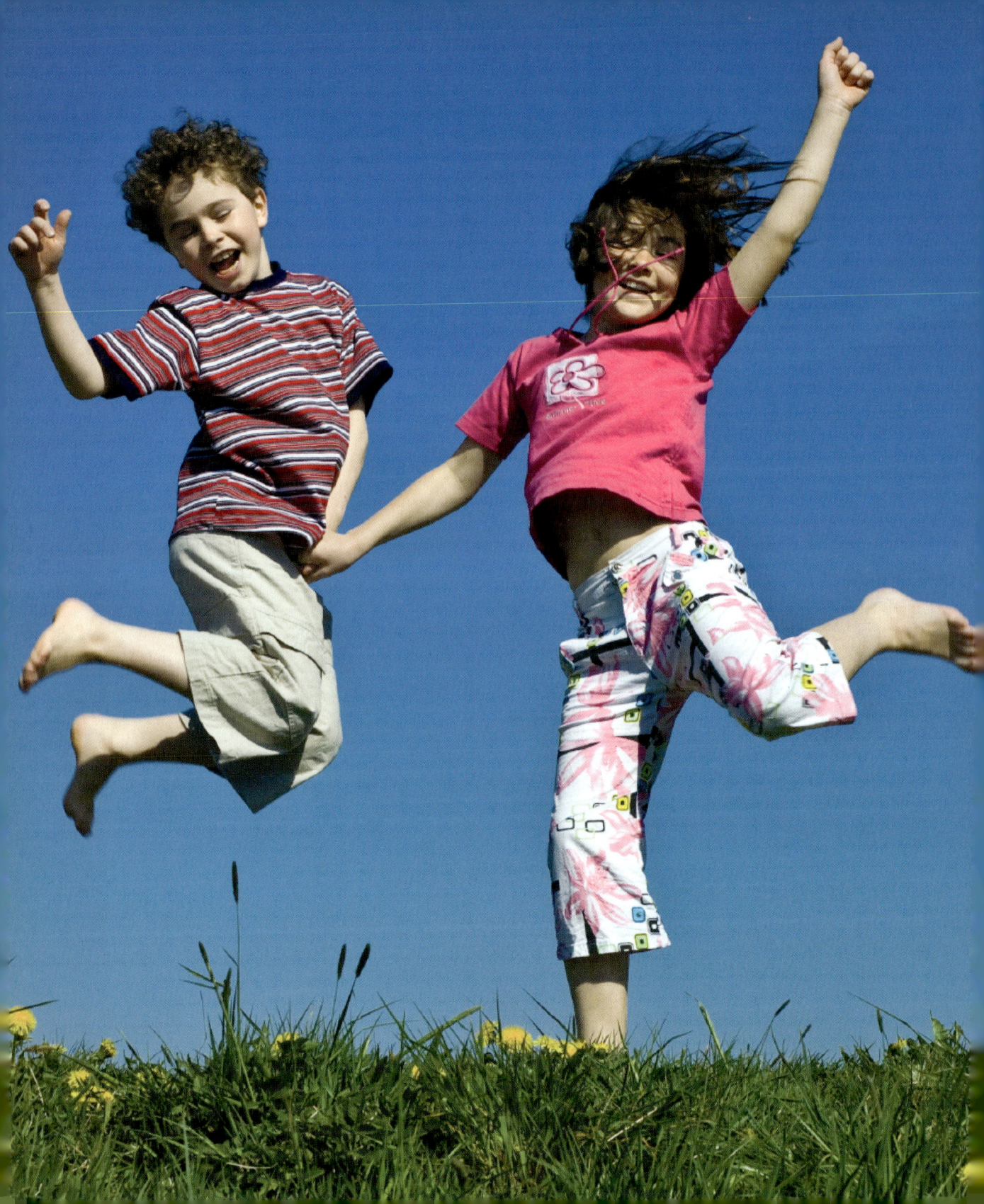

Spaghetti mit Sauce Bolognese und viel Parmesan, fette Pizza, Hamburger, dick belegt, Hot Dogs, Wurstsemmeln, dazu reichlich Kuchen, Schokolade und Süßes, zuckerhaltige Limonaden – unsere Kinder ernähren sich vielfach falsch und ungesund – und werden zudem immer dicker und haben schon früh Erkrankungen.

SO LERNEN KINDER, SICH GESUND ZU ERNÄHREN

„Was Hänschen nicht lernt, lernt Hans nimmermehr", heißt es im Volksmund – und diesen Spruch kann man auch auf das Essen beziehen. Wenn Eltern ihre Kinder dazu anregen, sich gesund und vitalstoffreich zu ernähren, lernen diese schon frühzeitig, dass auch gesundes Essen gut schmecken kann. Und dass dabei die eine oder andere kleine „Ess-Sünde", so wie auch beim Erwachsenen durchaus möglich ist.

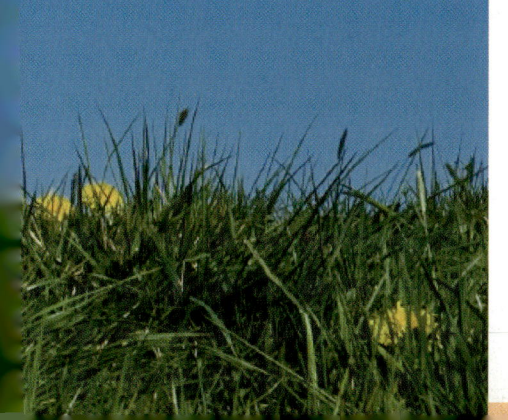

Ich gebe Ihnen einige Tipps und Anregungen, wie unsere Kinder lernen können, sich richtig zu ernähren, wie viel und wann sie essen sollten:

Ist es wichtig, zu welchem Zeitpunkt mein Kind isst?

Sehr wichtig. Kinder sollten – wie die Erwachsenen – mehrere kleine Mahlzeiten am Tag verteilt essen, damit sie keine Heißhunger-Attacken bekommen. Kleine Portionen belasten den Verdauungstrakt nicht. Große Portionen machen müde.

Für Schulkinder gilt der Satz: Ein voller Bauch studiert nicht gern. Nach einem üppigen Mittagessen hat das Kind keine Lust auf die Hausaufgaben.

Das Frühstück ist wichtig, weil die Energie für den Tag aufgebaut werden muss.

Ernährungsexperten haben hier konkrete Vorschläge für die Eltern:

- ¼ Liter Milch, pur mit Honig, oder als Malzkaffee, aber auch Milchprodukte, Topfen (Quark), Käse brauchen die Kinder für die Anlieferung des Mineralstoffes Calcium, damit Knochenaufbau und Nerven stark werden.

- So sehr Erwachsene mit hohem Cholesterinspiegel im Umgang mit dem Ei vorsichtig sein müssen, Kinder brauchen das Cholesterin für den Aufbau des Organismus. Prof. Dr. Hamm: „2 bis 3 Frühstückseier liefern dem Kind pro Woche lebenswichtige Stoffe."

- Ganz wichtig ist das Vollkornbrot auf dem Frühstückstisch. Es versorgt die Kinder mit den Vitaminen der Gruppe B: für die Nerven, für das Blut, für die Haut, für die Haare, für die Augen und Muskeln.

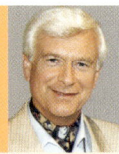

**Prof. Bankhofers
Spezial-Tipp**

Kinder sollten über den Tag verteilt mehrer kleine Mahlzeiten zu sich nehmen.

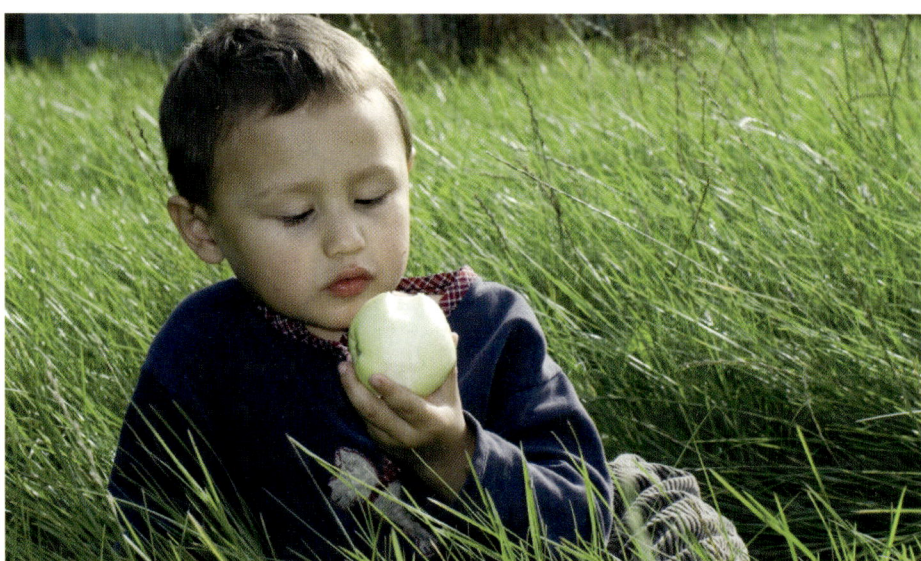

- Ein idealer Einstieg ist das Müsli: Verwenden Sie viele Vollkornarten wie Gerste, Weizen, Roggen, Hafer, Hirse.

- Auch rohes Obst und Gemüse ist sehr wichtig: Geben Sie Ihrem Kind zum Vollkornbrot mit Butter Radieschen zum Knabbern, Tomaten oder Gurken. Obst können Kinder roh essen oder man mischt sie in das Müsli.

- Für die geistige Regheit und Konzentration eignet sich am Morgen 1 Esslöffel Lecithingranulat aus dem Reformladen. Der hohe Gehalt an Cholin bringt das Gehirn in Schwung.

Ein Imbiss am Vormittag verhindert den Müdigkeitsfall ins Mittagstief. Nach dem Mittagessen – etwa um 15 Uhr – werden Kinder wieder müde. Da kann ein kleiner Imbiss wieder die Leistung verbessern.

Ein heikles Thema ist die Schuljause. Viele Kinder essen morgens gar nichts. Das ist sehr schlecht. Die meisten kaufen sich dann unterwegs ein Cola-Getränk und 1 Wurstsemmel.

Gesünder wäre: Vollkorn-Brot mit Topfenaufstrich (Quarkaufstrich) und Schinken, 1 Banane und 0,2 Liter Kakao, Trockenfrüchte, in mundgerechte, kleine Stücke geschnitten, wie zum Beispiel Datteln, Feigen, Marillen (Aprikosen), Apfelringe, Rosinen.

Wie viel und welche Energie brauchen Kinder aus der Nahrung?

Viele Eltern meinen, Kinder brauchen schnelle Energie, geben ihnen Traubenzucker. Ganz schlecht. Er jagt den Blutzuckerspiegel in die Höhe, lässt ihn aber gleich wieder fallen. Das bedeutet: Müdigkeit. Traubenzucker ist vor Prüfungen und Schularbeiten nicht geeignet. Besser: Obst und Trockenfrüchte. Traubenzucker nach körperlichen Aktivitäten und Erschöpfung dagegen ist sinnvoll.

Wenn Kinder Sport treiben, brauchen sie viel Energie. Wenn sie sich nicht bewegen, werden sie durch zuviel Energie aus der Nahrung dick. Vor allem, wenn die Energie in Form von Zucker, Fett und Weißmehl angeliefert wird.

Wie viel und welches Eiweiß brauchen Kinder?

Kinder brauchen Eiweiß für den Aufbau der Hormone, des Blutes und der Knochen. Da Eiweiß nicht gespeichert werden kann, muss es täglich mit der Nahrung zugeführt werden. Eiweißmangel in der Kindheit kann zu körperlicher und geistiger Unterentwicklung führen. Jungen und Mädchen im Alter von 13 – 14 Jahren brauchen täglich etwa 50 Gramm Eiweiß. Es muss ein Einweiß von besonderer Qualität sein. Ideal ist es, wenn man tierisches und pflanzliches Eiweiß ergänzt.

Eine gute Eiweiß-Kombination für unsere Kinder: Haferflocken in der Milch, Reisfleisch, Vollkorn-Pfannkuchen mit Topfen(Quark)Fülle.

Eine gute Kombination für unsere Kinder ist: Getreide mit Milch, Fleisch, Fisch, Ei. Beispiele: Haferflocken in der Milch, Reisfleisch, Vollkorn-Pfannkuchen mit Topfen (Quark)fülle, Vollkornbrot mit Topfenaufstrich. Oder: Kartoffeln mit Sauerrahmsuppe. Oder: Hülsenfrüchte mit Milch und mit Getreide. Bohnensuppe mit Reis, Erbsensuppe mit Brot.

Gute Eiweißlieferanten sind Fische, zum Beispiel Scholle, Seelachs, Kabeljau oder Forelle.

Aber auch zuviel Eiweiß ist schlecht fürs Kind. Es belastet die Nieren, weil der Eiweißstickstoff als Harnstoff ausgeschieden werden muss. Wenn das Kind zuviel Eiweiß aufnimmt, werden verstärkt Calcium, Zink, Selen und Chrom ausgeschieden. Das wiederum ist schlecht für die Knochen und für die Immunkraft.

Welche Kohlenhydrate brauchen Kinder?

Kinder sollten mit Kohlenhydraten versorgt werden, die langsam in den Körper gelangen und die Vitamine und Mineralstoffe anliefern: Obst, Gemüse, Vollkornprodukte. Mit schnellen Kohlenhydraten wie Zucker, Weißmehl und Fett muss vorsichtig und sparsam umgegangen werden. Zu wenige Kohlenhydrate führen bei einer sportlichen Leistung zu Schwindel, Kraftlosigkeit und verminderter Leistung. Zu

Ballaststoffe wie Müsli und Brot sind wichtig für unsere Kinder!

viele Kohlenhydrate werden als Fett gespeichert und machen dick und krank. Langsame Kohlenhydrate sind nur dann Dickmacher, wenn sie in zu großen Mengen aufgenommen oder falsch zubereitet werden.

Darf mein Kind Süßes essen?

Zucker, Honig und Süßigkeiten sollten nicht ganz gestrichen werden. Sonst kommt es zu Heißhunger-Attacken. Kinder müssen lernen, wenig davon zu naschen. Wichtig: Wegen der Karies-Gefahr nach Süßem unbedingt die Zähne putzen!

Brauchen Kinder Ballaststoffe?

Ballaststoffe sind wichtig für die Verdauung und für eine gesunde Darmflora. Daher sind Obst, Gemüse und Vollkornprodukte sehr wichtig für unsere Kinder, besonders Müsli und Brot.

Brauchen Kinder Fett?

Ja, aber nur in geringen Mengen. Meist genügen die versteckten Fette. Zu viel Fett bedeutet Gewichtszunahme sowie ein größeres Risiko für Diabetes. Fett liefert doppelt soviel Energie wie Eiweiß und Kohlenhydrate. Zuviel Fett wird in Fettdepots gespeichert. Fett macht einfach fett!

Das Verhängnis bei Kindern: Fettes schmeckt besser. Kinder sollten von klein auf nicht daran gewöhnt werden. Sie sollten daher darauf achten, dass Sie keine zu fette Wurst oder keine fette Milch, sondern eher fettarme Varianten wählen. Diese haben nämlich nicht weniger Calcium und Eiweiß.

Sehr ungünstig für Kinder sind in heißem Fett gebackene Speisen. Etwas Butter ist gut, weil diese leicht verdaulich ist. Übergewichtige Kinder sollten kein Butterbrot essen. Kinder zwischen 13 und 14 Jahren dürfen täglich 94 Gramm Fett aufnehmen. Zuviel tierische Fette sind deswegen schlecht für Kinder, weil dann schon in diesen jungen Jahren arteriosklerotische Ablagerungen beginnen.

Das Cholesterin messen sollte man aber nur bei Kindern, deren Eltern Herzinfarkt oder Schlaganfall hatten oder wenn die Eltern selbst sehr hohe Cholesterinwerte aufweisen.

Machen Vitamine klüger?

Es gibt britische Studien, die zeigen, dass Schulkinder, die vitaminreich ernährt werden, bessere Leistungen erzielen. Eine gute Vitamin-Versorgung hat das Kind, wenn es täglich 2 Scheiben Vollkornbrot, 1 Portion Gemüse, 1/4 Liter Milch oder Joghurt sowie 2 Stück Obst isst.

Während einer Erkältung haben Kinder erhöhten Vitamin-Bedarf und dürfen – nach Rückfrage beim Arzt – durchaus vorübergehend Vitamin-Präparate bekommen. Diese dürfen aber niemals Obst und Gemüse ersetzen.

Daher Vorsicht bei Vitamin-Bonbons. Wenn das Kind zuviel davon konsumiert, nimmt es zuviel Vitamin auf.

Wichtig: Obst immer roh essen, Gemüse schonend gedünstet.

Ideal für unsere Kinder sind grüne Erbsen. Sie sind ein Antistress-Gemüse. Kinder lieben Erbsen. Sehr bekömmlich sind auch Karotten (Möhren), die gut für die Augen, für die Atemwege und für die natürlichen Abwehrkräfte sind.

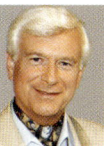

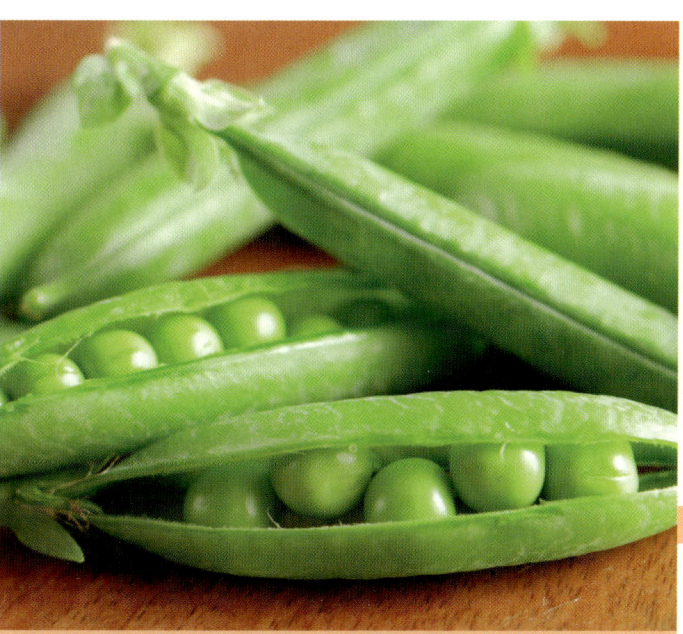

Wie viel Flüssigkeit brauchen Kinder?

Kinder haben einen größeren Flüssigkeitsbedarf als Erwachsene.

Ideale Getränke für unsere Kinder sind ungesüßte oder nur ganz wenig gesüßte Früchte-Tees.

◆ Kinder zwischen 7 und 9 Jahren brauchen täglich: 2 Liter

◆ Kinder zwischen 10 und 12 Jahren: 2,2 Liter

◆ Kinder zwischen 13 und 14 Jahren: 2,4 Liter

Besonders viel Flüssigkeit brauchen Kinder bei Fieber, Durchfall und Erbrechen, bei Hitze und körperlicher Anstrengung. Wenn Kinder weniger essen, sollten sie dafür umso mehr trinken. Auch wenn sie mehr gesalzene Knabbereien konsumiert haben, haben sie einen größeren Flüssigkeitsbedarf.

Kinder müssen auch dann trinken, wenn sie keinen Durst haben. Sie haben selten Durst, brauchen aber viel Flüssigkeit. Vorsicht: Kinder sollten Getränke meiden, die zu süß sind und zu viel Zucker enthalten. Sie sind dann schlechte Esser.

Achten Sie darauf, dass Ihre Kinder keinen Bohnenkaffee, keine Cola-Getränke und auch keinen Schwarztee trinken, denn hier ist überall Koffein enthalten. Das kann zu Unruhe, Herzrasen, Pulsrasen und zu Schlafstörungen führen.

• Kinder sollten auch sparsam mit Getränken umgehen, die künstliche Süßstoffe enthalten.

• Energy-Drinks sind zwar beliebt, aber ebenfalls nicht ratsam, da sie auch Koffein und viel Zucker enthalten.

• Ideal für unsere Kinder sind ungesüßte oder nur ganz wenig gesüßte Früchte-Tees.

• Für den Sport: Apfelsaft und Mineralwasser 50 zu 50 mischen, Himbeersirup mit Wasser 1 zu 7 aufgießen.

Was tun, wenn mein Kind kein Obst isst?

Dann können Sie beispielsweise das Obst passieren oder im Mixer pürieren und mit Milch oder Joghurt mischen. Zum Beispiel: Erdbeer-Milch.

Stellen Sie immer Schalen mit Obst auf. Vor allem süßes Obst. Das schmeckt Kindern besser. Kaufen Sie kleine Äpfel

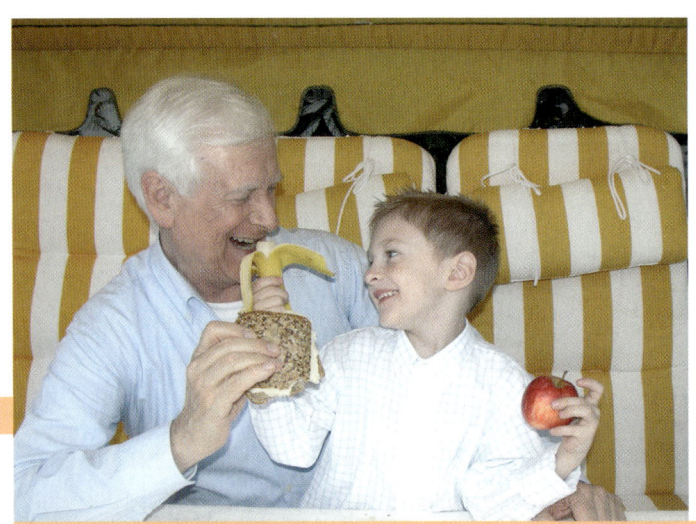

statt große. Zu großes Obst schreckt ab. Es gibt im Supermarkt jetzt beispielsweise schon „Kinder-Äpfel" oder „Kinder-Birnen".

Sie dürfen niemals angefaultes Obst ausschneiden und Kindern geben, denn hier sind Pilzgifte drinnen, die später Krebs auslösen können.

Wegen der Belastung: Obst immer gut waschen oder schälen. Für Kinder ist immer Obst und Gemüse aus Bio-Anbau besser.

Trockenfrüchte sind sehr süß, liefern viele Ballaststoffe und Mineralien.

Wenn Ihre Kinder kein Obst essen, können Sie dieses passieren oder im Mixer pürieren und mit Milch oder Joghurt mischen!

Müssen Kinder Spinat essen?

Das war jahrzehntelange eine Fehlmeinung. Doch jetzt gibt es dazu andere Erkenntnisse: Spinat hat erstens gar nicht so viel Eisen. Zweitens enthält er Säuren, die für das Kind nicht gut sind.

Spinat ist ein ideales Essen für Erwachsene, speziell für reifere Menschen. Carotinoide schützen die Augen.

Kinder sollten auf keinen Fall aufgewärmten Spinat oder aufgewärmte Pilze essen, da belastende Stoffe noch stärker wirken und krebserregende Nitrosamine entstehen.

Was tun, wenn mein Kind kein Gemüse isst?

Kochen Sie vorrangig Gemüsesorten, die Kinder mögen: Dazu zählen beispielsweise Karotten (Möhren), Erbsen, Maiskörner.

Raffeln Sie Gemüse, bereiten Sie daraus eine Sugo-Soße, die Sie zu Nudeln servieren. Machen Sie aus geraffeltem Gemüse Salat. Backen Sie Gemüse-Frikadellen. Bereiten Sie eine Gemüsesuppe zu, in die Sie bereits zerkleinertes Gemüse einrühren.

Vorsicht: Kinder dürfen keine rohen Bohnen essen, da diese Giftstoffe enthalten, die sich beim Kochen entfalteten. Auch keine Kartoffeln oder Tomaten mit grünen Stellen. Sie enthalten das Pflanzengift Solanin. Es kann zu Durchfall, Erbrechen, Kopfschmerzen, Müdigkeit und Vergiftungserscheinungen führen.

Tiefkühlgemüse ist ideal für Kinder, weil es schnell zubereitet werden kann.

Beispiel: Erbsen und Baby-Karotten (Möhren). Hier gibt es bereits eine sehr große Auswahl an Gemüse, da ist für Ihr Kind sicher das Richtige dabei!

Ihr Kind ist ein Gemüsemuffel? Macht nichts: Backen Sie Gemüse-Frikadellen, bereiten Sie eine Sugo-Soße für Nudeln aus geraffeltem Gemüse oder geben Sie klein geschnittenes Gemüse in die Suppe.

So erkennen Kinder: Gesundes Essen schmeckt!

Wer Kinder hat, der weiß das: Am liebsten würden Sie den ganzen Tag nur Spaghetti, Pommes und Bonbons konsumieren. Damit Mädchen und Jungen gesund, aber auch geistig und körperlich fit durchs Leben gehen, müssen sie sich ausgewogen ernähren. Und sie müssen selbst entdecken: Auch gesundes Essen kann super schmecken.

- Wenn unsere Kinder kein Frühstück einnehmen und nur unterwegs einen Schokoriegel naschen, dann werden sie schon am Vormittage erschöpft sein und in der Schule keine geistigen Leistungen erbringen können. Schrecken Sie die Kleinen nicht mit einem aufwendigen Frühstücks-Angebot. Setzen Sie dem ABC-Schützen einen Becher warme Milch oder Kakao vor, dazu eine Scheibe Vollkornbrot, leicht getoastet mit etwas Butter und Käse. Ideal dazu wären 2 Radieschen.

- Die meisten Kinder essen in der Schule ihr Jausenbrot nicht. Geben Sie Ihrem Sohn oder der Tochter daher gar keines mit, sondern nur Obst: eine Banane, einen Apfel, oder in einer Kunststoff-Box Trockenfrüchte: ein paar Datteln, Feigen, Apfelchips.

- Zu Mittag können die Kinder dann durchaus Nudeln und Tomatensoße genießen. Eine gute Alternative nach dem Schulstress: Naturreis mit gedünsteten Erbsen, auch Risibisi genannt. Auch eine Mahlzeit mit Topfen (Quark) ist wunderbar. Und Pellkartoffel (geschälte Erdäpfel) geben den Kindern Kraft.

- Abends kann es dann Fisch sein. Kinder mögen Fischstäbchen. Goldrichtig. Aber auch gedünstetes Gemüse mit Naturreis oder geschälten Kartoffeln passen gut.

- Es ist ungemein wichtig, dass unsere Kinder entdecken: Gesundes kann auch gut schmecken...

Mais: Geistige Fitness für unsere Schulkinder

Wenn Kinder und Jugendliche morgens müde und lustlos zur Schule gehen, wenn sie nachmittags nur mühsam ihre Hausaufgaben schaffen, dann ist es höchste Zeit, dass sie Mais essen. Maiskörner sind ein richtiges Power-Getreide. Binnen 40 Minuten nach der Mais-Mahlzeit merkt man bereits die geistige und körperliche Fitness.

Mais ist reich am Vitamin B1, dem Nerven-Vitamin. Kein anderes Gemüse hat so viel. Mais enthält auch das Spurenelement Mangan, das gemeinsam mit dem Vitamin B 1 beruhigend und ausgleichend wirkt. Mais ist auch reich an Magnesium. Das macht locker und entspannt.

Bei der richtigen Zubereitung der Speisen entdecken unsere Kinder: Essen, das sie geistig und körperlich fit hält, kann auch sehr gut schmecken. Zum Beispiel warme Milch oder Kakao, Vollkornbrot, leicht getoastet, Fischstäbchen, Naturreis mit Erbsen.

Wenn Kinder das Kleber-Eiweiß in den Getreidesorten Weizen, Roggen, Hafer und Gerste nicht vertragen und allergisch darauf reagieren: Mit Mais haben sie keine Probleme.

Und so kann man den Mais konsumieren: Die zarten, ganzen Maiskörner – gekocht und mit Marinade angerichtet – ergeben einen köstlichen Salat. Maiskörner schmecken auch wunderbar, wenn man sie in der Gemüsepfanne dünstet. Man kann die gekochten Körner pürieren und zu Soßen und Suppen verarbeiten. Maisgries – zu Polenta verarbeitet – wird bei uns in den Restaurants als Beilage immer öfter angeboten. In Italien ist das seit jeher üblich. Aus Maismehl kann man Brot backen. Speziell bei den Kindern beliebt: Popcorn. Die weißen knusprigen Flocken entstehen beim Erhitzen aus speziellem Pop-Mais. Und dann nicht zu vergessen: die Cornflakes. Corn ist in den USA die Bezeichnung für Mais.

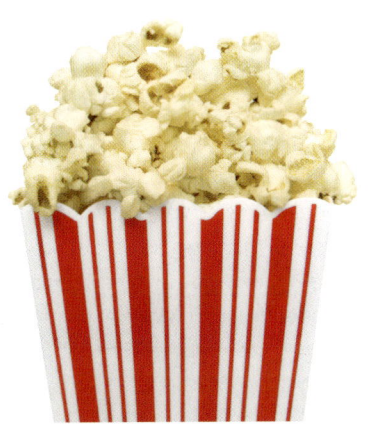

Die klassische Art, im Herbst Mais zuzubereiten:

Frische, zarte Maiskolben werden von Blättern und Fäden befreit und in Salzwasser mit einer Prise Zucker 15 Minuten gar gekocht. Dann mit Butter bestreichen, mit Pfeffer bestreuen und einfach abnagen!

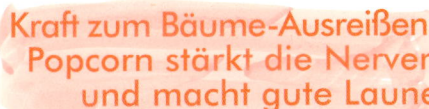

Kraft zum Bäume-Ausreißen: Popcorn stärkt die Nerven und macht gute Laune

Wenn die Kinder ins Kino gehen, daheim vor dem Fernseh-Gerät sitzen oder auf einer Party feiern, dann steht bei den Mädchen und Buben Popcorn hoch im Kurs. Und mancher Erwachsene findet das gar nicht gut, nennt Popcorn abschätzend in einem Atemzug mit fetten Kartoffelchips, Bonbons und Schokoriegeln.

Das ist nicht gerecht. Popcorn ist super. Popcorn ist ein wertvoller Beitrag zur Gesundheit.
Manche wissen das gar nicht: Popcorn ist eine spezielle Mais-Art. Die Amerikaner nennen ihn Pop-Mais. Und das sind die wertvollen Inhaltsstoffe:

◆ Kein anderes Getreide liefert soviel Vitamin B 1, auch Thiamin genannt. In 100 Gramm sind 150 Milligramm enthalten. Das bedeutet: Wer Popcorn knabbert, stärkt damit seine Nerven und tankt Kraft gegen Stress.

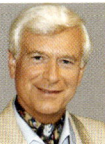

Prof. Bankhofers
Spezial-Tipp

Mais gibt unseren Kindern die richtige Power für anstrengende Schultage: Er enthält so viel Vitamin B1 wie kein anderes Gemüse und zusätzlich das Spurenelement Mangan und ist auch reich an Magnesium.

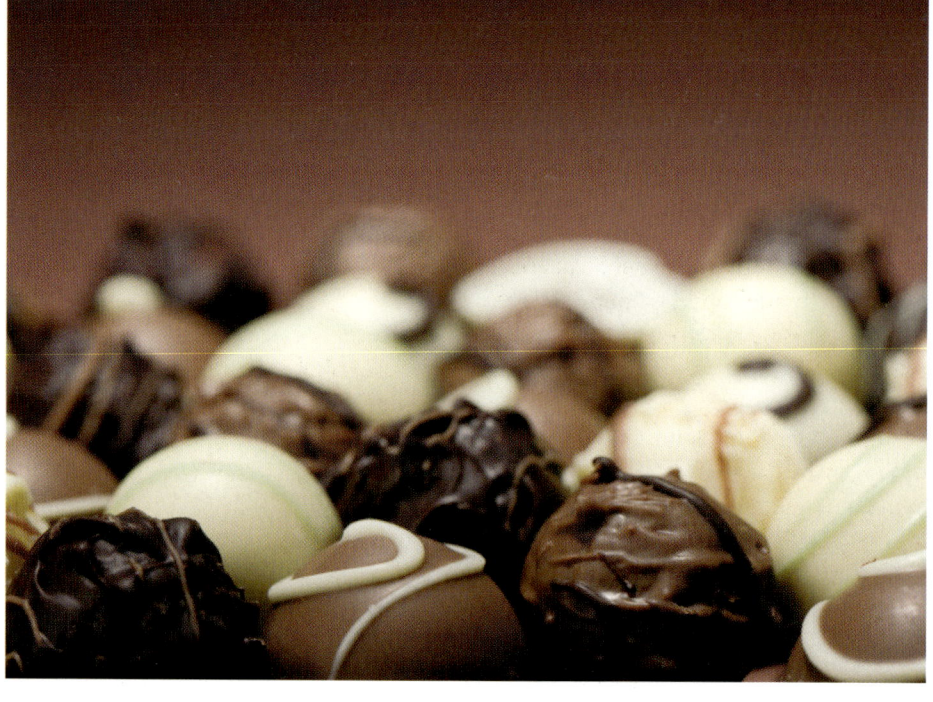

Popcorn ist ein wertvoller Beitrag zur gesunden Ernährung. Am besten – und auch lustigsten – man lässt das Popcorn zuhause selbst springen!

◆ Popcorn liefert schnelle Energie. Die Kohlehydrate werden vom Vitamin B 1 in Glukose umgewandelt. Und Glukose sorgt dafür, dass wir nicht müde werden und dass wir geistig fit sind. 40 Minuten, nachdem man Popcorn gegessen hat, fühlt man sich zum Bäume-Ausreissen.

◆ Popcorn ist reich am Spurenelement Mangan. Es hilft uns, ruhig und gelassen an alle Probleme heranzugehen.

◆ Im Popcorn sind auch große Mengen vom Spurenelement Zink. Und das stärkt nicht nur die Immunkraft, sondern bringt auch gute Laune.

Popcorn mit zuviel Salz, zu viel Zucker, mit Honigüberzug oder Schoko-Guss ist natürlich nicht gesundheitsfördernd.

Daher ist es besser und auch lustiger, man lässt Popcorn zuhause selbst springen:

Geben Sie in einen hohen Topf mit Deckel 1 Esslöffel Maiskeimöl. Nicht überhitzen. Bedecken Sie den Boden mit Popmais-Körnern (Reformhaus). Wenn die ersten Flocken zu hüpfen beginnen, den Deckel draufgeben. Wenn alle Popcorn-Flocken gehüpft sind, etwas salzen und genießen.

Neue Studie: Süßes naschen macht Kinder nicht dick

Eine wissenschaftliche Studie – die „Kieler Adipositas Präventionsstudie"

— am Institut für Humanernährung und Lebensmittelkunde an der Christian-Albrechts-Universität in Kiel ist zu dem Ergebnis gekommen: Das Naschen von Süßigkeiten wie Schokolade, Schokoriegel und Pralinen ist nicht die Hauptursache für das Dickwerden unserer Kinder.

Können wir also mit guten Gewissen Süßes naschen? Na klar: Vor allem dann, wenn wir in Maßen danach greifen.

Natürlich sind süße Naschereien Kalorien-Bomben. Doch der Studienleiter Prof. Dr. Manfred Müller weist nach: Richtig dicke Kinder, die man über einen längeren Zeitraum beobachtet und deren Verhalten man analysiert hat, naschen in Summe gar nicht soviel Süßigkeiten, wie man denkt.

Daraus ergibt sich die Frage: Was ist aber dann schuld daran, dass es heute viele übergewichtige Kinder gibt, Kinder, die oft mir 14 schon an Altersdiabetes leiden?

Die Kieler Studie gibt darüber genau Auskunft: Es ist das Fastfood, das oft mehrmals am Tag von den Kindern konsumiert wird und das enorm viele versteckte Fette enthält. Vor allem dann, wenn die Eltern berufstätig sind und die Mädchen und Buben sich selbst versorgen müssen.

Es sind aber auch die allzu süßen Modegetränke und Fertiglimos und es ist die mangelnde Bewegung, weil die

Kinder heute kaum noch mit anderen im Freien spielen, sondern vor dem Computer sitzen, im Internet surfen oder sich mit Computerspielen beschäftigen.

Die Schokolade und die anderen Süßigkeiten sind da die geringste Belastung. Vor allem die Schokolade hat ja in jüngster Zeit ein sehr gutes Image bekommen.

Als erstes hat Prof. Dr. Libowitz in Los Angeles entdeckt: Schokolade macht glücklich, weil sie uns hilft, im Gehirn Glückshormone aufzubauen. Das kann eine Substanz mit Namen Phenyl-Ethyl-Amin.

Inzwischen weiß man auch, dass in der Schokolade reichlich Magnesium

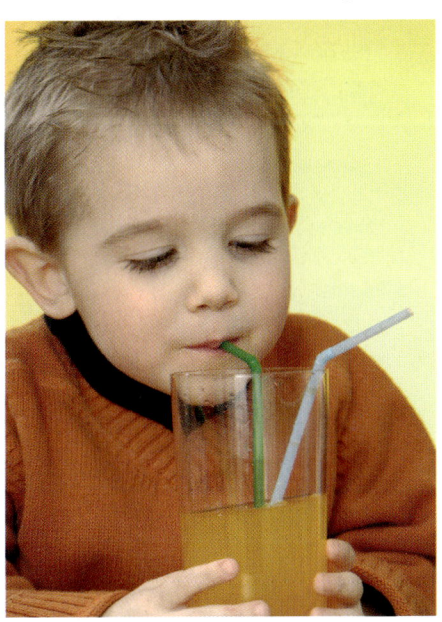

enthalten ist. Und dass vor allem die dunkle Schokolade mit einem Kakao-Anteil von 70 bis 80 Prozent reichlich vom Polyphenol Resveratrol enthält, einen wertvollen Schutzstoff für Herz und Kreislauf, der die Adernverkalkung bremst und uns vor Umweltschadstoffen schützt.

Warum sind viele Kinder heute oft zu dick? Nicht das Süße ist daran schuld, sondern die versteckten Fette im Fastfood, die süßen Modegetränke und die Fertiglimos sowie die mangelnde Bewegung.

Süß und gesund: Verwöhnen Sie Ihr Kind, wenn es gern Süßes isst, mit zwei Gerichten, die sich auch wunderbar als Hauptmahlzeit eignen:

 Zubereitung (für eine Person): 30 Gramm Naturreis 5 Minuten in ¼ Liter Wasser kochen. Wasser abgießen, Reis mit 1/8 Liter Milch, der Schale von ¼ Biozitrone, 1 Prise Salz, etwas Vanillepulver 30 Minuten dünsten. 1 Esslöffel Honig, 10 Gramm Butter, 1 Eidotter schaumig rühren, unter den Reis mischen. Eiklar zu steifem Schnee schlagen und darunter heben. Alles in eine gebutterte Auflaufform geben und 30 Minuten backen. Mit wenig Zucker bestreuen.

 Süßer Hirsebrei (4 Personen) *Zutaten: 125 Gramm Hirse, ¼ Liter Wasser, ¼ bis 3/8 Wasser zum Nachfüllen, 1 Prise Meersalz, 20 Gramm Butter, 2 Esslöffel Rosinen, 1 Esslöffel gehackte Mandeln, 2 gestrichene Esslöffel Honig, ¼ Teelöffel Vanille, 1/8 Schlagobers oder Milch.*

Zubereitung: Die Hirsekörner in ¼ Liter kochendes Wasser streuen, dann einen weiteren viertel Liter Wasser nachgießen, auf kleiner Hitze 20 Minuten kochen. Auf der abgeschalteten Kochplatte weitere 30 Minuten ausquellen lassen. Butter, Salz, Rosinen und Mandeln unterrühren und mit Honig und Vanille abschmecken. Zum Schluss die Sahne oder Milch unterrühren und an einem warmen Ort quellen lassen.

Man kann den Brei als Nachtisch warm oder kalt servieren.

Karies: Wie wir die Zähne der Kinder schützen

Erwachsene und Kinder leiden gleichermaßen unter Karies an den Zähnen. Als Hauptschuldige werden immer mangelnde Zahnpflege und der Zucker genannt. Doch da gibt es noch andere Gefahren, die man kennen sollte.

Natürlich spielt der Zucker bei der Kariesbildung eine bedeutende Rolle. Jene Bakterien im Mund, die Säuren produzieren und damit den Zahnschmelz angreifen, vermehren sich unter Zuckereinfluss besonders schnell.

Und das sind die süßen Verführer, die für die Zähne unserer Kinder so gefährlich sind: Zuckerwatte, Karamell-Bonbons, Honig, Schokolade, gefüllte

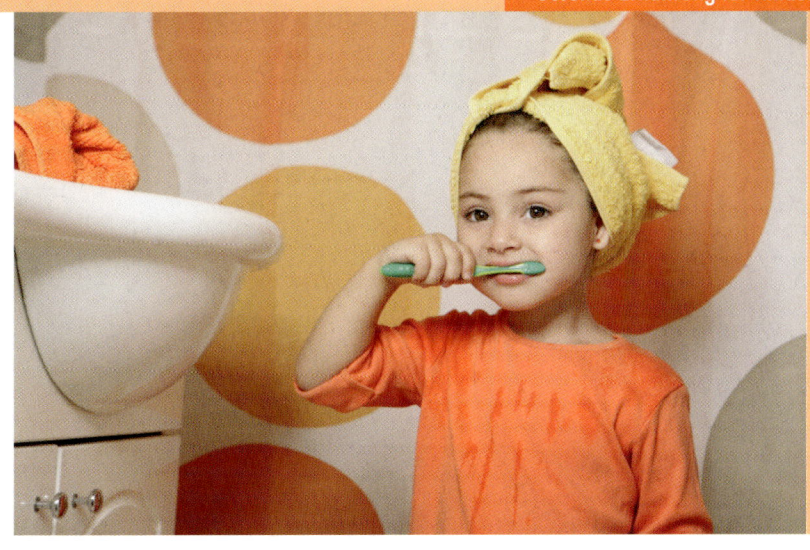

Schoko-Bonbons, Eiscreme, Nougat, Butterkekse, süße Limonaden, zuckerhaltige Kaugummis, Kuchen. Besonders belastend sind diese Naschereien zwischendurch, weil man da keine Mundhygiene betreiben kann.

Sie sollten darauf achten, dass Ihre Kinder – oder auch Sie selbst, wenn Sie gerne naschen, nach diesen süßen Köstlichkeiten innerhalb von 30 Minuten sofort die Zähne gründlich putzen.

Das darf man aber nicht generell. Es gibt nämlich auch Naturprodukte, die im Rahmen unserer Ernährung als sehr gesundheitsfördernd gelten, für die Zähne aber sehr gefährlich werden können. Dazu gehört saures Obst wie Orangen, Mandarinen, Zitronen, Grapefruits.

Nach diesen sauren Attacken darf man nicht sofort die Zähne putzen. Das Obst fördert nämlich nicht die Vermehrung von Karies-Bakterien. Die Säuren der Früchte greifen selbst den Zahnschmelz an. Wenn man nun sofort nach dem Essen die Zähne putzt,

werden die Obstsäuren noch mehr in die Zahnoberfläche eingerieben.

Die bessere Lösung: Sofort nach dem Essen den Mund mit Wasser ausspülen und einen zuckerfreien Kaugummi kauen, damit die Speichelproduktion angeregt wird, Der Speichel ist basisch und bekämpft die Säuren im Mund.

Diese Nahrungsmittel tun den Zähnen gut und schützen vor Karies: Äpfel, Birnen, Karotten (Möhren), Nüsse, frisches, rohes Gemüse, ungesüßter grüner Tee, Milch, Vollkornbrot, Joghurt, Quark, Käse.

Wenn Ihre Kinder – oder Sie selbst – gerne naschen, sollten Sie unbedingt darauf achten, dass diese oder Sie selbst innerhalb von 30 Minuten danach die Zähne gründlich putzen!

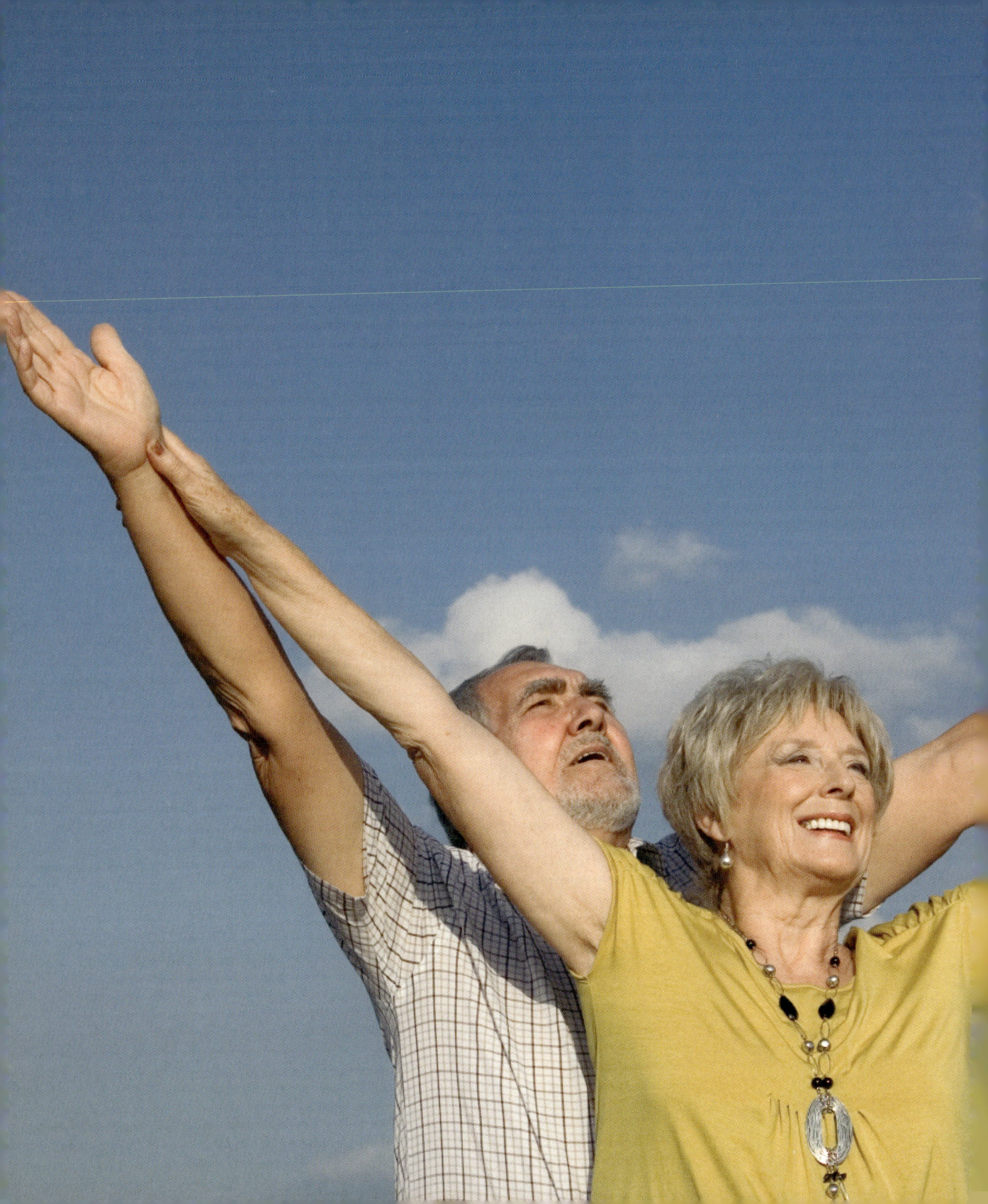

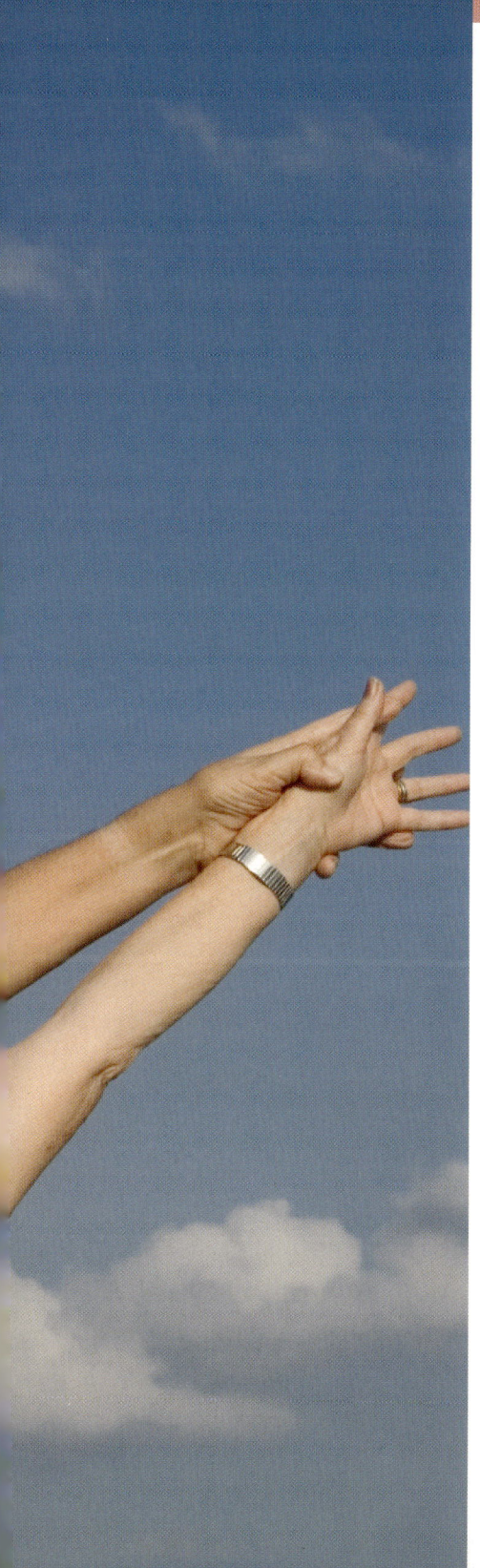

Sicher haben auch Sie in Ihrer unmittelbaren „Familienumgebung" ältere Verwandte: Mutter oder Großmutter, Vater oder Großvater, eine liebe ältere Tante. Und wann immer Sie Ihre Verwandten besuchen oder von ihnen Besuch bekommen, stellen Sie fest, dass sie viel zu wenig essen, sich einseitig ernähren, dazu aber immer wieder beteuern, dass sie nicht mehr benötigen.

ERNÄHRUNG FÜR MENSCHEN ÜBER 60

Das kann lange Zeit gut gehen. Doch im Organismus vieler Senioren tickt eine Bombe, die jeden Tag explodieren kann. Denn ältere Menschen haben oft ein alarmierendes Defizit an Vitaminen, Spurenelementen und Mineralstoffen.

Eine interessante Studie des kanadischen Wissenschaftlers Prof. Dr. R. L. Chandra von der Universität von Neufundland hat sich mit dem alarmierenden Vitalstoffmangel bei Senioren auseinandergesetzt. Die Studie wurde mit Unterstützung des National Research

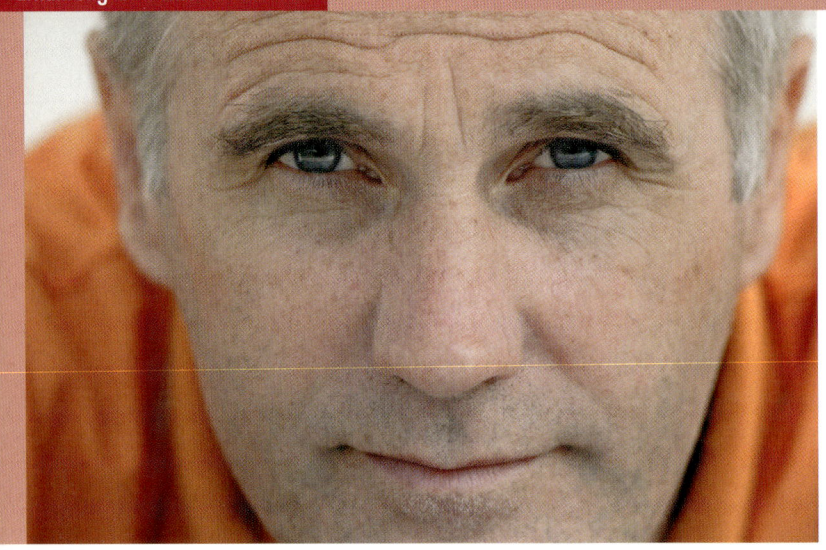

Wir sollten einerseits bereits in jungen Jahren für eine reichhaltige Vitalstoffzufuhr sorgen, andererseits aber auch bei unseren lieben, älteren Verwandten darauf achten, dass sie sich nicht zu einseitig ernähren!

Council an 104 Senioren im Alter von 72 bis 84 Jahren durchgeführt. Sämtliche Frauen und Männer befanden sich in einem guten Gesundheitszustand. Jeder wurde 12 Monate medizinisch kontrolliert. Besonders groß war der Mangel an den Mineralstoffen Calcium und Magnesium. Dazu Prof. Dr. Chandra: „Die Mangelerscheinungen sind einzig und allein auf eine falsche, leichtfertige Ernährung zurückzuführen."

Prof. Chandra wies in der Studie nach, dass alle jene Senioren, die sich über die tägliche Ernährung ausreichend mit Magnesium, Calcium, Zink und Eisen versorgten und zusätzlich auch Präparate aus der Apotheke nahmen, viel weniger krankheitsanfällig waren. Da der Anteil an älteren Menschen in unserer Bevölkerungsstruktur immer mehr zunimmt, sollten wir einerseits bereits in jungen Jahren für eine reichhaltige Vitalstoffzufuhr sorgen, damit wir „gesund altern" können, andererseits aber bei unseren nächsten lieben, älteren Verwandten in der Familie darauf ach-

ten, dass diese sich nicht zu einseitig ernähren und viele Vitamine, Spurenelemente und Vitalstoffe zu sich nehmen.

So sorgen Sie bei Senioren, aber auch bei sich selbst, ganz egal, welches Alter Sie haben, für die optimale Vitalstoffzufuhr:

- Die Vitaminversorgung ist nur gesichert, wenn man regelmäßig frisches Obst und rohes Gemüse isst und viele Vollkornprodukte, wie Naturreis, Vollkornbrot, Vollkornnudeln, in seinen Speisenplan einbaut.

- Das für das Alter so wichtige Calcium liefern die Mich und sämtliche Milchprodukte. Die lebenswichtige Menge von 800 Milligram täglich erreicht man, wenn man jeden Tag einen dreiviertel Liter Milch trinkt.

- Sehr wichtig ist auch die Aufnahme von reichlich Magnesium. Dieses liefern unsere folgende Lebensmittel: Naturreis, Grünkern, Vollkornhaferflocken, Hirse, weiße Bohnen, Nüsse, Pistazienkerne, getrocknete Feigen, Hefe, Leinsamen und Weizenkleie. Sie können aber auch hoch dosierte Magnesium-Kautabletten oder Magnesium-Granulat in der Apotheke kaufen!

- Für die Zufuhr von Eisen ist es am besten frischen Schnittlauch, Hühnerfleisch, Hühnereier, Sojaprodukte, Sesamkörner oder Hefe zu sich zu nehmen.

Haben Sie in Ihrem Verwandtenkreise vielleicht auch eine Oma, Tante oder ältere Cousine, die sich fast ausschließlich von Milch und trockenen Semmeln oder Kipferln ernährt und immer wieder beteuert, sie brauche ohnehin nichts anderes? Im Folgenden erfahren Sie, wie Sie Ihre betagten Verwandten vor diesem weit verbreiteten, für die Gesundheit der Senioren sehr schädlichen Syndrom schützen können!

So schützen Sie Oma und Tante vor dem Kaffee-Semmel-Syndrom

Viele von uns kennen das aus der eigenen Familie: Da gibt es eine betagte Oma oder eine alte Tante. Und wann immer man sie besucht, hat sie neben sich ein Häferl voll Milch-Kaffee und eine trockene Semmel oder ein Kipferl liegen. Das ist ihre tägliche Nahrung zu fast jeder Mahlzeit. Und wenn man die Oma oder die Tante fragt: „Warum isst Du kein Obst, kein Gemüse, kein Fleisch?", dann antwortet sie meist in falscher Bescheidenheit: „Ich brauche nicht mehr! Das ist schon in Ordnung!"

Ein gefährlicher Satz. Mit dieser einseitigen Ernährung schlittert die gute Frau nach und nach in einen katastrophalen Mangel an Vitaminen, Mineralstoffen, Spurenelementen, Enzymen, Bioaktiv-Stoffen und Ballaststoffen. Jahrelang ist das nicht zu erkennen. Dann aber hat der Organismus auf Grund eines Nährstoffmangels keine Kraft mehr. Und die Oma oder die Tante wird dann eines Tages sehr, sehr krank.

Ganz besonders gefährlich wird es nach einer Erkältung, wenn der Körper wieder aufgebaut werden muss und mit Vitalstoffen unterversorgt ist. Die Verwandten wundern sich dann meist: „Sie war doch immer kerngesund. Und jetzt plötzlich...!"

Wir sollten uns merken:
Niemand wird „plötzlich" krank, wenn es sich nicht um einen Unfall handelt. Krankwerden ist immer ein langsamer, schleichender Prozess, den man – rechtzeitig erkannt – oft aufhalten und abwenden kann.

Das Problem ist bekannt. In der Medizin spricht man vom „Kaffee- Semmel-Syndrom" vieler Senioren. Sie wählen diese inhaltsleere Ernährung zum Teil aus Unwissenschaft, aus Bequemlichkeit, aus falscher Bescheidenheit oder wegen der schlechten Zähne, mit denen sie nicht mehr gut beißen können.

Niemand wird plötzlich krank: Krank werden ist immer ein langsamer, schleichender Prozess, den man – rechtzeitig erkannt – oft aufhalten und abwenden kann.

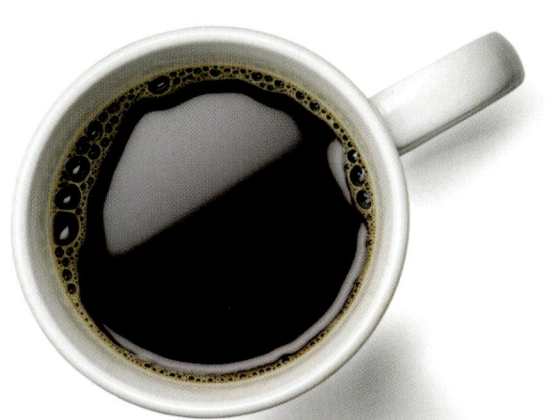

Was kann man nun tun, wenn Oma oder Tante sich nicht überreden lassen, eine ausgewogene, vitalstoffreiche Ernährung zu wählen? Was kann man tun, um Körper, Geist und Nerven eines Seniors zu stärken, um ihn mit 100prozent Natur aus einem Leistungstief herauszuholen?

◆ Bringen Sie Ihren Verwandten regelmäßig Obst mit. Es sollten süße Früchte sein, die leicht konsumiert werden können. Schälen Sie die Orangen oder Mandarinen, richten Sie sie in Spalten auf einem Teller her. Schneiden Sie die geschälten Kiwis in Scheiben, damit man sie mit einer Gabel aufspießen und essen kann. Richten Sie auch einen Apfel in appetitlichen Spalten her. Und versorgen Sie die Senioren mit Bananen. Täglich eine Banane wäre sehr sinnvoll.

◆ Wenn die Oma oder Tante selbst nicht mehr in der Lage ist, den Haushalt zu führen oder in der Kü-

Bringen Sie der Oma, Tante, dem Opa, ihren lieben älteren Verwandten, oft Obst, wie beispielsweise Orangen, Kiwis oder Mandarinen mit, die Sie in kleinen Spalten auf einem Teller herrichten. Auch täglich eine Banane ist sehr sinnvoll.

che zu agieren, dann sollten Sie sie mit Essen versorgen, das ins Haus geliefert wird. Das Rote Kreuz bietet da optimale Möglichkeiten.

◆ Wenn Oma oder Tante aber sehr wohl noch in der Küche agieren wollen, dann sind Fertigmenüs aus dem Tiefkühlschrank sehr praktisch. Vor allem dann, wenn man sie von einer Tiefkühlfirma direkt nach Hause geliefert bekommt. Dann ist nämlich eine lückenlose Tiefkühlkette gesichert, was für die Qualität der Tiefkühlware wichtig ist.

Viele wissen nicht, dass Senioren Fleisch oder Fisch aus dem Tiefkühlfach besser vertragen, weil das Eiweiß leichter verdaulich ist. Und Gemüse aus dem Tiefkühlfach hat vielfach oft mehr Vitamine als Frischgemüse, weil es auf dem Höhepunkt seiner Reife binnen kürzester Zeit schockgefrostet wird, während frisches Gemüse oft tagelang transportiert wird.

◆ Die dritte Möglichkeit, Oma und Tante mit lebenswichtigen Nährstoffen zu versorgen und gesund zu erhalten: Es gibt im Reformhaus und in der Apotheke einen ganz einfachen Kraft-Cocktail mit wertvollen und vollwertigen Substanzen, der bei Mangel und in Zeiten von Kraftlosigkeit zum Lebenselixier werden kann.

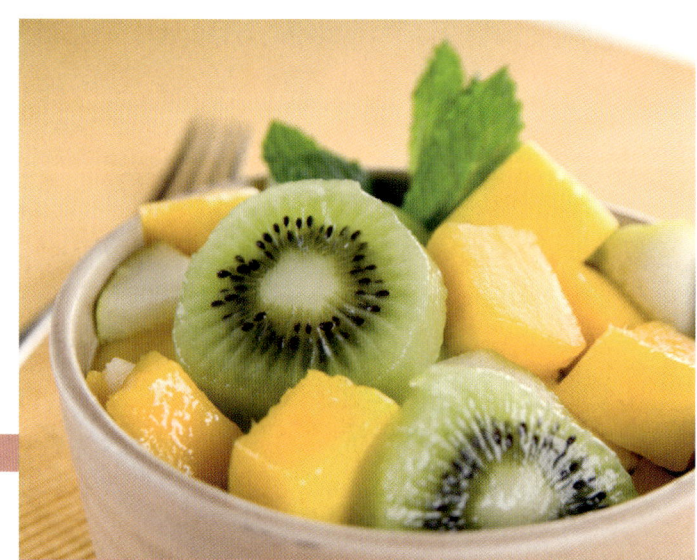

Das alles liefert dieser Pulver-Cocktail dem Organismus an:

- Sehr wichtig für neue Kräfte ist leicht verdauliches, biologisch hochwertiges Magermilcheiweiß zum Aufbau von Körper-Eiweiß.

- Ein besonderes Naturprodukt gegen Erschöpfung ist Weizenkeim-Extrakt, das wertvolles pflanzliches Eiweiß liefert. Durch die Kombination mit dem Milcheiweiß ist für die Anlieferung von wichtigen Aminosäuren gesorgt, die der Körper selbst nicht produzieren kann. Im Weizenkeim-Extrakt stecken vor allem auch wichtige B-Vitamine für Energie und geistige Potenz.

- Schnelle und sichere Leistungskraft vermittelt Dattelsirup, der reich an Magnesium und anderen Mineralstoffen ist. Und der auch hervorragend schmeckt.

- Zum Aufbau neuer Kräfte ist aber auch Getreidekeimöl wichtig. Es hat einen hohen Anteil an essentiellen Fettsäuren, speziell an Linolsäure, die zum Aufbau der Zellwände und zur Bildung von Gewebshormonen erforderlich ist.

- Auch Reiskleie ist ein wichtiger Kraftspender.

Aus der praktischen Erfahrung mit all diesen Aufbau-Substanzen aus der Natur hat der deutsche Ernährungsexperte Dr. Felix Grandel daraus ein Kraft-Paket entwickelt. Für mehr Energie im täglichen Leben und gegen Mangelerscheinungen.

Es handelt sich dabei um eine feine Pulvermischung aus all diesen Wirkstoffen, die beim Öffnen des Glases einen wunderbaren Duft verbreiten. Man rührt 2 bis 3 Esslöffel ins Morgen-Müsli, kann aber auch zwischendurch 1 Teelöffel trocken einnehmen. Sehr sinnvoll ist es, 2 Esslöffel in Wasser, Milch, Kakao, Frucht- und Gemüsesäften zu verrühren. Diese Einnahme ist besonders praktisch und unproblematisch.

Dieses Kraftpaket ist randvoll mit natürlichen Wirkstoffen, die jeder von uns in der modernen Zeit so nötig hat: vom Vitamin B 1, auch als „Nerven-Vitamin" bekannt, bis zum Oryzanol aus der Reiskleie, das die Erholungsphasen im Nervensystem fördert.

Den wohlschmeckenden, süßen Energie-Cocktail gibt es im Reformhaus als Molat-Kur und in der Apotheke als Bonolat-Kur. Beide Kuren werden von vielen Ärzten empfohlen.

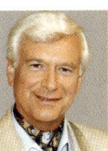

Senioren vertragen Fleisch oder Fisch aus dem Tiefkühlfach besser, weil das Eiweiß leichter verdaulich ist. Und das Gemüse bringt viel mehr Vitamine als Frischgemüse, weil es binnen kürzester Zeit schockgefrostet wird.

Den wohlschmeckenden Energie-Cocktail für Senioren gibt es als Molat-Kur im Reformhaus und in der Apotheke als Bonolat-Kur. Beides sind Kraftpakete, randvoll mit natürlichen Wirkstoffen.

Machen wir es wie Jopi Heesters und holen wir uns öfter die grüne Kraft des Spinats auf den Teller! Durch das Zusammenwirken von Vitamin E und Folsäure wird der Spinat so besonders wertvoll. Er stärkt damit unseren jugendlichen Elan, beugt vorzeitigem Altern vor und hält unsere Gefäße jung.

„Jopi" Heesters Jungbrunnenrezept für Elan und Energie: Spinat und Knoblauch

Johannes Heesters, der berühmte Sänger und Entertainer, verriet mir anlässlich seines 100. Geburtstags einmal das Geheimnis seiner Vitalität: „Neben regelmäßigem Saunieren und täglichen Atemübungen esse ich so oft wie möglich Knoblauch und Spinat", meinte er lachend und riet mir, das auch zu tun.

Seitdem haben meine Frau und ich immer einen Vorrat an Knoblauch im Tontopf und Spinat im Tiefkühlfach.

Wussten Sie übrigens, dass der Genuss von Spinat, der ursprünglich aus Persien und Arabien stammte und über Spanien nach Europa kam, sich erst seit der Erfindung der Tiefkühltechnik vor rund vierzig Jahren bei uns besonderer Beliebtheit erfreut?

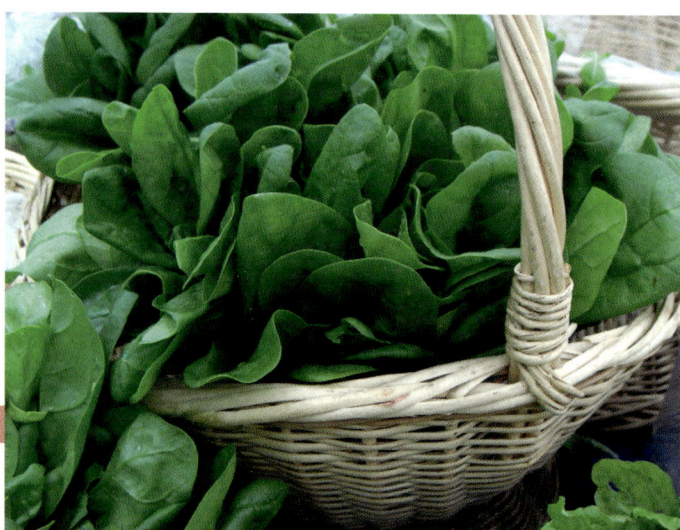

Internationale Studien haben ergeben:

Tiefkühlspinat enthält beispielsweise nach drei Monaten noch über 80 Prozent an Vitamin C. Frisch geernteter Spinat, der bei normaler Raumtemperatur gelagert wird, hat nach 3 Tagen nur noch 10 Prozent Vitamin C. Ähnliches passiert auch mit allen anderen Inhaltsstoffen.

Das ist ein sehr wichtiger Aspekt für die Volksgesundheit, denn der Spinat gibt uns nicht nur, wie es der Seemann Popeye ja vorgelebt hat, viel Kraft, sondern hilft den Menschen auch, länger fit und vital zu bleiben und die Lebensenergie zu erhalten.

Und das ist die Palette an Vitalstoffen, die im Spinat enthalten ist:

◆ Er enthält reichlich Pflanzenfarbstoffe und Provitamin A Betakarotin, die unsere Zellen und die Augen jung erhalten und ihnen Kraft geben.

◆ Außerdem enthält Spinat 13 Mineralstoffe und Spurenelemente, darunter besonders Calcium, Kalium, Magnesium, Phosphor und Schwefel.

◆ Bedeutsam sind auch die Vitamine, die der Spinat liefert: große Mengen an Vitamin C, das Nervenvitamin B1, das Zell schützende Vitamin E und Folsäure.

Durch das Zusammenwirken von Vitamin E und Folsäure wird der Spinat

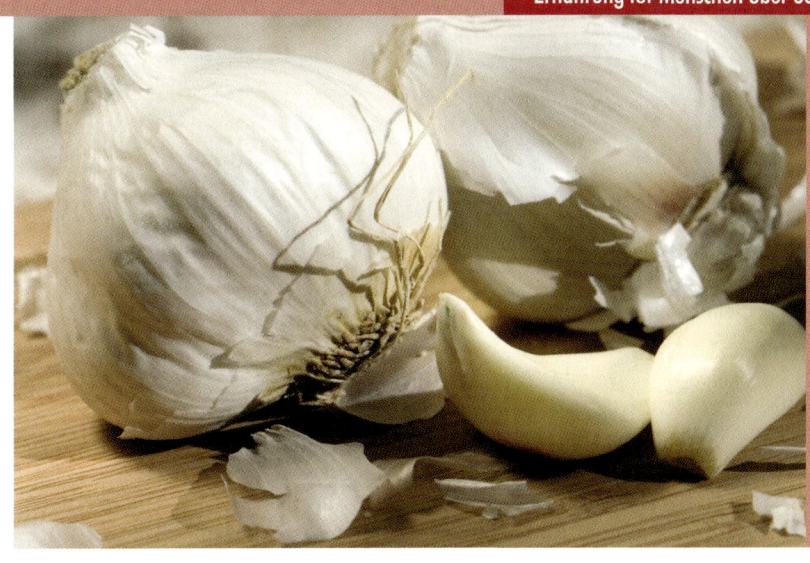

so besonders wertvoll. Er stärkt damit unseren jugendlichen Elan, beugt vorzeitigem Altern vor und hält unsere Gefäße jung.

Für unsere Augen, einen funktionierenden Kreislauf und eine gute Verdauung liefert der Spinat mit Betakarotin, mit Bitterstoffen sowie mit Sekretin einen wichtigen Beitrag. Dazu kommt noch eine Reihe von Pflanzenstoffen, die uns geistige Fitness vermitteln und unsere körperliche Ausdauer beachtlich steigern.

Wir sollten es also Johannes Heesters nachmachen und uns öfter diese grüne Kraft auf den Teller holen!

Beachten Sie aber bitte, dass der Spinat uns nur diesen Schwung vermitteln kann, wenn er erntefrisch unmittelbar vom Feld oder der Tiefkühltruhe in den Kochtopf gelangt und unter optimalen Bedingungen angebaut wurde: in schadstoffarmen, streng kontrollierten Böden, die nicht ausgelaugt, sondern reich an Mineralstoffen sind, in abgasfreier Umgebung mit ständigen intensiven Qualitätskontrollen.

Die konzentrierte Kraft des Knoblauchs

Johannes Heesters greift aber auch, wie er im Interview erwähnte, sehr oft zu Knoblauch. Und damit hat er ganz Recht: Knoblauch ist nicht nur ein köstliches Gewürz, sondern eine Naturarz-

nei. Japanische Wissenschaftler haben jetzt eine sensationelle Studie abgeschlossen: Sie konnten im Knoblauch eine spezielle Gruppe von Wirksubstanzen analysieren: die Knoblauch-Lektine. Und in diesen Lektinen steckt eine faszinierende Kraft. Man spricht in der Forschung von einer zytotoxischen Wirkung. Die Knoblauch-Lektine lösen in bestimmten Krebszellen ein Selbstmord-Programm aus. Das entspricht genau dem neuen Forschungsansatz in der modernen Krebs-Therapie.

Auch Studien in anderen Ländern der Erde haben ergeben: Regelmäßige, knoblauchreiche Ernährung kann das Risiko für Magen- und Darmkrebs senken. Der Hauptwirkstoff Allicin kann – in Verbindung mit den Lektinen – in den Magen- und Darm- Schleimhäuten kanzerogene Veränderungen verhindern.

Knoblauch hat aber noch eine hervorragende Eigenschaft, die man jetzt erst entdeckt hat: Da das Allicin im Knoblauch antibakteriell wirkt, kann der Magen damit vor dem gefürchteten Helicobacter pylori geschützt werden, der ja bei vielen Menschen Magengeschwüre auslösen kann.

Wer viel Knoblauch isst, kann aber auch noch viele andere gesundheitliche Vorteile erzielen:

- Am Institut für Herz- und Kreislaufforschung in Mainz hat Prof. Dr. Gustav Belz nachgewiesen: Wenn Menschen jahrelang regelmäßig Knoblauch konsumieren, haben sie im Alter um bis zu 7 bis 10 Jahre jüngere und elastischere Blutgefäße. Damit wird Knoblauch zu einem Jungmacher-Gewürz.

- Das Ajoen, ein ätherisches Öl im Knoblauch, macht das Blut flüssiger und beugt damit einer vorzeitigen Adernverkalkung vor.

- Knoblauch senkt einen zu hohen Cholesterinspiegel. Er senkt das schädliche LDL-Cholesterin und hebt das schützende HDL-Cholesterin an. Da sich im menschlichen Organismus das LDL-Cholesterin hauptsächlich nachts aufbaut, ist es besonders sinnvoll, abends Knoblauch zu konsumieren.

- Knoblauch kann aber auch zu hohen Blutdruck senken.

- Und er senkt das Risiko für Pilzerkrankungen. Er ist ein wesentlicher

Neueste Studien haben ergeben: Knoblauch kann sogar das Risiko für Magen- und Darmkrebs senken!

Bestandteil der „Anti-Pilz-Diät", die an der Uni Wien entwickelt worden ist.

So lösen Senioren jede Denksportaufgabe: Täglich frisches Gemüse macht auch geistig fit

Es ist uns allen längst bekannt: Regelmäßiger Konsum von frischem Gemüse fördert die gesunde Verdauung, stärkt Herz und Kreislauf, senkt das Krebsrisiko und macht schlank.

Nun haben neue Studien an der Harvard Universität in Boston, USA, ergeben: Fast alle Gemüsesorten enthalten Bioaktiv-Stoffe und Vitamine, die auch unser Gehirn schützen und stärken.
Drei Portionen am Tag wirken ganz entscheidend dem gefürchteten geistigen Abbau im Alter entgegen. Und sie bringen das oft träge Gehirn in Schwung.

Das bedeutet: Gemüse genießen macht klug.

Ganz besonders wertvoll für unser Gehirn ist grünes Blattgemüse wie Salate, Spinat und Kohl. Wer davon mehr als 2 Portionen täglich isst, der kann seine grauen Zellen um bis zu 5 Jahre verjüngen. Das heißt: Wer regelmäßig grünes Gemüse konsumiert, hat ein besseres Gedächtnis, bessere Konzentration und eine raschere Reaktionsgabe. Das Geheimnis: Der grüne Bioaktiv-Stoff Chlorophyll sorgt dafür, dass der eingeatmete Sauerstoff länger in den Gehirnzellen bleibt und besser verwertet wird.

Außerdem wird unser Gehirn mit dem Vitamin E und mit einer Reihe von Flavonoiden aus dem Gemüse aktiviert. Wer seinem Gehirn etwas Gutes tun will, sollte natürlich vorrangig Gemüse aus der Region konsumieren, da es weit mehr Vitalstoffe anliefert als Gemüse, das tagelang und kilometerweit transportiert worden ist.

Man kann aber durchaus auch für ein potentes Gehirn Gemüse aus der

Wollen Sie Ihr Gehirn trainieren, sollten Sie oft grünes Blattgemüse genießen! Man hat in den USA Senioren beobachtet: Jene, die regelmäßig Gemüse konsumierten, waren geistig besser drauf und wirkten in ihren Gesprächen jünger!

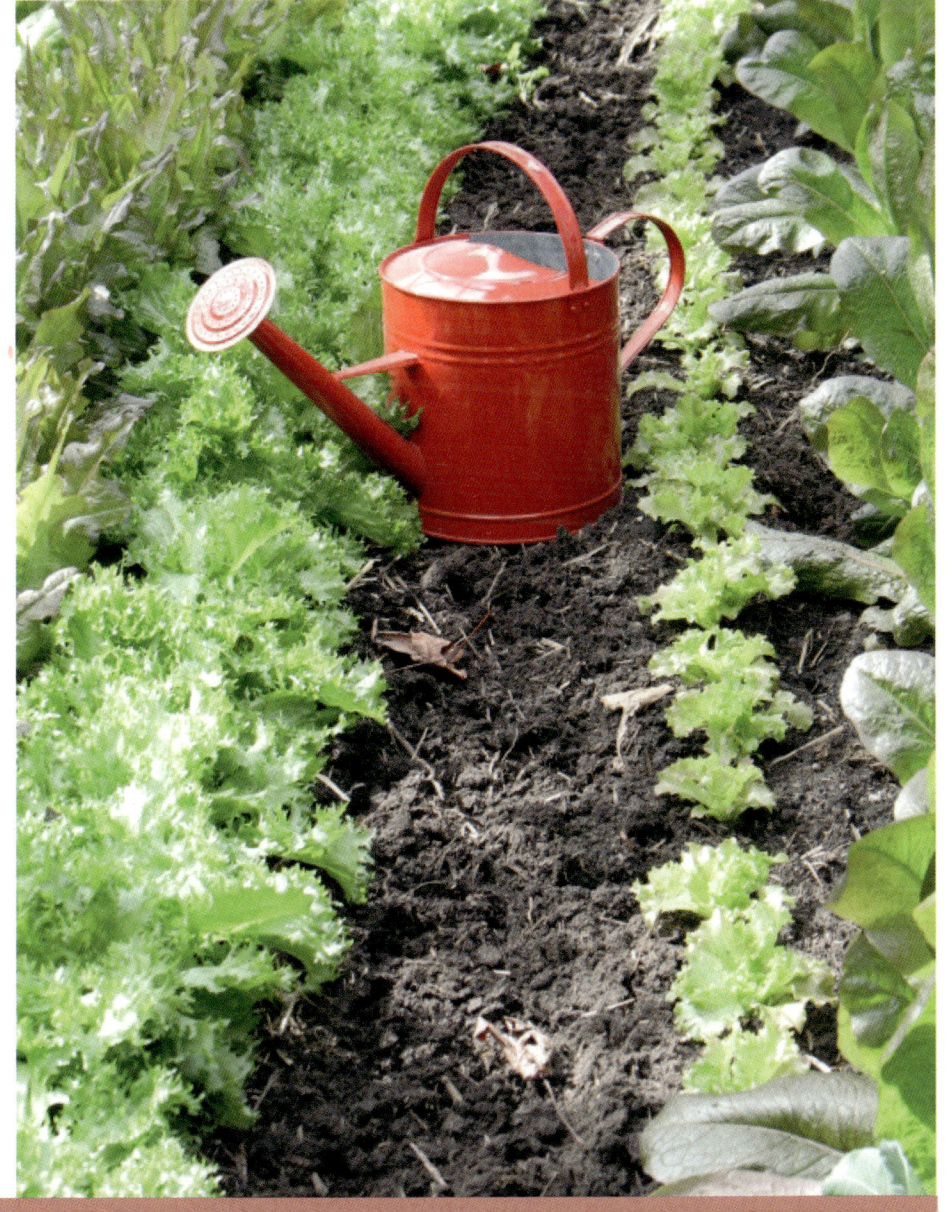

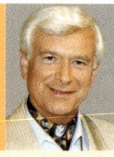

Bitterstoffe in den Nahrungsmitteln sind wichtig für Leber und Galle, stärken die Immunkraft, bauen Müdigkeit ab, und – das Wichtigste – sie trainieren unsere Magen- und Darmschleimhäute, die oft durch falsche Ernährung schlaff geworden sind!

Tiefkühltruhe einsetzen, das mit schonenden Methoden haltbar gemacht wurde.

Wer rohes Gemüse nicht so gut verträgt, kann es durchaus schonend mit Dampf garen oder dünsten. Die Bioaktiv-Stoffe wirken nach dem Erhitzen mitunter sogar noch intensiver.

Man hat in den USA Senioren beobachtet: Jene, die regelmäßig Gemüse konsumierten, waren geistig besser drauf und wirkten in ihren Gesprächen viel jünger.

Bitte öfter bitter! Bitterstoffe sind das Beste für Magen- und Darm-Jogging

Vielleicht haben Sie das auch schon erlebt: Sie beißen in eine Frucht, in ein Gemüse, oder Sie machen einen Schluck von einem Getränk, schütteln sich und sagen: „Das ist aber bitter!" Hätten Sie gedacht, dass natürliche Bitterstoffe wertvoll für die Gesundheit sind?

Bitterstoffe sind wichtig für Leber und Galle, für die Harnwege, für das Herzkreislauf-System. Sie stärken die Immunkraft, bauen uns bei Müdigkeit auf und schaffen einen basischen Ausgleich in einem übersäuerten Körper.

Die wichtigste Aufgabe der Bitterstoffe: Sie trainieren unsere Magen- und Darmschleimhäute, die durch falsche Ernährung, durch Konservierungsstoffe, Farbstoffe, Emulgatoren, Hormone, Antibiotika und Umweltgifte schlaff geworden sind. Bitterstoffe ziehen die Schleimhäute zusammen und aktivieren sie. Damit wird ein Magen- und Darm-Jogging ausgelöst. Dabei werden auch Gifte, Viren, Bakterien und Pilze aus den Falten der Schleimhäute herausgeholt und entsorgt.

Wir können Bitterstoffe in vielen Nahrungsmitteln nützen: in den Salaten Ruccola, Radiccio, Chicoree und Endivien, im Blumenkohl und in der Artischocke, in Orangen, Zitronen, Grapefruits.

Beim Getreide sind es Hirse und Amaranth. Viele Bitterstoffe liefern unter den Gewürzen und Kräutern: Ingwer, Kardamon, Pfeffer, Thymian, Liebstöckel, Majoran, Estragon, Rosmarin, Lorbeer, Salbei, Wermut, Mariendistel, gelber Enzian.

Auch Kräuterbitter-Schnäpse, Prosecco, Cynar und Fernet Branca liefern Bitterstoffe.

 Hier das Rezept für einen alkoholfreien Bitterstoff-Cocktail:
Gießen Sie in einen Glaskrug den Saft von 3 Grapefruits, von 2 Orangen und von einer 1/2 Zitrone. Geben Sie 1/4 Liter naturtrüben Apfelsaft dazu Gießen Sie mit Mineralwasser auf.

Wollen Sie nachts in einen traumhaften Schlaf gleiten, sollten Sie abends folgende Nahrung zubereiten:

Sehr viele Österreicher und Deutsche haben Probleme mit dem Einschlafen oder mit dem Durchschlafen. Und auch zahlreiche Senioren wünschen sich nichts sehnlicher als einen traumhaften Schlaf. Viele suchen nicht nach den Ursachen und greifen einfach zu Tabletten mit erheblichen Nebenwirkungen. Sehr oft ist die Erklärung ganz einfach: Der Betroffene isst abends fast immer das Falsche.

Schlafprobleme tauchen häufig auf, wenn man zu spät, zu üppig, zu fett und zu viel isst. Schwerverdauliches sollte abends nicht in den Speiseplan eingebaut werden, wie etwa Sardinen in Öl aus der Dose, Gurken, rohe Salate. Das alles stört den Schlaf besonders dann, wenn man alles zu schnell isst und nicht gut kaut.

Der Verdauungstrakt würde sich nachts gern ausruhen und regenerieren. Wenn er aber spät abends mit Speisen vollgestopft wird, muss er arbeiten. Er kann es aber nur bedingt, weil die Leber ihre Aktivität reduziert.

Die Folge: rohes Gemüse und Obst bleiben halbverdaut im Darm. Sie beginnen zu gären, bilden Gifte und Alkohol. Eine Belastung für die Leber. Kein Wunder, wenn man nicht schlafen kann und sich am nächsten Morgen wie gerädert fühlt.

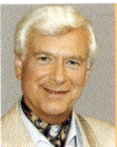

Prof. Bankhofers Spezial-Tipp

Genießen Sie am Abend Spaghetti mit Tomatensoße, Naturreis mit grünen Erbsen oder 1 Glas warme Milch mit Honig. Auch Vollkornprodukte und Hirsebrei machen schlafbereit!

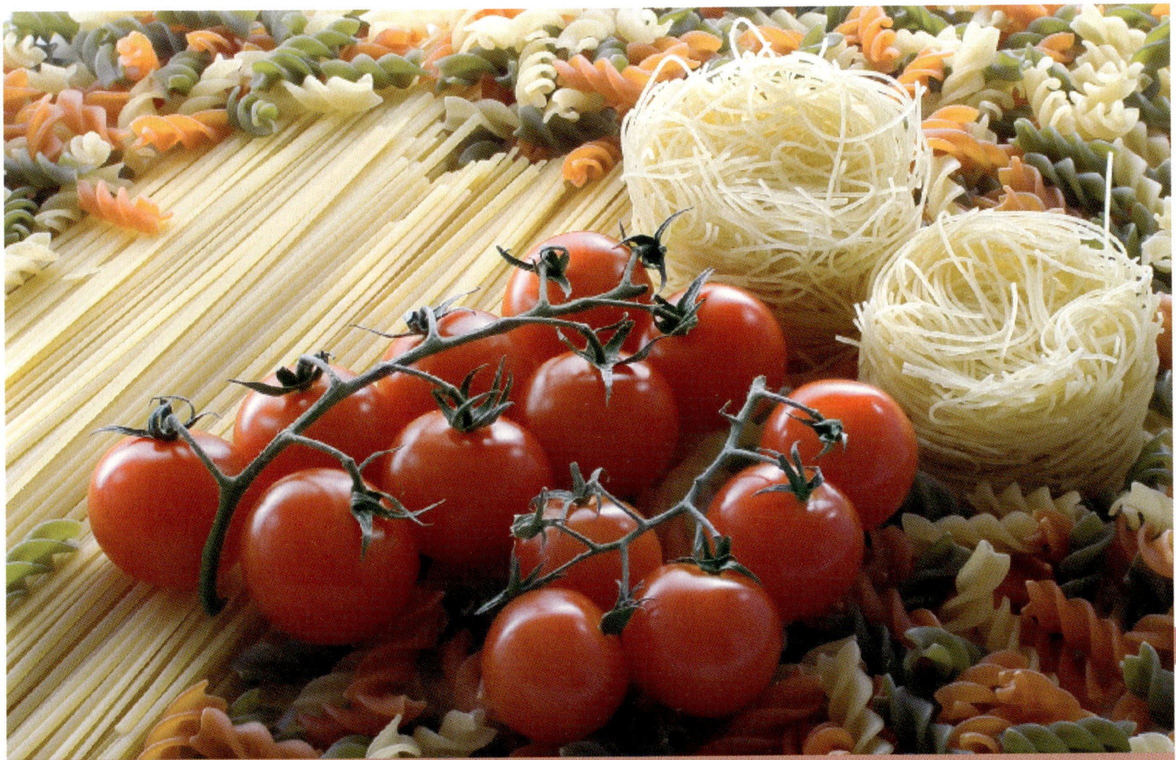

Man muss wissen, was man abends essen darf. Es gibt eine Menge Nahrungsmittel, die das Einschlafen fördern:

- Naturprodukte, die reich an Vitamin B 1 – dem Nerven-Vitamin –, aber auch an Vitamin B 3, Niacin, Biotin und Vitamin C sind, machen schlafbereit. Man findet diese Vitamine in Vollkornprodukten, in Bierhefeflocken, aber auch in der Hirse. Ideal zum Einschlafen: Hirsebrei, Hirseflocken oder Hefeflocken in einer Suppe.

- Essen Sie abends Avocados, Bananen, Birnen, Datteln, Walnüsse, Erbsen, Naturreis, Haferflocken, Champignons und Sellerie. Sie alle sind reich am Schlafhormon Melatonin und am Botenstoff Serotonin, der glücklich macht.

- Die Super-Mahlzeiten für ein gutes Einschlafen : Spaghetti mit Tomatensoße, Naturreis mit grünen Erbsen oder 1 Glas warme Milch mit Honig. Gewürze, die beim Einschlafen helfen: Dille, Anis, Fenchel, Kümmel.

Das hat Stärke: Mit gehaltvollen (Erdäpfel) Kartoffel-Tagen können Sie Ihr Leben verlängern!

Die gehaltvollen Erdäpfeln (Kartoffeln) sollten wir verstärkt für unsere Gesundheit einsetzen. Ärzte für Naturheilverfahren bestätigen: Man kann mit gezielten Kartoffel-Tagen eine Menge für die Gesundheit tun, kann einer Reihe von Krankheiten vorbeugen und kann damit das Leben verlängern.

Das Geheimnis dabei: Kartoffeln liefern, sofern sie schonend zubereitet und nicht zu sehr erhitzt werden, große Mengen an basischen Elementen in Form von Mikronährstoffen. Und damit helfen sie, die bei den meisten Menschen vorhandene Übersäuerung des Organismus abzubauen. Ein übersäuerter Körper ist krankheitsanfällig, altert schneller und schafft Unwohlsein. Im Mittelpunkt der basischen Elemente in der Kartoffel steht der Mineralstoff Kalium. Die Kartoffel ist randvoll davon.

Machen Sie 2 Monate lang jede Woche einen Kartoffeltag.

Sie können auf diese Weise einen kurzfristigen Säureüberschuss in Ihrem Körper ausgleichen. Mancher hat auf diese Weise seine Anfälligkeit für Allergien, Kopfschmerzen und Hexenschuss entscheidend reduzieren können.

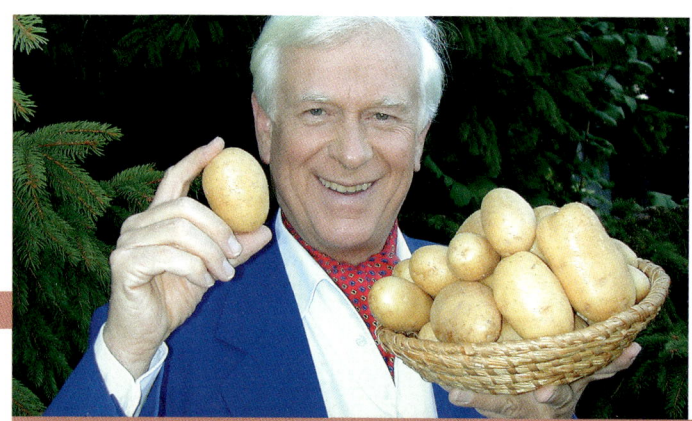

Am Morgen essen Sie 3 Pellkartoffeln mit etwas (Topfen) Quark, Kräutersalz, 3 Tomaten und 1/2 Salatgurke in Räder geschnitten.

Zu Mittag genießen Sie 1 große Schüssel Salat mit 3 bis 4 Pellkartoffel in Scheiben dazugemischt.

Abends schneiden Sie 4 rohe Bio-Kartoffeln mit Schale in 2 Hälften, ölen sie mit Olivenöl ein, streuen etwas Kümmel darauf und backen sie im Backrohr. Essen Sie die Kartoffeln mit Kräuterquark.

Als abendliche Alternative bietet sich Meeresfisch – etwa Scholle gebraten – mit 3 bis 4 Pellkartoffeln an.

Vor jeder Mahlzeit trinken Sie 1/16 Liter milchsauer vergorenen Kartoffelsaft aus dem Reformhaus, gemischt mit 1/8 Liter Rote Bete (Rüben) Saft und ein paar Tropfen Zitronensaft.

Vorsicht:

Mit Kartoffel-Chips, herkömmlichen Pommes, die mit viel Fett zubereitet wurden, oder Bratkartoffeln kann man keine wirksamen Kartoffel-Tage durchführen. Im Gegenteil: Mit diesen fetten Kalorienbomben kann man den Organismus belasten.

So ein Glück: Köstliche Nuss-Schokolade hebt unsere Laune wieder in die „Gerade"

Manchen Senioren fehlt es zuweilen an nötigem Optimismus, an richtigem Schwung und guter Laune. Sie sind so gereizt, dass sie die Wände hochklettern könnten. Und sie haben den Eindruck, dass sie ihre Muskelkraft verloren haben. Das alles sind typische Beweise dafür, dass diese Senioren in ihrem Organismus einen Mangel am Spurenelement Kupfer haben.

Wenn man nichts dagegen unternimmt, dann kann es im Laufe der Zeit zu unangenehmen gesundheitlichen Störungen kommen: Viele bekommen noch mehr graue Haare, sind anfällig für Hautentzündungen und leiden unter Atembeschwerden. Man hat permanent Schwächzustände und ist tagelang in trister Stimmung.

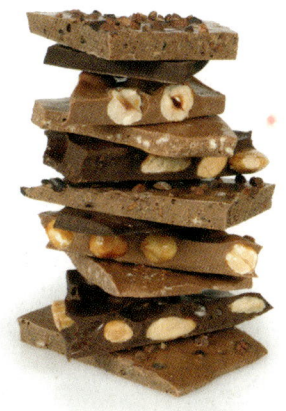

Machen Sie zwei Monate lang jede Woche einen Kartoffeltag. Sie können auf diese Weise einen kurzfristigen Säureüberschuss in Ihrem Körper ausgleichen.

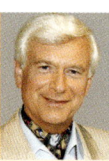

Nuss-Schokolade ist der absolute Hit unter den Kupferlieferanten. Und Kupfer ist wichtig für Glücksgefühle, Lebensfreude, Optimismus und Begeisterung.

Wir brauchen aber das Spurenelement Kupfer auch, damit wir besser mit Stress fertig werden, damit wir eine gesunde Hautfarbe haben, damit wir für unser Blut rote Blutkörperchen produzieren können.

Kupfer ist auch sehr wichtig für Glücksgefühle, Lebensfreude und Begeisterung. Dazu muss man wissen: Der Botenstoff Dopamin ist dafür zuständig, damit heitere und gute Stimmung vorhanden ist. Dopamin ist aber auch die Vorstufe von Noradrenalin. Dieses Hormon sorgt für besonders ausgeprägte Glücksgefühle. Die Produktion von Dopamin und Noradrenalin kann nur mit dem Vorhandensein von genügend Kupfer funktionieren.

Wie kann man sich nun optimal mit Kupfer versorgen? Ganz einfach: Man muss Nahrungsmittel in den Speiseplan einbauen, die einen hohen Kupferanteil aufweisen. Dazu gehören Austern, Kokosnüsse, Bierhefe, Pilze, Gurken und Leber.

Der absolute Hit unter den Kupferlieferanten aber ist – Nuss-Schokolade. Das geht klar aus einer Nahrungsmittel-Kupfer-Tabelle hervor. Demnach liefern nämlich auf der einen Seite Kakaobohnen, auf der anderen Seite Nüsse besonders viel Kupfer. So wird Schokolade mit Nüssen für die Versorgung mit Kupfer sehr interessant. Wer also besonders gern Nuss-Schokolade nascht, hat nun eine gute Ausrede: „Ich esse diesen Schoko-Nuss-Riegel aus medizinischen Gründen, für meine Versorgung mit Kupfer, damit ich gute Laune bekomme… !"

Wie Sie Ihren Durst auf gesunde Weise stillen

Vor allem für Senioren ist es besonders wichtig, dass sie ausreichend Flüssigkeit zu sich nehmen. In letzter Zeit sieht man verstärkt die typischen grünen Flaschen mit Heilwasser. Unter den täglichen Durstlöschern ist das Heilwasser in letzter Zeit zum großen Renner geworden. Der Boom hängt vermutlich mit der Gesundheitsreform zusammen:

◆ Krankwerden ist teuer geworden. Viele denken verstärkt darüber nach, was sie tun könnten, um möglichst gesund zu bleiben.

◆ Gleichzeitig sind sich heute viele Menschen bewusst, wie wichtig das Wasser-Trinken für die Gesundheit ist.

◆ In Deutschland und Österreich gibt es zahlreiche verschiedene Heilwasser-Sorten mit jeweils anderen Mineralstoffen und Spurenelementen. Während man früher als Patient mit einer bestimmten Krankheit seine Beschwerden mit Heilwasser behandelt hat, so sieht man nun in dem köstlichen Nass ein ideales Getränk zur Vorbeugung bestimmter gesundheitlicher Störungen.

Wer auf genaue Kontrolle und Sicherheit großen Wert legt, ist natürlich beim Heilwasser am besten dran. Denn es wird nicht nur an der Quelle in Flaschen abgefüllt, sondern unterliegt den strengen Zulassungs-Kriterien wie ein Arzneimittel.

Wichtig ist, dass man sich beim Kauf eines Heilwassers genau informiert und die Flaschen-Etikette studiert. Darauf sind die Inhaltstoffe des Wassers in ihrer Menge angegeben. Man kann also wählen, ob man mit der lebensnotwendigen Flüssigkeitszufuhr die Immunkraft stärken will, ob man die Verdauung fördern oder den Stoffwechsel stärken möchte, oder ob man sich mit einem Getränk gegen Stress und Ärger stark machen will.

◆ Gegen Verstopfung trinkt man ein sanft abführendes Wasser mit Sulfat.

◆ Wer Niere und Harnwege stärken und sich vor Nierensteinen und Harnwegsinfekten schützen möchte, der sollte ein Heilwasser mit hohem Hydrogenkarbonat-, Magnesium- und Calcium-Anteil trinken. Fachärzte für Urologie empfehlen dieses Heilwasser.

◆ Diabetiker brauchen Natrium-Hydrogenkarbonat im Heilwasser. Ebenso Gicht-Patienten.

◆ Stressfest macht ein Wasser mit reichlich Magnesium.
◆ Zur Karies-Vorsorge dienen Heilwässer mit Fluorid.

Wer im Frühling zum Entgiften und Entschlacken eine gezielte Trinkkur machen möchte, konsumiert 4 bis 6 Wochen lang jeden Tag 1,5 bis 2 Liter von „seinem" Heilwasser.

Wer das für ihn „richtige" Heilwasser finden möchte, sollte beim Kauf ganz genau die Flaschen-Etikette studieren. Darauf sind die Inhaltsstoffe des Wassers in ihrer Menge angegeben. Man kann also wählen, ob man die Verdauung fördern, die Immunkraft oder den Stoffwechsel stärken möchte.

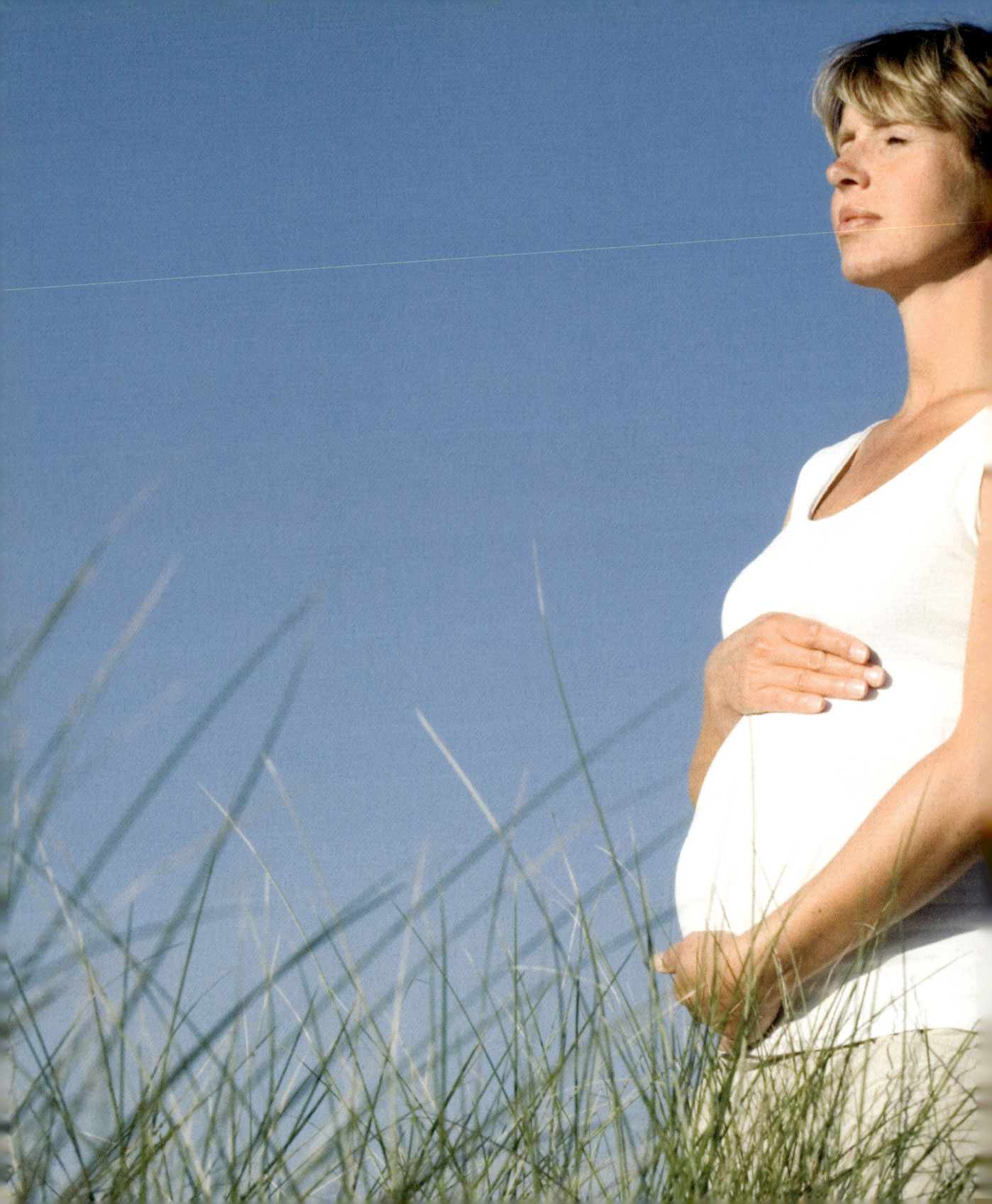

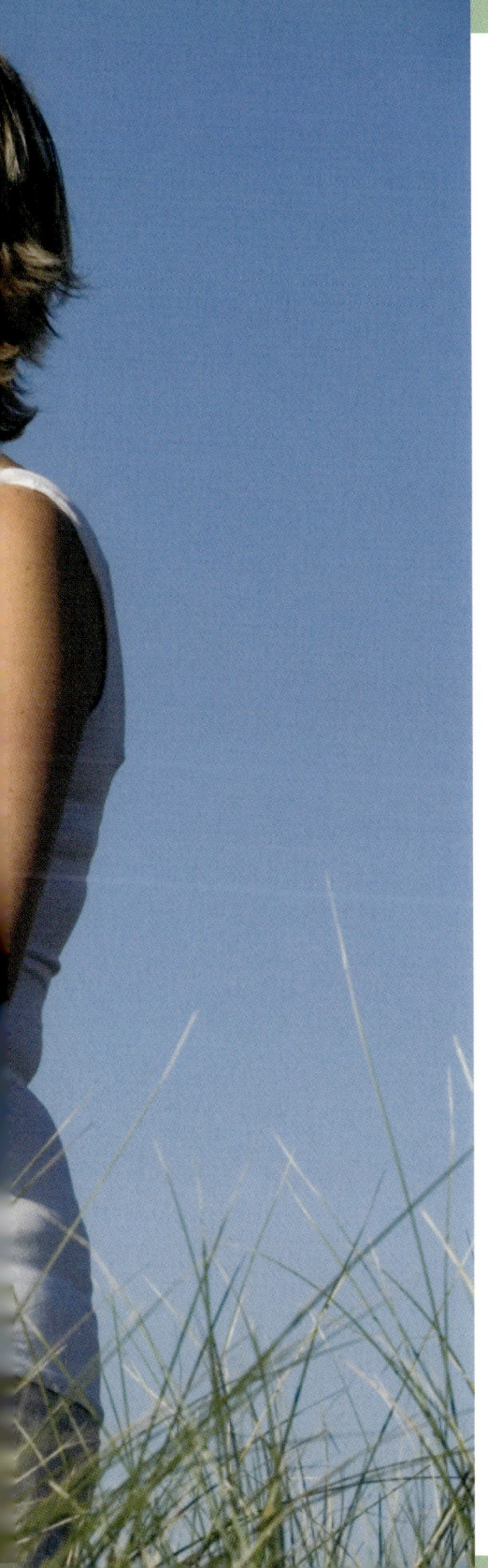

Es ist ein wundervoller Augenblick im Leben jeder Frau, wenn sie erfährt, dass sie ein Baby erwartet, dass sie Mutter wird. Und der allerschönste Moment ist es dann, wenn sie ihr gesundes Baby glücklich in den Armen hält und dieses seinen ersten Schrei ins Leben macht.

Sowohl die schwangere Frau als auch die stolze Mutti des Babys möchten natürlich auch in der Ernährung alles ganz „richtig" machen, um sich selbst und das werdende Leben optimal zu versorgen.

ERNÄHRUNG FÜR WERDENDE MÜTTER

Und da habe ich eine Reihe von wichtigen Ernährungstipps für Sie zusammengestellt, damit Sie Ihre Schwangerschaft und Ihre erste Zeit als junge Mutter gesund und in vollsten Zügen genießen können!

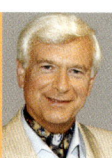

Wenn es ein Mädchen werden soll, müssen die werdenden Eltern vorübergehend Salz meiden, vegetarische Kost vorziehen und zu vielen Vollkorn-Produkten greifen, soll es ein Bub werden, sind Huhn und Rind ideal, dazu Topfen, Sauerrahm, Kefir und Buttermilch, Naturreis und Erdäpfeln.

Doch davor verrate ich Ihnen, wie werdende Eltern mit der Wunschkind-Diät Einfluss auf das Geschlecht des Babys nehmen können.

Letizia oder Florian: Das richtige Essen, damit es ein Bub oder Mädchen wird!

Es gibt sie tatsächlich: die Wunschkind-Diät. Für ein junges Ehepaar, das sich ein Baby wünscht, zum Start in ein neues Jahr sicher recht reizvoll.

Der österreichische Gynäkologe Dr. Wilfried Feichtinger, Leiter des Wiener Wunschkind-Zentrums, hat bewiesen: Das Essen einer Frau hat großen Einfluss auf das Geschlecht des Babys. Dr. Feichtinger befasst sich seit dem Jahr 1980 mit diesem Problem. Und er hat die Lösung gefunden.

Wenn ein Ehepaar gemeinsam so eine „Baby-Diät" durchführt, dann liegt die Erfolgsquote bei etwa 80 Prozent. Entscheidend ist, ob die tägliche Ernährung mehr Calcium oder mehr Magnesium und Kalium liefert.

Essen mit mehr Kalium fördert die Chance auf einen Sohn, viel Magnesium und Calcium hingegen lässt die Chance auf eine Tochter wachsen. Und das müssen die Eltern essen, wenn Sie ein Wunschkind mit einem bestimmten Geschlecht haben möchten:

• Wenn es ein Mädchen werden soll, dann muss man vorübergehend Salz meiden. Sogar das Brot sollte salzlos sein. Das bedeutet: Curry, Kümmel und Pfeffer statt Salz. Wichtig sind Vollkorn-Produkte aus Hirse, Dinkel, Weizen, Gerste und Naturreis. Meiden muss man Walnüsse und Hülsenfrüchte. Sehr sinnvoll sind Zitronen, Orangen, Bananen, Spinat, Zwiebel und Meerrettich. Bitte keinen Sellerie, keine grünen Bohnen, keine Trockenfrüchte. Wenn die Eltern ein Mädchen bekommen wollen, dürfen sie reichlich Karotten (Möhren)saft, Apfelsaft, Tomatensaft, Rote Bete (Rote Rüben) Saft und Sanddornsaft trinken. Vegetarische Kost wäre angebracht: also kein Fisch und kein Fleisch.

• Wenn es ein Junge werden soll, dann sollten so oft wie möglich im Speiseplan Topfen (Quark), Sauerrahm, Kefir und Buttermilch auftauchen. Tabu sind Käsesorten wie Edamer, Emmentaler, Milchpulver und Dosenmilch. Der männliche Nachwuchs wird gefördert, wenn Vater und Mutter Avocados, Bananen, Möhren, Äpfel und Birnen genießen. Spinat, Mais, Kiwis und Artischocken sollte man meiden. Ideal sind Naturreis, Kartoffeln. Nicht zu empfehlen sind Dinkel, Gerste und Hafer als ganze Körner zubereitet. Salz sowie Petersilie, Dille und Schnittlauch sind in großen Mengen erwünscht. Meiden sollte man Kresse, Meerrettich und Senf. Fleisch ist erlaubt. Die idealen Fleischsorten für einen gewünschten Jungen: Huhn und Rind, weniger Pute, Kaninchen, Hirsch. Gar nicht essen sollte man Fisch und Meeresfrüchte.

Die Wunsch-Diät für Mädchen oder Junge ist im Grunde genommen einfach und unkompliziert, wenn man sie mit anderen Methoden für ein Wunsch-Kind vergleicht.

Zuerst Schokolade, dann Essiggurkerln: Warum der Appetit der Schwangeren Kapriolen schlägt!

Jeder von uns hat das schon an anderen beobachtet oder als Frau vielleicht sogar selbst erlebt: Kaum hat sich herausgestellt, dass eine Frau schwanger ist, legt die werdende Mutter ganz ungewöhnliche Essgewohnheiten an den Tag. Plötzlich möchte sie eine süßsaure Gurke, dann wieder eine Riesenportion Vanille-Eis. Kurz darauf hat sie Lust auf Kräuter-Topfen (Quark). Oder sie will sofort und schnell ein 4-Minuten-Ei.

Mancher mag sich schon gefragt haben: Warum ist das so? Was geht denn da im Organismus der schwangeren Frau vor?

Wissenschaftliche Studien an der Frauenklinik der Universität München unter der Leitung von Prof. Dr. Franz Kainer haben das Rätsel gelöst:

8 bis 10 Tage nach der Befruchtung produziert der Körper der Frau auf vollen Touren ein neues Hormon: Humanes Chorion-Gonadotropin, kurz HCG genannt. Es ist in minimalen Mengen bereits kurz vor Ausbleiben der Periode im Blut und bald darauf auch im Harn nachweisbar.

Dieses Hormon HCG ist der Hauptauslöser der Übelkeit in der Schwangerschaft, unter der 3 von 4 Frauen

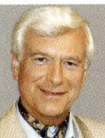

Prof. Bankhofers
Spezial-Tipp

Gegen die besonderen kulinarischen Ess-Wünsche sowie die morgendliche Übelkeit in den ersten drei Monaten der Schwangerschaft kann man ankämpfen, wenn man viel rohes Obst und Gemüse in kleinen Portionen über den Tag verteilt isst – es sollte auch unbedingt ein Granatapfel dabei sein!

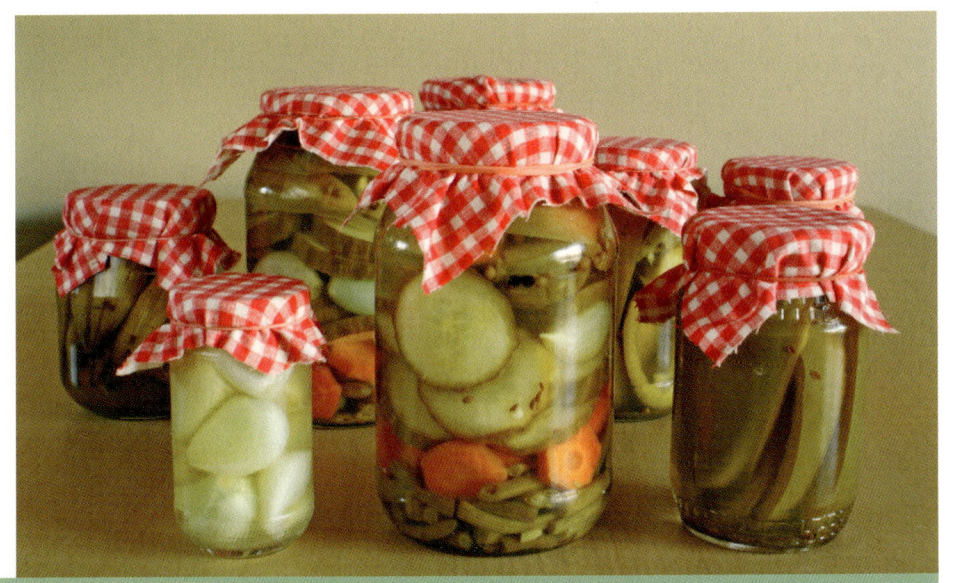

leiden. Bis zur 12. Schwangerschaftswoche verdoppelt sich der HCG-Spiegel im Blut alle 2 Tage. Zuerst hat das keinen Einfluss auf das Wohlbefinden der Schwangeren. Sie spürt nichts.

Aber dann, sobald der HCG-Spiegel eine gewisse Höhe erreicht hat, spielt der Verdauungstrakt gemeinsam mit dem Gehirn verrückt. Im Magen rumort es gewaltig. Viele Frauen müssen oft erbrechen. Die meisten aber bekommen Heißhunger und Appetit auf die verrücktesten Nahrungsmittel, sogar auf solche, die sie ein Leben lang gar nicht mochten. Die kulinarischen Schwangerschafts-Gelüste treten ganz besonders am Morgen auf.

Ende des dritten Monats ist der Spuk meist wieder vorbei.

Man kann gegen die ungewöhnlichen Ess-Wünsche der Schwangeren und gegen die Übelkeit ankämpfen: mit viel rohem Obst und Gemüse in kleinen Portionen über den Tag verteilt. Und dabei sollte unbedingt täglich 1 Granatapfel sein, weil er der Frau hormonell sehr viel Kraft gibt.

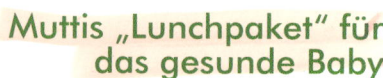

Muttis „Lunchpaket" für das gesunde Baby

Eigentlich ist es ganz logisch: Sowohl die schwangere Frau als auch die stolze Mutti des Babys haben einen erhöhten Nährstoff-Bedarf. Das ergibt sich nicht nur aus der Entwicklung des Kindes oder aus der Milchproduktion. Dieser Mehrbedarf an Vitalstoffen ist auch eine Folge von hormonellen Stoffwechsel-Umstellungen. Im Verlauf der Schwangerschaft steigen ständig Östrogen, Progesteron und Placenta-Hormone an. Körpergewicht und Körperflüssigkeit nehmen zu.

Die schwangere Frau sollte ab dem 4. Monat 300 Kalorien pro Tag zusätzlich aufnehmen. Dazu eignen sich besonders frisches Gemüse, rohes oder schonend zubereitetes Obst, Vollkorn-Produkte, Milchprodukte, Fisch, Geflü-

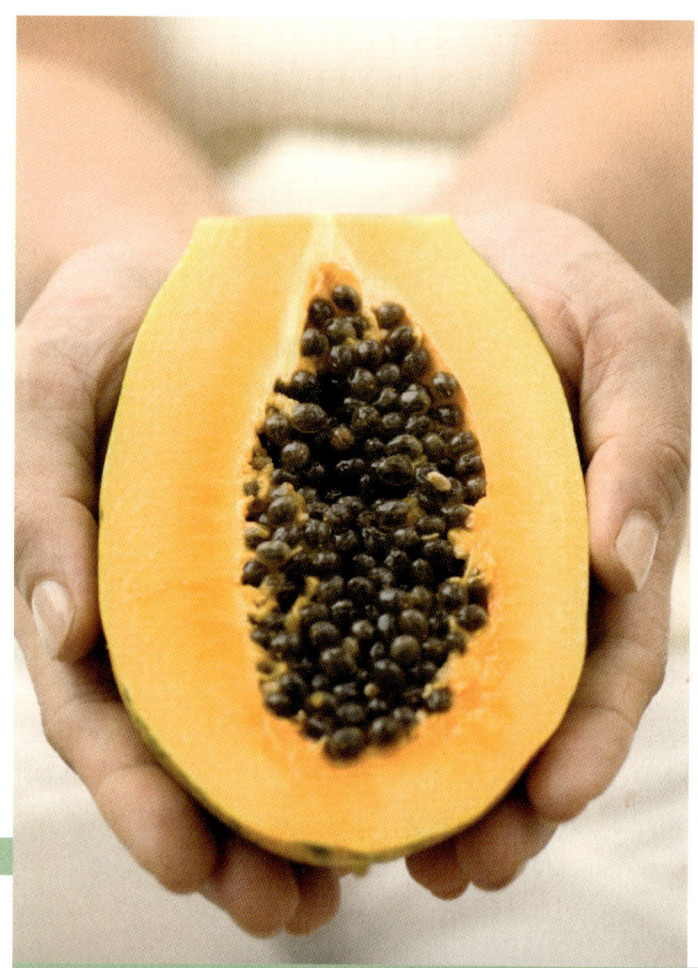

gel. Was die werdende Mutter in den ersten 12 Wochen isst, hat großen Einfluss darauf, wie gut sich das Immunsystem des Kindes entwickelt.

- Ideal sind über den Tag verteilt 6 Portionen Obst zu je 1 Apfel, 1 Birne oder 1/2 Banane. Eine besonders wertvolle Frucht für die Schwangere ist die Papaya, weil sie sehr viele Schutzstoffe mit dem Namen Carotinoide liefert.

- Wenn die Frau anstelle von Obst lieber Gemüse wählt, sollten das jeweils 100 Gramm sein. Wichtig ist grünes Blatt- und Wurzelgemüse für die Anlieferung vom Vitamin Folsäure, das vor Früh-, Miss- und Fehl-Geburten schützt.

- Die optimale Versorgung mit Vollkornprodukten sieht vor: 6 bis 7 Scheiben Vollkornbrot oder anstelle von 3 Scheiben 1 Portion Müsli aus Kornflocken. Besonders wichtig sind Weizenkeime.

Aus diesem Grund ist es zu Beginn einer Schwangerschaft gefährlich, eine Diät durchzuführen. Bereits ein Fasten von 24 Stunden kann dem Kind schaden. Ebenso natürlich Alkohol und Nikotin.

Besonders wichtig ist die Flüssigkeitsaufnahme der schwangeren Frau. Sie sollte mindestens 2 Liter Wasser am Tag trinken, eventuell mit etwas Zitronensaft.

- Milchprodukte und Milch sollten in Summe 1 Liter pro Tag ergeben, am besten auf 4 Portionen aufgeteilt. Das ist wichtig für die Versorgung der Knochen mit Calcium.

- Wissenschaftler haben nachgewiesen, dass Kinder sich geistig weniger gut entwickeln, wenn sie nicht mit genügend Eisen versorgt worden sind. Der Eisenbedarf der Mutter steigt auf das Doppelte an und kann optimal mit 2 bis 3 Rindfleischmahlzeiten pro Woche gedeckt werden.

- Den Startschuss für die Bildung der Zellen im werdenden Kind gibt das Spurenelement Zink, das in besonders gut verwertbarer Form im Hühnerfleisch zu finden ist. Aber auch im Meeresfisch.

- Apropos Fisch: Bei vielen Schwangeren kommt es zu einem Bluthochdruck, der meist hormonell bedingt ist. Da die werdende Mutter keine Medikamente nehmen darf, verordnen viele Ärzte eine Makrelen-Diät, die aus 2 Mal die Woche 200 Gramm Makrele besteht. Sie hat den enormen Vorteil, dass die Omega-3-Fettsäuren der Makrele mithelfen, das Gehirn des Kindes aufzubauen.

- Im letzten Drittel der Schwangerschaft steigt der Bedarf an Vitamin A bei der Schwangeren, weil das werdende Baby es für seine Leberzellen benötigt. Die beste Versorgung läuft

Eine besonders wertvolle Frucht für die Schwangere ist die Papaya, weil sie viele Schutzstoffe mit dem Namen Carotinoide liefert.

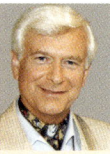

Wichtig ist, dass sich die stillende Mutter in den ersten drei Monaten bei Süßigkeiten und Obst etwas zurückhält, damit das Baby keinen Durchfall bekommt.

Wussten Sie, dass der Eisenbedarf der werdenden Mutter auf das Doppelte ansteigt und mit zwei bis drei Rindfleischmahlzeiten pro Woche bestens gedeckt werden kann? So entwickelt sich auch das Kind geistig besser!

318

über Karotten, Melonen und Spinat, auf keinen Fall über Leber-Gerichte. Erstens liefert die Leber zu große Mengen an Vitamin A fürs Baby. Zweitens ist sie zu sehr mit Umweltschadstoffen belastet.

- Ganz besonders wichtig ist die Versorgung der Schwangeren mit Vitamin B 6. Es ist in interessanten Mengen enthalten in Roggen, Gerste, Weizen, Erdäpfeln, Nüssen und Bananen.

- Die Schwangere braucht Vitamin D für sich und fürs Kind, damit der Calcium-Stoffwechsel in den Knochen funktioniert. An und für sich bildet die Mutter in der Haut dieses Vitamin D, wenn Sonne auf die Haut auftrifft. In sonnenarmen Zeiten ist dieser Prozess gestört. Also muss die

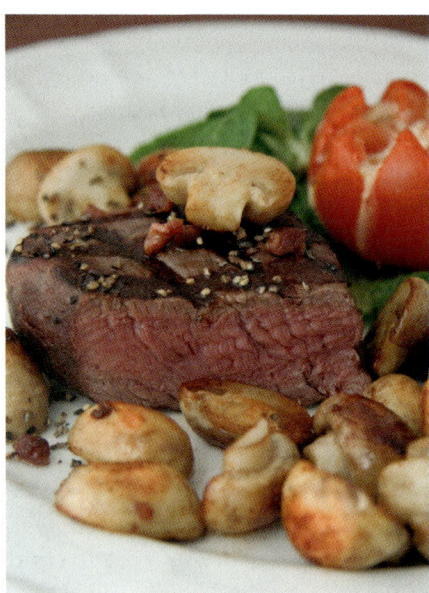

werdende Mutter das Vitamin D aus der Nahrung holen. Das ist gar nicht so einfach. Die besten Quellen für das Vitamin D sind Fisch und Pilze, wobei man aus Gründen der Umweltbelastungen den Champignons den Vorrang gegenüber den Pilzen aus dem Wald geben sollte.

Wussten Sie, dass der Eisenbedarf der werdenden Mutter auf das Doppelte ansteigt und mit zwei bis drei Rindfleischmahlzeiten pro Woche bestens gedeckt werden kann? So entwickelt sich auch das Kind geistig besser!

- In den ersten 3 Monaten der Schwangerschaft ist die Versorgung mit dem Spurenelement Jod wichtig: am besten aus Fisch, Spinat, Kresse und entsprechenden Mineral-Heilwässern, die ihren Jodgehalt auf der Etikette anzeigen.

Und wie sollte sich die stillende Mutter ernähren? Im Grunde genommen braucht die junge Mutter dieselbe Menge an Vitalstoffen, die sie während der Schwangerschaft benötigt und aufgenommen hat. Wichtig ist, dass sich die Frau in den ersten 3 Monaten bei Süßigkeiten und Obst etwas zurückhält, damit das Baby keinen Durchfall bekommt.

Für die Schwangerschaft als auch für die Stillzeit gilt:

◆ Wenn Frauen vegetarisch leben wollen, so geht das in Ordnung.

Allerdings ist von strenger veganischer Ernährung – ohne Eier und ohne Milchprodukte – entschieden abzuraten.

◆ Wenn die schwangere Frau oder werdende Mutter trotz gezielter Vitalstoff-Zufuhr aus der Nahrung einen Mangel an Vitaminen, Mineralstoffen und Spurenelementen aufweist, dann wird der Arzt eine Zufuhr von entsprechenden Präparaten aus der Apotheke verordnen. Wichtig ist einfach, dass Muttis „Lunchpaket" fürs werdende oder frisch geborene Baby optimal zusammengestellt ist, damit das Kind in ein langes und gesundes Leben hineinwächst.

Kann Lecithin Babys klüger machen?

In einer Zeit, in der wir durch Fernsehen, Computer, Handy und andere moderne technische Geräte geistig besonders gefordert und gestresst werden, brauchen wir einen gut funktionierenden Denkapparat und gute Nerven. Dazu brauchen wir die Substanz Acetylcholin. Diese wieder muss sich der Organismus aus dem Lecithin selbst produzieren.

Daher waren sich im Jahr 2000 beim internationalen Lecithin-Forum in Wien alle Wissenschaftler einig: Der Mensch braucht jeden Tag 5 Gramm Lecithin für seine geistige Fitness.

Der fettähnliche Stoff Lecithin ist in unserer täglichen Nahrung in Milch, Vollkornprodukten, Erdnüssen, Weizenkeimen, Schinken, Käse, Linsen und Erbsen enthalten. In besonders wirksamen, hohen Mengen gibt es Lecithin aber in der Sojabohne. Daher wird sie auch die „Königin des Lecithins" genannt. Und daher wird Naturlecithin aus der Apotheke – als Granulat oder als Dragees zum Kauen – aus der Sojabohne gewonnen.

Die Aufnahme von Lecithin stärkt aber nicht nur schwache Nerven oder macht geistig besonders fit. Lecithin ist auch am Aufbau unseres Gehirns entscheidend beteiligt.

Daher ließ eine Meldung beim internationalen Lecithin-Forum in Wien aufhorchen: Der Hauptreferent, Prof. Dr. Steven Zeisel von der Universität North Carolina, USA, bekam damals von den amerikanischen Gesundheits-Behörden einen Forschungsauftrag in der Höhe von 2,5 Millionen Dollar. Er soll in den nächsten 20 Jahren herausfinden: Macht Lecithin Babys klüger? Kann eine schwangere Frau durch die Aufnahme von Naturlecithin die Intelligenz ihres werdenden Kindes positiv beeinflussen? In der Tierwelt hat man diese Beobachtung in den letzten Jahren wiederholt gemacht.

Die National Academy in den USA jedenfalls empfiehlt werdenden Müttern jetzt schon, regelmäßig Naturlecithin aufzunehmen.

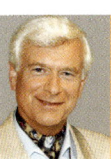

Prof. Bankhofers Spezial-Tipp

Werdende Mütter sollten Naturlecithin aus der Apotheke – als Granulat ins Joghurt eingerührt oder als Dragees zum Kauen, das aus der Sojabohne gewonnen wird, zu sich nehmen. Lecithin ist auch am Aufbau unseres Gehirns entscheidend beteiligt. Eine Langzeit-Studie soll nachweisen, ob Lecithin auch werdendes Leben klüger macht.

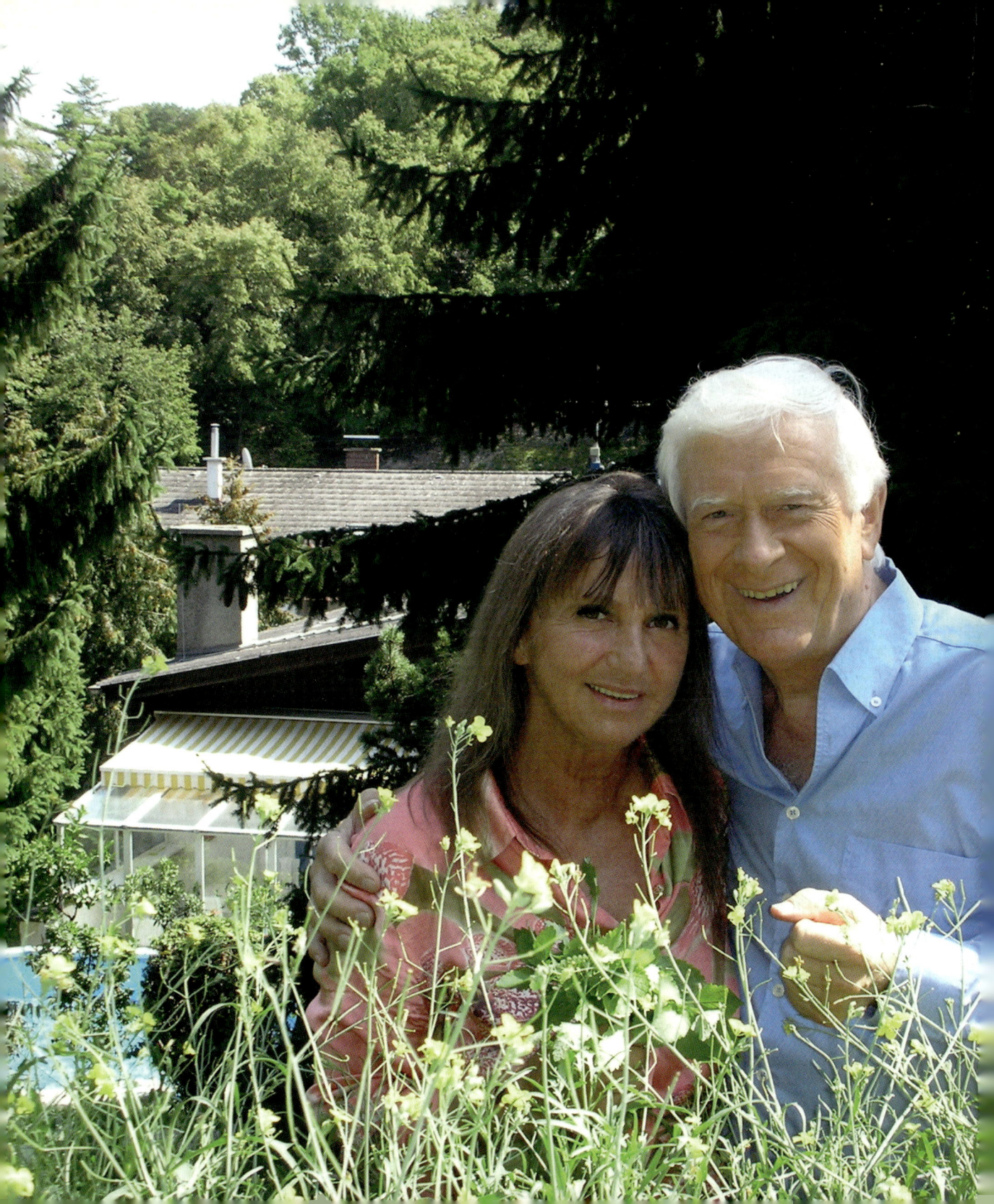

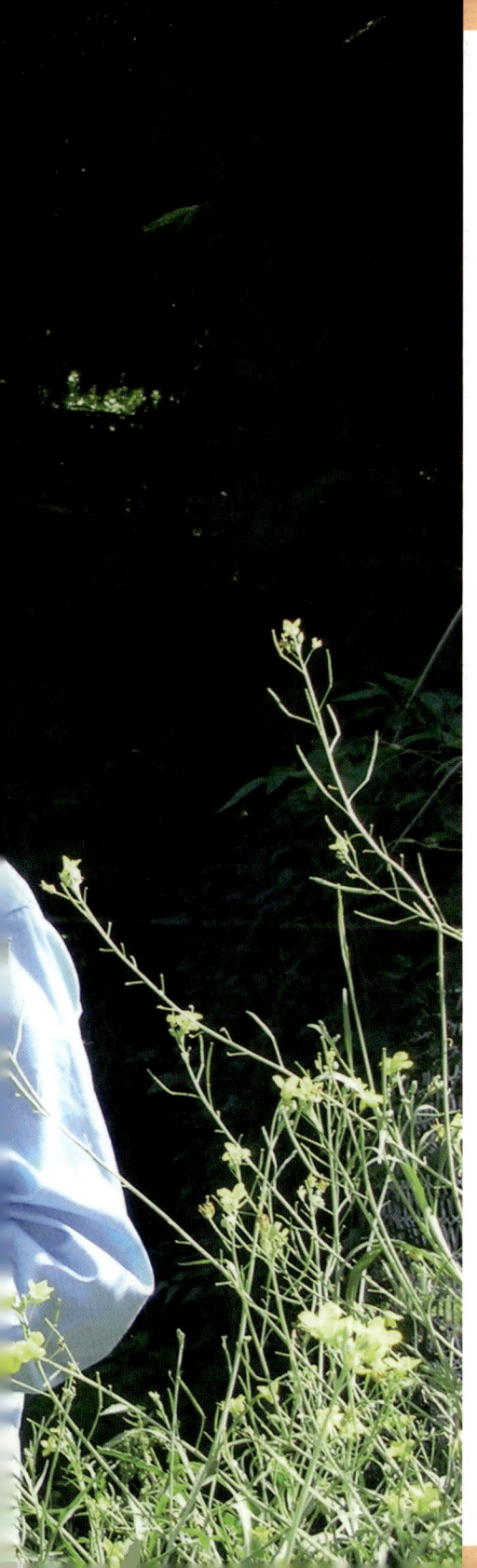

Prof. Bankhofer zeigt seit 30 Jahren den Weg in die gesunde Ernährung

Er hat in den vergangenen 30 Jahren mit seiner Arbeit entscheidend das Gesundheitsbewusstsein seiner Zuschauer, Hörer und Leser beeinflusst und zeigt uns unermüdlich den Weg in die gesunde ausgewogene Ernährung. Und er hat damit auf breiter Basis großen Erfolg und erntet Begeisterung, weil er normale, vernünftige und keine übertriebenen Anregungen gibt, die jeder leicht nachvollziehen kann. Daher war es höchste Zeit, dass er seinem Publikum ein umfangreiches Standardwerk zur gesunden Ernährung vorlegt.

NACHWORT

Prof. Hademar Bankhofer – international anerkannter Medizin-Publizist und Ernährungsexperte – ist Millionen Menschen als „Mister Gesundheit" bekannt: durch seine Gesundheits-Tipps im Fernsehen, aber auch in zahlreichen Radiostationen, Zeitungskolumnen sowie in seinen Gesundheits-Ratgeberbüchern. Im Fernsehen tritt er regelmäßig im ARD-Morgenmagazin auf, in der SWR-Landesschau, in HR-Servictrends, im ORF 2-Vorabend, auf dem ORF-Sender TW 1 mit seinem Magazin „Die gesunde halbe Stunde",

Prof. Bankhofer und seine Frau Lizzy inmitten ihres Gartens, umgeben von Kräutern, Gemüse und viel, viel Grün.

in vielen Talkshows. Außerdem präsentiert er im HR sein „Großes Gesundheits-Quiz". Im Radio hört man ihn regelmäßig bei HR 3, Radio Seefunk, im Berliner Rundfunk, bei Radio Wien, Radio Oberösterreich.

Prof. Bankhofer gehört dem Kuratorium des Deutschen Kompetenzzentrums für Gesundheitsförderung und Diätetik e.V., in Köln an, sitzt aber auch im Vorstand der Deutschen Gesellschaft für Gesundheit und Ernährung in Köln, gehört zum wissenschaftlichen Beirat der Gesellschaft zur Erforschung von Aminosäuren in München. Er ist Mitarbeiter des internationalen Institutes für die Erforschung und Anwendung von Nährstoffen in Meran, Südtirol/Italien.

Er folgte in den letzten Jahren ehrenvollen Einladungen in die USA: an die Tufts Universität mit dem United State Department of Human Nutrition, der größten Ernährungsbehörde der Welt, an die Harvard Universität, beide in Boston, sowie an die Universität von North Carolina. Seit dem Jahr 2000 ist er Lehrbeauftragter an der Universität Leipzig. Seit 20 Jahren arbeitet er intensiv mit dem Institut für Sozialmedizin an der Universität Wien zusammen.

Die gesunde Ernährung ist im auch privat ein großes Anliegen: Gemeinsam mit seiner Frau Lizzy, mit der er seit dem Jahr 1969 verheiratet ist, betreut er in seinem großen Garten am Stadtrand von Wien seine Kräuter, sein Bio-Gemüse. Deshalb schrieb ein amerikanischer Journalist, der ihn besuchte: „Bankhofer lebt so wie er schreibt und redet. Das macht ihn so glaubhaft!"

Das deutsche Magazin „Der Spiegel" schrieb: „Bankhofer: Das ist das Lied in den Möhren (Karotten), der Sound des Salates, die Sonne im naturtrüben Apfelsaft…"

Und die Illustrierte „Stern" nannte ihn in einem großen Report den „heimlichen Star im ARD-Morgenmagazin, der die Lücke schließt, die seinerzeit Manfred Köhnlechner, der Naturdoktor der Nation, hinterlassen hat".

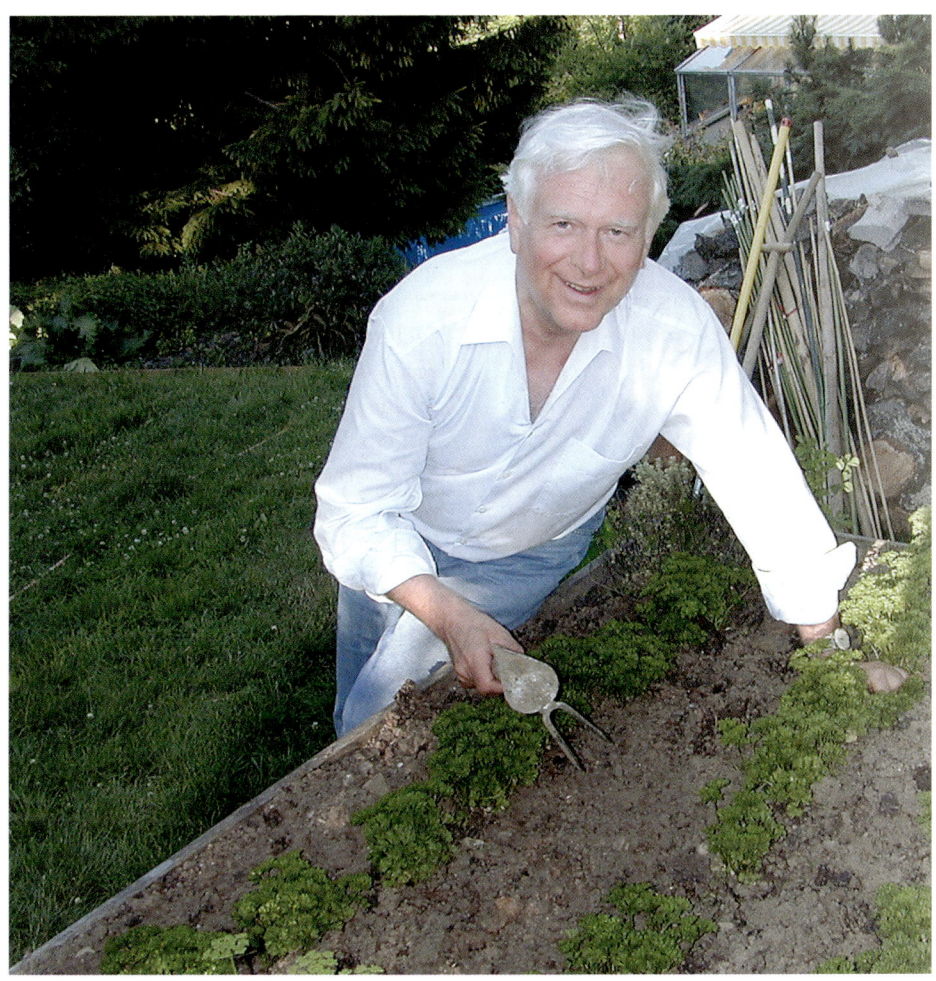